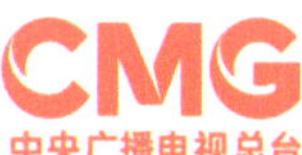

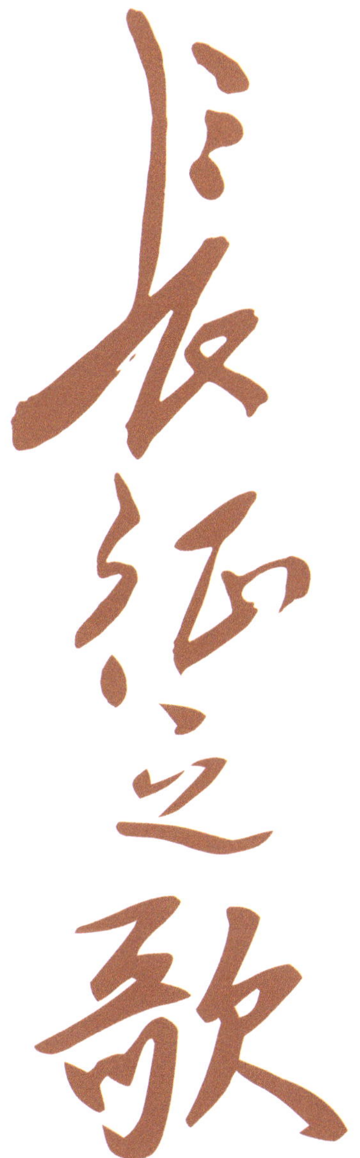

中央广播电视总台大型电视
专题片《长征之歌》摄制组　著

闫东　主编

新世界出版社
NEW WORLD PRESS

图书在版编目（C I P）数据

长征之歌 / 中央广播电视总台大型电视专题片《长征之歌》摄制组著；闫东主编 . -- 北京：新世界出版社，2023.4

ISBN 978-7-5104-7690-7

Ⅰ . ①长… Ⅱ . ①中… ②闫… Ⅲ . ①中国工农红军长征－史料－文集 Ⅳ . ① K264.406-53

中国国家版本馆 CIP 数据核字（2023）第 047714 号

长征之歌

作　　者：中央广播电视总台大型电视专题片《长征之歌》摄制组
主　　编：闫东
责任编辑：李莎莎
责任校对：宣　慧
装帧设计：贺玉婷
责任印制：王宝根
出　　版：新世界出版社
网　　址：http://www.nwp.com.cn
社　　址：北京西城区百万庄大街 24 号（100037）
发 行 部：（010）6899 5968（电话）　　（010）6899 0635（电话）
总 编 室：（010）6899 5424（电话）　　（010）6832 6679（传真）
版 权 部：+8610 6899 6306（电话）　　nwpcd@sina.com（电邮）

经　　销：新华书店
字　　数：400 千字　　　　　　　　　印张：24.5
版　　次：2023 年 4 月第 1 版　　　　2023 年 4 月第 1 次印刷
书　　号：ISBN 978-7-5104-7690-7
定　　价：98.00 元

序

从《长征》到《长征之歌》

长征是史诗，长征有说不完的故事。2016 年，为隆重纪念红军长征胜利 80 周年，中央广播电视总台创作了八集纪录片《长征》。

时隔八年，中央广播电视总台又创作了一部六集专题片《长征之歌》。这是以习近平新时代中国特色社会主义思想为指导，以建设长征国家文化公园为依托，讲述长征故事，弘扬长征精神，反映新时代新长征崭新成就的优秀作品。

长征是中国共产党人的精神血脉，一代又一代中国共产党人继承长征精神，赓续红色血脉。中央广播电视总台社教节目中心闫东制作团队，以长征精神为指引，前后历时八年，相继精心创作完成《长征》和《长征之歌》，是迄今为止我国纪录片领域对"长征"这段历史研究最多、表达最权威的专业制作团队。

中国外文局新世界出版社和闫东先生的渊源，始于 2004 年《百年小平》，之后我们又合作出版了《1937 南京记忆》《东方主战场》《孔子》《港珠澳大桥》《长征》等诸多重大选题。多年来，闫东先生在中国重大题材创作上已是领军人物，他非常勤奋，永远保持创作的激情，诙谐的语言中时常闪耀着智慧的光芒，这令我们钦佩不已。

《长征之歌》分六集，每集 50 分钟，共 300 分钟。六集分别是：第一集《让长征文物活起来》，第二集《跨越时空的承诺》，第三集《一条绿色生态廊道》，第四集《奇迹在万里征程闪耀》，第五集《红飘带上的诗与远方》，第六集《长征让世界读懂中国》。

与以往反映《长征》的纪录片不同，《长征之歌》以反映长征国家文化公园建设为线索，从新时代的高度讲述长征历史和当下故事。长征国家文化公园，是"十四五"时期国家深入推进的重大文化工程。红军长征途经15个省（区、市），沿线留存了数量庞大、类型丰富的长征文物和文化资源，具有不可替代的历史价值、纪念价值和教育价值。《长征之歌》结合长征国家文化公园建设的保护传承、研究发掘、环境配套、文旅融合、数字再现、教育培训等工程的要求，反映公园建设的进程，展现长征精神。

《长征之歌》坚持"长征与我们"的创作理念，将"国之大者"与"民之关切"有机结合，围绕红军当年的庄严承诺如今一步步变为现实，通过50多个鲜活故事，多维度展现各级党组织、广大党员干部和各族人民在以习近平同志为核心的党中央坚强领导下走好新时代长征路的精神风貌。

历史上的长征已成过去，新时代的长征正在如火如荼进行着。在《长征之歌》总导演创作会上，闫东先生曾说：长征之歌，"歌"是咏叹，"歌"是吟唱，"歌"是礼赞；礼赞的是中国人民锐意进取、不断进步的精神力量，礼赞的是在伟大长征精神鼓舞下各地干部群众奋进新征程的担当作为，礼赞的是长征沿线地区在新时代取得的发展成就和翻天覆地的惊人变化。

正是红色基因代代相传，长征精神永放光芒。此书的出版既是纪念伟大的长征，也是纪录新时代的长征之歌。眼下，中国式现代化的新长征号角已经吹响，14亿中国人民正在中国共产党的领导下踏上新征程，续写人类文明的新篇章。其始也简，其毕必巨！让我们祝愿并期待着新的凯歌响彻云霄！正如《长征之歌》主题曲中所唱的："迎着千年之梦，走在新长征路上，长征之歌歌不断，同心结，向前方。"

陆彩荣

中国外文出版发行事业局副局长

2023 年 2 月

目录

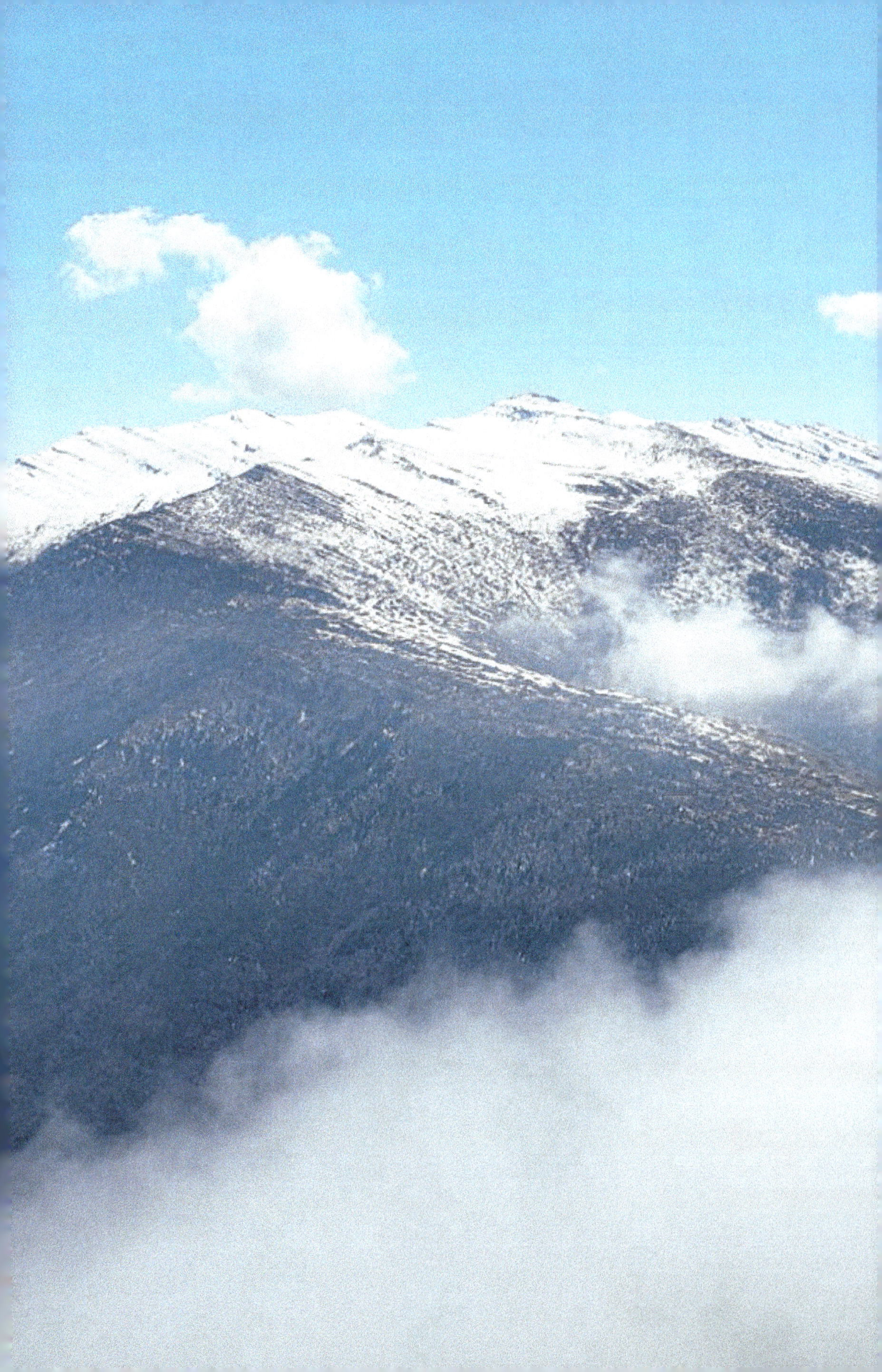

第一章

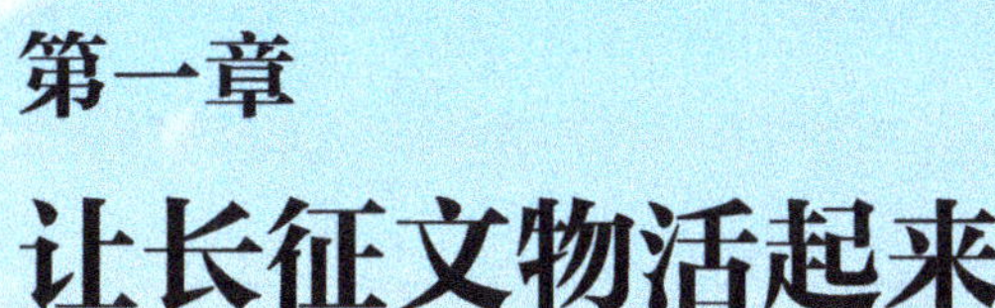
让长征文物活起来

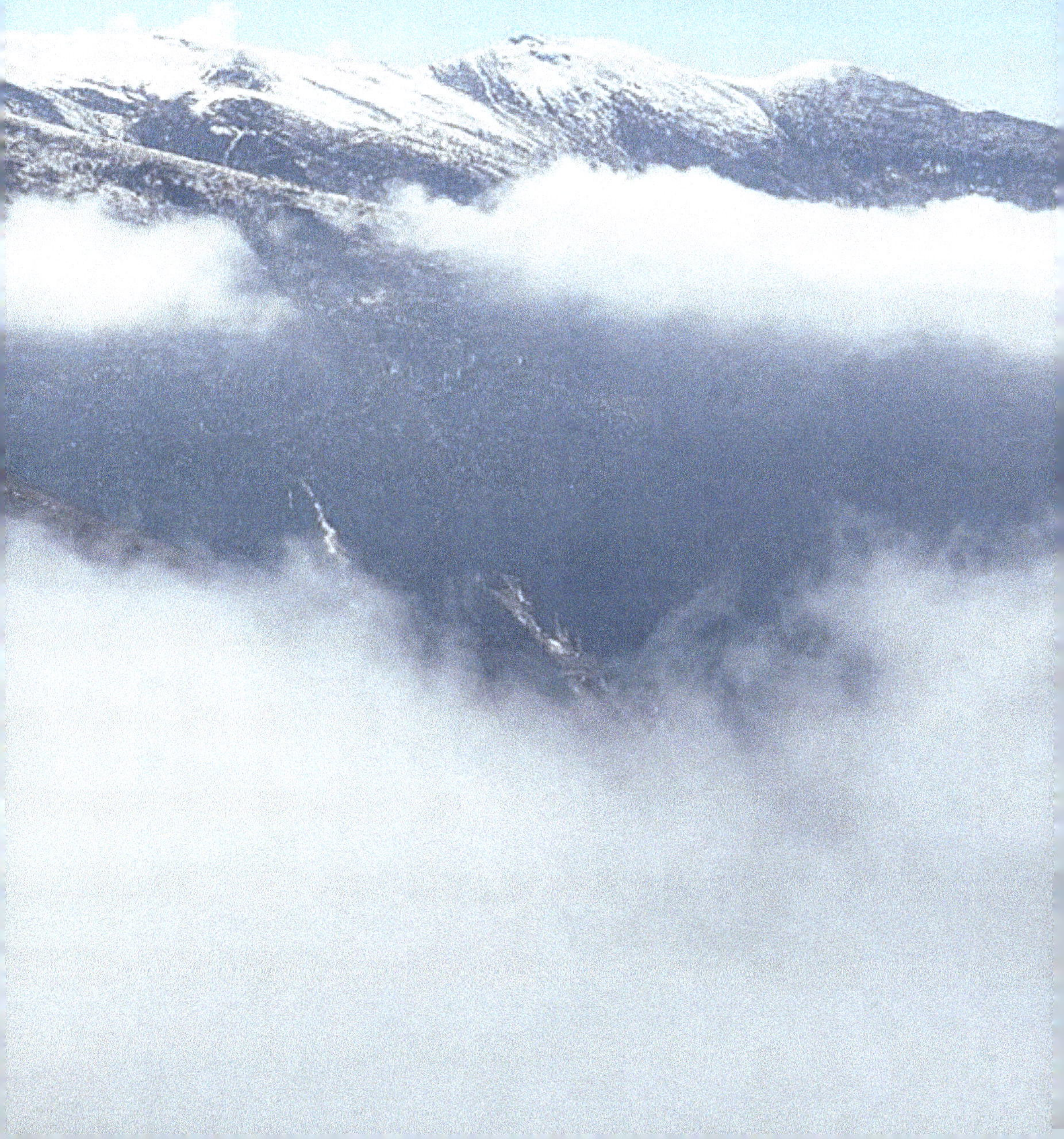

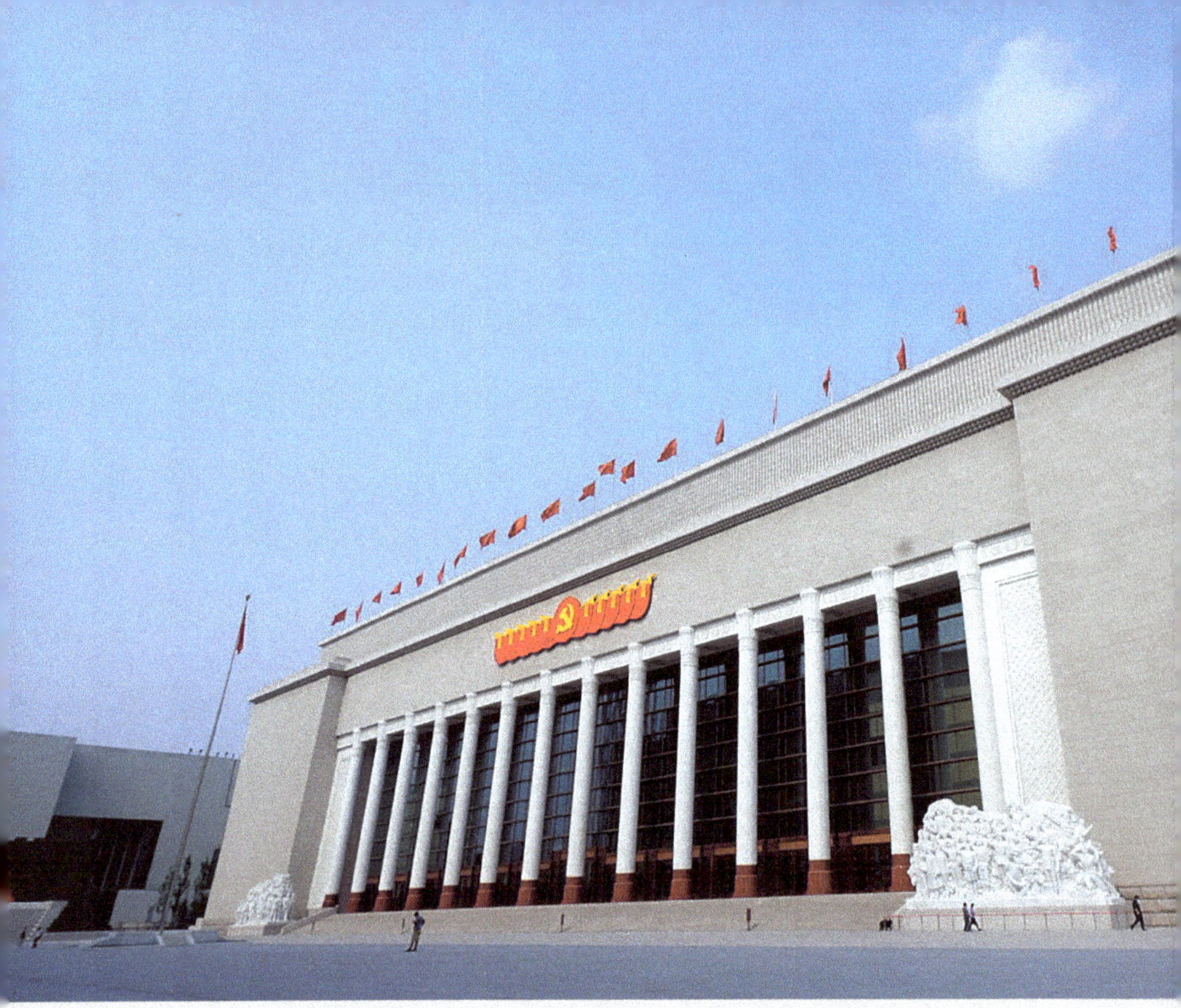

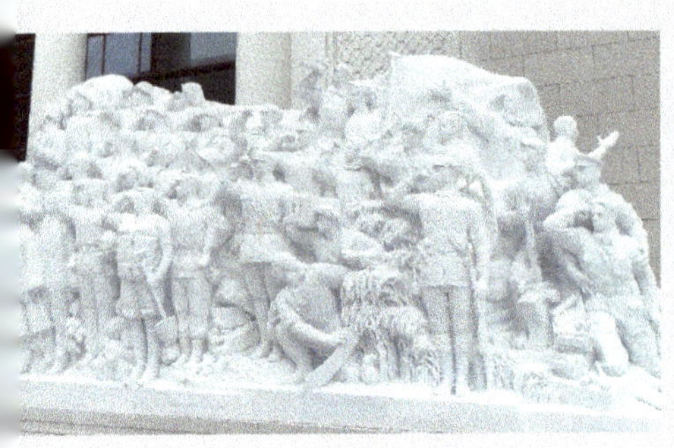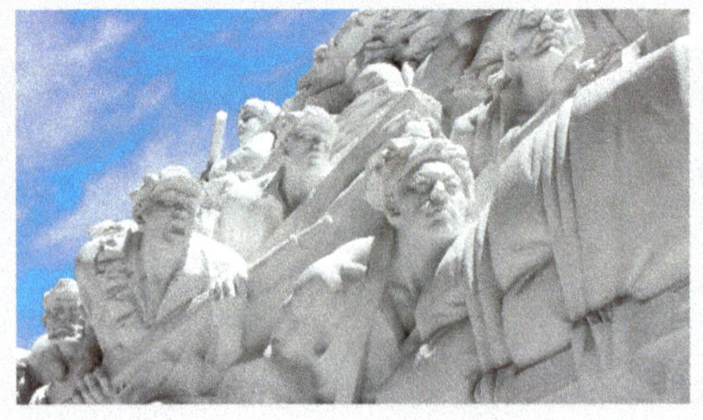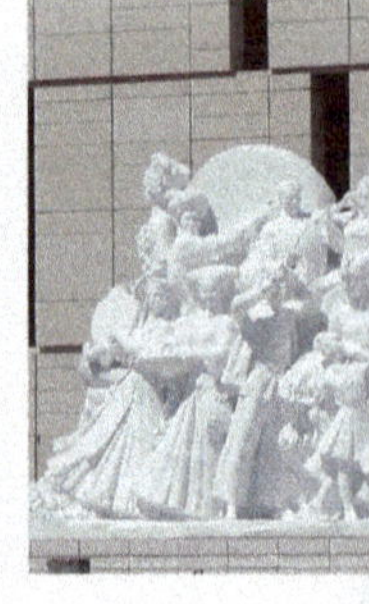

中国共产党历史展览馆

五大主题雕塑

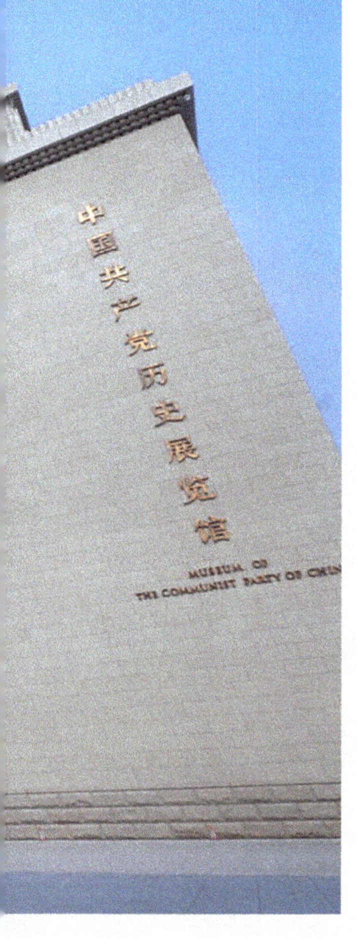

2021 年 7 月，中国共产党迎来了百年华诞。在北京，一座新的红色地标——中国共产党历史展览馆——面向社会公众开放。展览馆西侧广场上，五大主题雕塑雄伟矗立，讲述着中国共产党一百年来为人民谋幸福、为民族谋复兴的奋斗历程。群雕及廊柱采用的是红军长征翻越过的大雪山——夹金山脚下的汉白玉，它彰显着忠诚和奉献，融入了初心和使命。

长征是人类历史上的伟大壮举，是 20 世纪影响世界前途的重要事件之一，是中国共产党和中国工农红军谱写的壮丽史诗。

习近平总书记先后到贵州遵义、宁夏西吉、江西于都、湖南汝城、广西全州等长征沿线重要点段考察，高度重视长征国家文化公园建设。

长征国家文化公园激活文物资源和文化遗产，让文物说话，让历史说话，让文化说话。

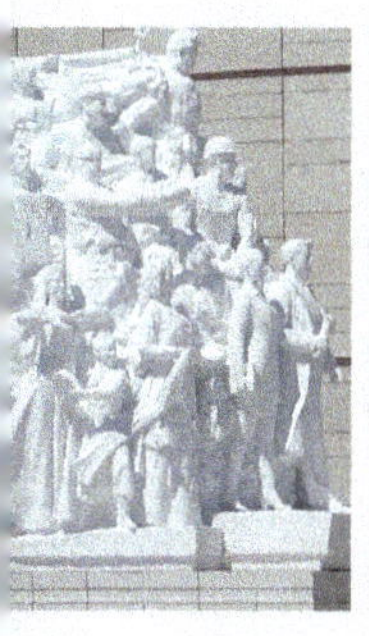

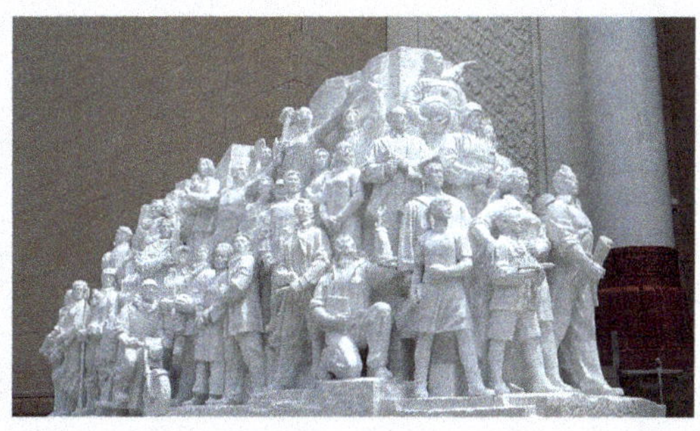

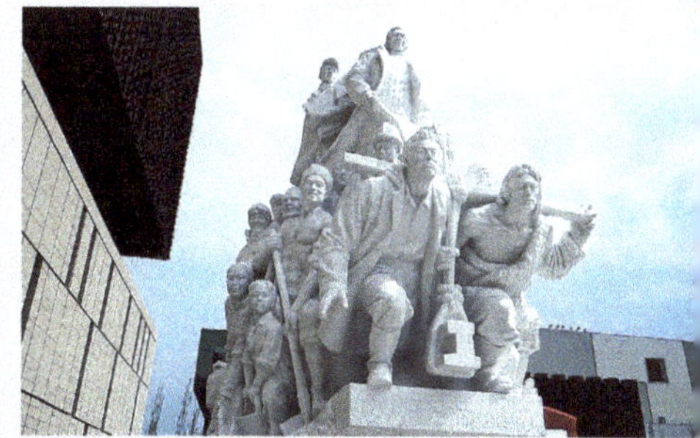

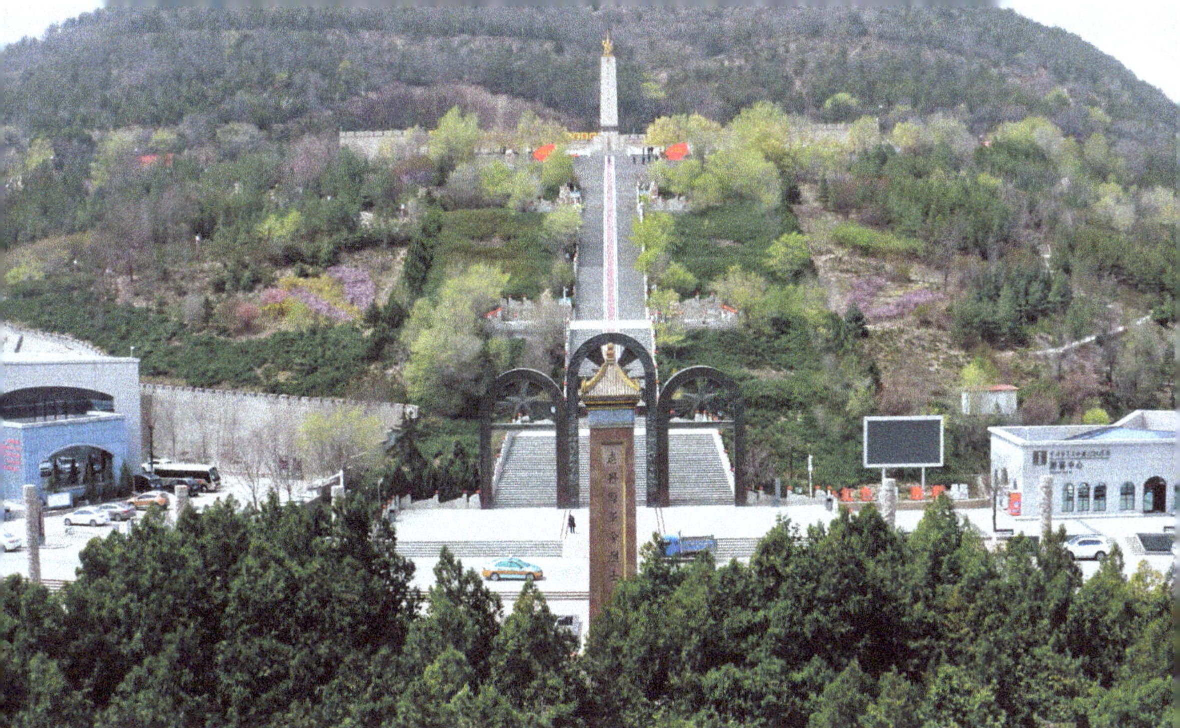

长征国家文化公园（陕西段）
中央红军长征胜利纪念园

（一）长征国家文化公园

长征文物和文化资源记录了长征历史的行军路线和革命壮举，呈现了以毛泽东同志为代表的老一辈革命家和红军指战员浴血奋战、坚持革命的历史场景，是伟大远征的历史见证和实物载体，形成了一条中国特色革命历史主题文化线路，具有不可替代的历史价值、纪念价值和教育价值。

2019 年 7 月，习近平总书记主持召开中央深改委第九次会议，审议通过《长城、大运河、长征国家文化公园建设方案》，长征国家文化公园的建设大幕徐徐拉开。长征国家文化公园

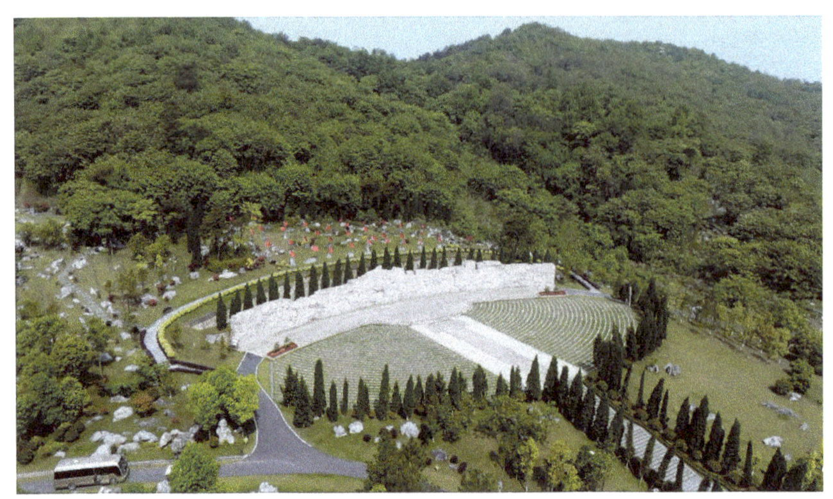

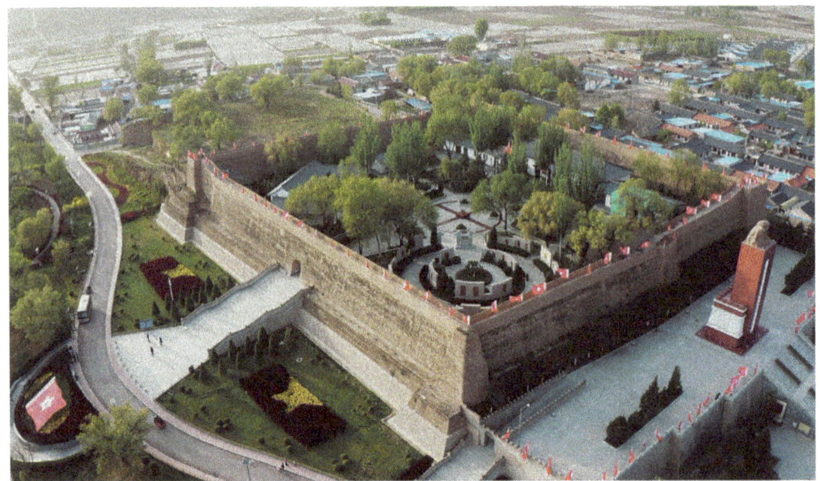

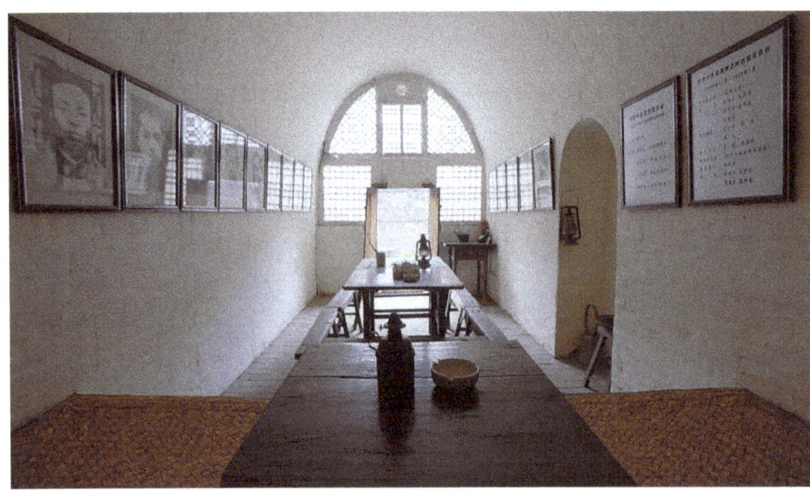

长征沿线
纪念碑、
旧址

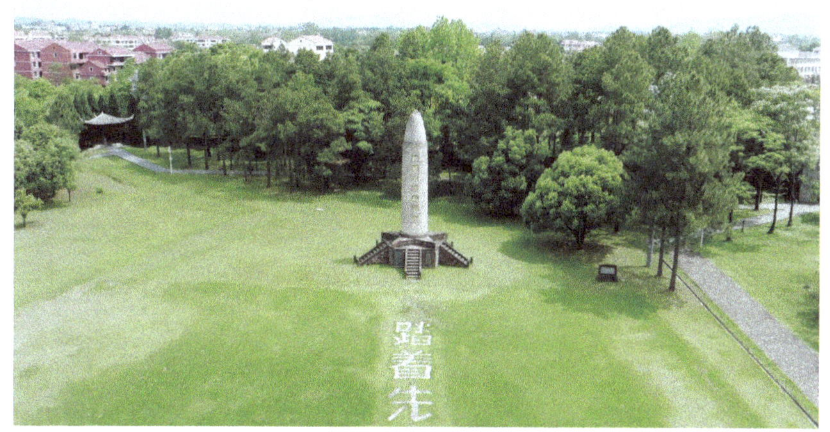

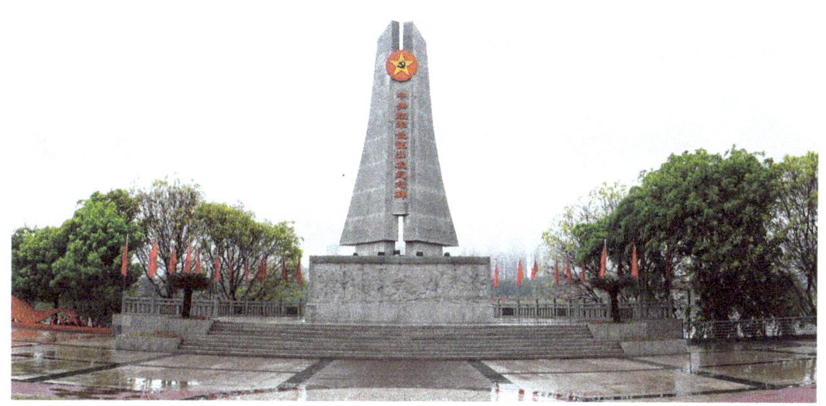

长征沿线纪念
碑、旧址

里的重点展示园、集中展示带、特色展示点等，依次贯通在我国东南至西北地区十五省（区、市）的辽阔土地上。

　　长征国家文化公园包含了长征主题纪念馆、纪念设施和文物等，覆盖了长征时期的重大历史事件和重要纪念地。

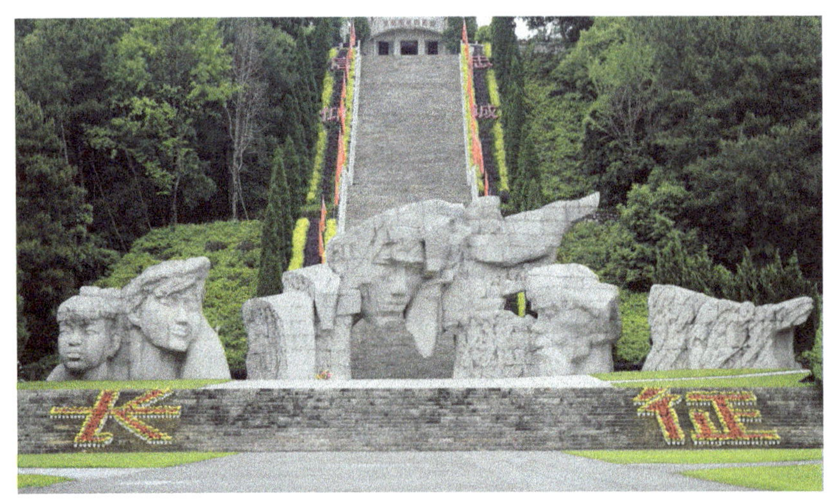

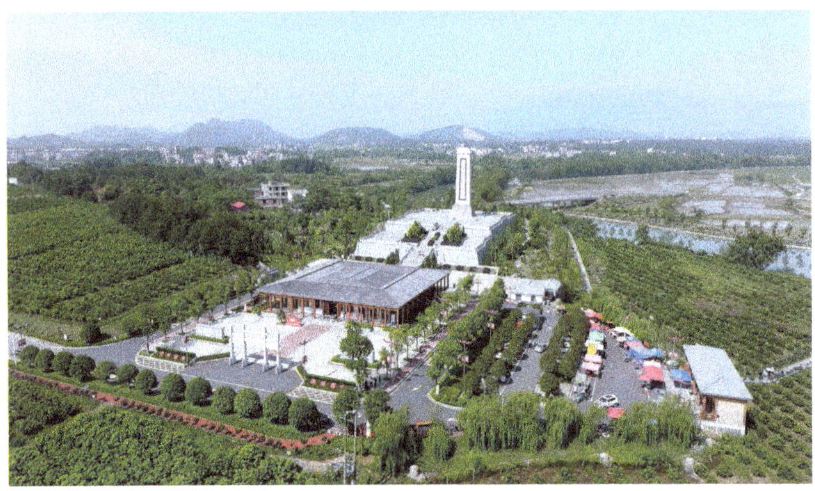

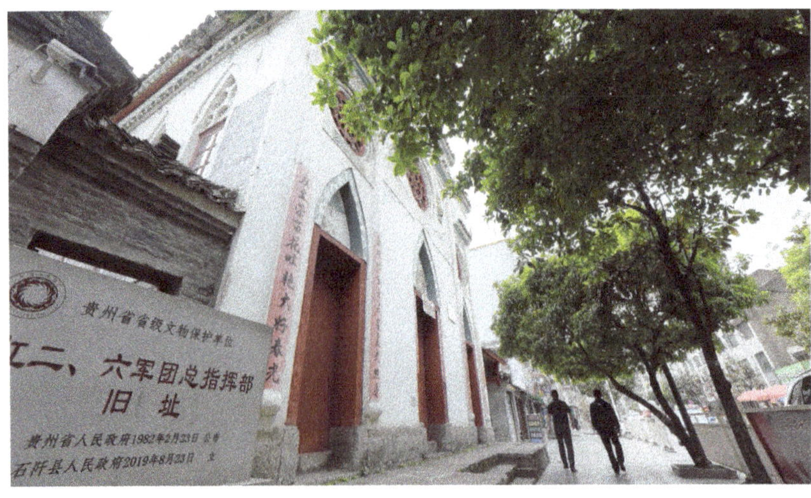

长征沿线纪念碑、旧址

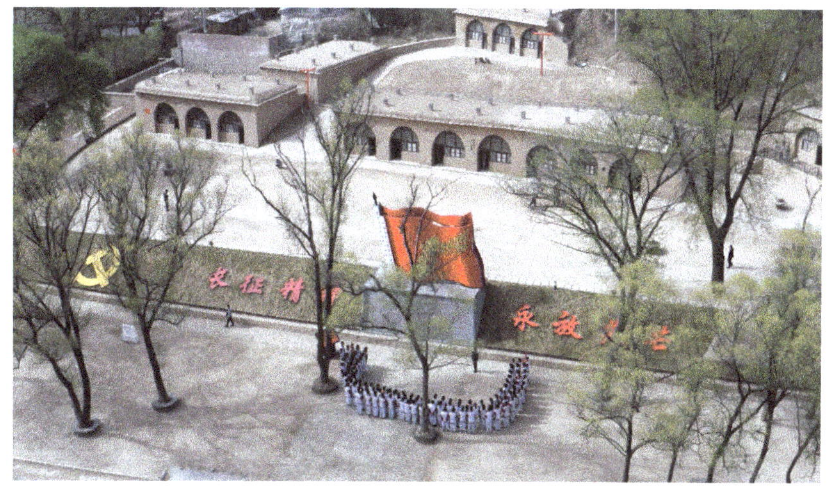

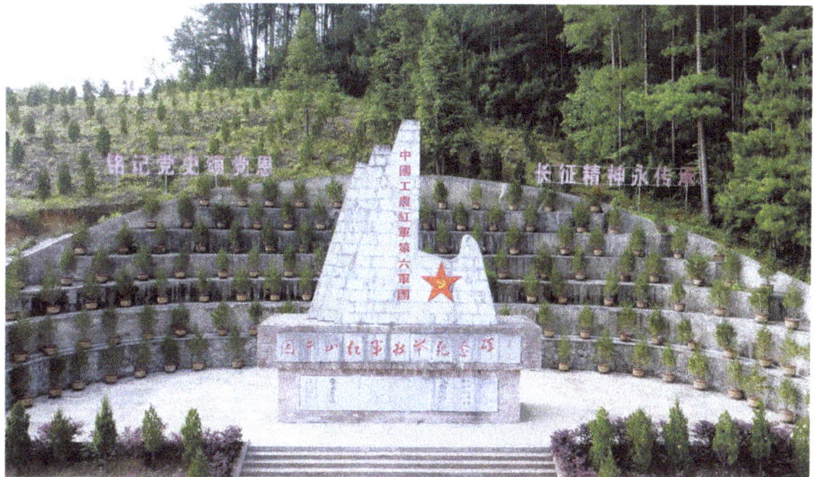

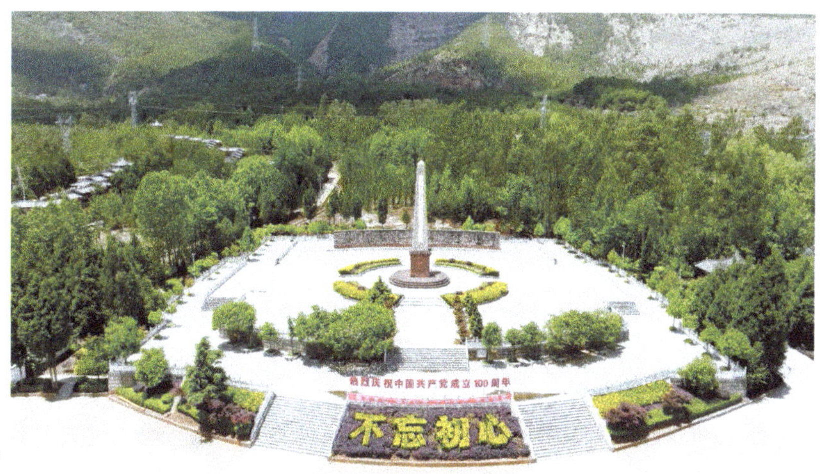

长征沿线纪念碑、旧址

长征文物

  长征文物类型丰富，包括不可移动文物和可移动文物。全国不可移动长征文物现有 2100 多处，类型主要包括文物建筑及建筑群落、战场遗址、行军遗迹、交通设施、红军标语、纪念设施，全面实证长征历史，整体覆盖长征路线。

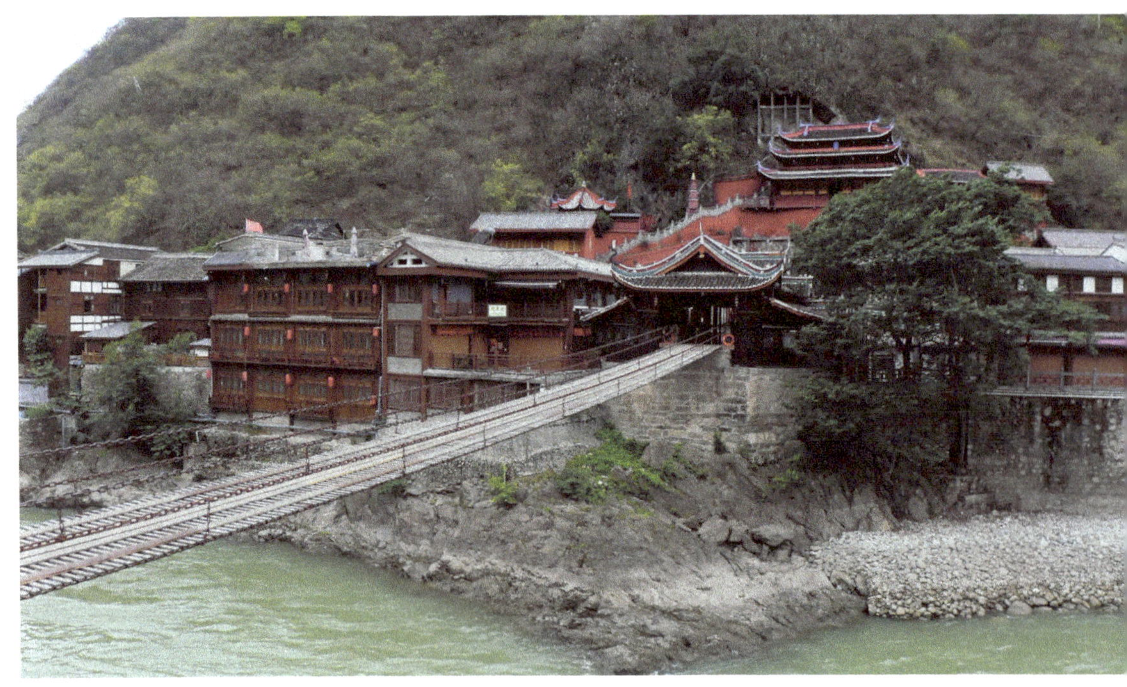

长征文物

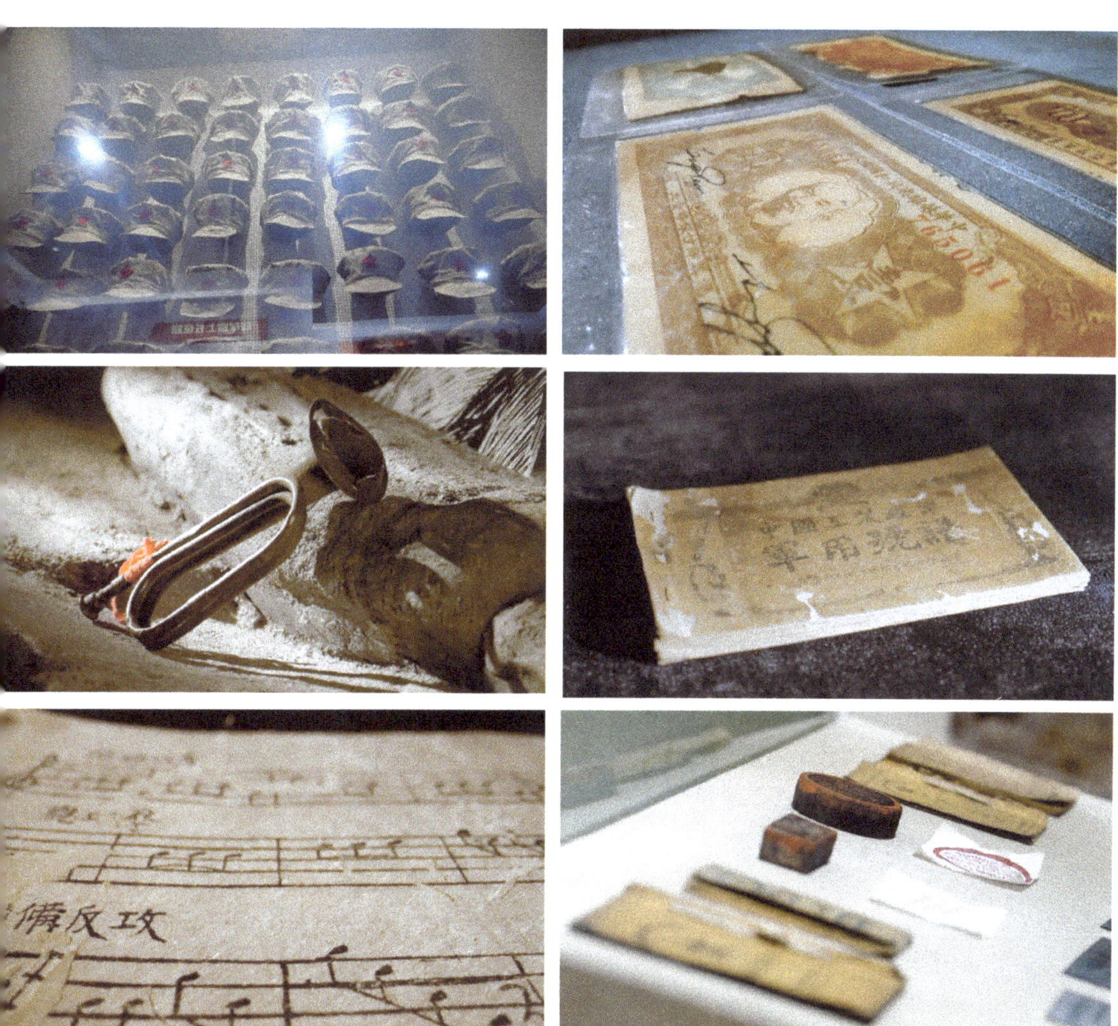

长征文物

长征国家文化公园里的纪念馆

长征主题博物馆、纪念馆、陈列馆共计70余个，全面覆盖沿线地区。长征主题场馆收藏保管了丰富多样的可移动长征文物，是整体展现长征历史的重要载体，在讲好长征故事、弘扬长征精神中发挥着重要作用。

长征国家文化公园里的纪念馆

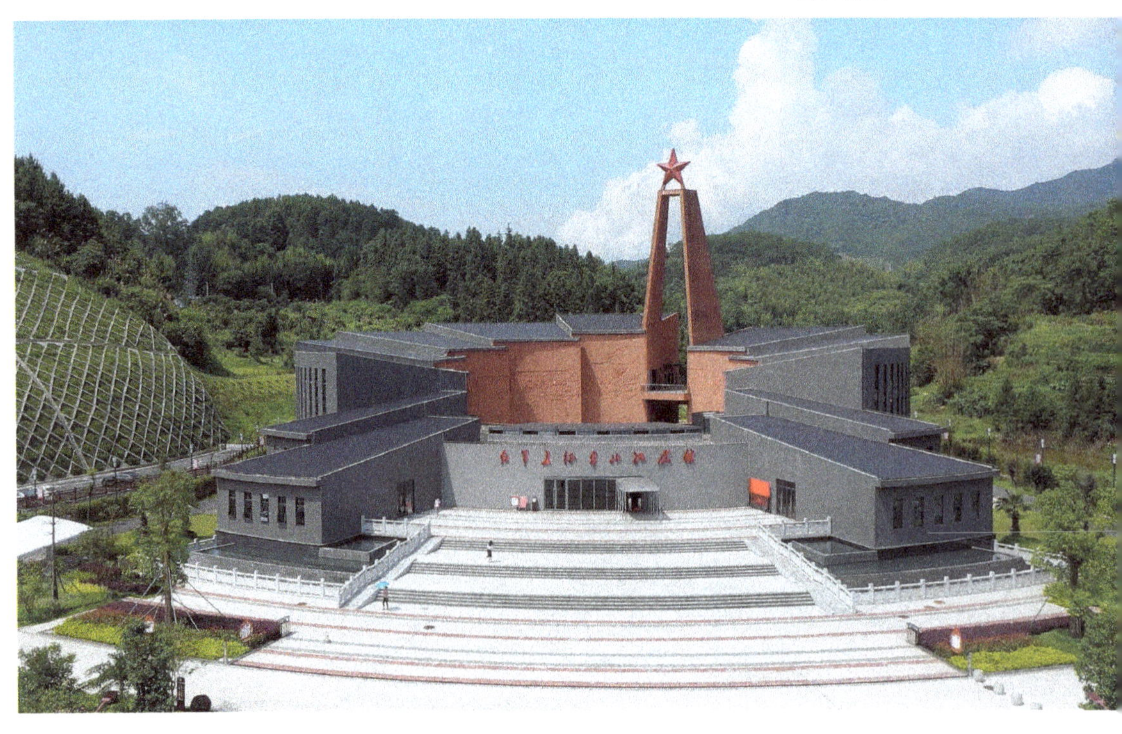

 长征之歌

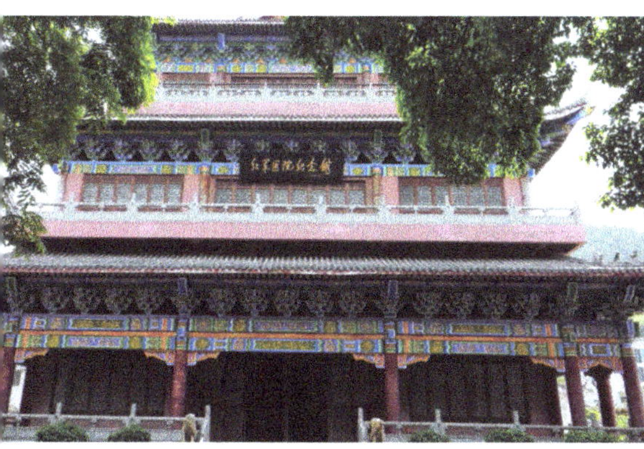
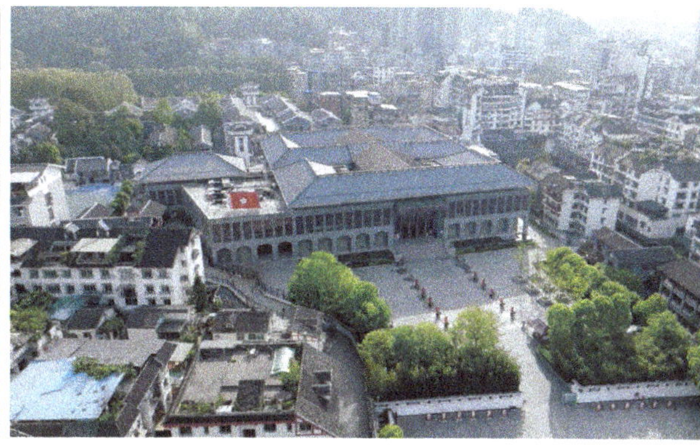
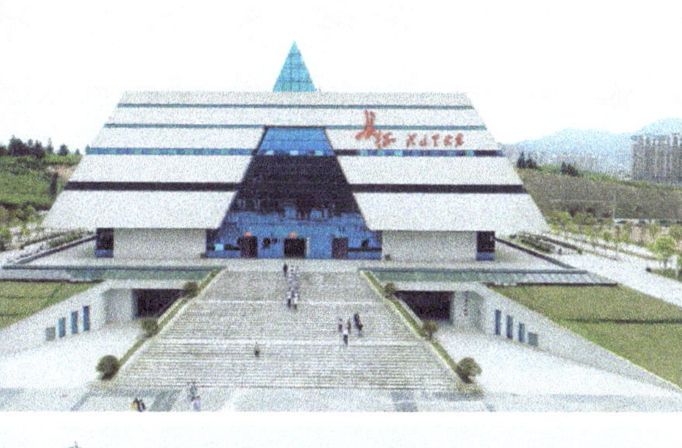
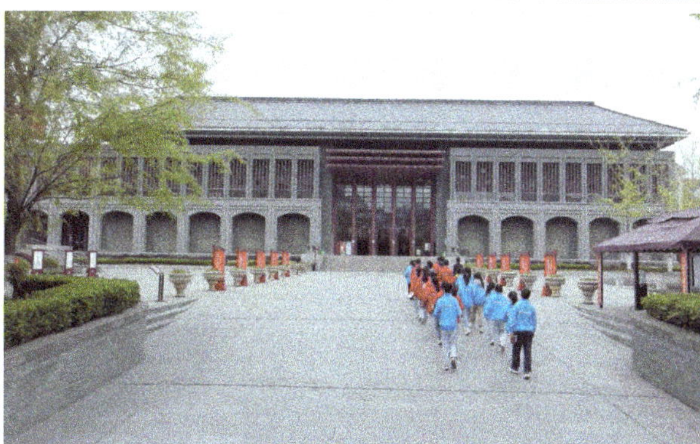
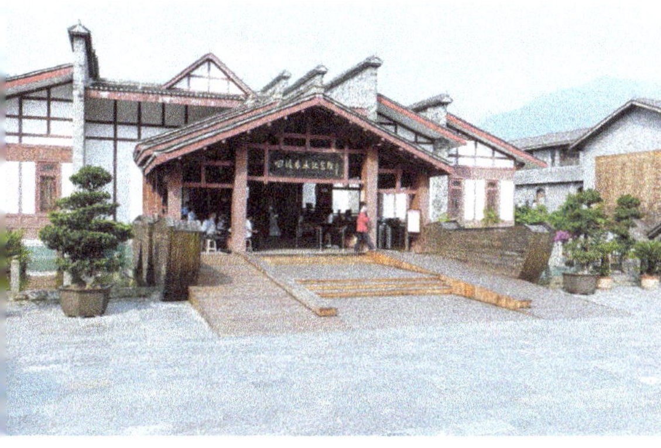
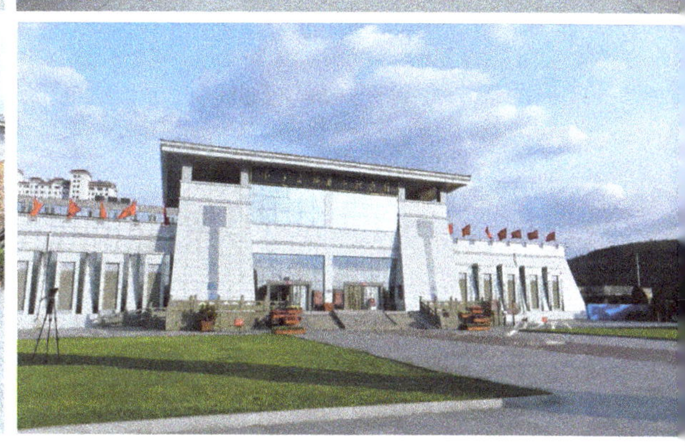

长征国家文化公园里的纪念馆

长征主题纪念设施

　　长征主题纪念设施类型众多、覆盖沿线，主
要包括烈士墓、烈士陵园、纪念碑、雕塑、纪念园、
纪念广场，其中以烈士墓、纪念碑为主。全国属
于长征主题的爱国主义教育示范基地，基本覆盖
了长征时期的重大历史事件和重要革命纪念地。
长征文物和文化资源承载伟大长征精神。

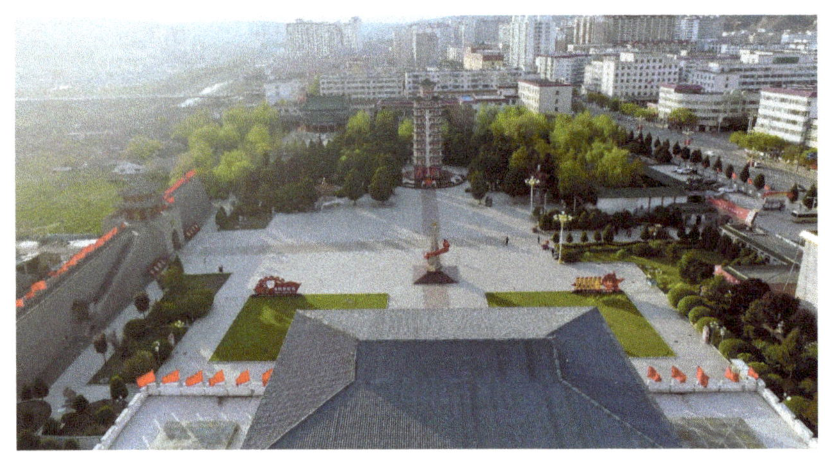

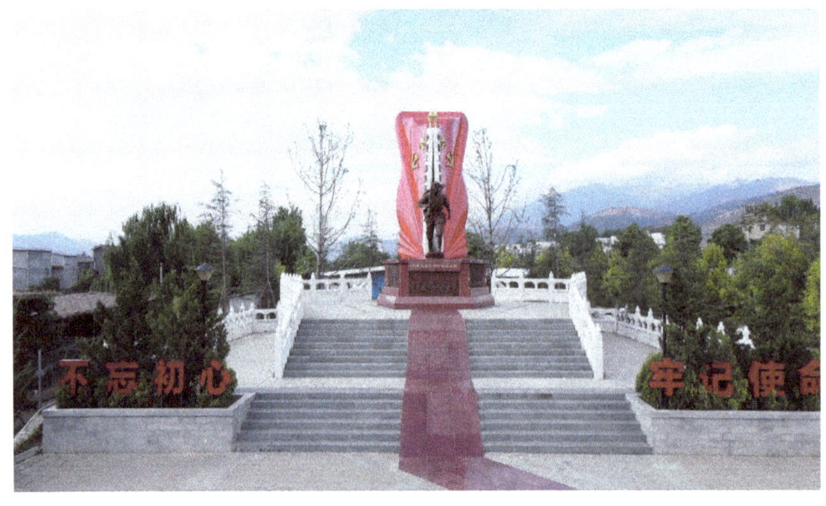

长征主题纪念设施

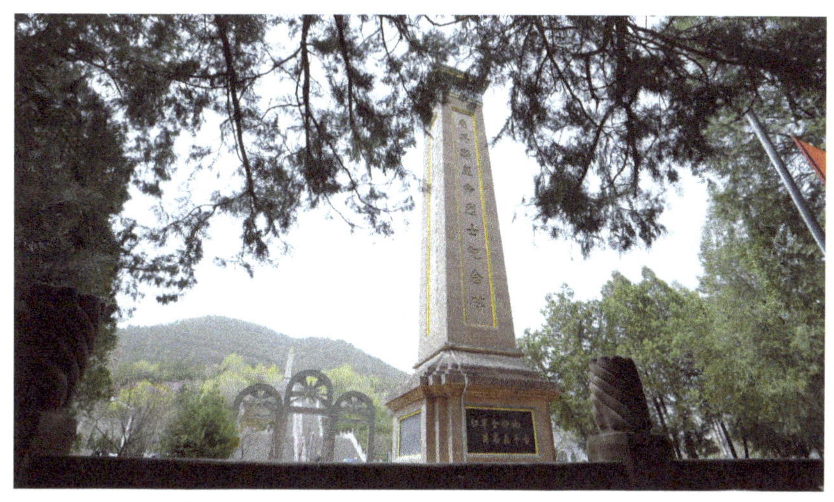

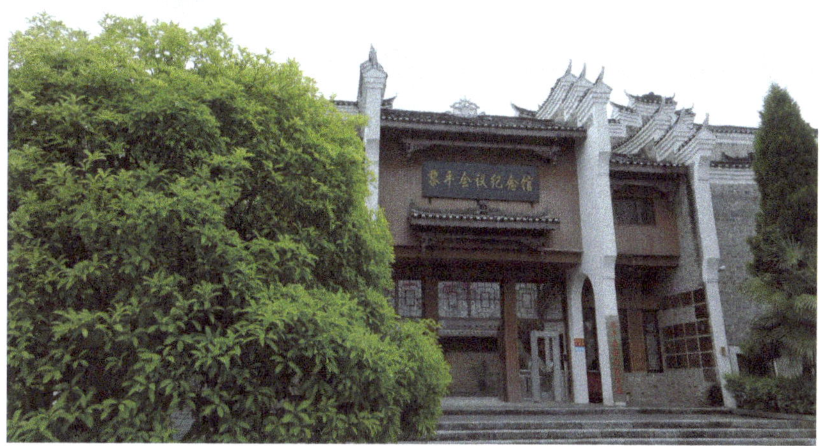

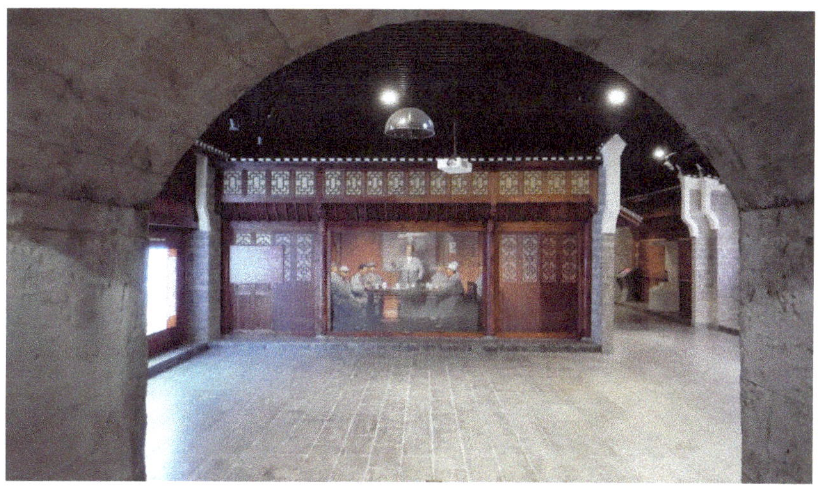

长征主题纪念设施

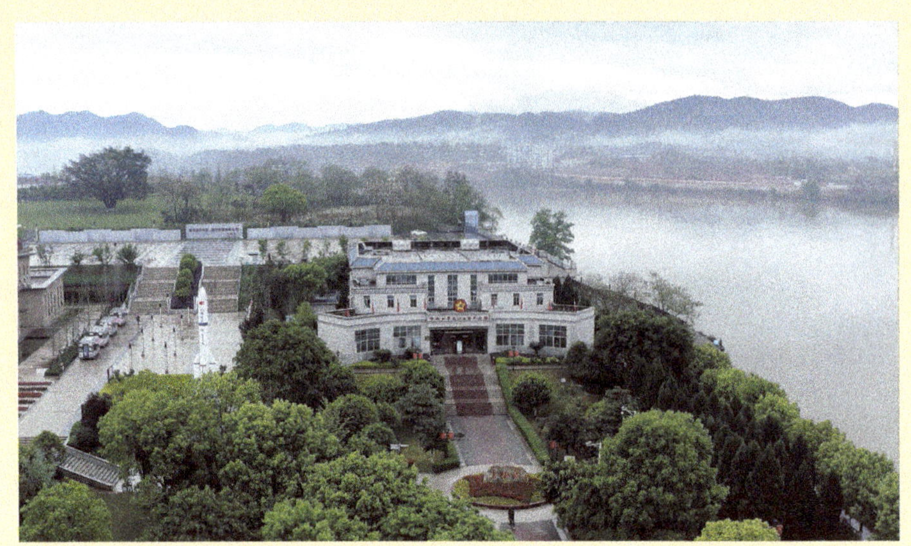

长征主题纪念设施

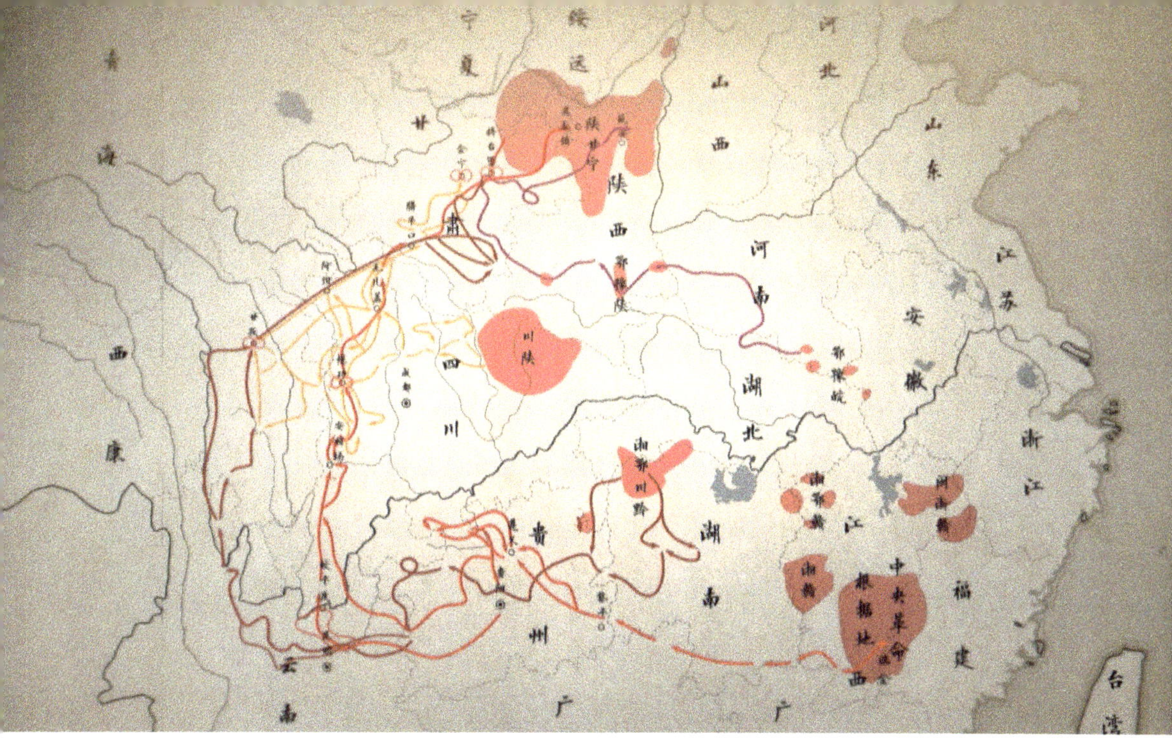

长征全图

（二）口述长征史

1934 年 10 月至 1936 年 10 月，中国共产党领导的中央红军、红二十五军、红四方面军、红二、红六军团主力，为粉碎国民党军队的"围剿"，保存有生力量，实现北上抗日，背负起拯救民族危亡的重任，陆续离开革命根据地，踏上了战略转移的征程。

他们经过艰苦卓绝的万里行军，纵横十几省，跨越滔滔急流，征服皑皑雪山，穿越茫茫草地，突破层层封锁，粉碎上百万敌军的围追堵截，胜利会师于陕甘宁地区，并以此为落脚点和出发点，开启了中国革命的新阶段。

历史上把中国工农红军的这一伟大壮举称为"长征"。

今天，经历过长征的老人们大都已相继离世，但他们讲述的故事，永远回响在长征国家文化公园里。

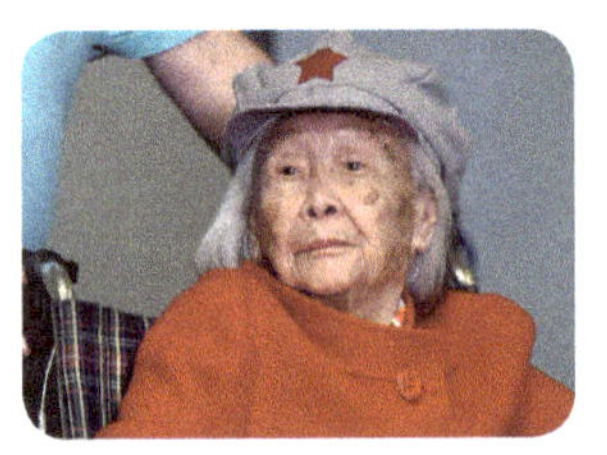

八十多年过去了，长征并未远去，长征就在人们的心里，就在这些亲历者——中国工农红军老战士的记忆里。

——王定国 时年104岁 红四方面军宣传员（2016年拍摄）

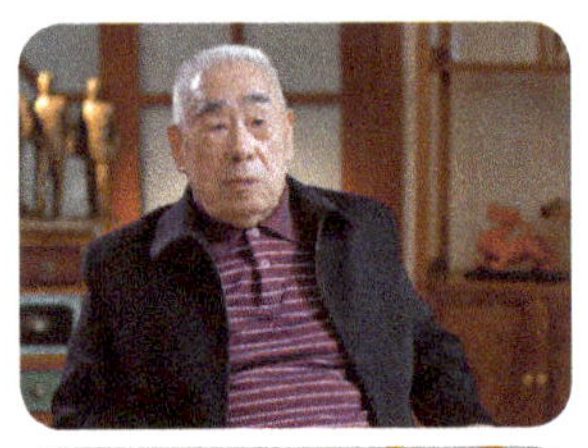

那时候没有动摇过，坚定不移地跟着共产党走。

——冯学友 时年99岁 红四方面军战士（2016年采访）

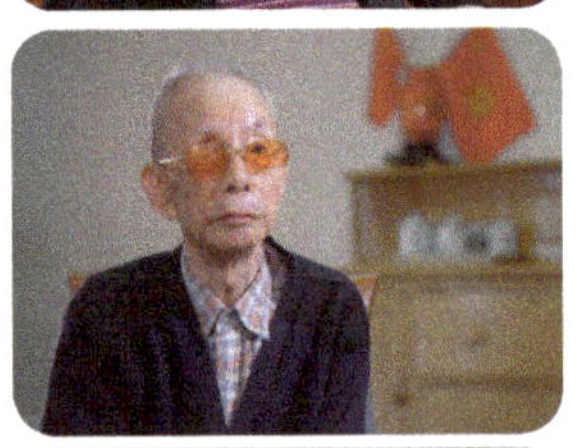

长征没有理想信念，连一天路也走不了。

——洪明贵 时年98岁 红二十五军卫生员（2016年采访）

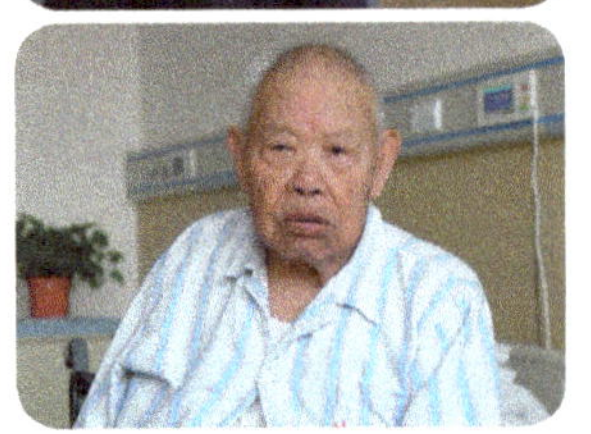

痛，钻心地痛。怎么样，靠意志。

——陈有德 时年97岁 红六军团通信班长（2016年采访）

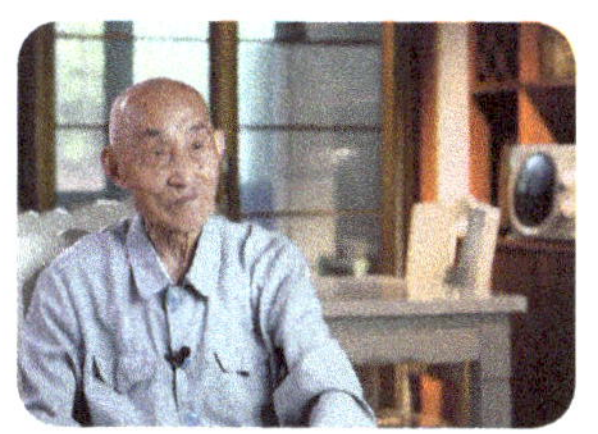

天上飞机炸，地下拼刺刀，那是家常便饭。

——杜宏鉴 时年 101 岁 红六军连指导员（2016 年采访）

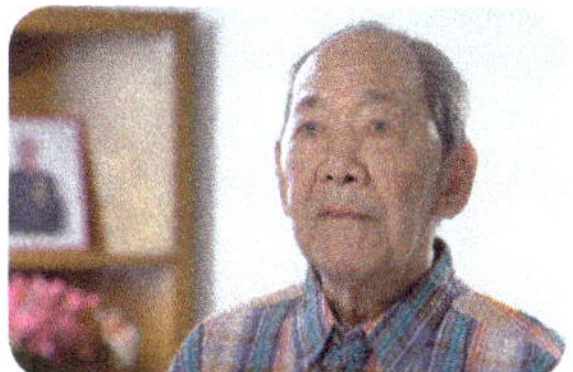

再困难我也不怕。

——罗永祥 时年 96 岁 红四方面军司号员（2016 年采访）

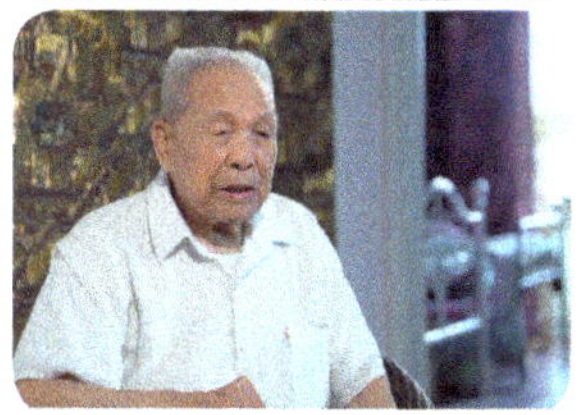

长征路是怎么样完成的，是共产党的正确领导。

——罗光里 时年 98 岁 红四方面军卫生员（2016 年采访）

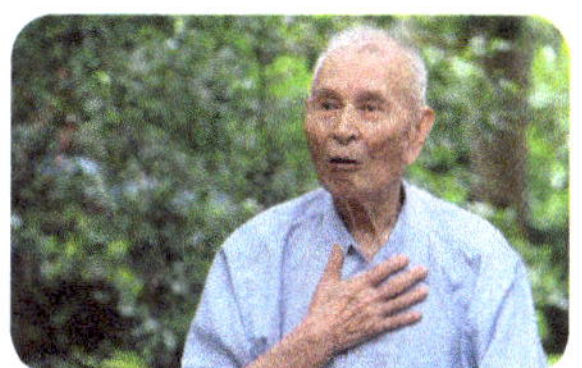

我把人交给党，一切生命交给党。

——刘福 时年 106 岁 红一方面军卫生员（2016 年采访）

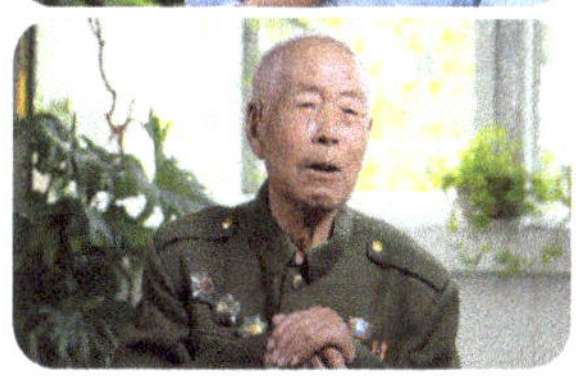

前进就是胜利。

——谭德本 时年 98 岁 红四方面军战士（2016 年采访）

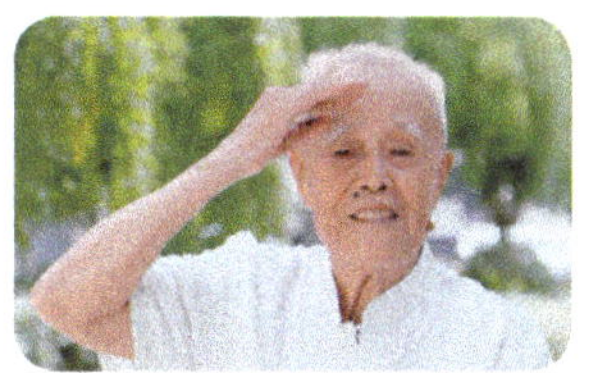

给你们敬礼了。

——吴清昌 时年 99 岁 红一方面军排长（2016 年采访）

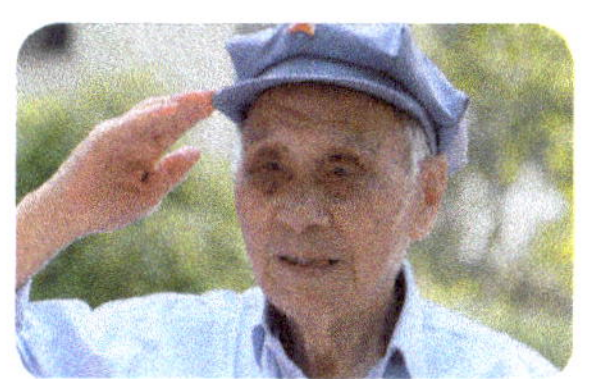

（敬礼）

——王承登 时年 102 岁 红一方面军通讯班长（2016 年采访）

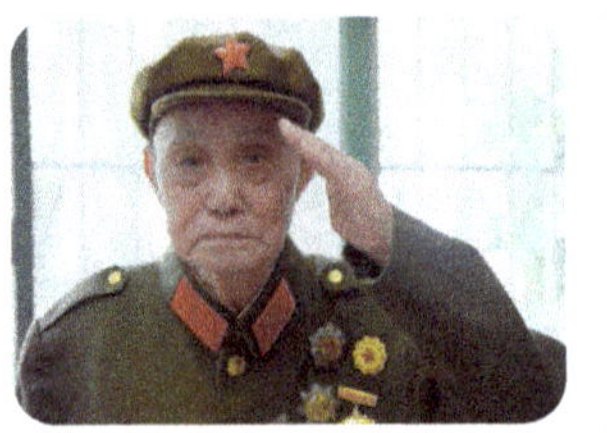

（敬礼）

——张生荣 时年97岁 红一方面军司号员（2016年采访）

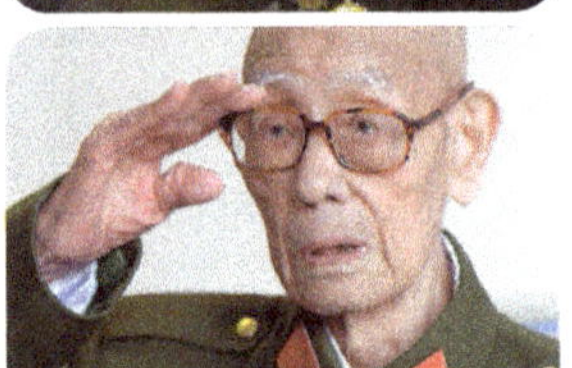

（敬礼）

——陈云忠 时年102岁 红一方面军侦察兵（2016年采访）

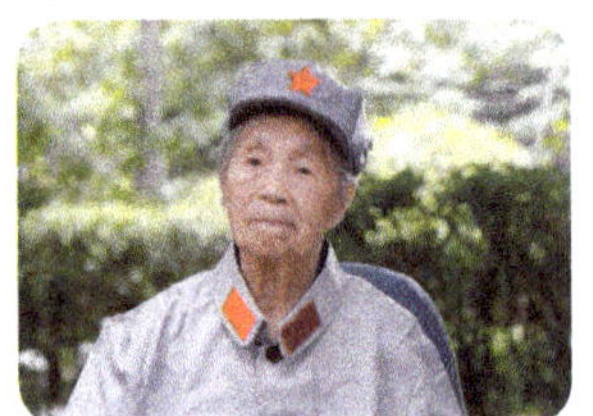

我看见他们拔什么草，我也拔什么草嚼一嚼。死了好多的人，吃了毒草死了好多战士。

——万曼琳 时年92岁 红四方面军战士（2016年采访）

在《长征之歌》拍摄时，万曼琳老人已经不能说话，但我们记录了她的生活影像，同样弥足珍贵。

今天，我们的镜头一如既往地抢救式拍摄到了7位红军战士，他们的风采依旧感染着每一个人。

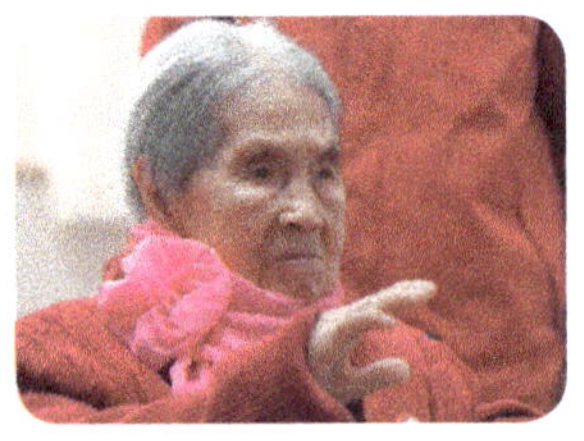

——万曼琳 98岁 红四方面军战士（2022年拍摄）

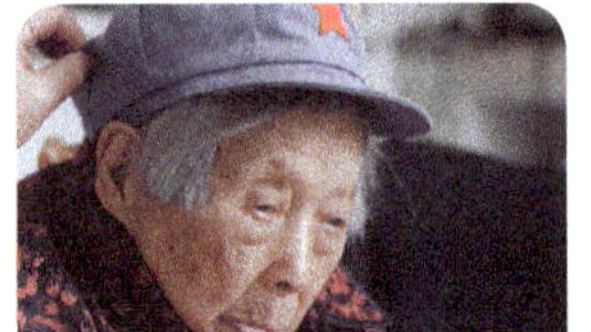

——赵桂英 106岁 红四方面军战士（2022年拍摄）

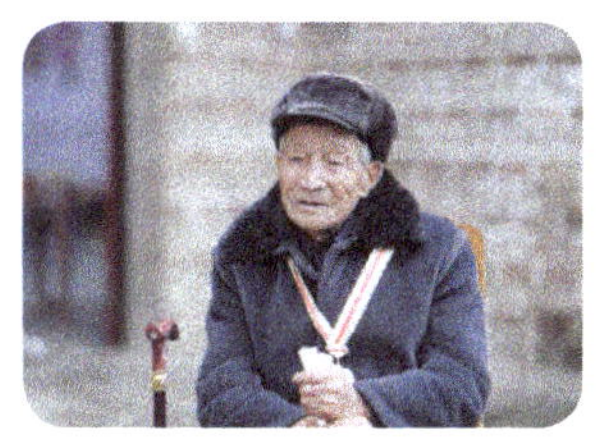

那个时候还比较小，才15岁，在牛岭打了很多仗。那个时候死了很多人。

——罗长生 104岁 红一方面军战士（2022年采访）

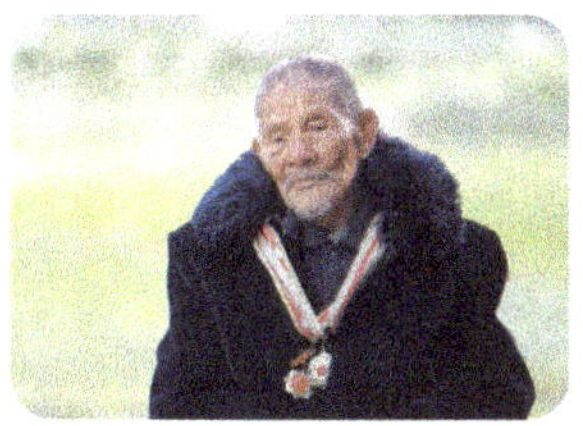

慢慢地回。一路上也有好走的路，路程这里到那里。慢慢走了5个多月才回来。我在沙县受伤，当时还好有山坳，要不然没命了。

——朱万陵 103岁 红一方面军战士（2022年采访）

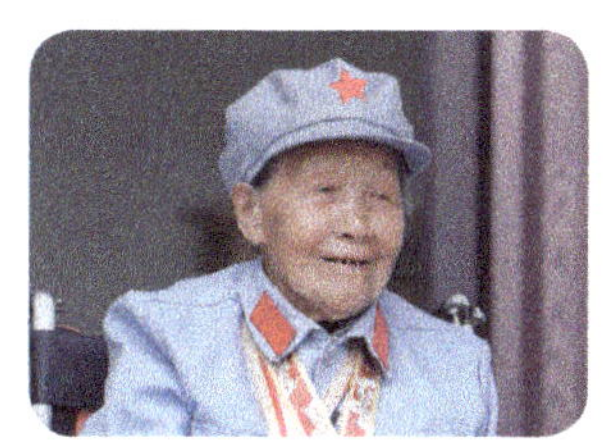

我干的工作多得很，守犯人、厨房全都是我管。那个时候我们还小，他们一回来，把我举起多高哟。

——王少连 103岁 红四方面军战士（2022年采访）

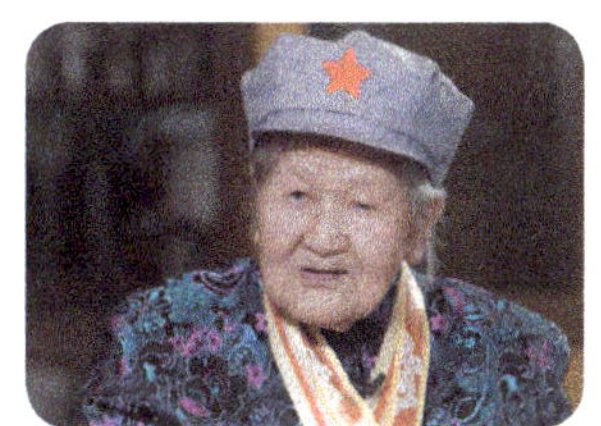

我14岁参加红军，红军来了，我就跟红军走了。走到哪里，天黑了，就拉起帐篷住。转山转水地走，走好多地方啊。

（唱歌）

太阳出来照四方

照到哪里哪里亮

哪里有了共产党

全国人民得解放

——王全英 101岁 红四方面军战士（2022年采访）

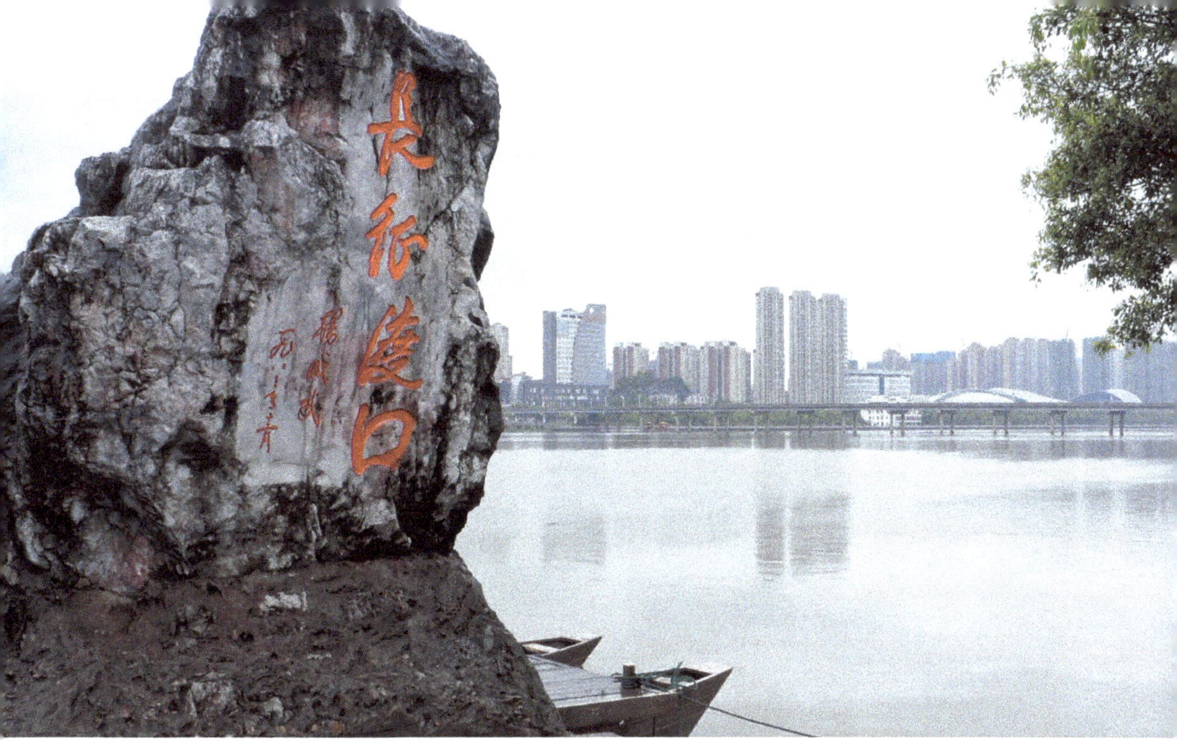

"长征渡口"石碑

（三）长征出发地

"长征渡口"石碑

一块作为全国重点文物的"长征渡口"石碑，矗立在中央红军长征出发地纪念园。

情景再现

1934 年 10 月 16 日夜晚，脚步匆匆的队伍集结到于都河畔。于都全县 800 多条船，全部集中到这里。为防止敌人发现，红军每天晚上 8 点架通浮桥过河，次日凌晨拆除。

中央苏区处处是母送子、妻送郎、兄弟争相上战场的送别情景。

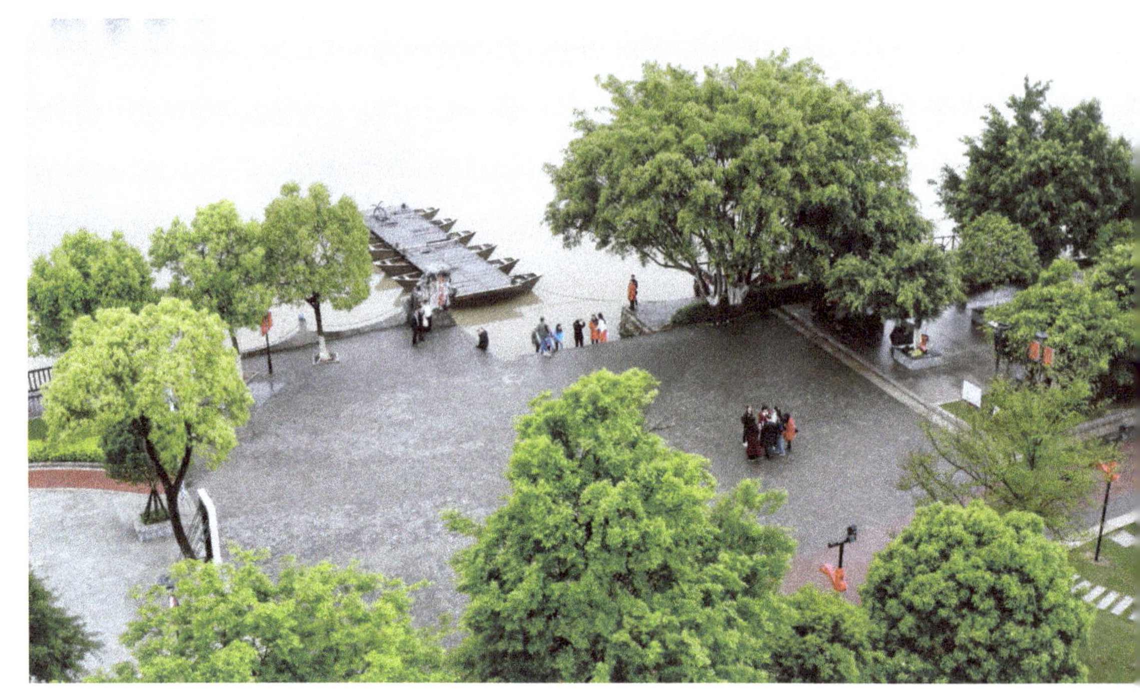

长征国家文化公园（江西段）于都中央红军长征出发地纪念园

中央红军长征集结出发纪念馆

在中央红军长征集结出发纪念馆里，一块寿材引人注目，它的主人是于都县城东门一户姓曾的老大爷。当年曾大爷听说架桥工地上还缺门板，他把自己留存多年的寿材也捐了出来。周恩来知道后感动地说："于都人民真好，苏区人民真亲。"

 长征之歌

于都烈士纪念园

1932 年，14 岁的段桂秀嫁给了红军战士王金长。婚后，21 岁的王金长走上了漫漫长征路，八十多年来，段桂秀从青丝到白发，一直盼着她的金长哥归来……

段桂秀 104 岁 红军烈士王金长遗孀

段桂秀：我送他走的时候，他就告诉我，三次四次地告诉我要听话，要听妈话，那我就哪都没去，一直守到现在。

她始终没有等到她的金长哥。直到 1953 年，当地政府送来了一张烈士证明书，告诉她金长哥“北上无音讯”，段桂秀始终不相信这个事实。

2022 年 3 月底，104 岁的段桂秀来到于都烈士纪念园。当她终于看到王金长的名字时，再也控制不住自己，八十多年坚强的守候，瞬间泣出声来。“我舍不得离开你，一直守护你啊。”她扑上前去，一双沧桑的手去抚摸丈夫的名字。

长征国家文化公园（江西段）于都烈士纪念园

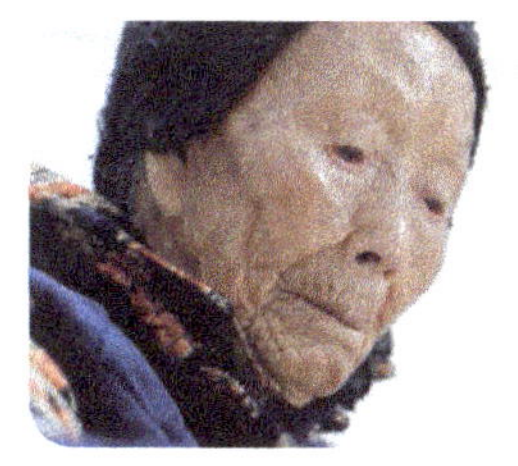

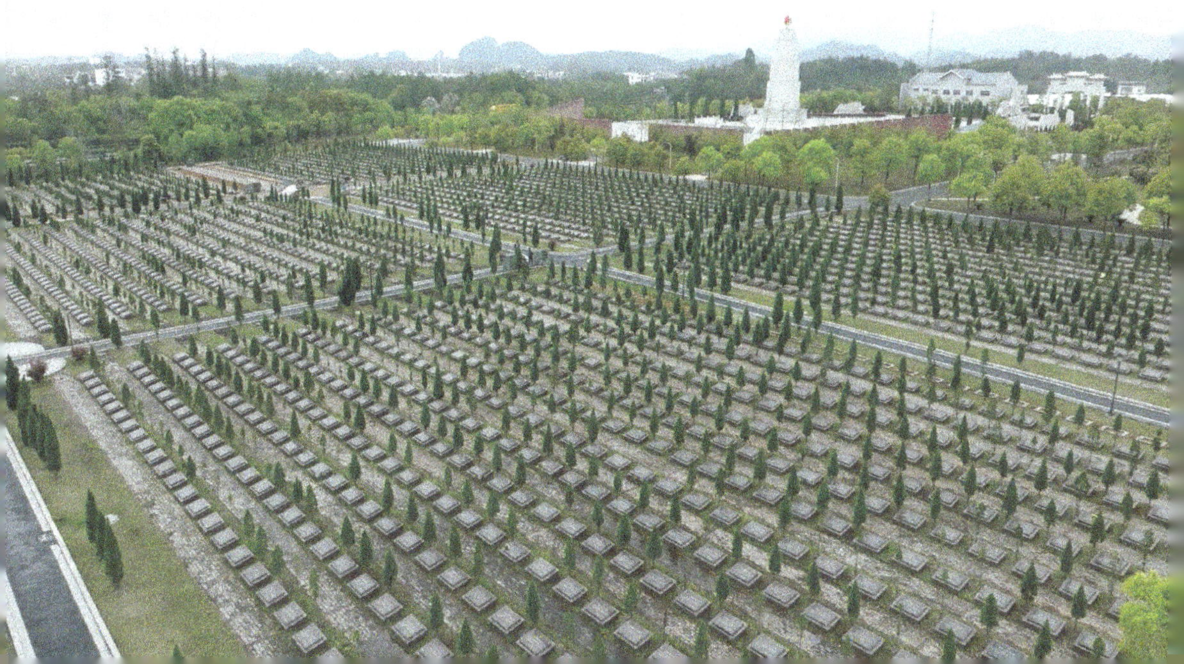

余玉兰：我的爷爷余士茂，在我奶奶刚刚怀孕时，他就参加红军长征了，北上无音讯。

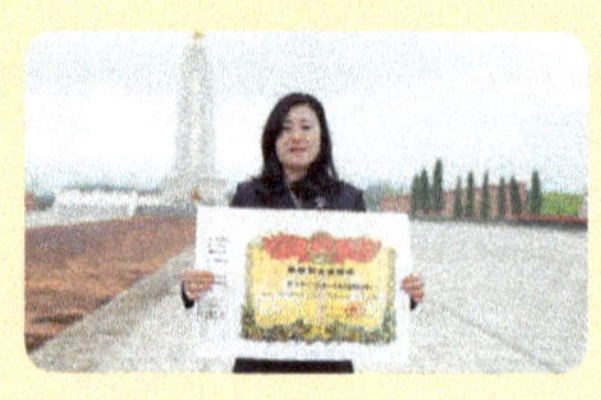

余玉兰 红军烈士余士茂后代

钟建平：我爷爷钟南斗，小爷爷钟照秀，1934 年长征，北上无音讯。

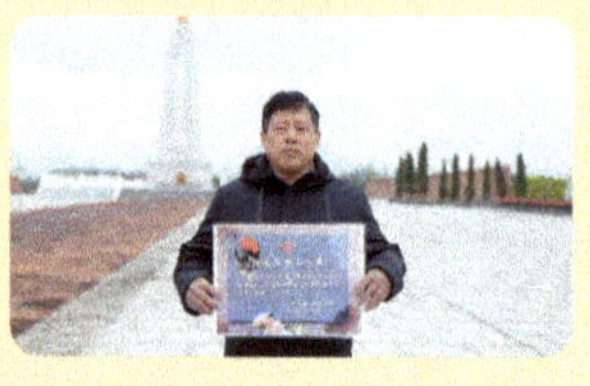

钟建平 红军烈士钟南斗后代

易克美：我的爷爷叫易冠美，三兄弟是红军战士，其中两个牺牲在长征路上，北上无音讯。

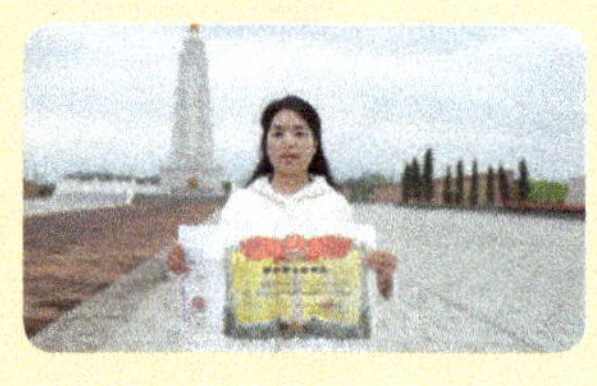

易克美 红军烈士易冠美后代

张复信：我的父亲叫张长生，北上无音讯。

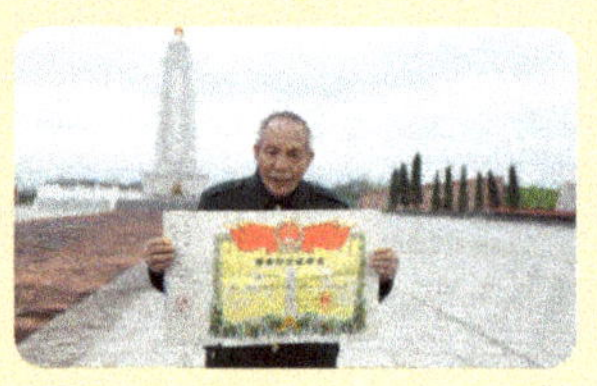

张复信 红军烈士张长生后代

北上无音讯！北上无音讯！

多少北上的红军战士，都倒在了长征路上。在红一方面军二万五千里的征途上，平均每 300 米就有一名红军牺牲。

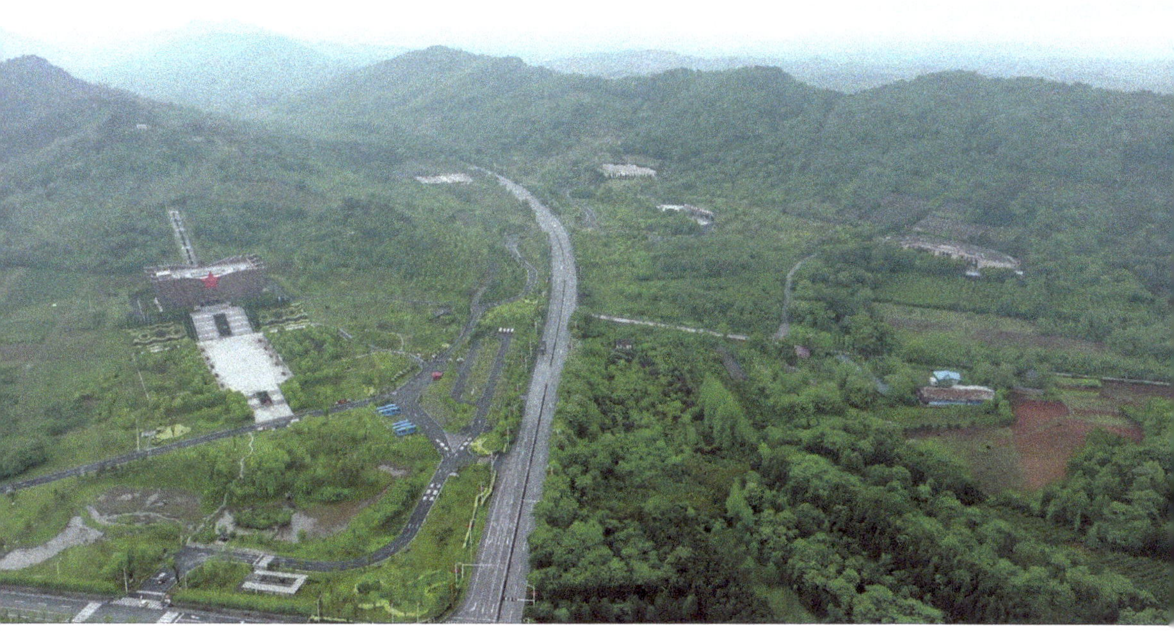

广西 全州 脚山铺

（四）湘江战役纪念地

湘江战役口述史

1934 年 11 月 25 日，中央红军在连续突破国民党军三道封锁线后，来到湘桂边界。为了掩护红军主力和中央机关渡过湘江，中央红军与敌军进行了历时一周的殊死拼杀。新圩、光华铺、脚山铺，构成了中央红军血战湘江的三大阻击战场。

在脚山铺阻击战中，红一军团万余人顽强阻击敌军四五万人的疯狂进攻，激战三天三夜，筑起了抢渡湘江的生命通道。

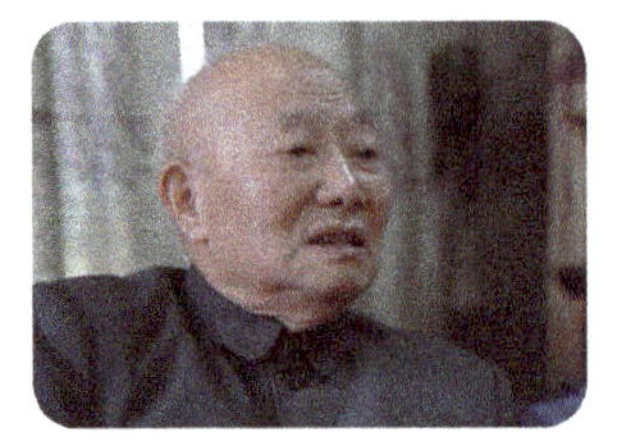

异常地激烈。机关枪呀，迫击炮呀，都往我们阵地上（打）。我所知道的，第一天一个小时之内，就伤亡了4个团长、政委。

——刘志坚 时年84岁 红一方面军军团宣传部长（1996年采访）

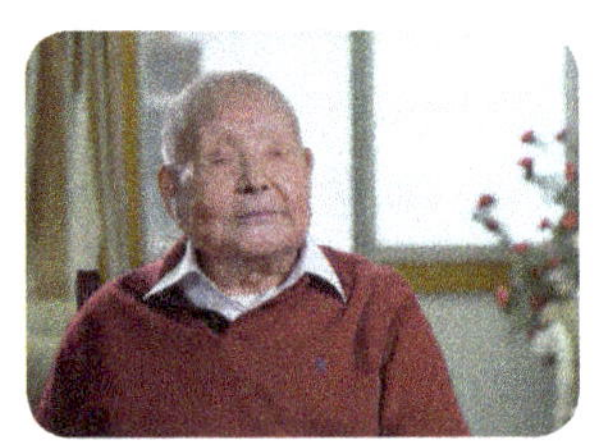

就死打，整个部队就死打。上面飞机，下面机关枪，我们就过这个河。

——王敬群 时年97岁 红一方面军少共国际师宣传干事（2016年采访）

湘江血战是中央红军长征中历时最长、规模最大、战斗最激烈、损失最惨重的战役。

酒海井红军纪念园

酒海井位于湘江战役的战场，它是一个连接着地下暗河的溶洞。多年来，人们一直传说，这里浸泡了很多红军战士的尸骨。

2017年8月13日，酒海井红军烈士遗骸打捞工作正式启动。经过考古队员和水下探险队员近一个月的打捞，在井下的淤泥中果然发现红军烈士的遗骸。

一块用棕绳绑在遗骸上的大石头告诉人们，这里牺牲的红军战士不是被枪杀的，而是被敌人绑在大石头上，连人带石活活地推到井下的。

专家团队通过体质人类学综合分析，这些骨

骸大致可确定个体总数 20 余例，均为男性，年龄在 15 岁至 25 岁之间，身高在 1.37 米至 1.63 米之间，体重不超过 55 公斤。

"数万将士，血洒湘江，为国捐躯，长眠山岗。"

"在这片洒满红军热血的土地上，庄严举行湘江战役红军烈士遗骸集中安放仪式，迎棺椁。"

2017 年 9 月 24 日，湘江战役灌阳新圩阻击战酒海井红军烈士遗骸安葬仪式隆重举行，沉没在酒海井下 80 多年的红军烈士遗骸得以安葬到红军烈士墓中。

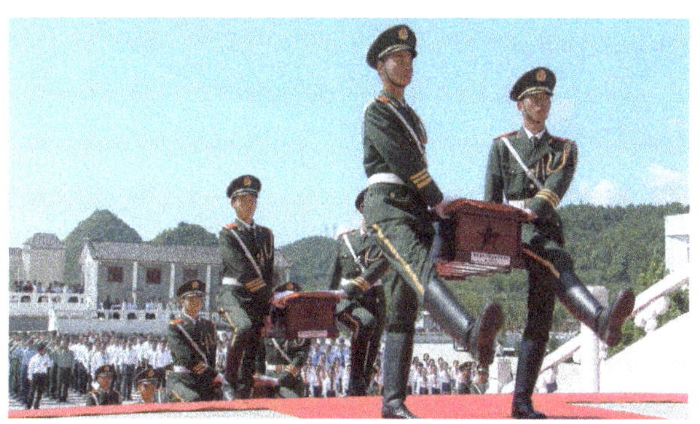

长征国家文化公园（广西段）湘江战役新圩阻击战酒海井红军纪念园烈士遗骸安放仪式

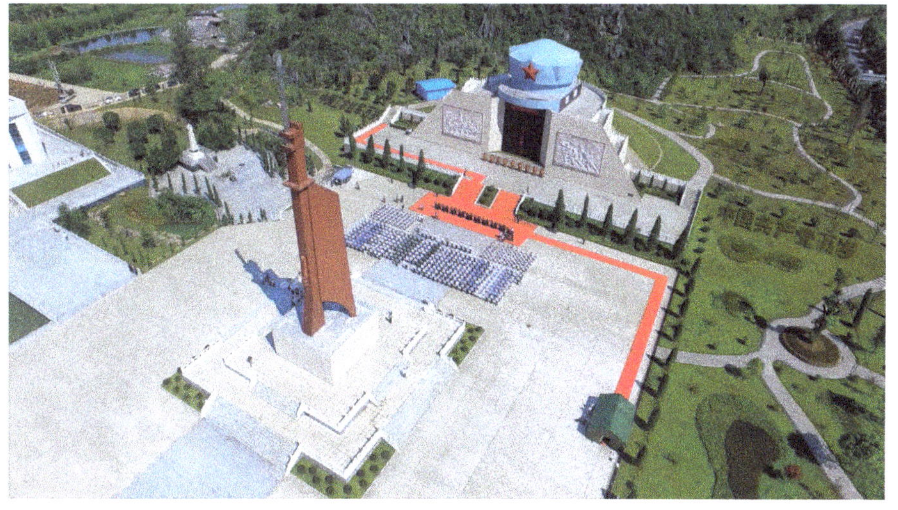

湘桂古道、湘江战场旧址

　　这里是红军曾经埋骨青山、血洒湘江的地方，也是广西正在创建的长征国家文化公园湘江战役文物保护利用示范县。

　　灌阳县水车镇红军遗骸指认人伍家富，讲述了这里6具红军烈士遗骸的发现经过。

　　伍家富：这红军墓啊，是村里的两个老同志在这看到红军，飞机飞过把人（红军）炸死了，很年轻，有二十（岁）左右，人就在这里埋了。（红军）葬在那个位置，6个红军都葬在这个位置。（遗骸）取出来以后，埋到了灌阳的新圩酒海井，每一个清明节都要来扫墓。

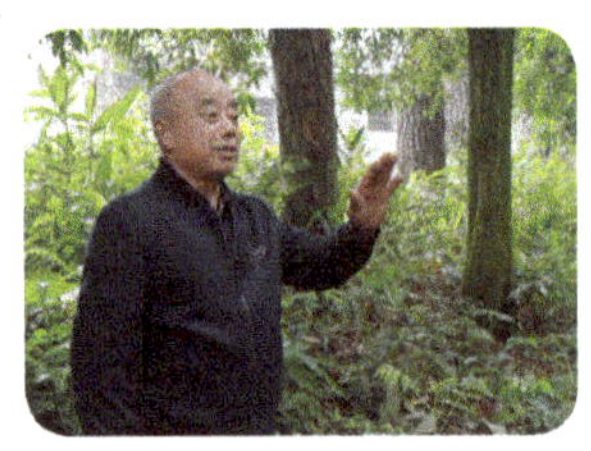

伍家富 灌阳县水车镇红军烈士遗骸指认人

　　在酒海井红军烈士遗骸成功打捞之后，甑子岩的红军烈士遗骸，也得到安葬。关于这些红军烈士的就义，另一位指认人黄国荣做了介绍。

　　黄国荣：我们父辈传下来（说）都是十几岁的，甚至有些都是没有武器的。把他们活生生地丢在这里面，这个地方，好残忍的。

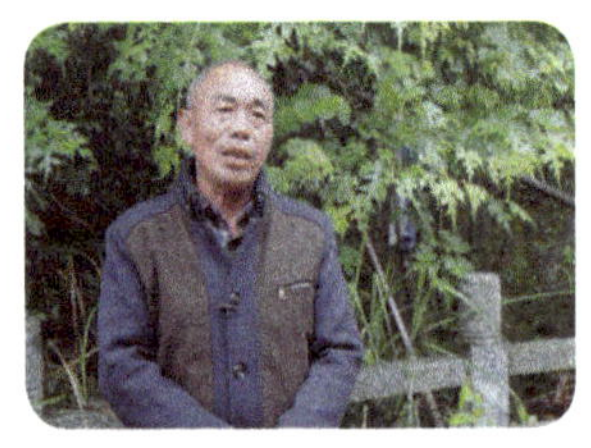

黄国荣 灌阳县甑子岩红军烈士遗骸指认人

脚山铺 米花山

这是脚山铺的战场，蒋忠泰一家五代人在这里守护红军墓八十余载。

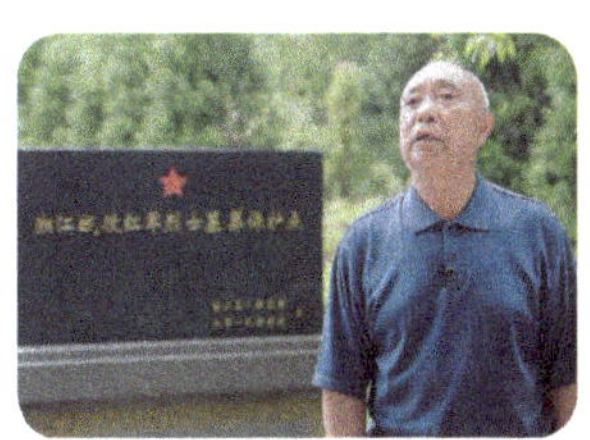

蒋石林 广西全州红军烈士墓守墓人

蒋石林：我的爷爷冒着生命危险，把红军的遗骸（遗体）进行了就地掩埋。临终的时候，他就交代了我的父亲，以后每年的春节、清明、月半都要来进行祭扫。所以我们八十多年来，坚守着这个革命烈士墓。

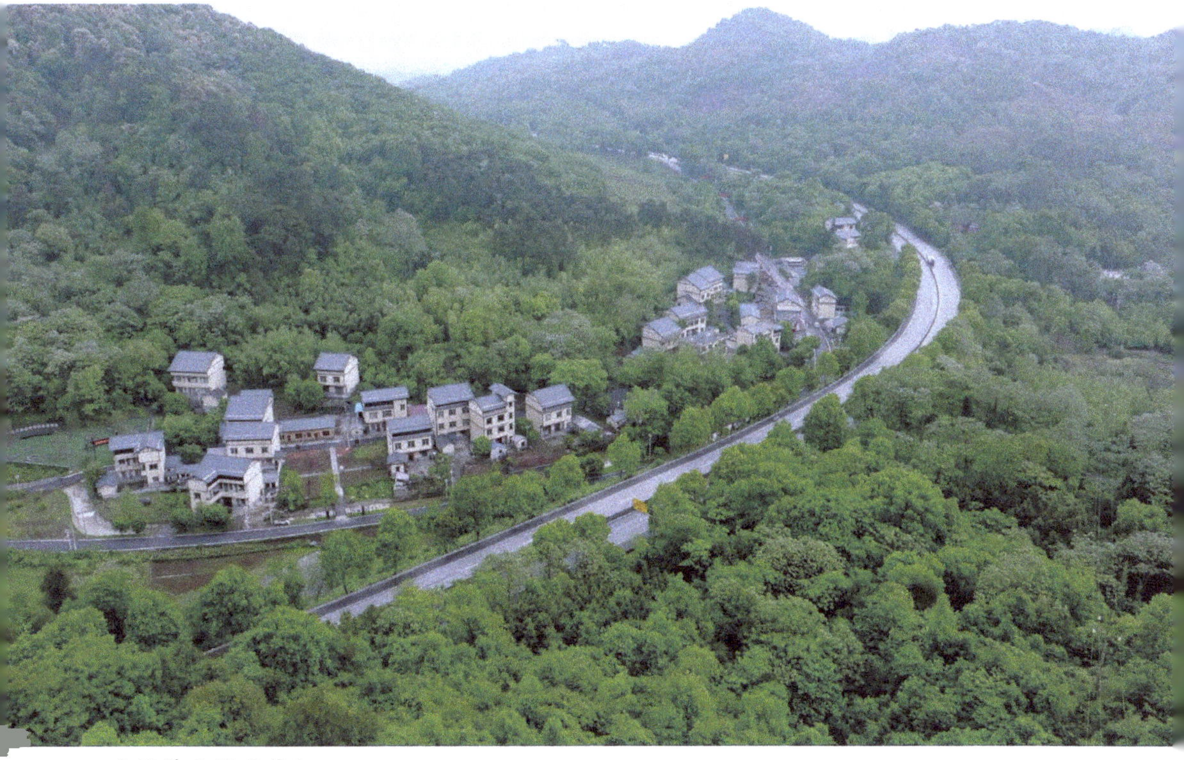

全州 脚山铺 米花山

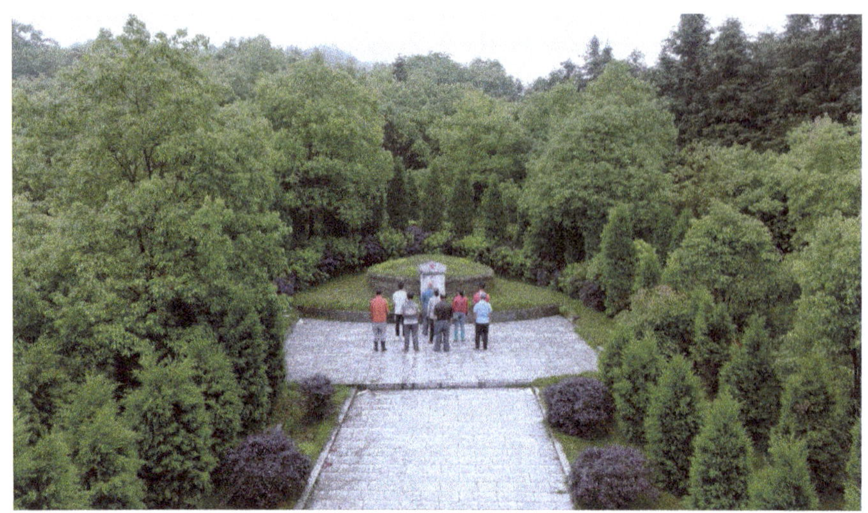

蒋石林一家
祭扫红军墓

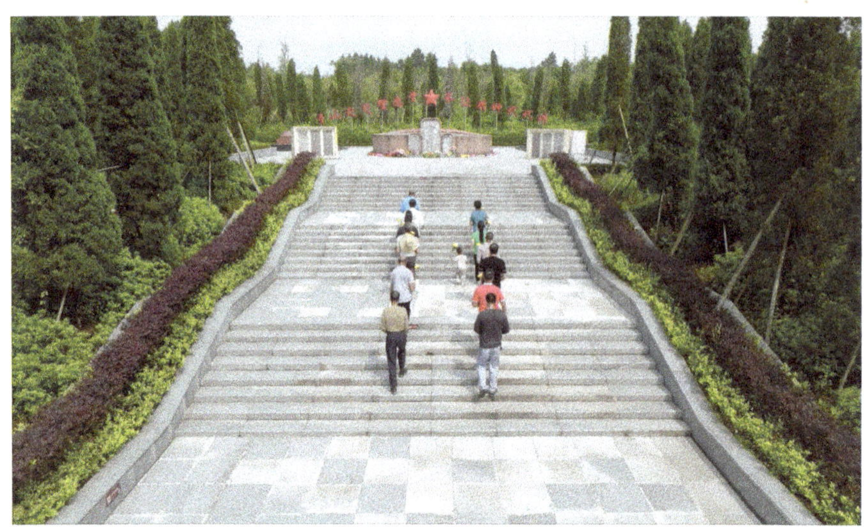

百姓祭扫红
军墓

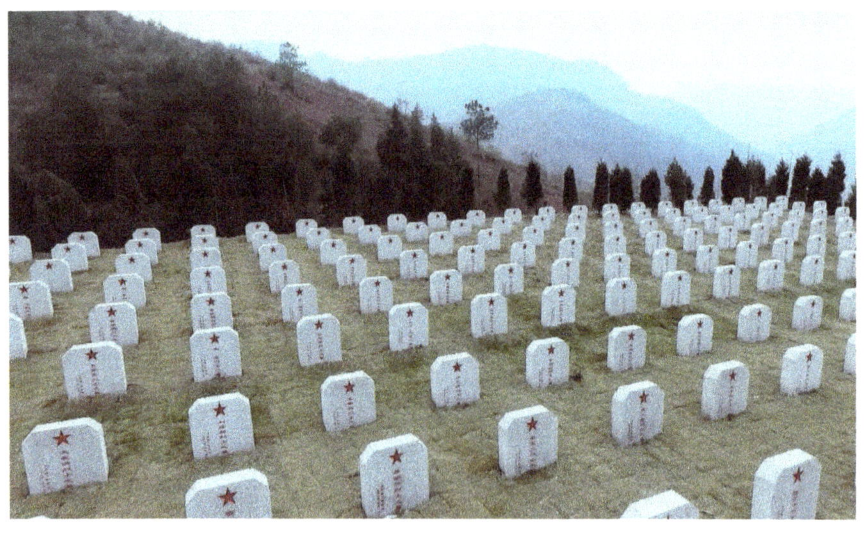

长征沿线红
军烈士墓群

老百姓世代守护口口相传，清晰记忆着红军烈士的散葬墓点和殉难地点，这在湘江红军烈士遗骸收殓过程中发挥了至关重要的作用。目前，在曾经血染的湘江战场上，共发掘红军烈士遗骸地217处，421个点，收殓完整遗骸82具，零散遗骸（遗骨）7465块。

如今，长征国家文化公园（广西段）桂林市，完成了红军长征湘江战役纪念设施68个项目的修缮保护任务，让我们看到："寸土千滴红军血，一步一尊烈士身，一草一木一英魂，一山一石一丰碑。"

长征国家文化公园（广西段）兴安县红军突破湘江烈士纪念碑园

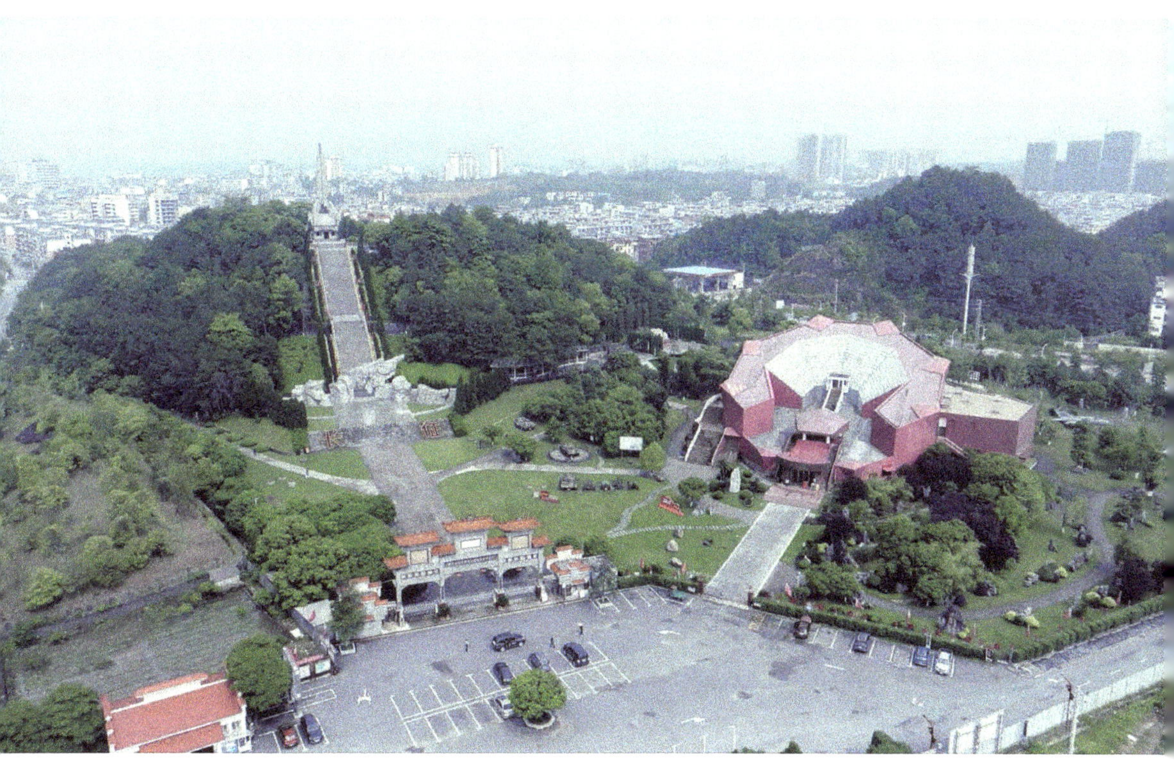

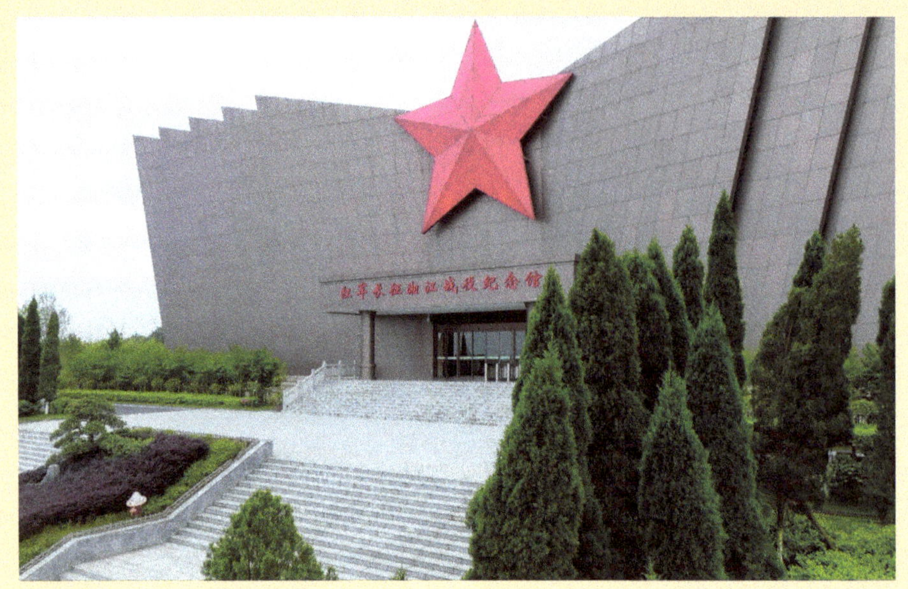

长征国家文化公园（广西段）全州红军长征湘江战役纪念馆

　　在长征国家文化公园里，主题纪念设施覆盖沿线，烈士墓、纪念碑随处可见。有许多墓和碑是当年老百姓冒着生命危险立的，有许多碑上没有名字，今天的人们，还记得他们吗？了解他们吗？

　　纪念设施是缅怀革命先烈、传承红色基因的重要场所。我们永远不能忘记这些英勇的战士，他们有一个红星闪耀的光荣名字——中国工农红军。

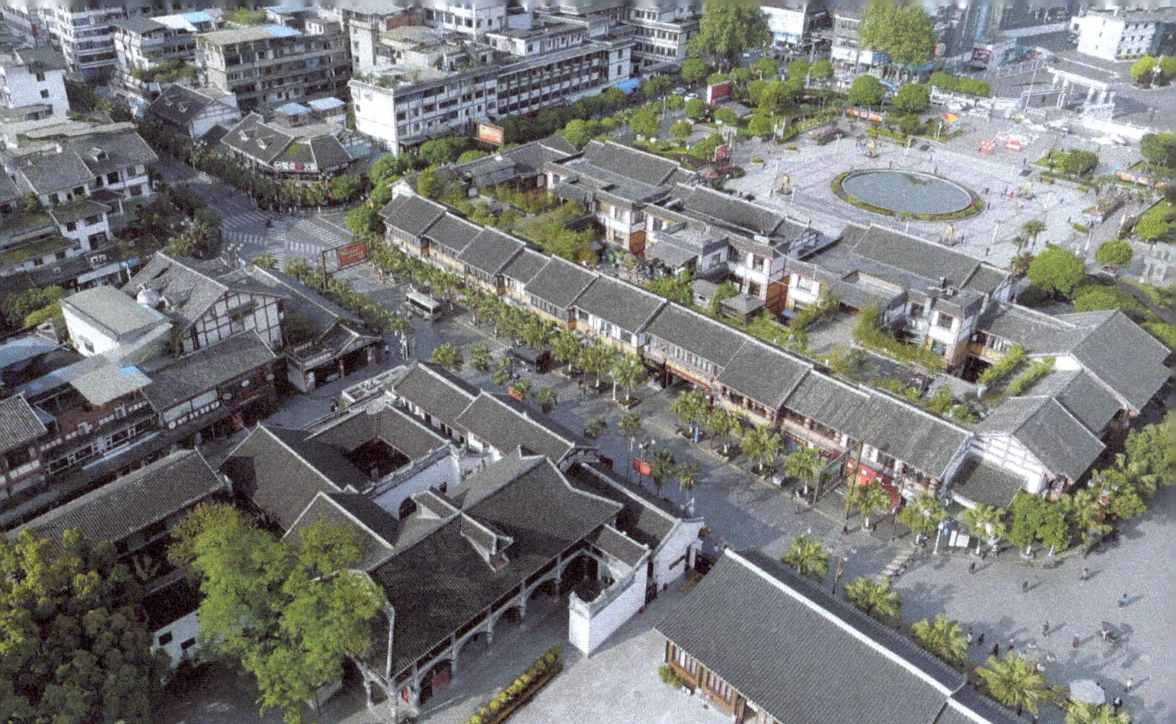

长征国家文化公园（贵州段）
遵义会议会址

（五）遵义会议会址

遵义会议口述史

遵义会议，在中国共产党和红军的历史上，是一个生死攸关的转折点。这次会议事实上确立了毛泽东在党中央和红军中的领导地位。坚定信念、坚持真理、独立自主、团结统一的遵义会议精神是中国共产党的宝贵精神财富。

会议室墙上的老式挂钟，默默见证了发生在这里的一切。

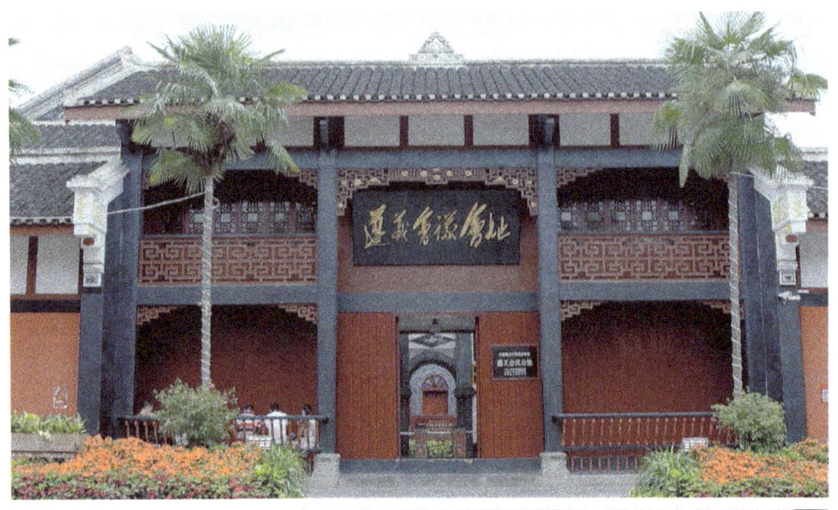

长征国家文化公园（贵州段）遵义会议会址

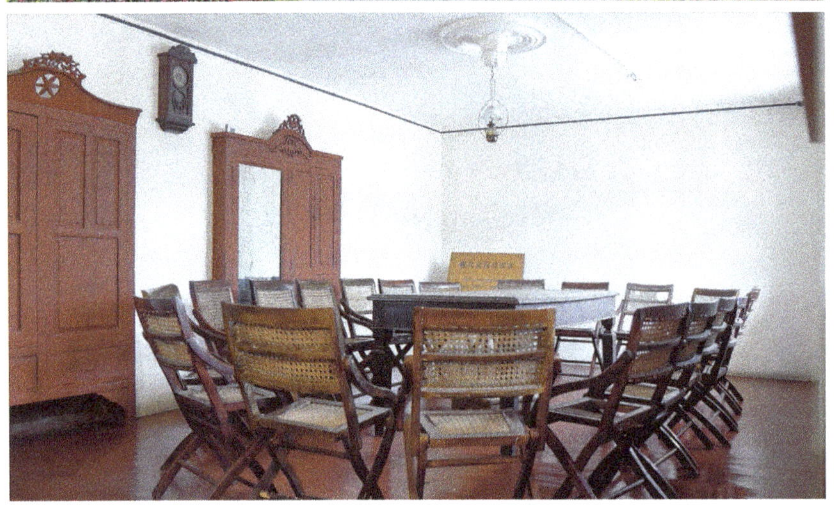

遵义会议会议桌

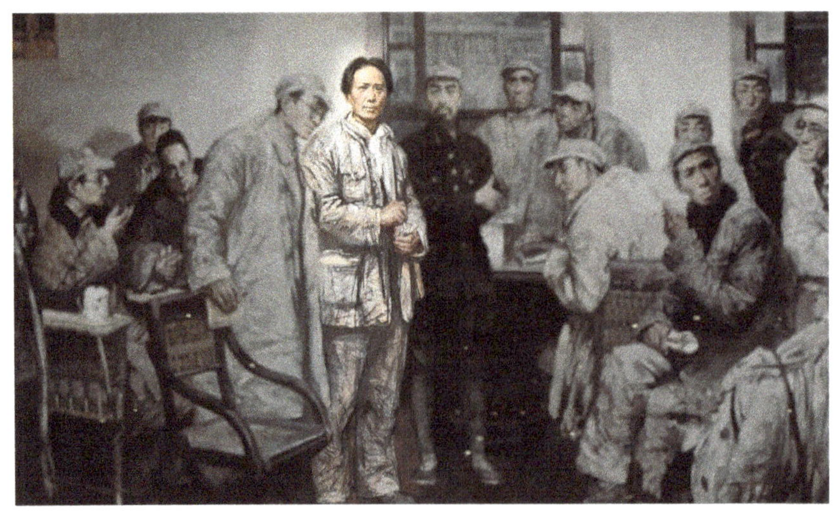

《遵义会议》，油画，沈尧伊创作

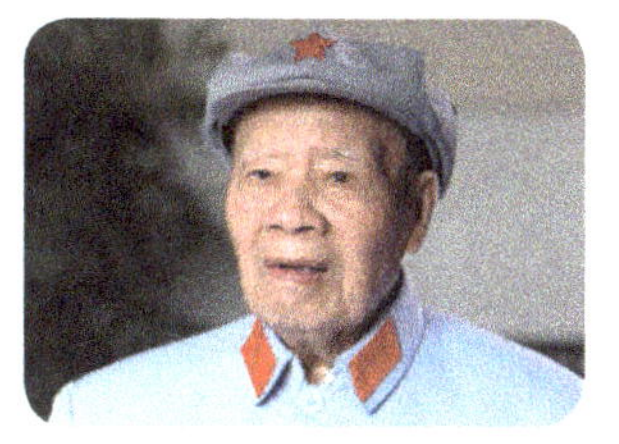

我那个时候是侦察连的，主要任务就是保护遵义会议的胜利召开，特别注意晚间的警戒，防止敌人偷袭。

——王道金 时年 102 岁 红一方面军红三军团侦察连长（2016 年采访）

1935 年 1 月 15 日，遵义会议一开始，博古做反对敌人第五次"围剿"的主报告。

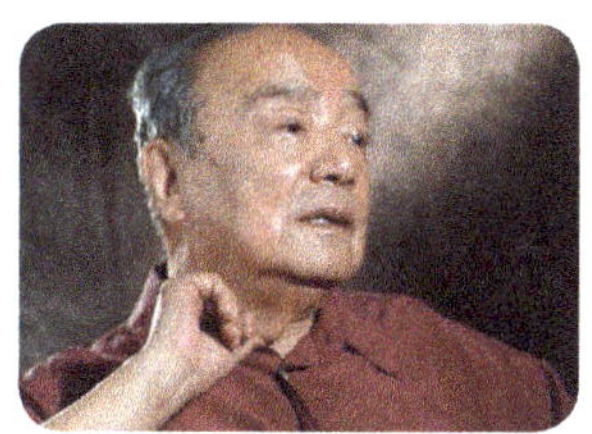

他（博古）把五次（反）"围剿"失败，完全推到客观原因，说国民党军队多、兵力强、武器好，还有帝国主义帮助，这么一套。接着就是周总理做报告，恩来同志就做了比较合乎客观事实的深刻的检讨。

——杨尚昆 时年 91 岁 红一方面军红三军团政委（1998 年采访）

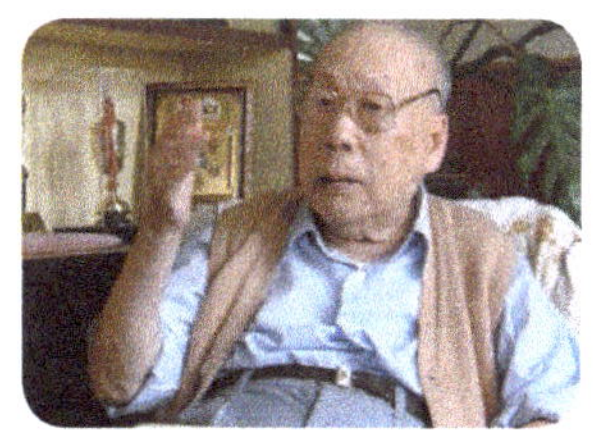

遵义会议是两种意见的斗争，李德是代表错误路线，毛泽东是代表正确路线。

——伍修权 时年 88 岁 共产国际军事顾问翻译 遵义会议参加者（1996 年采访）

1963 年 9 月 3 日，毛泽东在会见外宾时，意味深长地说："有先生有好处，也有坏处；不要先生，自己读书，自己写字，自己想问题，这也是一条真理……我们认识中国，花了几十年时间，真正懂得独立自主是从遵义会议开始的。"

遵义会议纪念馆

  遵义会议纪念馆为加强对珍贵文物的保护，从 2019 年开始，着力打造数字化保护工程。

  遵义会议纪念馆数字化保护工程，用三年的时间对珍贵文物进行了数字化采集和制作工作。扫描完成了 80 件馆藏三维文物，1100 件二维平面文物，8600 页的文物数字档案，逐渐创建着更加符合当今年轻人观展方式的数字展陈，在提升观展体验的同时，力求加大文物保护的力度。

遵义会议会址纪念园内游客络绎不绝，学生们进入遵义会议纪念馆

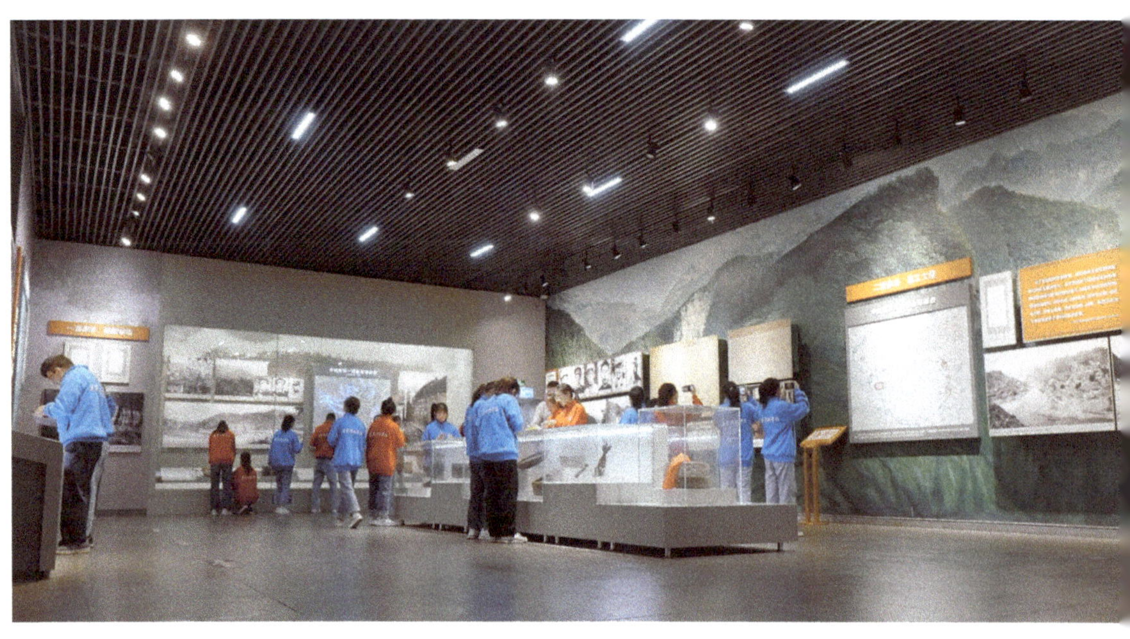

 长征之歌

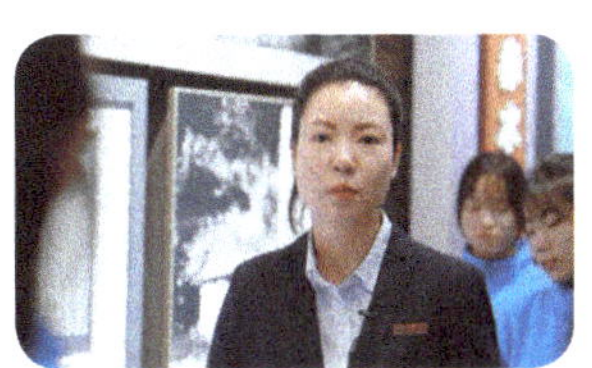

陆辰 遵义会议纪念馆
讲解员

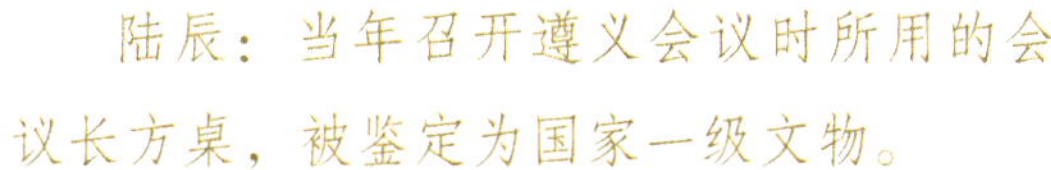

陆辰：当年召开遵义会议时所用的会议长方桌，被鉴定为国家一级文物。

玻璃柜中展出的这件私章，1994年被鉴定为国家一级文物。

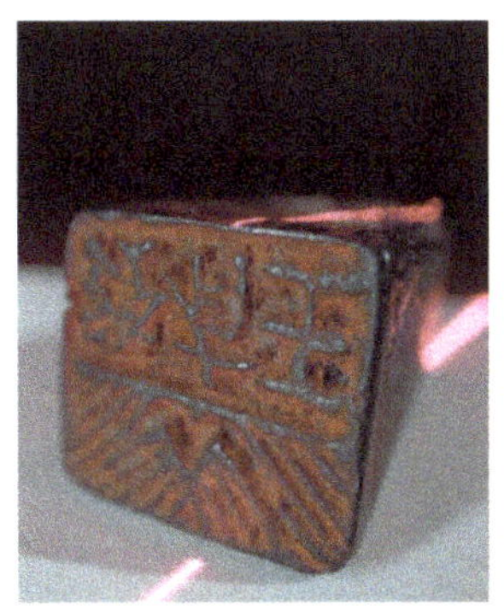

中国工农红军遵义绥阳湄潭游击队政委王友发的私章

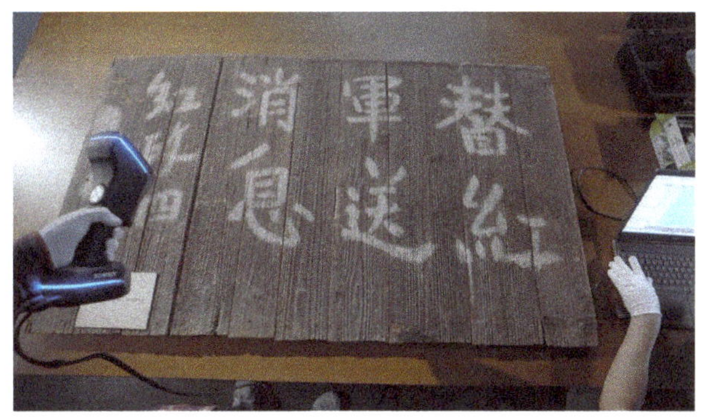

"替红军送消息"门板数字化采集

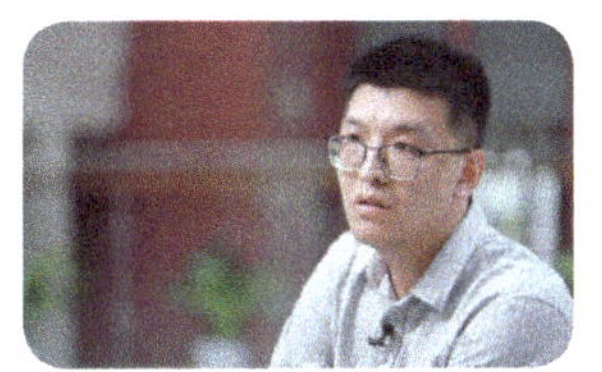

杨阳 遵义会议纪念馆数字化保护工程 工程师

杨阳：我们的数字化模型是可以完成一比一还原的，这是数字化成果最大的价值。

这件文物非常细小，我们在采集过程中，就要选择特别高的精度来采集它的细节。

这块"替红军送消息"门板的数字化采集过程，非常耗时。

我们一共采集了8600页档案文献，这个量是非常大的。其中有一份文献是陈云的手稿，名字叫《（乙）遵义政治局扩大会议》。这份文献非常重要，为此我和我的团队还专门去请教了老馆长费侃如。

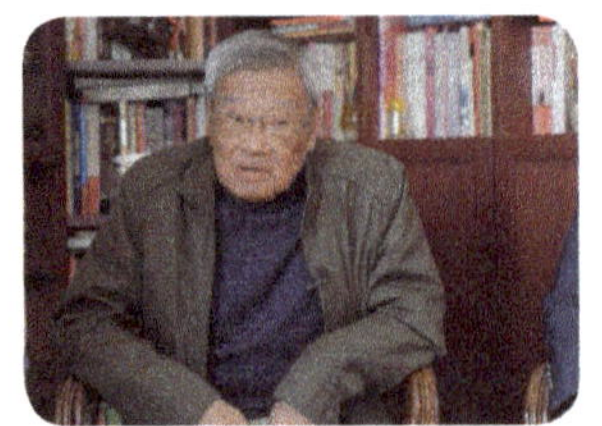

费侃如 86 岁（2022年）遵义会议纪念馆原馆长

费侃如：遵义会议确定了毛泽东的领导地位。这份手稿从莫斯科拿回来的时候是 1957 年，中央档案馆派人到苏联去拿回的。这份手稿讲遵义会议讲得比较细。20 世纪 80 年代初，中央成立了遵义会议调研组，调研组我参加了。在调研过程中，陈云最后说，他为了传达遵义会议而写的，这样就认定了。

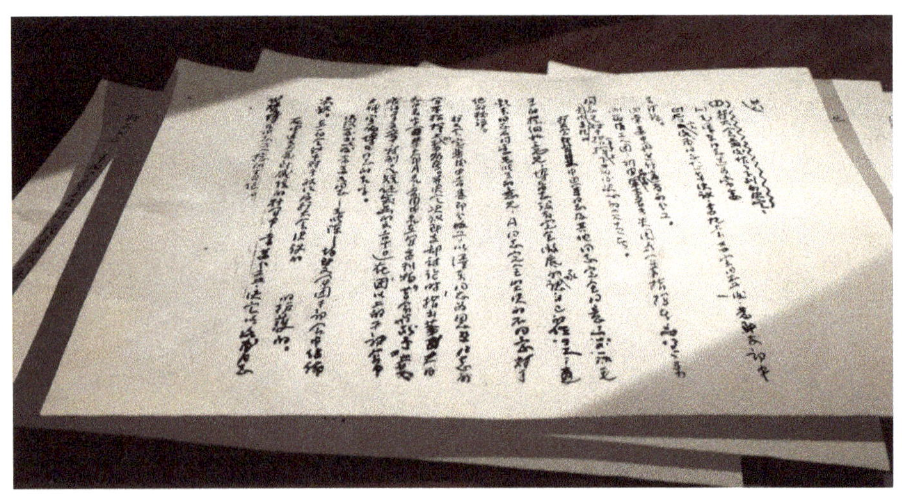

手稿《（乙）遵义政治局扩大会议》

关于数字化博物馆的建设意义，老馆长和参观者有各自的见解。

费侃如：我想你既然叫数字化博物馆，一个是宣传，一个是文物资料保管，一个是研究，用数字化现代化手段来表现。我们（做得）有一定的深度后，它能够吸引大多数人。

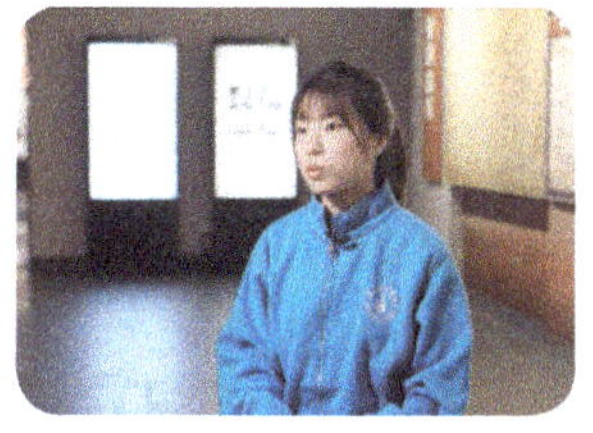

冯玉雪 遵义师范学院学生

冯玉雪：它延展了更大、更多可能的一些文献信息，让我们有更多的机会，更深入、直观地去了解到文献所带给我们的影响。

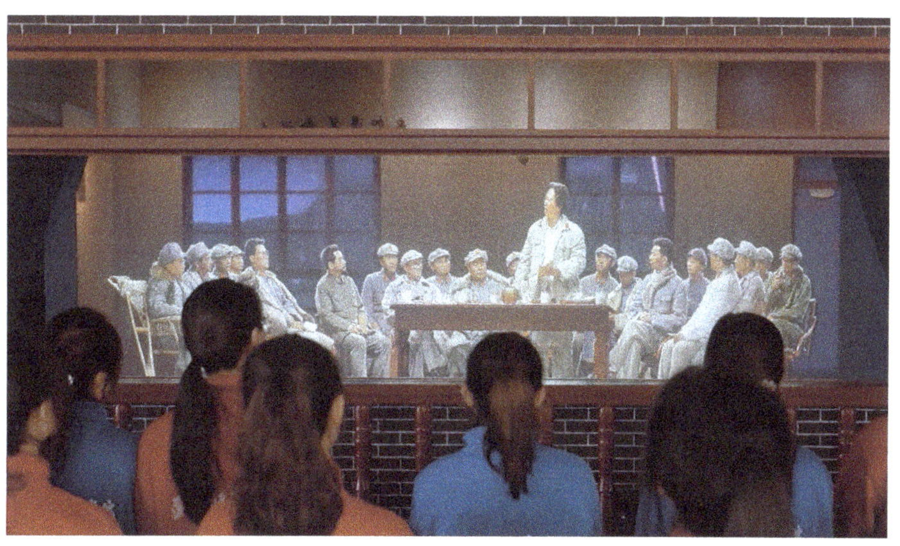

学生们参观遵义会议幻影成像

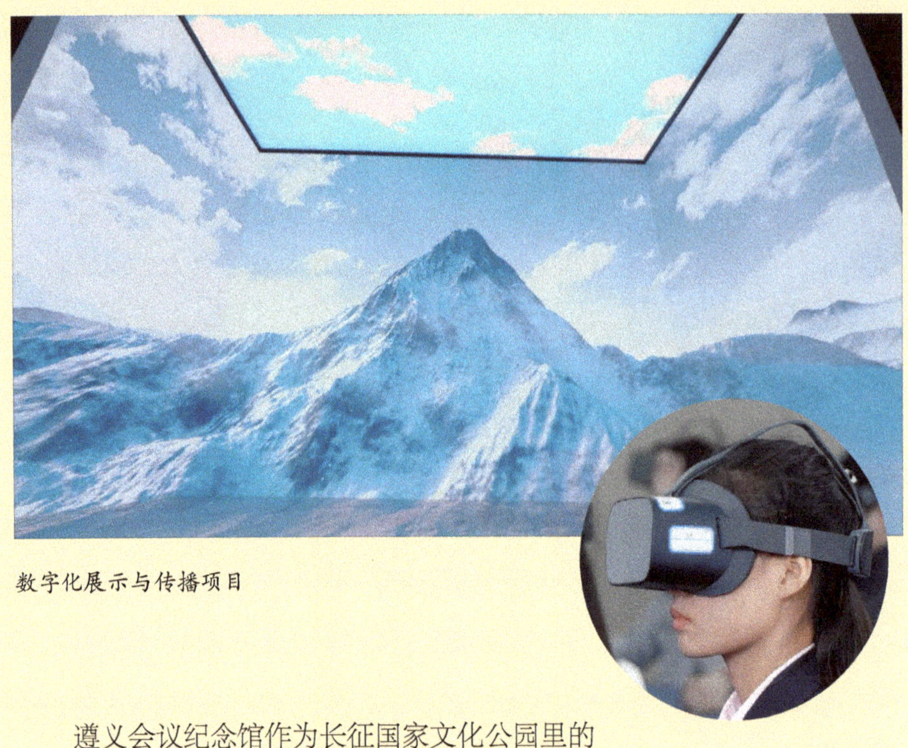

数字化展示与传播项目

　　遵义会议纪念馆作为长征国家文化公园里的重要场馆，随着科技的更新迭代，也逐渐实现着展陈数字化的历史转折。

　　在长征国家文化公园里，遵义会议纪念馆数字化保护工程、中国工农红军强渡大渡河纪念馆"互联网＋长征"数字化展示与传播项目等长征数字科技，运用全新的视听语言和叙事手法，展示长征文物和文化资源，在增添趣味的同时，打破空间和时间的边界，让长征历史在每个人的掌心活起来。它们是长征国家文化公园数字再现工程的创新之举。在不久的将来，"地球的红飘带"贵州长征数字科技艺术馆也将向公众开放。

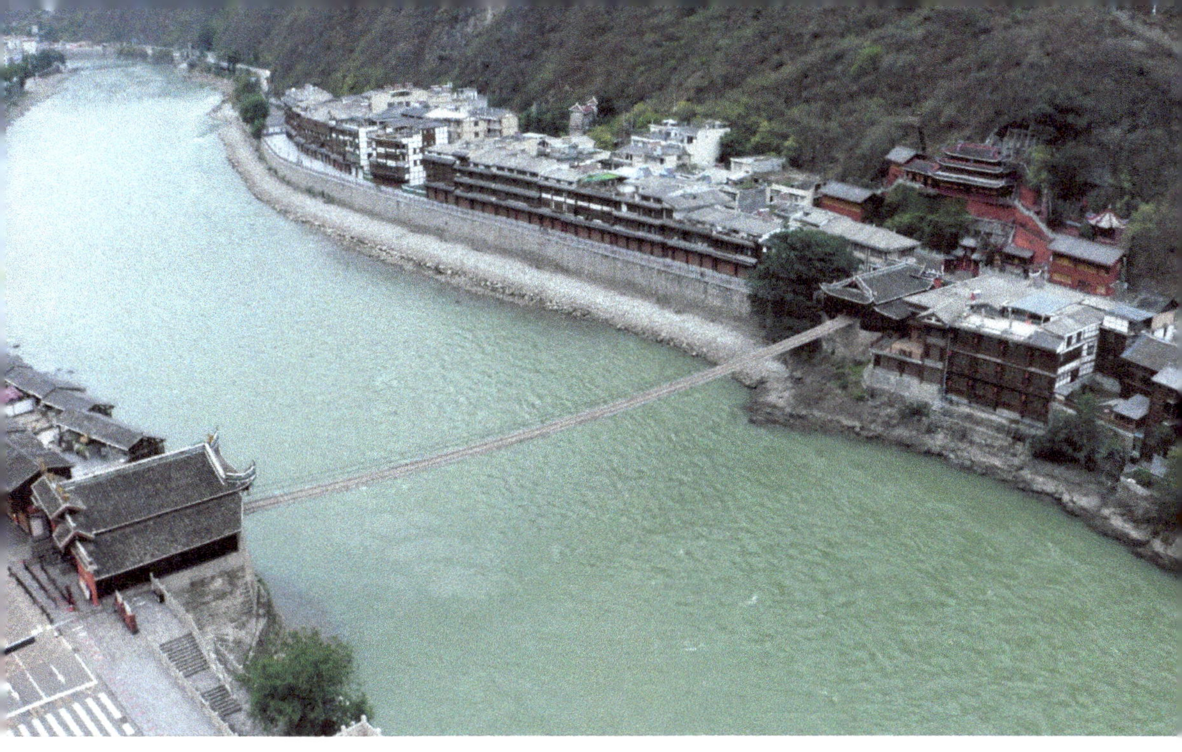

长征国家文化公园
（四川段）泸定桥

（六）泸定桥

在长征国家文化公园里，不可移动文物整体覆盖长征路线。它们是展现长征文化，承载长征精神的鲜活载体。

1961 年，泸定桥被中华人民共和国国务院公布为第一批全国重点文物保护单位，既是历史文物也是革命文物。

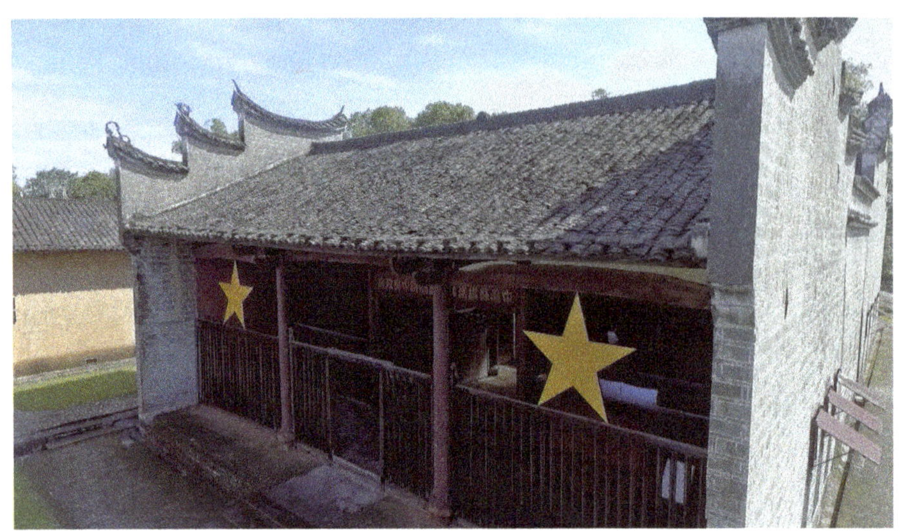

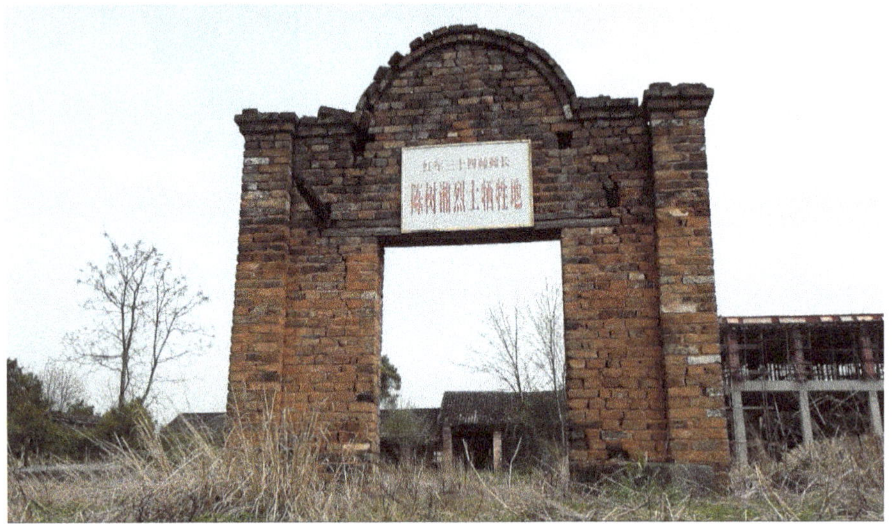

长征国家文化公园
不可移动文物

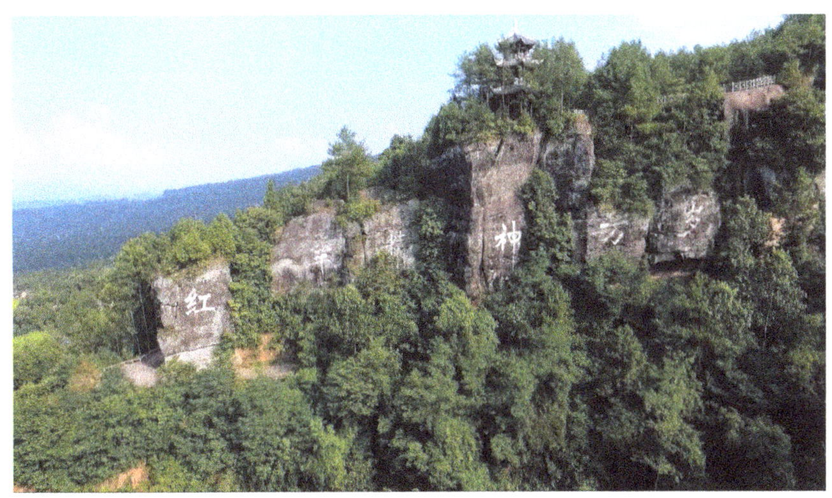

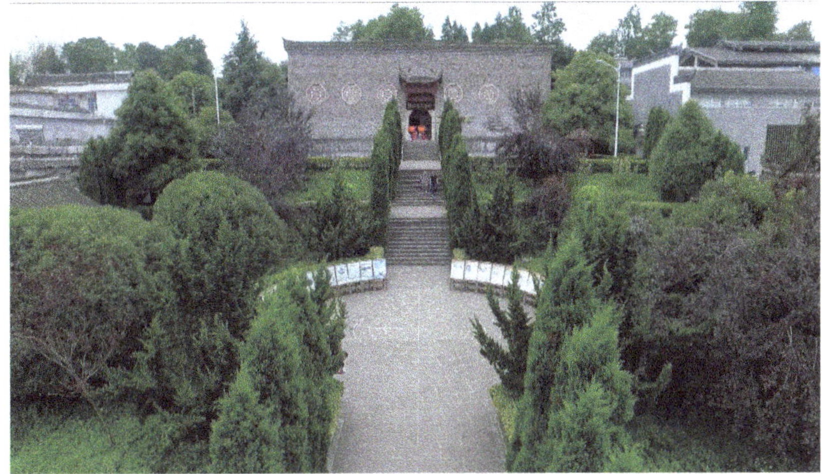

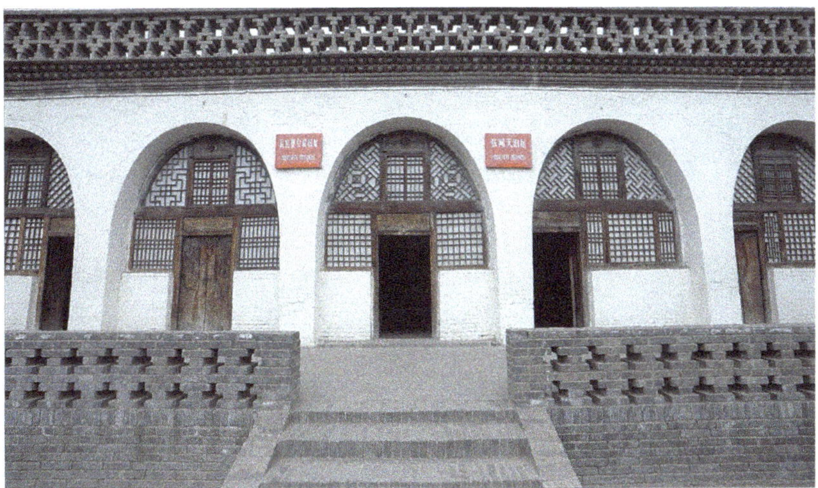

长征国家文化公园
不可移动文物

泸定桥口述史

参加长征的老战士告诉我们，飞夺泸定桥不只是怎样过这座桥，红军用一天一夜的时间飞奔二百四十里，赶到了泸定桥，创造了战争史上的奇迹。

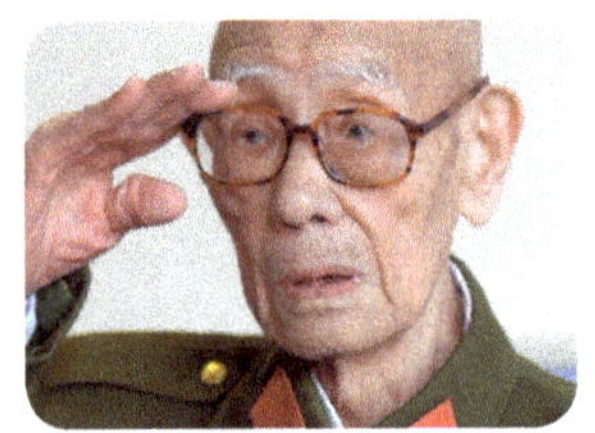

大晚上走路，下雨，我们有一些打一点（火把），有些不敢打，怕把我们暴露了。

——陈云忠 时年 102 岁 红一方面军战士（2016 年采访）

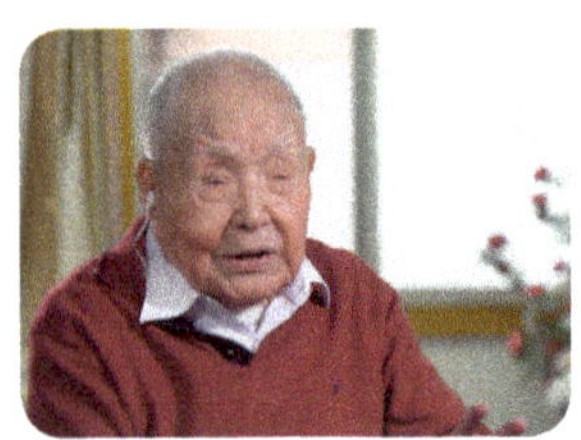

它这个路不好走。大山这边是河，这边是一条路，高高低低的，有石头尖尖的。晚上也走，白天也走，还得跑步走。边走边打，才到达泸定桥西头。

——王敬群 时年 97 岁 红一方面军少共国际师宣传干事（2016 年采访）

杨成武的回忆录《忆长征》这样写道："悬于十丈高空中的便是我们要抢占的泸定桥！眼下，敌人已经把桥板全部抽掉，只剩下寒光闪闪的十三根铁链子了。"

朗山束峙，九时一……，满河满谷都是齐齐倒泻，……，只是恶浪剂消，浓雾升腾，……左空立的礁石，激起丈多高的……，朝山洪，冲击着河底杂乱……，令人耳费目眩。最后，在这样的……，发出雷鸣般的突然巨响。……，在这样的……河里，就是一条小鱼，也休想停留片刻，徒沙、鹅卵都觉不……能的。这样凌厉的水势，早把两岸削成两整药墙，纵目远眺，……朋之间真是一道无法逾越的天然巨堑。

悬于十丈高空中的便是我们要抢占的泸定桥！它没有从河床上立起的桥墩。大概是由于这样的水势，无法建筑桥墩呢，只有十三根铁索，从河东岸拉到河西岸，共有八十丈长，八尺宽。每根铁索都有碗口粗，九根作为桥面，四根作为扶手。铁索用铁环扣成，每根铁环一尺多长。听说桥面原来铺有三尺宽

122

的木板，眼下，敌人已经把桥板全部抽掉，只剩下寒光闪闪的十三根铁链子了，不要说上去，看着都令人头晕目眩！

看得出，铁索桥的两端，分别固定在两根铁桩上。听说那桩上刻有"康熙四十四年岁次酉九月造汉中府金火匠马之常铸桥重一千八百斤"的字样。相传，那是一位名叫戈达的藏族大力士，为了架这座桥，一只胳膊挟着一根铁桩翻山越岭来到这里，又费了九牛二虎之力渡过河去，等桥刚一架起，他也累死了。为了纪念这位藏族兄弟，人们在西岸修了一座小……取名叫戈达庙。庙里塑着这位大力士威严站立的形象，就……他守在河边，昼夜听着河水的咆哮，随时随地都在关心着……

杨成武的回忆录
《忆长征》

泸定桥的维护

如今，在四川长征国家文化公园甘孜州泸定县，泸定桥已经成为这里的文化符号。泸定铁索的形象在纪念园、纪念广场、校园中随处可见。

为了保护好这座标志性的铁桥，王其学多年来一直担负着泸定桥的检修工作，他掌握了在两岸桥台落井铁桩里固定铁链的秘密。

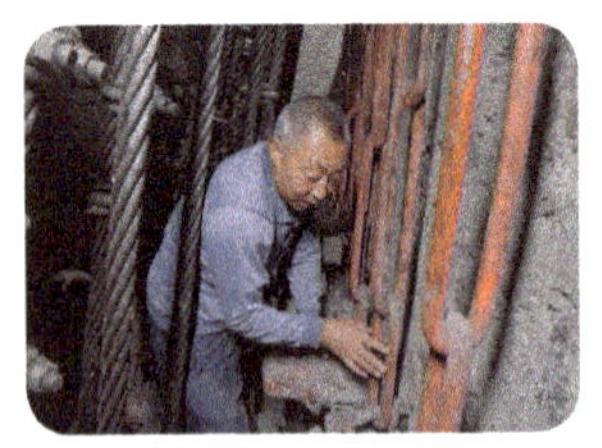

王其学 泸定桥
维修工人

王其学：这个叫地龙桩，这个叫困龙，所有的13根铁索链全部都要系到这个困龙上，它起连接作用。平时保养就是维持桥面的平衡，如果是矮了就要紧起来。

徐富刚是泸定县城远近闻名的铁匠，他传承着一代代铁索桥铁链打造技艺，对于他来说，铁环牢牢相扣是保障安全的头等大事。

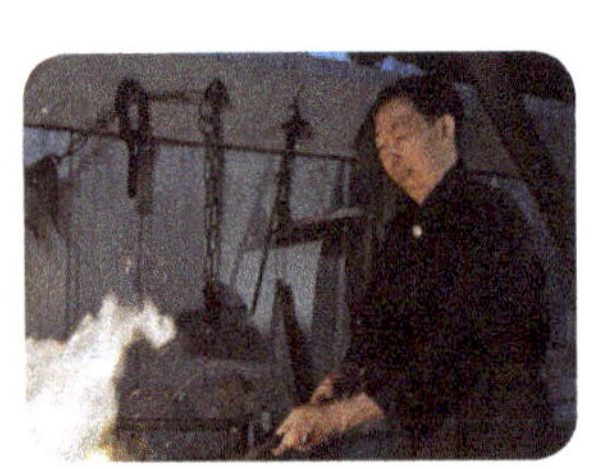

徐富刚 甘孜州非物质文化
遗产铁索桥铁链制作技艺
传承人

徐富刚：敲打幅度要一样，现在我把这个拿起来，这两个是扣动的，中间没有空洞，要打到这种程度，就牢实。

师傅跟我们讲得最多、最要认真、最要细心的地方，就是这个接头。如果这个接头少点火工不到位，那这个链子不但报废，对后面安全也造成很大的影响。

"夫事无小大，期于利民；功无难易，贵于经久。"这是镌刻在《御制泸定桥碑记》里的一句话。桥铁环上铸有生产工匠所在的铁匠铺和工匠的标记。直到今天，泸定桥仍保持着五年一大

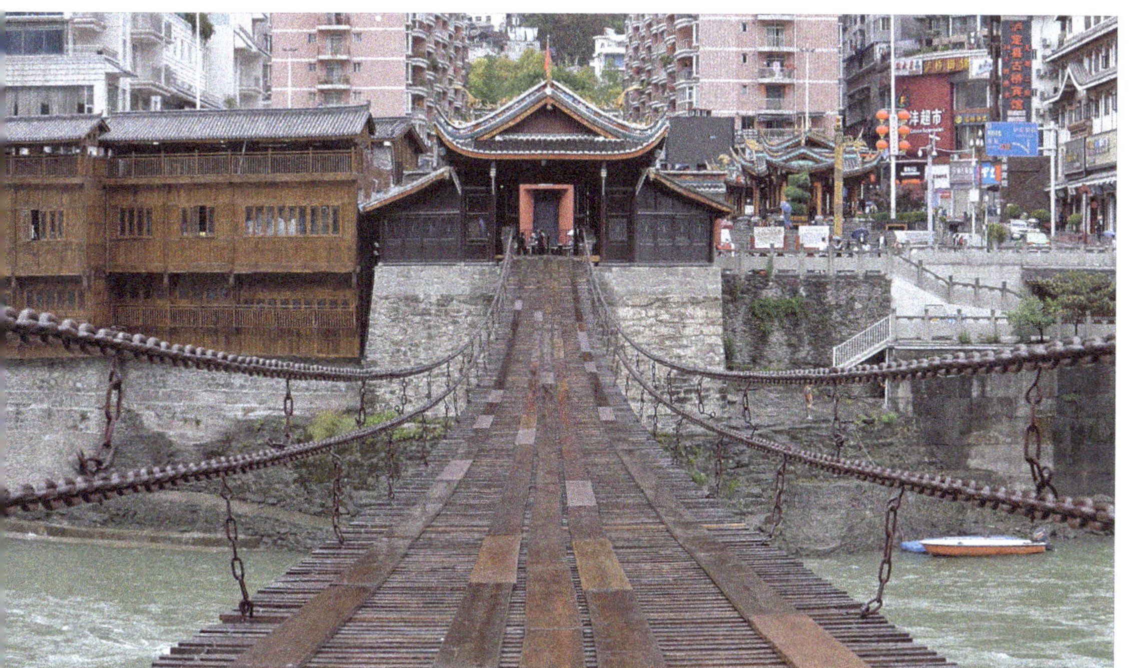

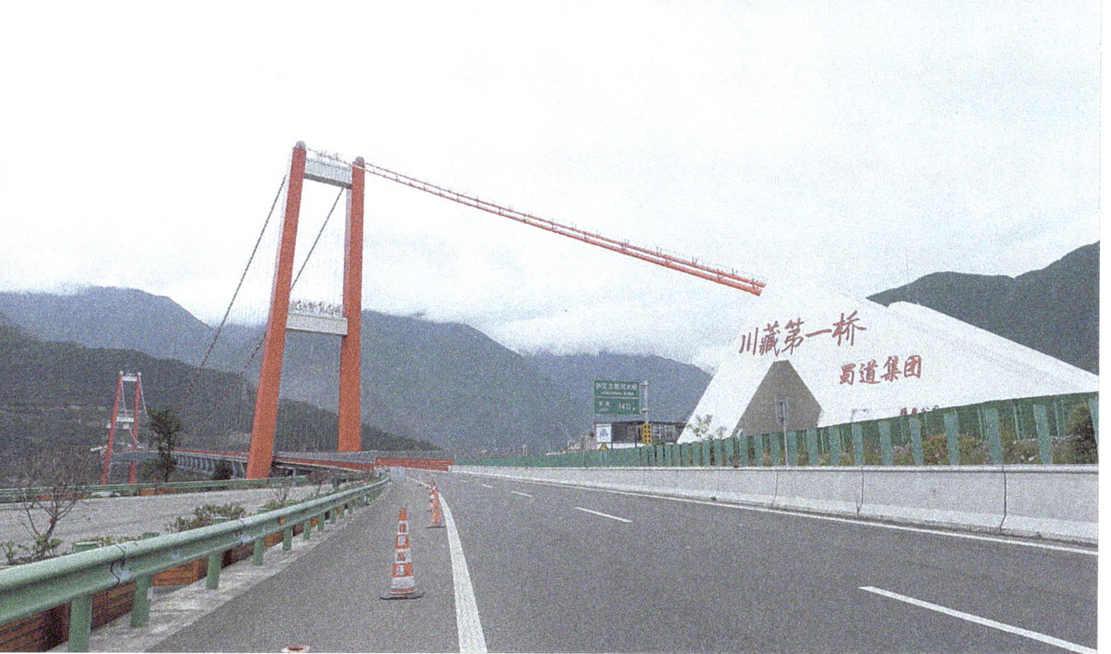

上图：长征国家文化公园（四川段）泸定桥

下图：四川 甘孜 泸定，雅康高速公路泸定大渡河大桥

修、三年一小修的维修传统，正是这样的传统使得泸定桥三百多年风采依然。

泸定桥的铁链，连接着历史文脉，紧扣着红军将士无坚不摧的革命英雄主义精神。

从三百年风雨飘摇一座桥，到红军飞夺泸定桥后的八十余载，随着新中国的建立，如今这里已经成为桥乡。大渡河天堑处处是通途。

长征之歌

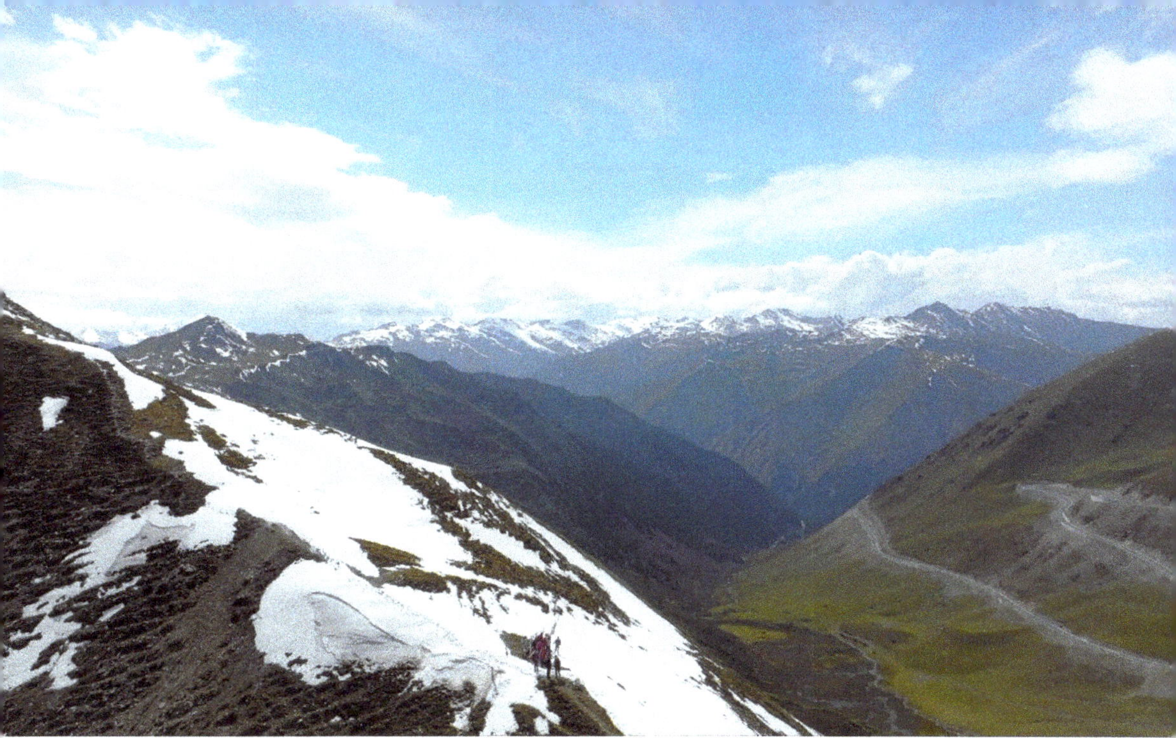

长征国家文化
公园（四川段）
夹金山

（七）夹金山

"夹金山，夹金山，鸟儿飞不过，凡人不可攀。"在长征国家文化公园四川段，巍然屹立着红军长征翻越的第一座大雪山——夹金山，它横跨在雅安市宝兴县与阿坝州小金县之间。

翻越夹金山口述史

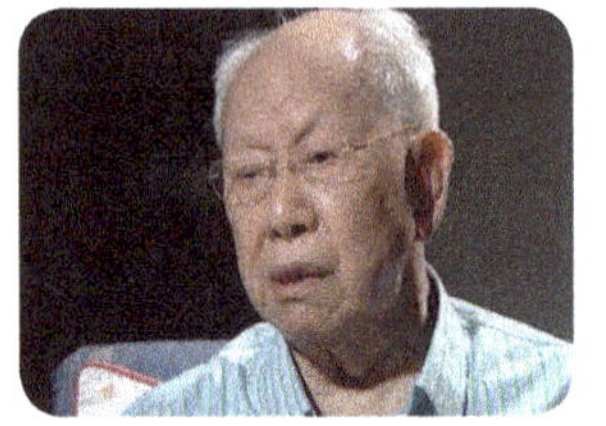

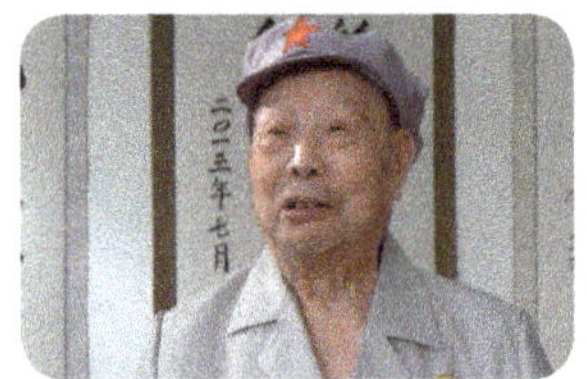

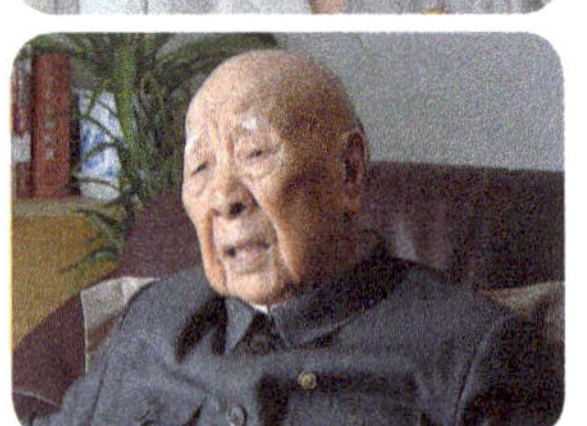

夹金山是死亡之山，老百姓叫作神山。
——郭林祥 时年92岁 红一方面军团政委（2006年采访）

那个雪山说实在的，鸟都飞不过。
——杨恩禄 时年99岁 红一方面军班长（2016年采访）

说下雪就下雪，说下冰雹就下冰雹，老百姓就说，你们穿这个衣服很薄，能过得去吗？
——曾思玉（1911年3月2日—2012年12月31日）时年95岁 红一方面军师部通信主任（2006年采访）

中央红军长征出发纪念馆里陈列着一件珍稀文物——羊皮袄。这件羊皮袄破碎的灰色棉布内是稀薄的羊毛，胸前一排扣子，它的主人名叫曾广华。

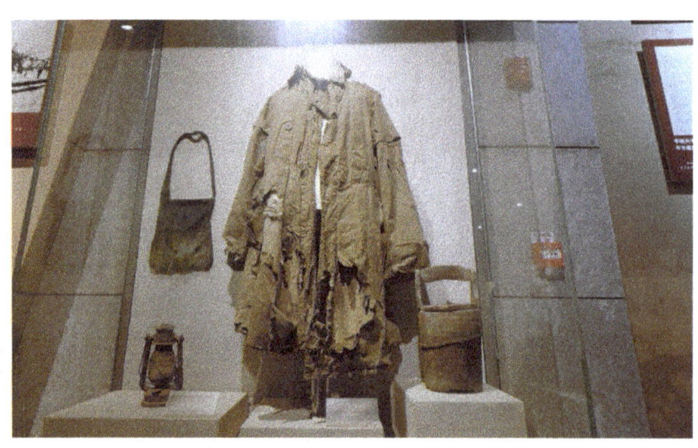

中央红军长征出发纪念馆里陈列着一件珍稀文物——羊皮袄

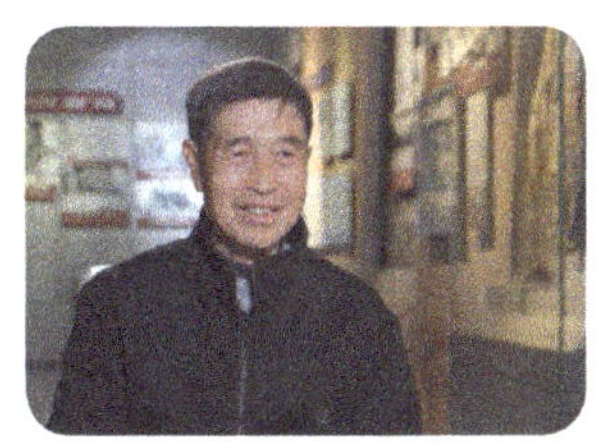

曾昭梁 老红军
曾广华之子

　　曾昭梁：红军爬雪山，过草地，我父亲以羊皮袄为宝贝。我父亲看到好多战友都（被）冻死、打死在雪山上，（这是）我父亲对我讲的，我听了掉泪。我父亲（因为有）这个羊皮袄还是幸运地翻过了寒冷的雪山。

雪山公园

　　时光荏苒，今天在这个雪山公园里，有很多越野爱好者重走长征路。现在他们可以在专业装备的保护下，去感受红军翻越夹金山时走过的路。

夹金山越野队
员重走长征路

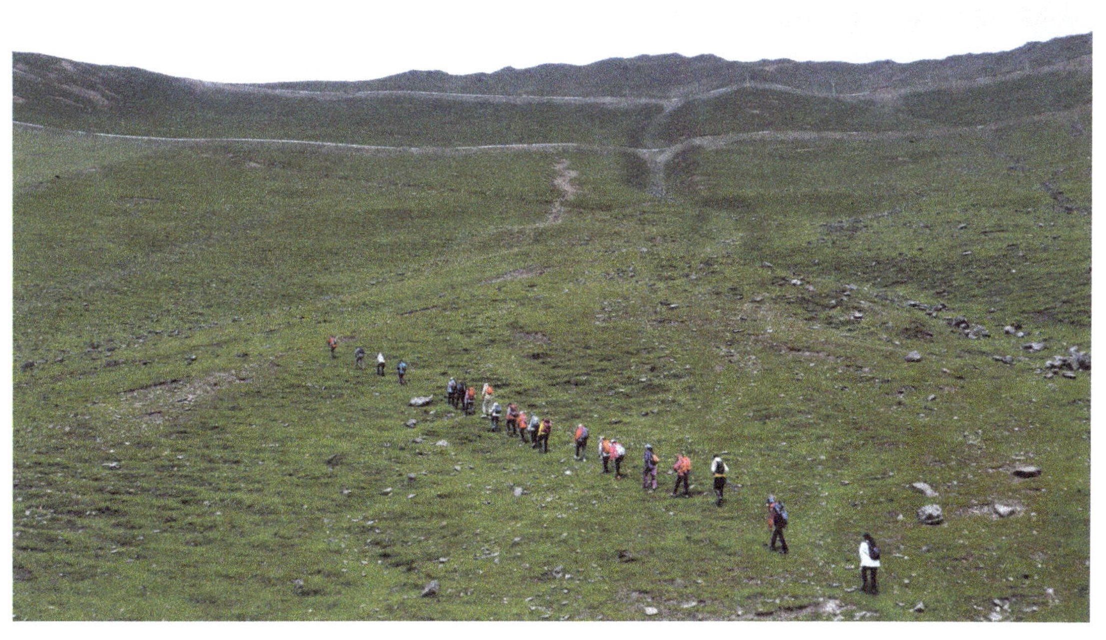

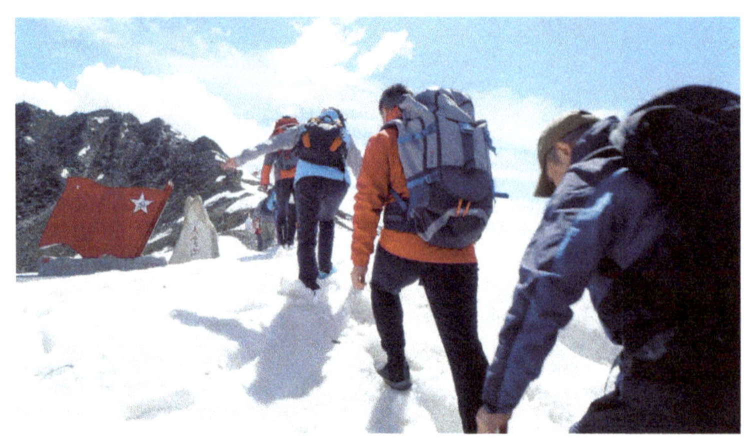

长 征 国 家 文
化 公 园 （ 四 川
段 ） 夹 金 山
五 道 拐

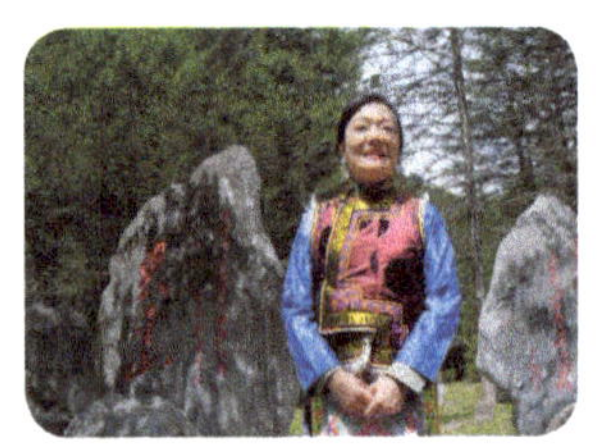

马花 宝兴县文旅集
团红色教育培训中
心辅导员

马花：大家好，我叫马花。非常欢迎大家来参加这次的翻越夹金山越野活动，下面就由我来带领大家翻越夹金山，请大家跟随我来。现在我们大家所在的这个地方，就是当年红军先遣队翻越夹金山时的一个起点。我爷爷就是当年红军翻越夹金山时候的向导，因为我爷爷在带领红军翻越夹金山的时候，手提了一盏马灯，红军就送给爷爷一个响亮的汉族名字马灯红。后来我爷爷就把我们的姓改成了马，我的爸爸名叫马文里，我叫马花。

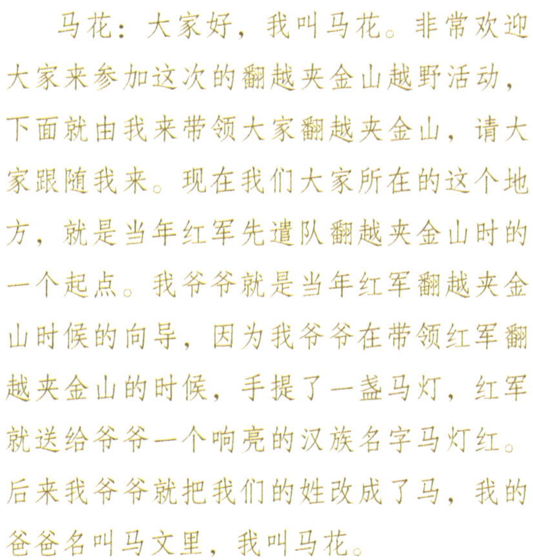

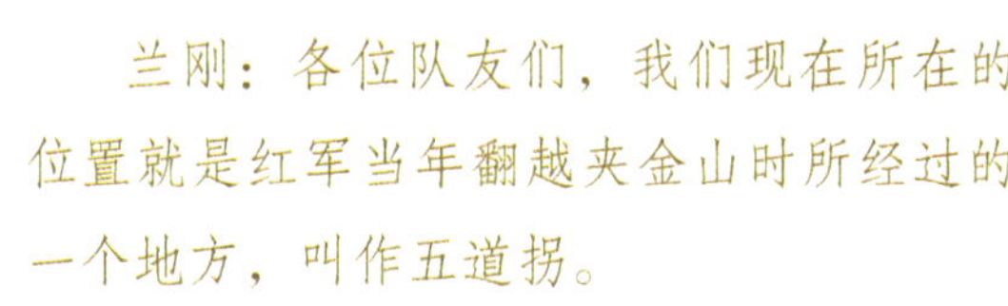

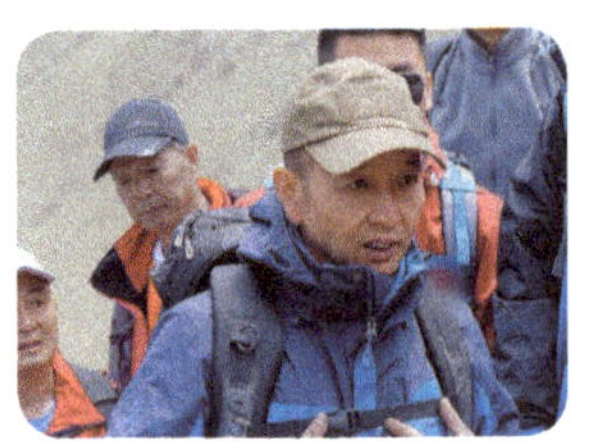

兰刚 国家一级登山
运动员

兰刚：各位队友们，我们现在所在的位置就是红军当年翻越夹金山时所经过的一个地方，叫作五道拐。

我们在攀登高海拔的时候要注意心率的变化，心率保持在 100 至 140 左右，是比较舒服的状态。如果在攀登过程中出现心律不适，请大家不要怕，我有随队医生做后勤保障。现在海拔是4080米，在高海拔环境中我们要注意衣服的增减。

马花：各位队友，我们前面的路还有很长，让我们拿出当年红军翻越夹金山的勇气，让我们一起翻越夹金山！前进！

这里的夏季，依然是山风卷着雪花，漫天飞舞。风雪吹打在脸上，像被无数把尖刀刮着。

越野爱好者们分享了自己的登山感悟。

杨志慧：我是一个越野爱好者，平时也经常爬山，但是今天来翻越夹金山，都没有去翻越，只是爬一下，都感觉到特别困难。

蒋照健：我是来自百战红军小学的一名教师。以后回到工作岗位，我能更好地跟学生讲一讲，红军当年是如何翻越夹金山的。

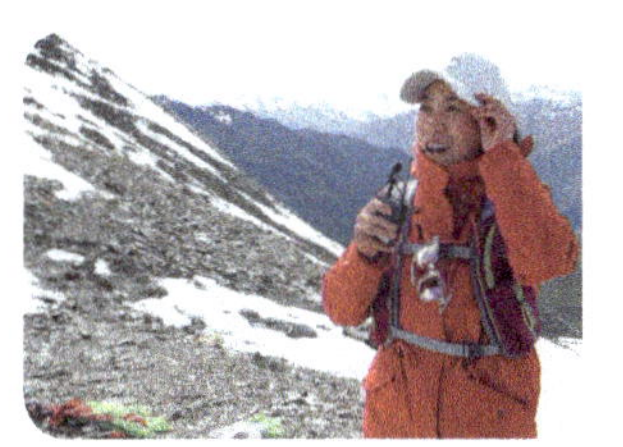

杨志慧 芦山县姜城
幼儿园教师

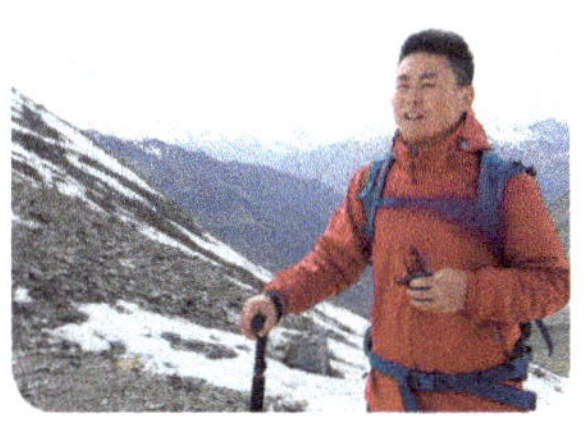

蒋照健 中国工农红军
四川雅安名山百丈红军
小学教师

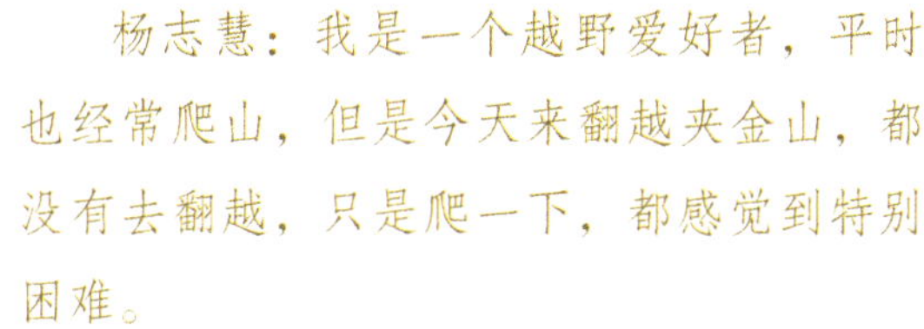

当年一件普通的棉袄可以保护一位红军战士的生命，而红军翻越夹金山时，大多数人只能靠夏天穿的单衣去征服雪山。许多战士牺牲在途中，皑皑的雪峰已成为缅怀英烈们的永远的丰碑。

　　今天，长征国家公园以"重走长征路"为主题，结合红色旅游精品线路，以长征文物整体展示系列工程为支撑，以长征历史步道示范段为基础，创造全程沉浸式的革命文化体验，重温伟大长征历史，感悟伟大长征精神。

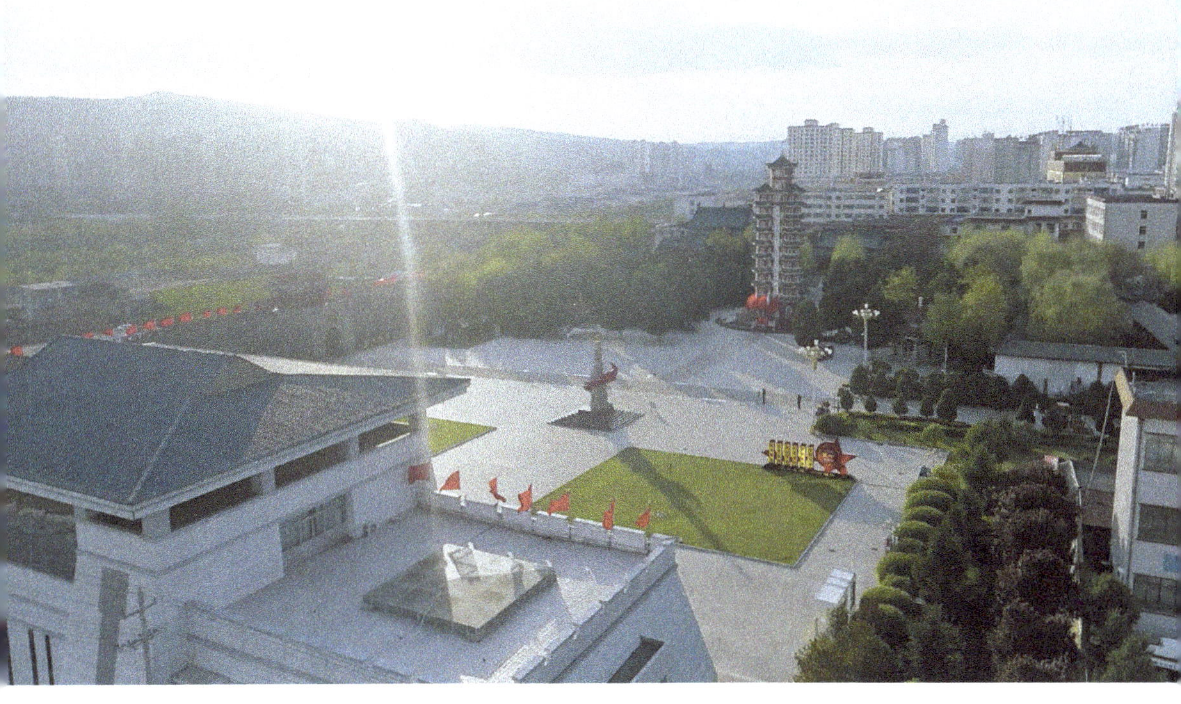

会宁红军长征
胜利纪念馆

（八）红军长征胜利纪念馆

1936 年 10 月，红一、红二、红四方面军，在会宁胜利会师。

巍然耸立在甘肃会宁县城的三军会师纪念塔，象征着三大主力红军会师后的钢铁般团结。

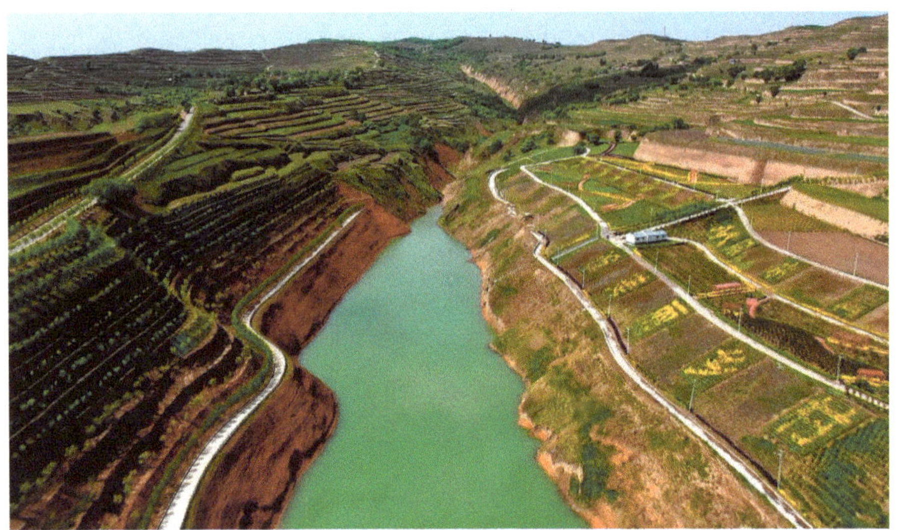

长征国家文化公园（甘肃段）

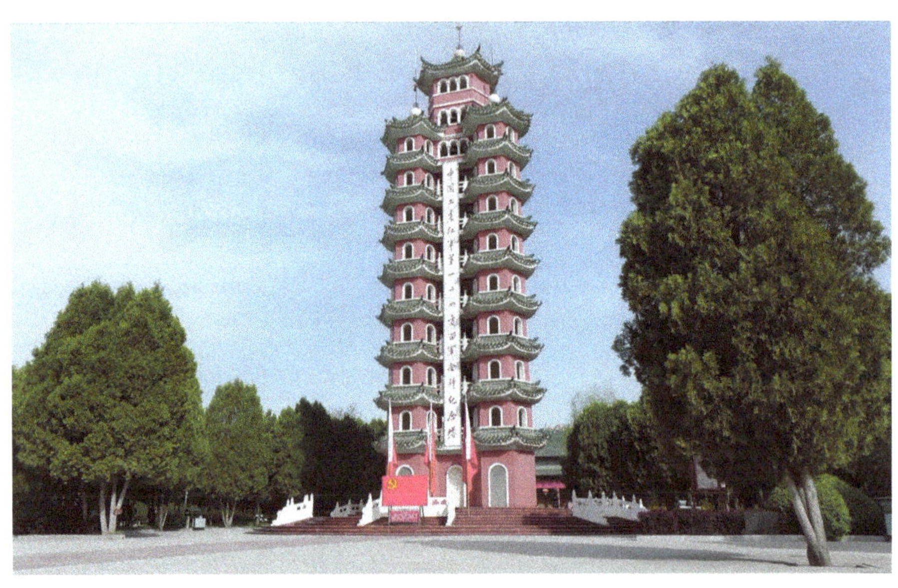

长征国家文化公园（甘肃段）会宁三军会师纪念塔

 长征之歌

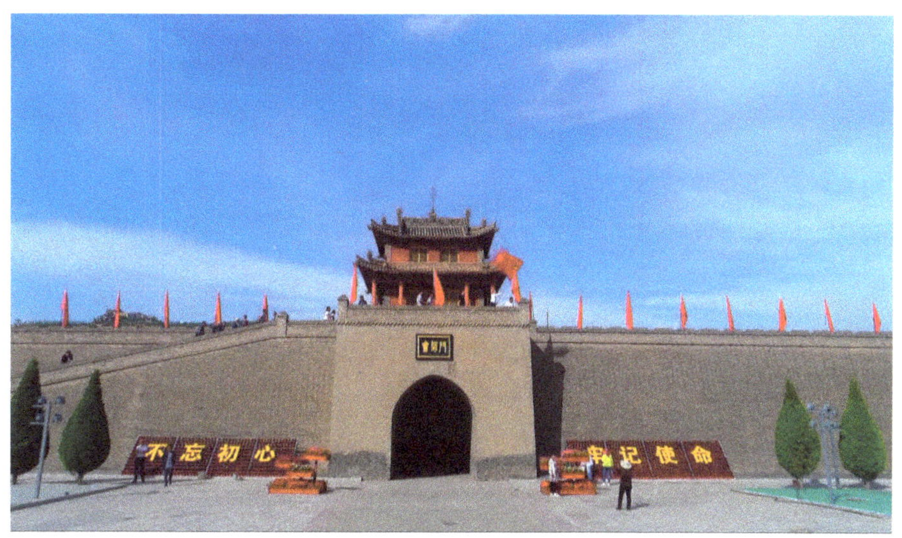

长征国家文化公园（甘肃段）会师楼

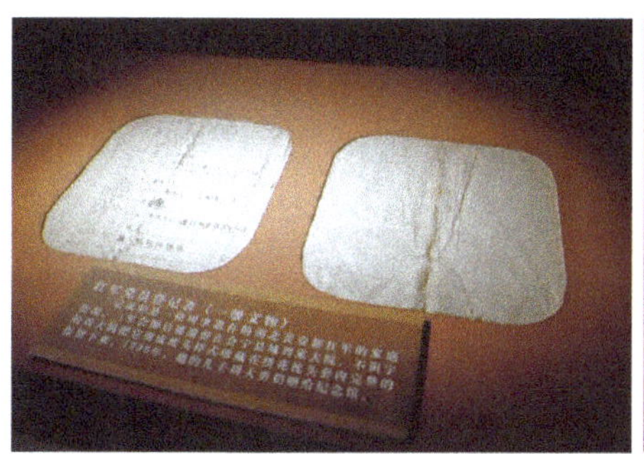

红军党员登记表
（一级文物）

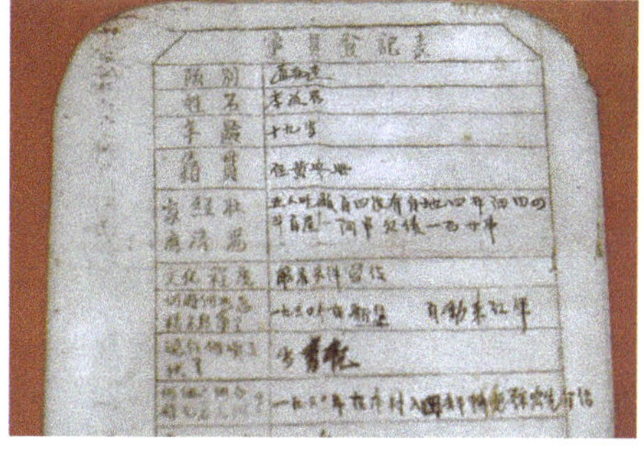

在长征国家文化公园（甘肃段）会宁红军长征胜利纪念馆，一张红军党员登记表格外醒目。

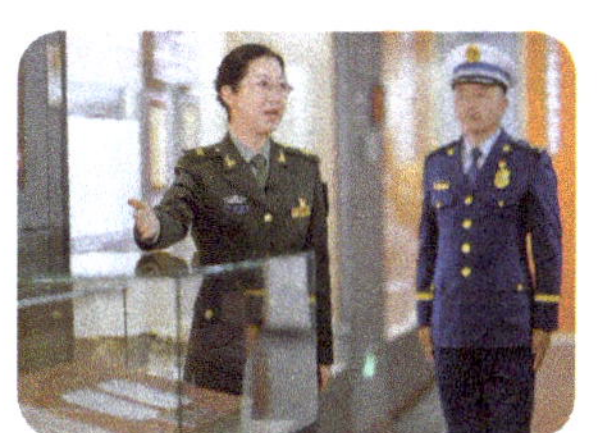

李俊丰 会宁红军长征胜利纪念馆馆长

李俊丰：党员登记表姓名李道存，湖北黄安人，年龄19岁，队别通讯连。他的文化程度是这样记载的，能看文件写信。2000年，这份党员登记表被鉴定为国家一级文物。

这份党员登记表跟随着红四方面军来

到了会宁周家大院，周家老大娘用它剪了两幅图形出来。原来在（20 世纪）30 年代，咱西北每家每户用的是绣花枕头，老大娘把它作为绣花枕头两头的堵头绣花垫底了。会宁历代文风昌盛、文化发达，一等人忠臣孝子，两件事读书耕田。以前老人们大都不识字，但是他们对孩子们总要说，有字的纸要放在高处。人们视文字如神灵，把知识当命运，知识可以改变命运，这是所有老百姓共同的心声。于是这张有字的纸被老大娘保存下来了。

就是这样一份静静地躺在陈列馆的党员登记表，却真实地见证了那段艰辛而充满希望的岁月。

李俊丰：当我们高高举起右拳，面向党旗庄严宣誓的时候，党员登记表的字里行间早已刻下了我们的理想、信仰和使命。

在长征国家文化公园里，活跃着很多优秀的讲解员，他们是纪念性博物馆的名片，是与社会沟通的桥梁和纽带。他们将教师、播音、演讲、话剧、表演等专业技术手段集于一身，综合了知识性和艺术性，让文物活起来。在培育党员干部、广大群众特别是青少年长征精神的主题教育培训体系中，发挥着重要作用。

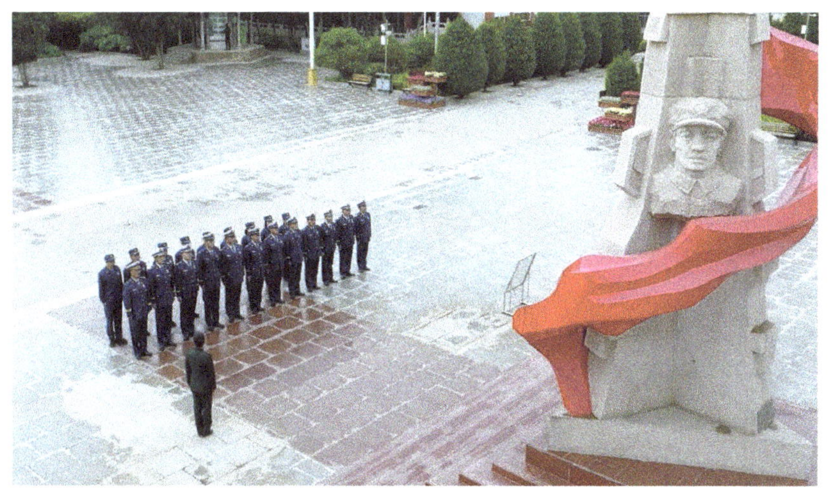

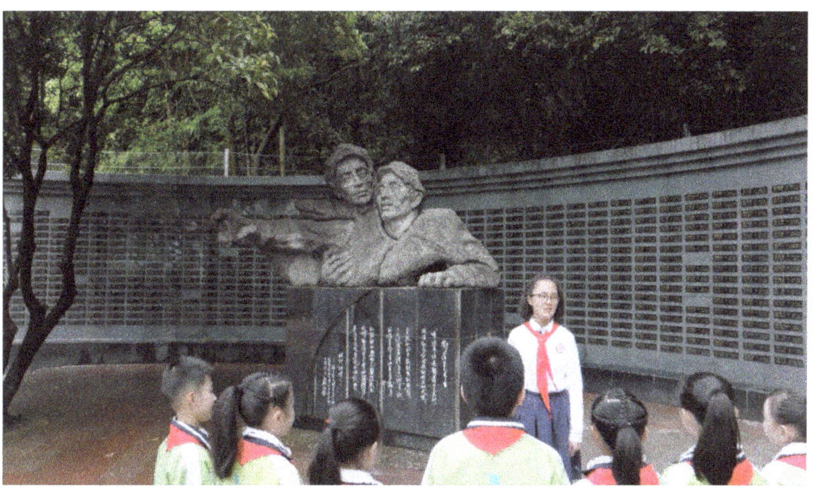

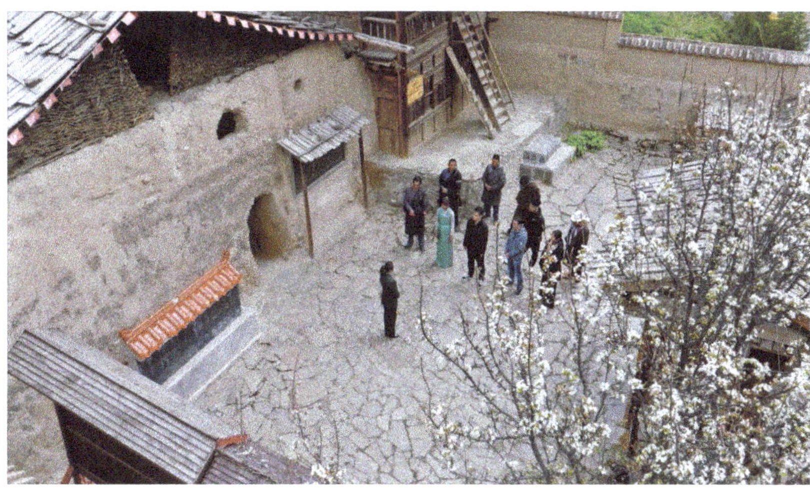

各地讲解员讲解长征故事

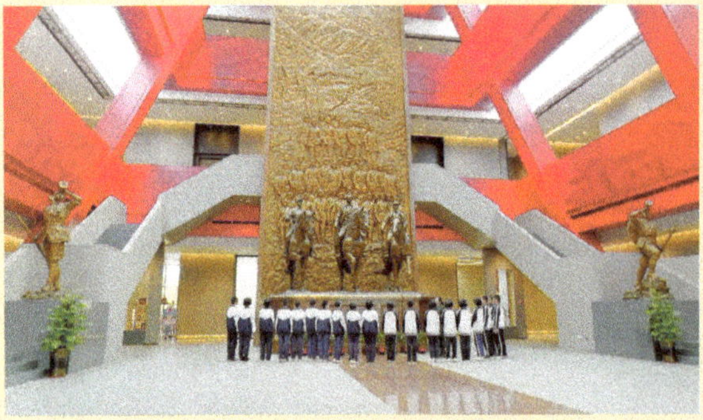

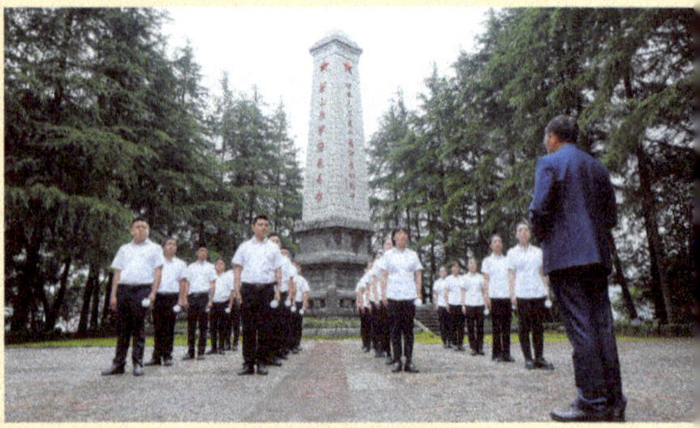

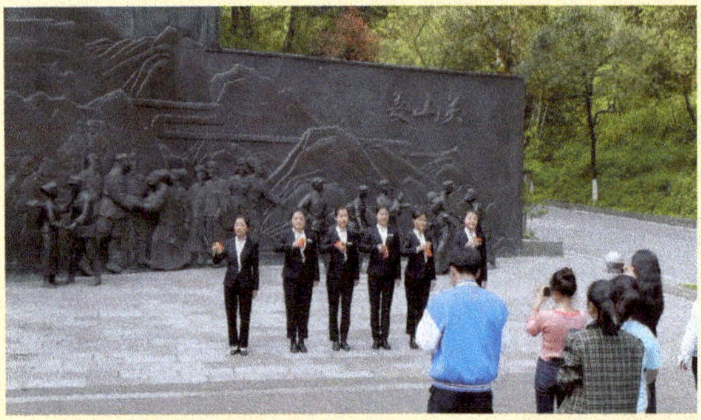

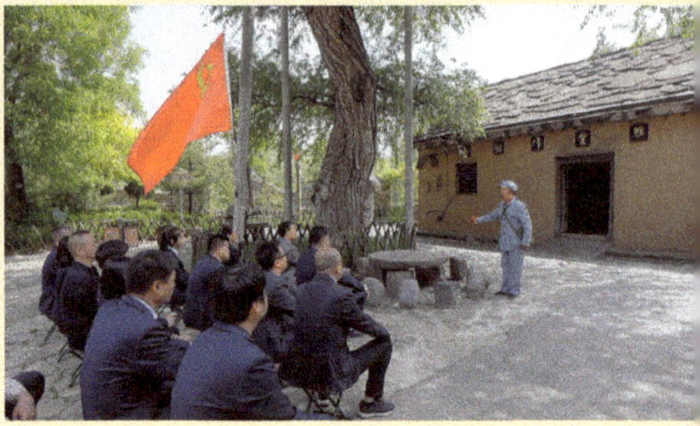

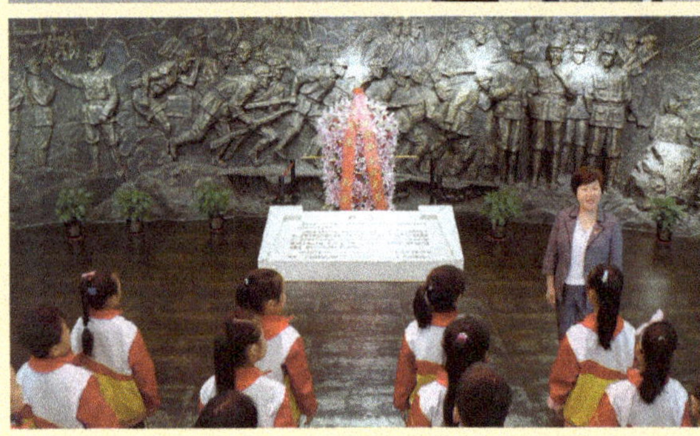

各地讲解员讲解
长征故事

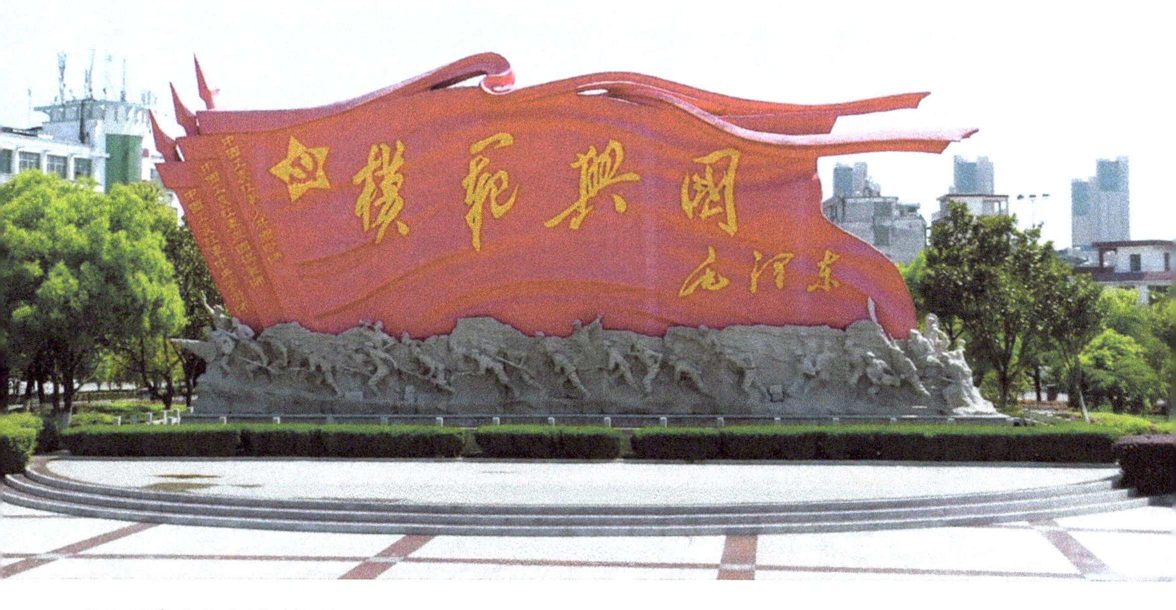

长征国家文化公园（江西段）兴国县将军园"三面红旗"大型群雕

（尾声）新长征

2016 年 7 月 18 日，习近平总书记来到宁夏将台堡，向中国工农红军长征会师纪念碑敬献花篮。

习近平：我到这里来，也是缅怀先烈，不忘初心，我们要走新的长征路，长征永远在路上，现在也是新的长征。这个当年的长征，我们中国共产党带领人民夺取政权的长征，新起点，我们现在改革开放新世纪，"两个一百年"的新长征，它都是接续进行的。我们这一代人，要走好我们这一代人的长征路。

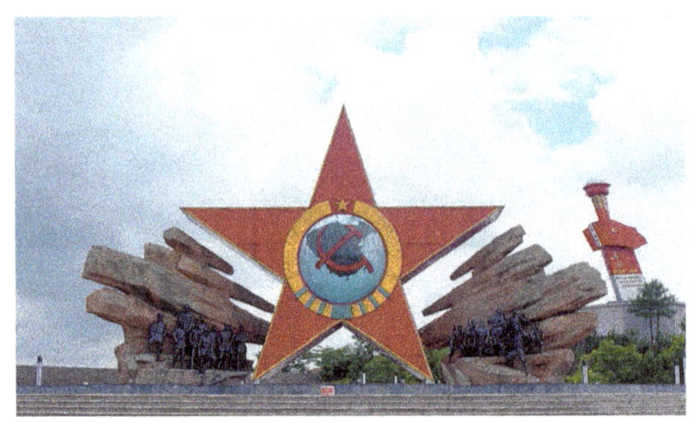

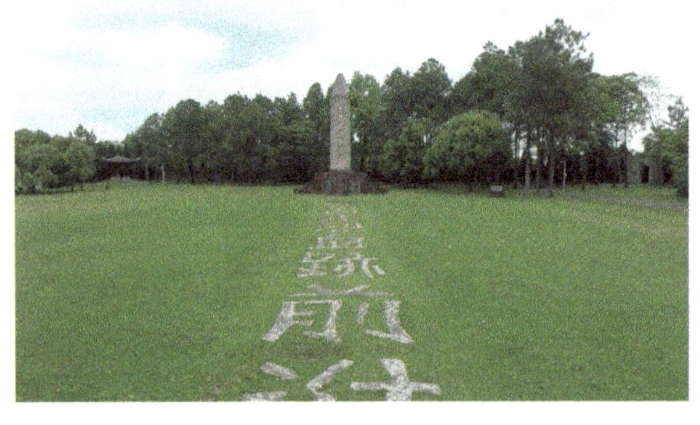

各地长征国家文化公园里的长征主题雕塑

以习近平同志为核心的党中央，团结带领中国人民自信自强、迎难而上，如期打赢脱贫攻坚战，如期全面建成小康社会，实现了第一个百年奋斗目标，又开启了全面建设社会主义现代化国家，实现第二个百年奋斗目标这一新长征。

伟大长征精神，就是把全国人民和中华民族的根本利益看得高于一切，坚定革命的理想和信念，坚信正义事业必然胜利的精神；就是为了救国救民，不怕任何艰难险阻，不惜付出一切牺牲的精神；就是坚持独立自主、实事求是，一切从实际出发的精神；就是顾全大局、严守纪律、紧密团结的精神；就是紧紧依靠人民群众，同人民群众生死相依、患难与共、艰苦奋斗的精神。

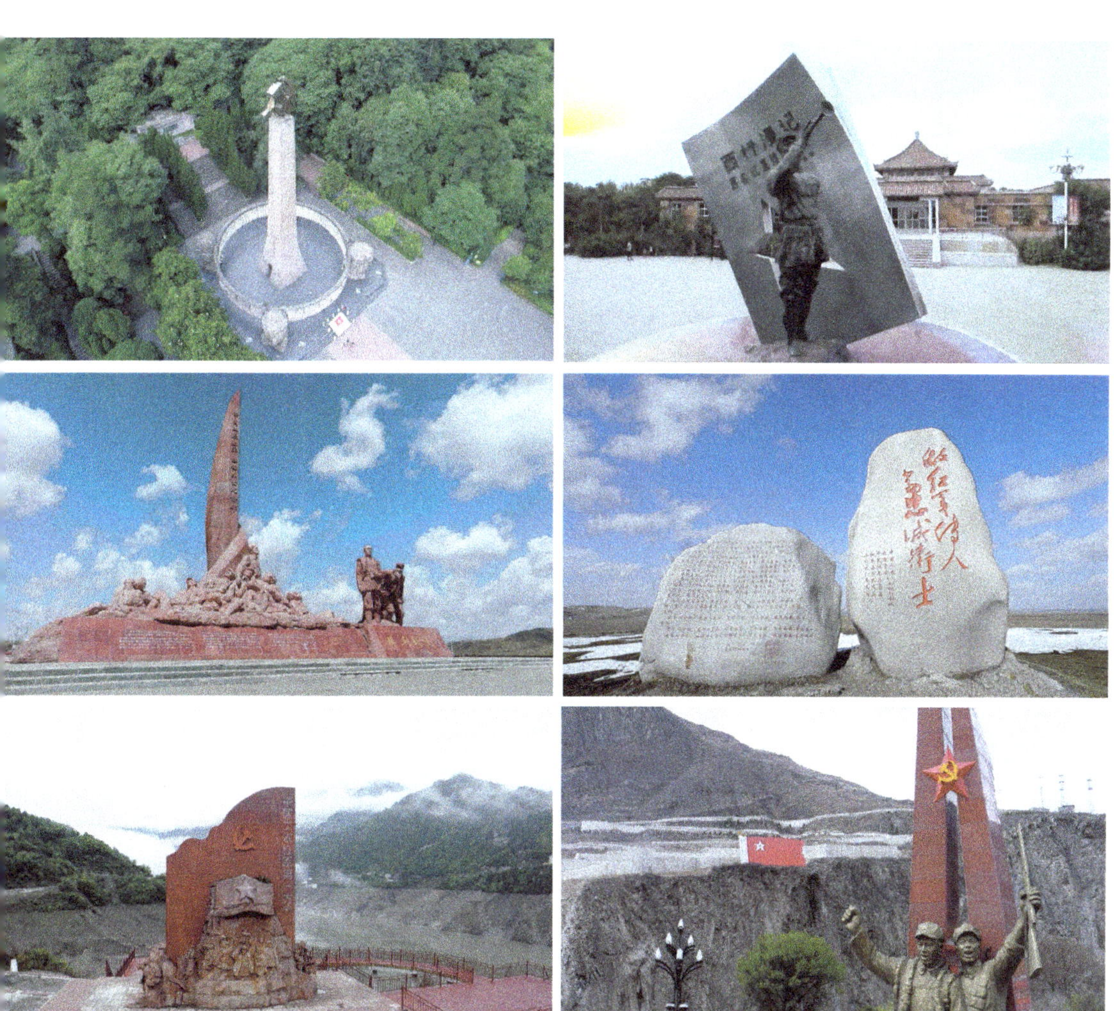

各地长征国家文化公园里
的长征主题雕塑和石刻

一路长征足迹，一路英雄丰碑。

这一座座不朽的丰碑，恰如一个个律动的音符，组成了一部英雄的交响，一首震撼世界的长征之歌。

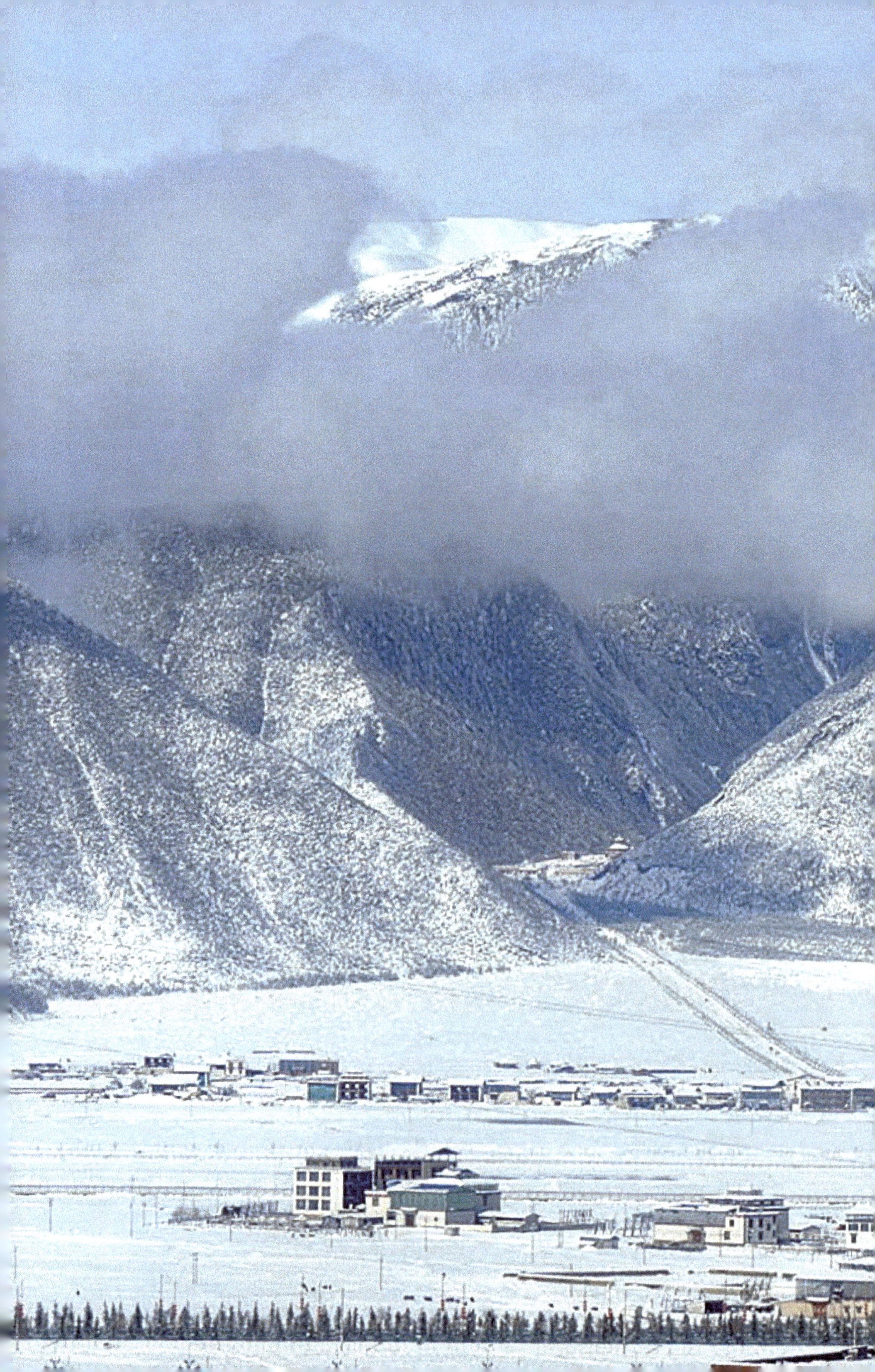

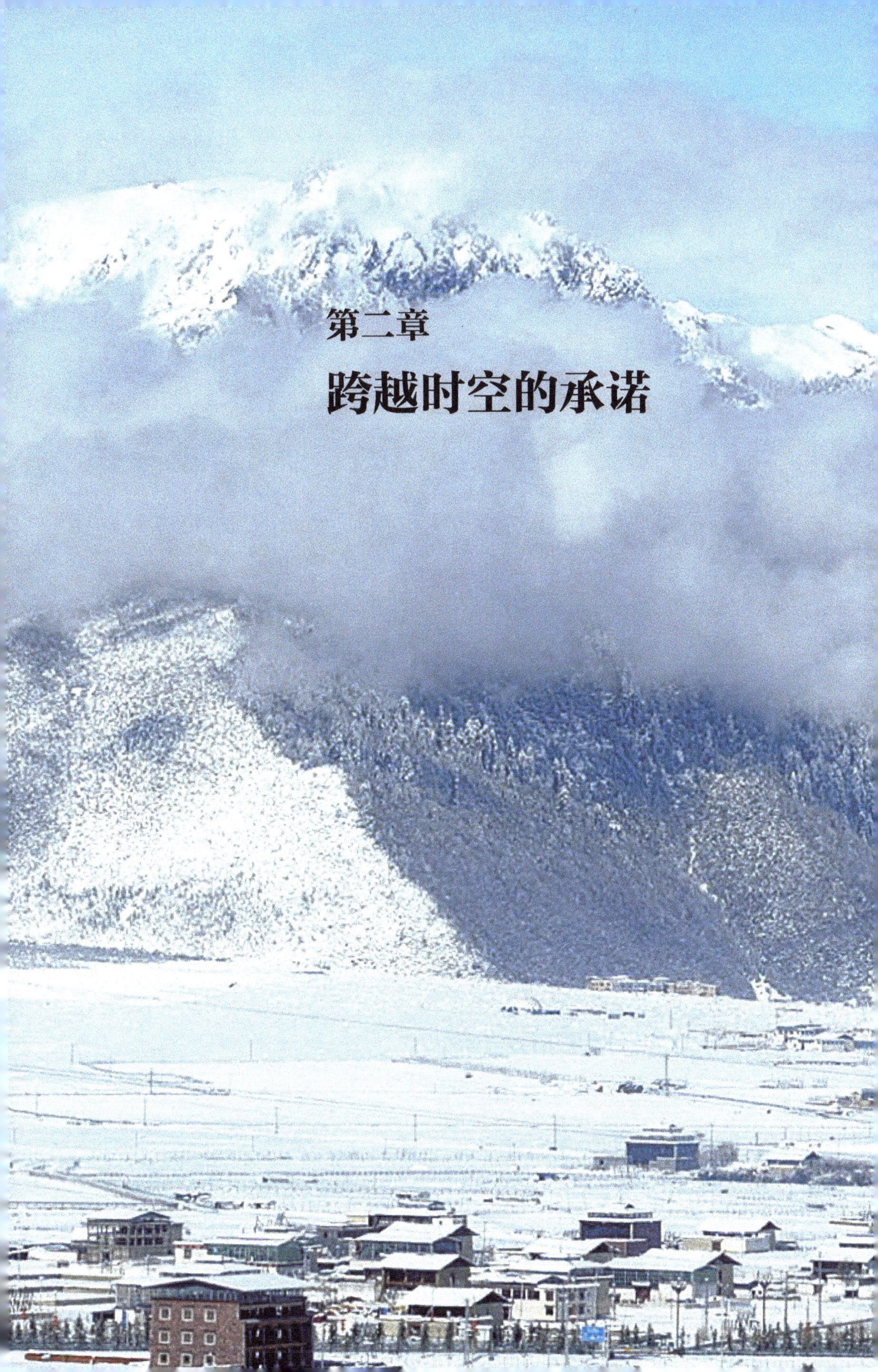
第二章
跨越时空的承诺

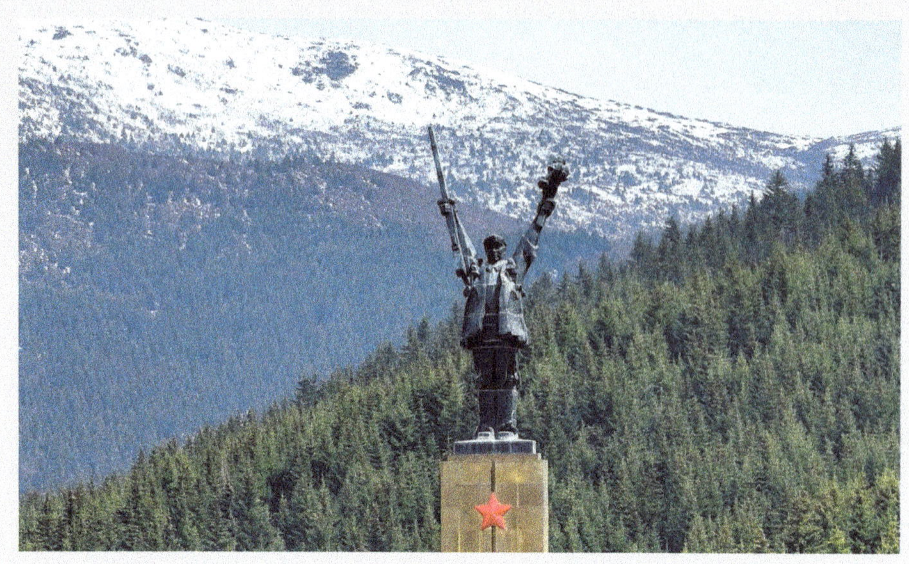

长征国家文化公园（四川段）红军长征纪念总碑

孩童：爷爷，红军是干什么的？
孩童：妈妈，什么是红军？

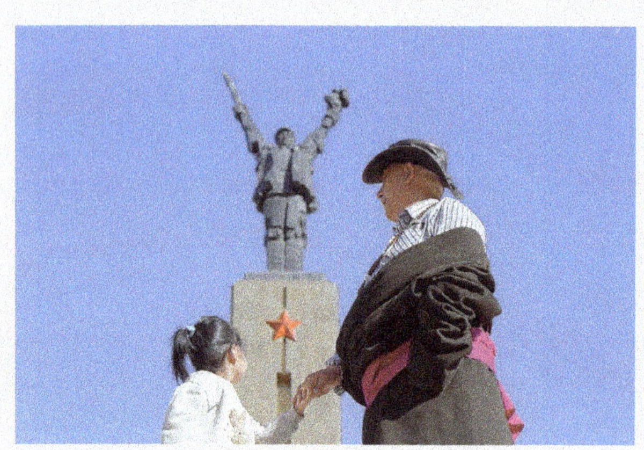

长征国家文化公园（四川段）红军长征纪念总碑

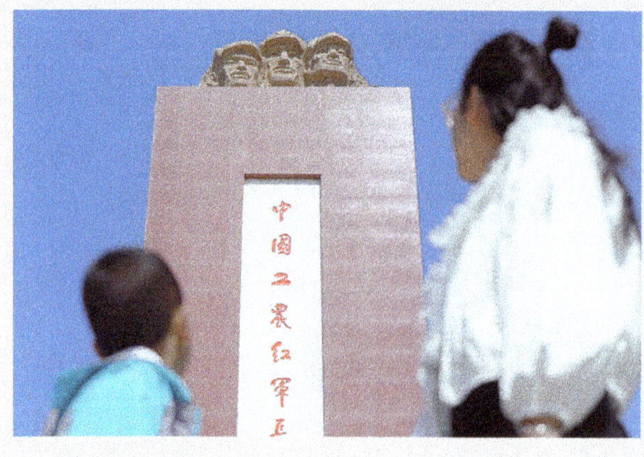

长征国家文化公园（宁夏段）红军将台堡会师纪念碑

 长征之歌

什么是红军？孩童口中这看似简单的问题，
从这支军队诞生的那天起，就不断地被世人反复
追问。

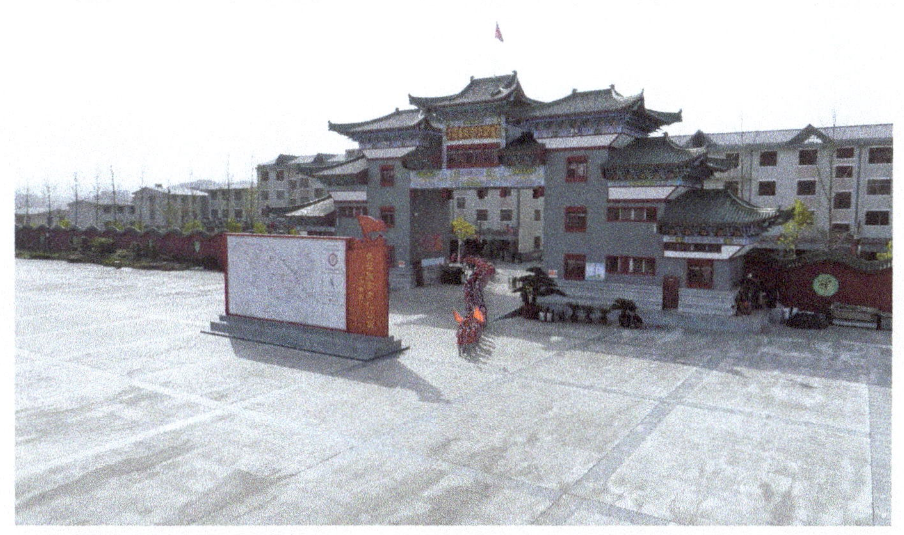

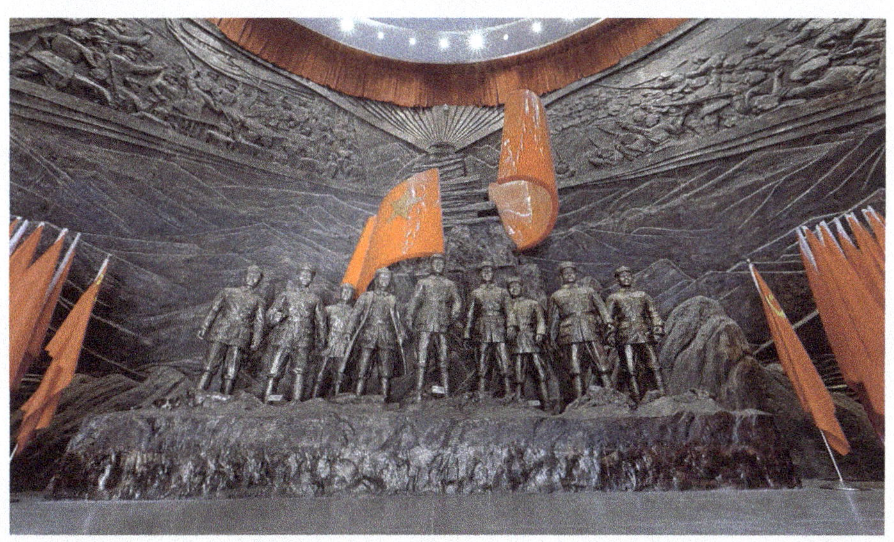

长征国家文化公园（湖北段）
郧西县革命烈士纪念馆

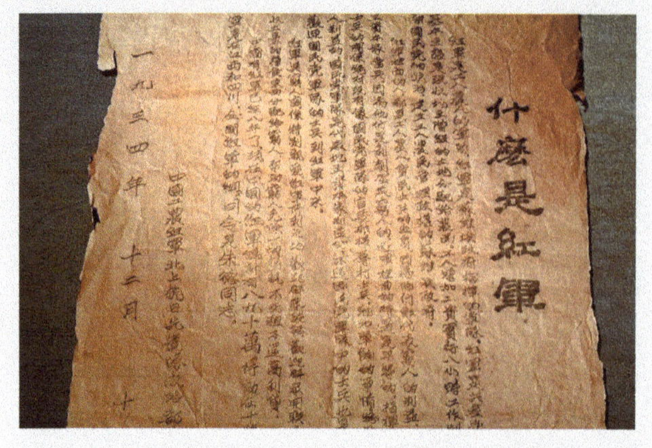

《什么是红军》
传单

在长征国家文化公园（湖北段）郧西县革命烈士纪念馆内，一份红军传单静静地陈列在展柜中。

一张标题为《什么是红军》的传单上写道："红军是工人农人的军队，红军是苏维埃政府指挥的军队，红军是共产党领导的军队。"

从江西、福建，到云贵、川陕等10多个省份，沿着长征路一路走过，红军留在大山、石壁、建筑物上的标语依然可辨，它与今天脱贫攻坚、乡村振兴的标语交相辉映，形成了长征国家文化公园一道独特的景观。

2020年9月16日下午，正在湖南考察调研的习近平总书记来到郴州市汝城县文明瑶族乡沙洲瑶族村，参观"半条被子的温暖"专题陈列馆。习近平总书记指出，"半条被子"的故事体现了中国共产党人的人民情怀和为民本质，当年红军缺吃少穿、生死攸关的时候，还想着老百姓的冷暖，真是一枝一叶总关情！

跨越时空，共产党人的庄严承诺一以贯之。这就是：为人民过上更加美好生活而矢志奋斗。

 长征之歌

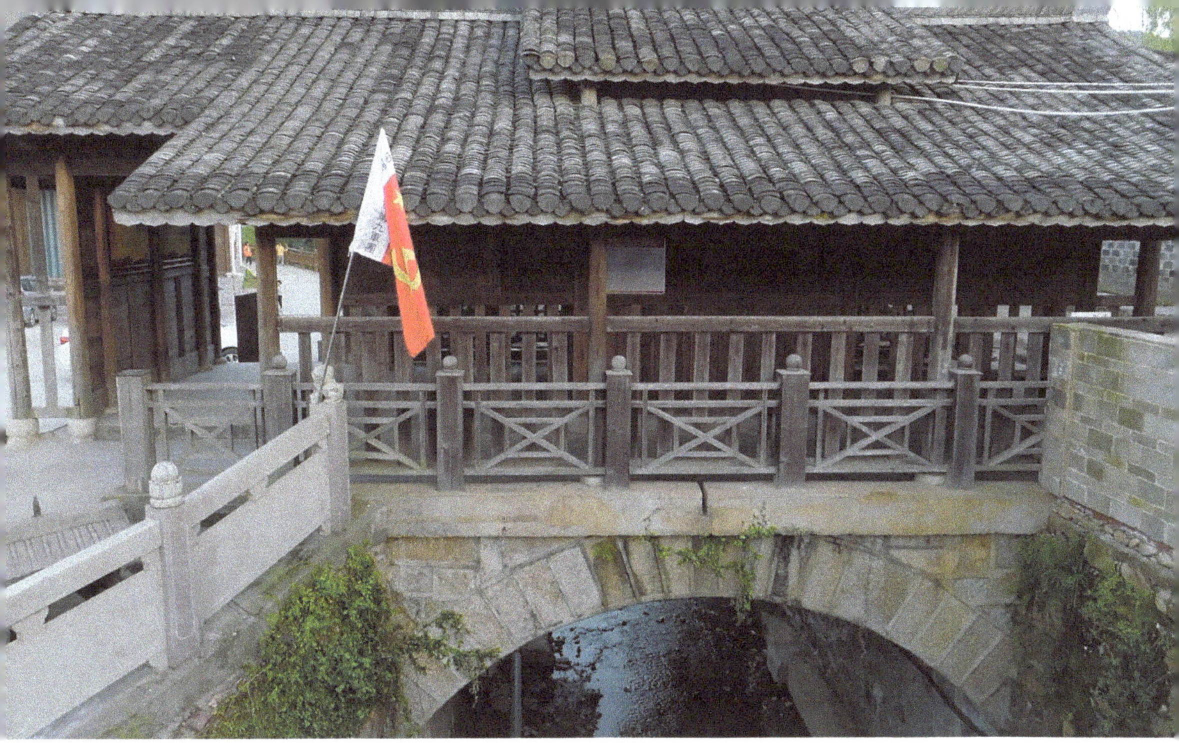

长征国家文化公园
（福建段）红军桥

（一）长征的理想和信念

红军桥的"生命等高线"

红军桥，是长征国家文化公园福建长汀段的一处重要文物。木柱上的刻痕，被今天的人们解读为"生命等高线"。

钟鸣：这就是当年报名参加红军丈量身高的标线。它说的就是步枪加刺刀的高度，在这个高度以上，当肩挎着步枪行军走起来，他的脚跟跟枪托就不会对打。在当年，很多孩子不够高，就把自己的裤子

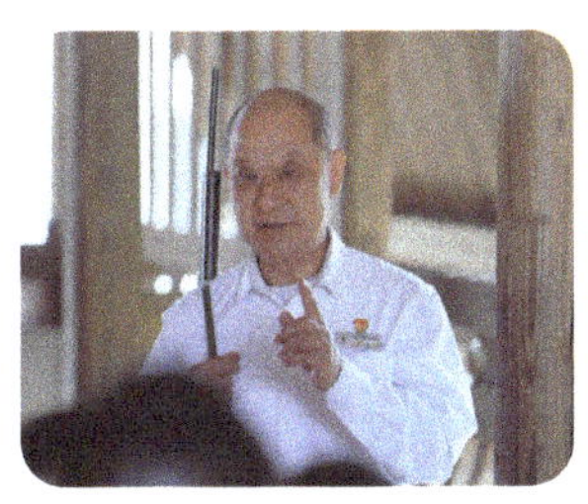

钟鸣 红军桥义务讲解员

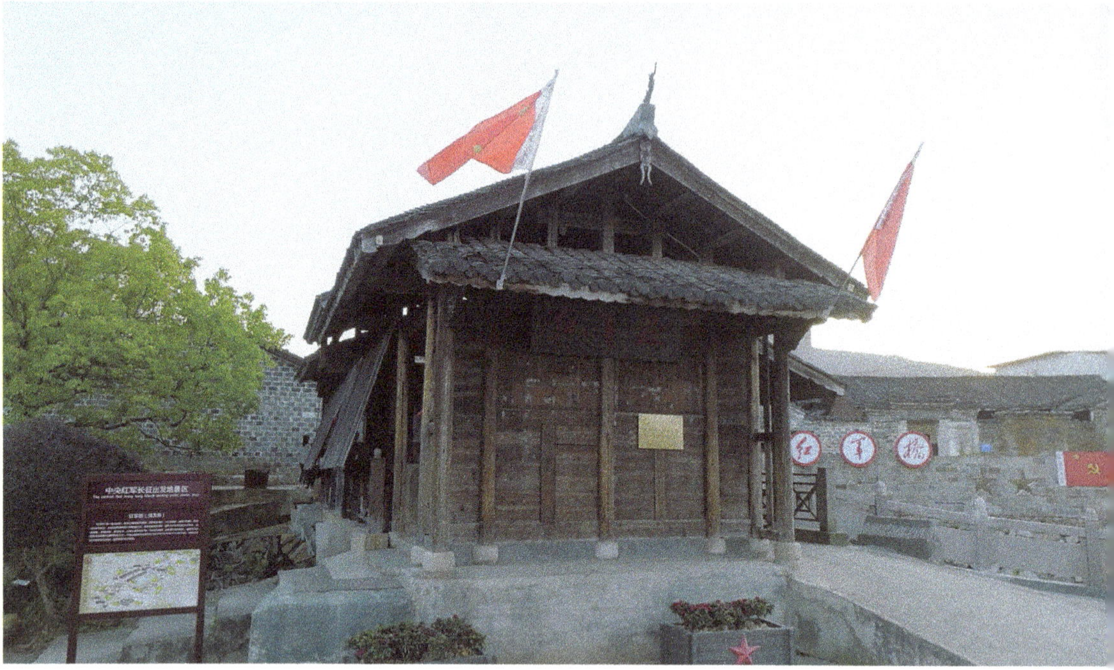

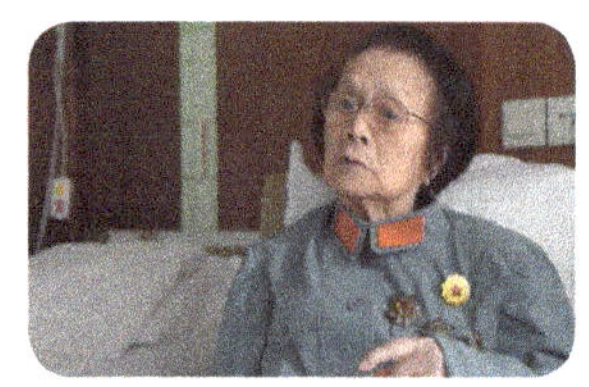

长征国家文化公园（福建段）红军桥

往下拉，遮住草鞋上垫的东西，目的就是千方百计地要去参加红军。从这里出去的人几乎没有回来的，因此后面的人把这一道道线叫生命等高线。

我 11 岁参军。
——马忆湘 时年 98 岁 红二军团卫生员（2016 年采访）

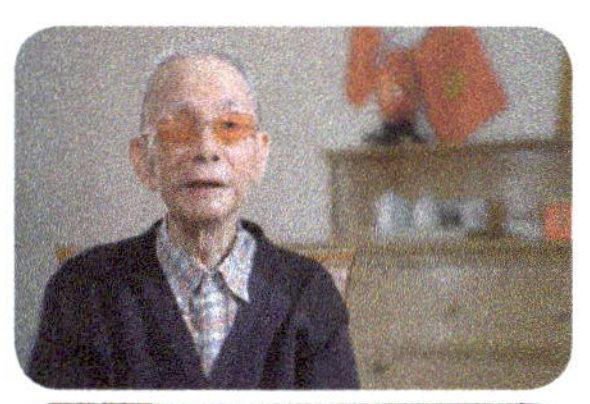

13 岁。

——洪明贵 时年 98 岁 红二十五军卫生员（2016 年采访）

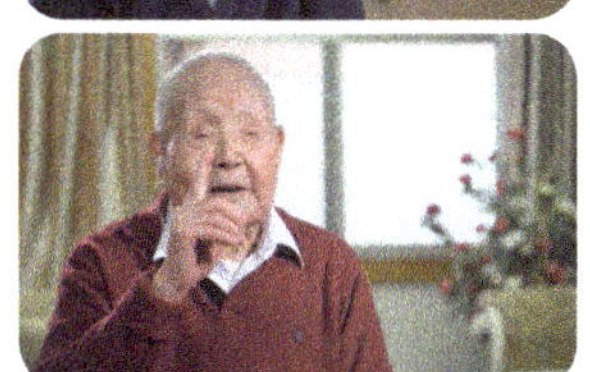

14 岁半。

——王敬群 时年 97 岁 红一方面军少共国际师宣传干事（2016 年采访）

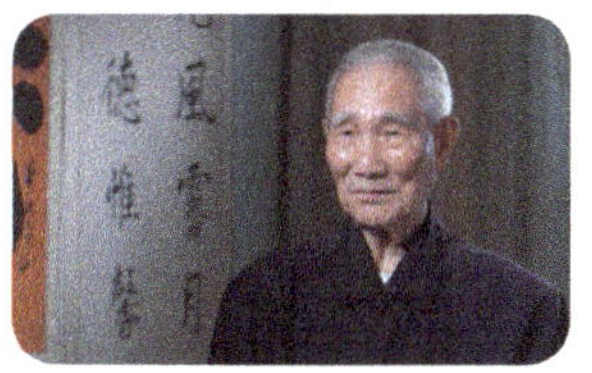

我是 12 岁。

——杨光明 时年 94 岁 红四方面军战士（2016 年采访）

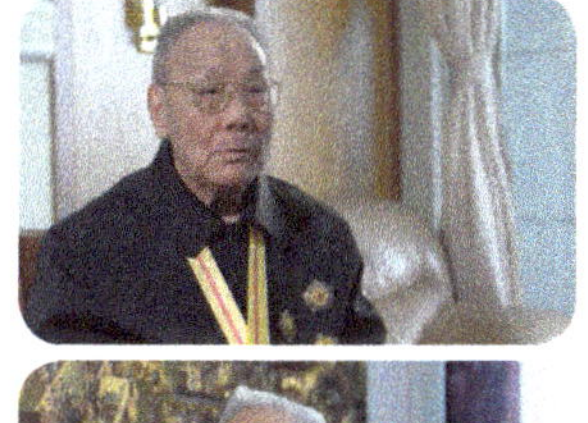

13 岁当红军。

——阳震 时年 96 岁 红四方面军排长（2016 年采访）

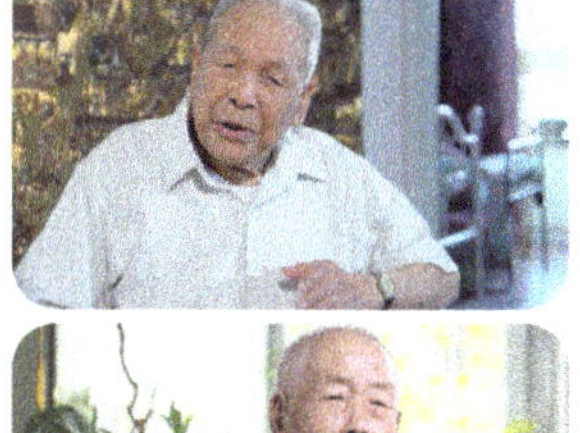

我 15 岁的时候去参加红军的。

——罗光里 时年 98 岁 红四方面军卫生员（2016 年采访）

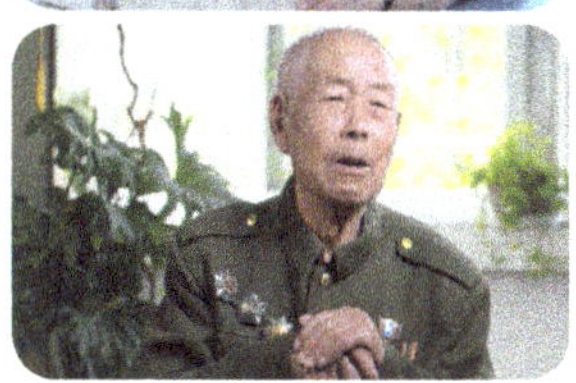

我那个时候还没有一个汉阳枪高，红军不要我，我就跟着红军走！

——谭德本 时年 98 岁 红四方面军战士（2016 年采访）

参军为了过上好日子

　　生活在今天的孩子们，也许很难理解这些当年的同龄人拿起马刀梭镖，扛起超过自己身高的汉阳造，加入到红军队伍时的初衷。

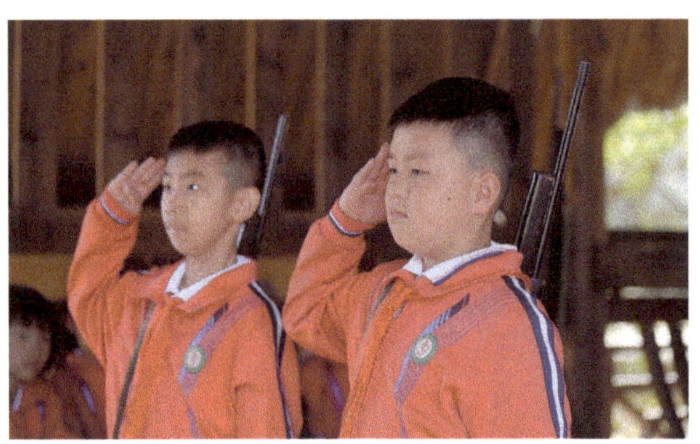

孩子们背枪、敬礼

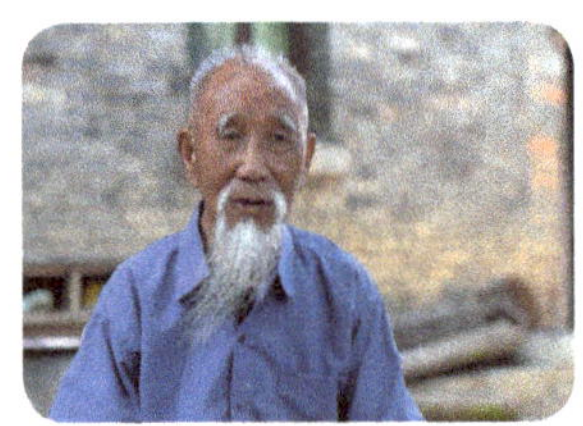

　　那时候穷人没有饭吃了，参加红军，打土豪分田地。
　　——刘吉成 时年98岁 红二军团战士（2016年采访）

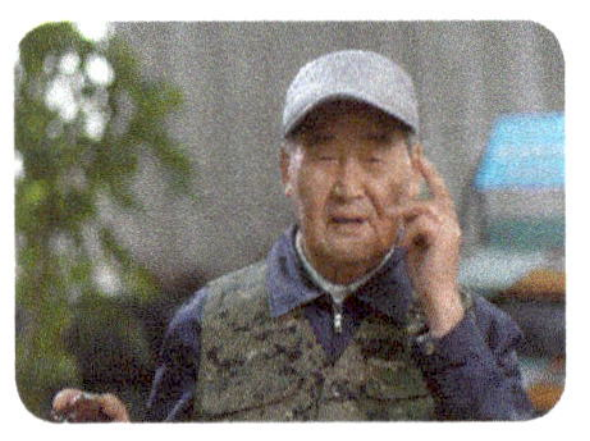

　　穷人都要有饭吃，都要有衣穿，都要有房住。
　　——赵建贤 时年100岁 红四方面军战士（2016年采访）

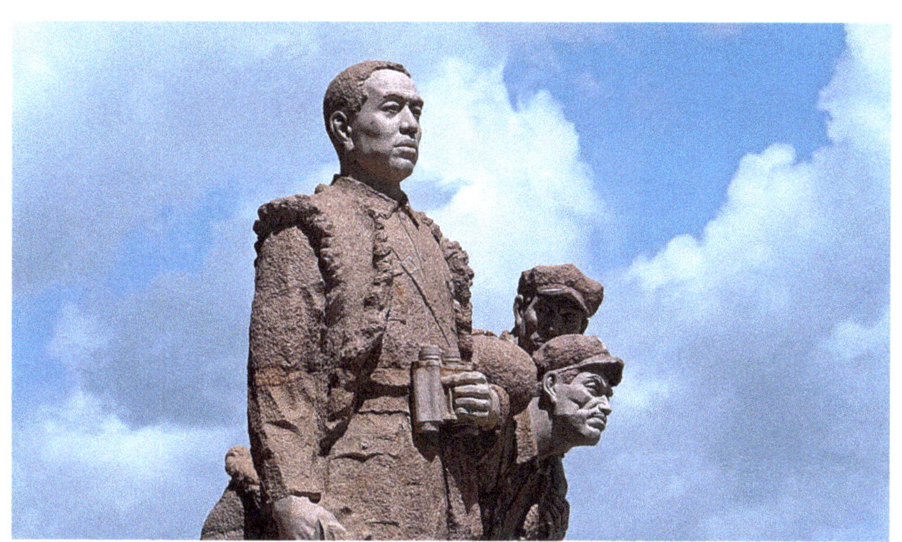

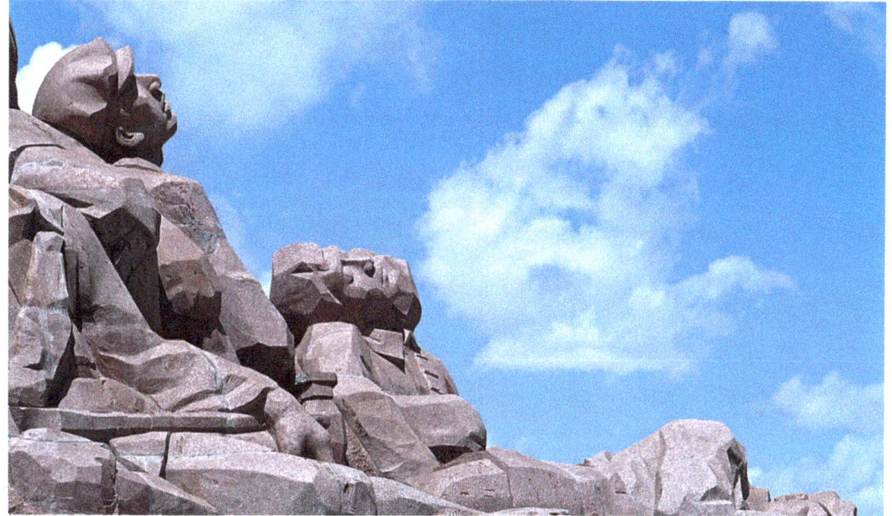

红军雕塑

让所有穷人过上好日子，解放全中国，当年，许多人正是怀揣着这样的理想和信念，踏上了漫漫长征路。尽管他们中的许多人没能看到愿望实现的那一天，但是，他们撒在长征路上的理想与信念的种子早已深深根植在了身后的大地上；他们的梦想正在由一代又一代长征后来人，一步一步变成现实。

中西部脱贫攻坚，立下新长征军令状

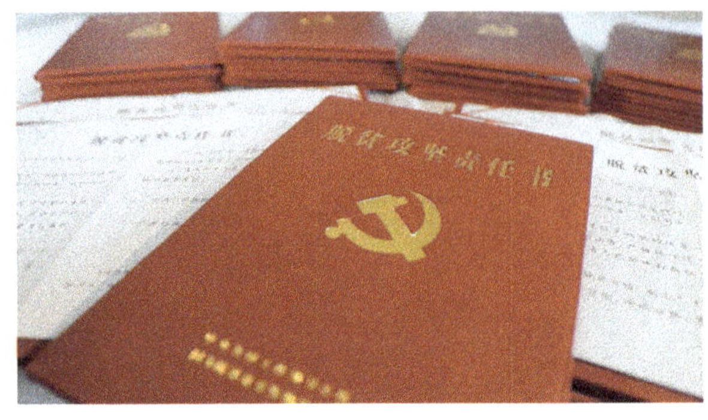

脱贫攻坚责任书

如同当年红军征战前的军令状一样，一本本脱贫攻坚责任书是中西部 22 个省区市的党政主要领导向中央签订的。这种形式的责任书，在中西部 22 个省区市县乡各级党委政府都能看见。

红军长征经过的西南地区，不少是喀斯特地貌；而地处黄土高原的宁夏、甘肃，更是吃水贵如油的地方。

"亲人送水来解渴，军民鱼水一家亲。"水，承载着当年红军的艰难与承诺。

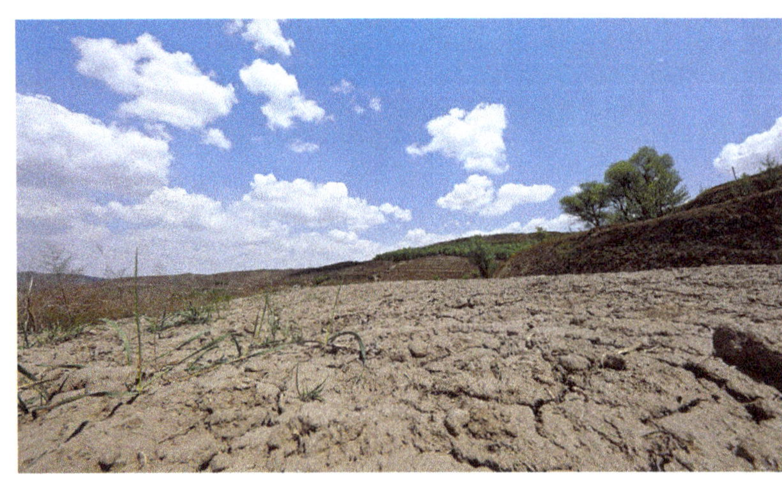

干旱地区地貌

坎子山的水窖

　　湖北郧西，素称"秦之咽喉，楚之门户"。1935 年红二十五军长征途中，创建了以郧西及周边数县为基础的鄂豫陕革命根据地，这是各路红军在长征途中建立的唯一坚持到抗战全面爆发的根据地。在这里，红二十五军在短短 7 个月时间里，就由 2500 余人迅速发展到包括地方武装在内的 6000 多人。

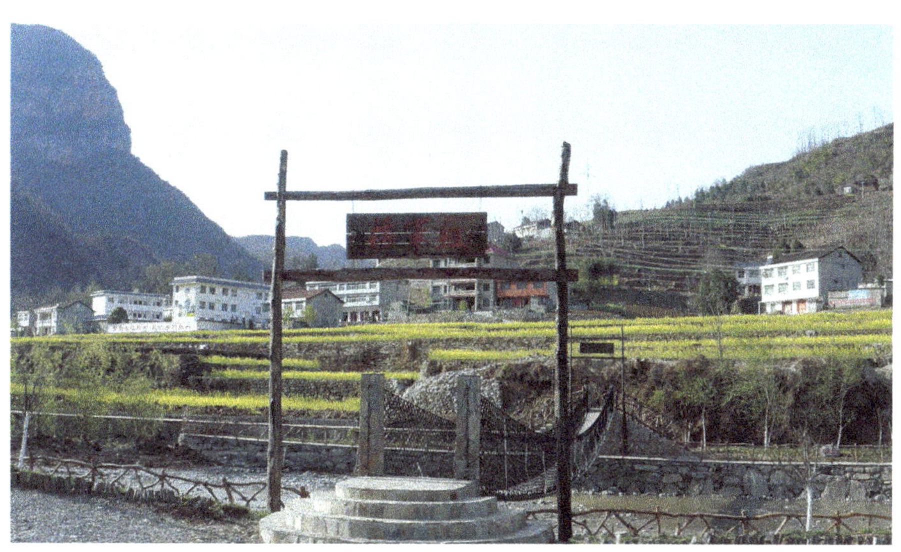

湖北 郧西 坎子山村

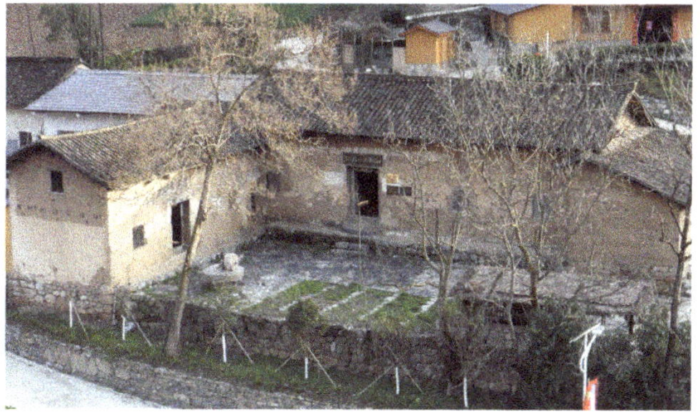

湖北关，长征国家文化公园（湖北段）红二十五军二二三团政治部旧址

在当年红二十五军长征经过的湖北口回族乡坎子山村，魏登殿任村党支部书记将近半个世纪了。

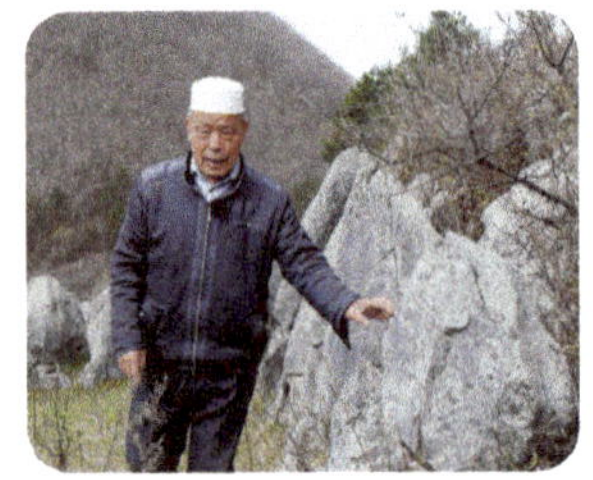

魏登殿 坎子山村党支部书记

坎子山村地处喀斯特山区，人们形容坎子山是"九分石头一分土"，家家为水愁。村民们要翻山越岭走上几个小时才能从山下挑回一担水。

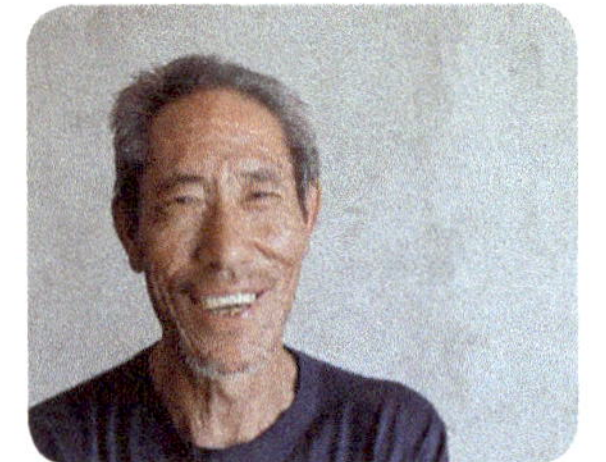

程少喜 坎子山村村民

坎子山年降水量800毫米，通过修水窖收集雨水能有效解决坎子山饮水问题。然而，修水窖需要大量沙子。当地没有河沙，魏登殿和村民就采用石磨磨沙的土办法，硬是用石磨，磨出了300多吨沙子，建起了第一批水窖。

一年一年风餐露宿，47年接续长征。在各级党委、政府的支持下，魏登殿等党员干部带领村民修建起110口水窖，打通了5公里的绝壁公路，50公里的"出山大道"，村民们从茅草屋、石板房搬进了冬暖夏凉的新楼房。2018年，坎子山村实现整村脱贫出列。

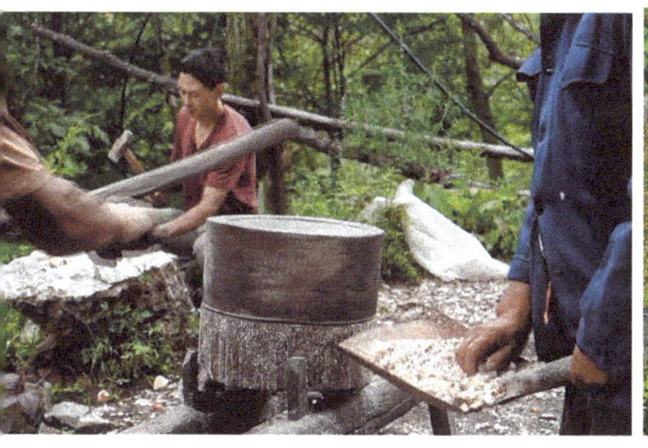

石磨磨沙

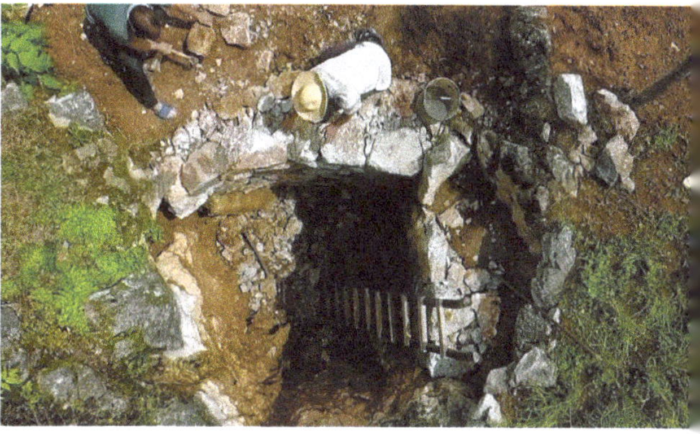

修水窖

水利扶贫

党的十八大以来，习近平总书记先后到访过包括长征沿线在内的 24 个贫困村。每次进村入户，他都关心乡亲们的饮水问题。让全体百姓都吃上安全干净的放心水，始终牵挂在习近平总书记的心头。

习近平：这个水是哪里的？
村民：这是我们的泉水。
习近平：我尝尝你的水。

水利部将解决贫困人口饮水安全列为水利扶贫的头号工程。

十年来，包括长征沿线地区在内，我国全面解决了 1710 万建档立卡贫困人口饮水安全问题，共解决 2.8 亿农村群众饮水安全问题，农村自来水普及率达到 84%。

一张张摆脱贫困后的笑脸，是省、市、县、乡、村五级书记肩负同一使命、勠力同心、奋楫笃行刻画的中国表情。

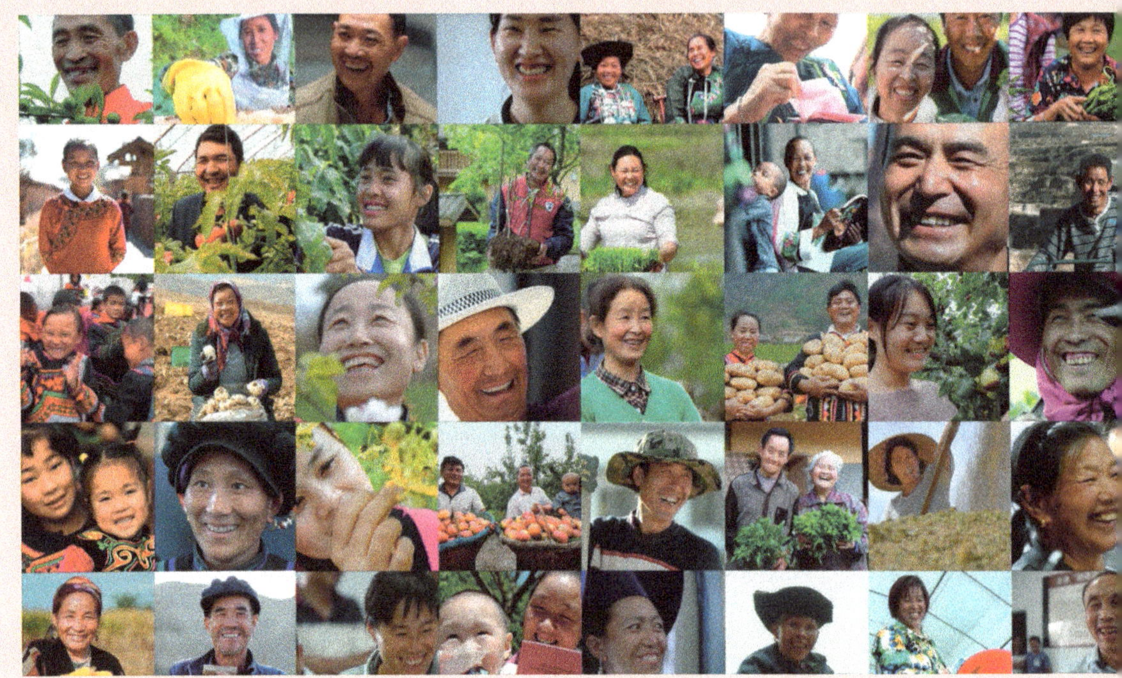

各地脱贫群众笑逐颜开

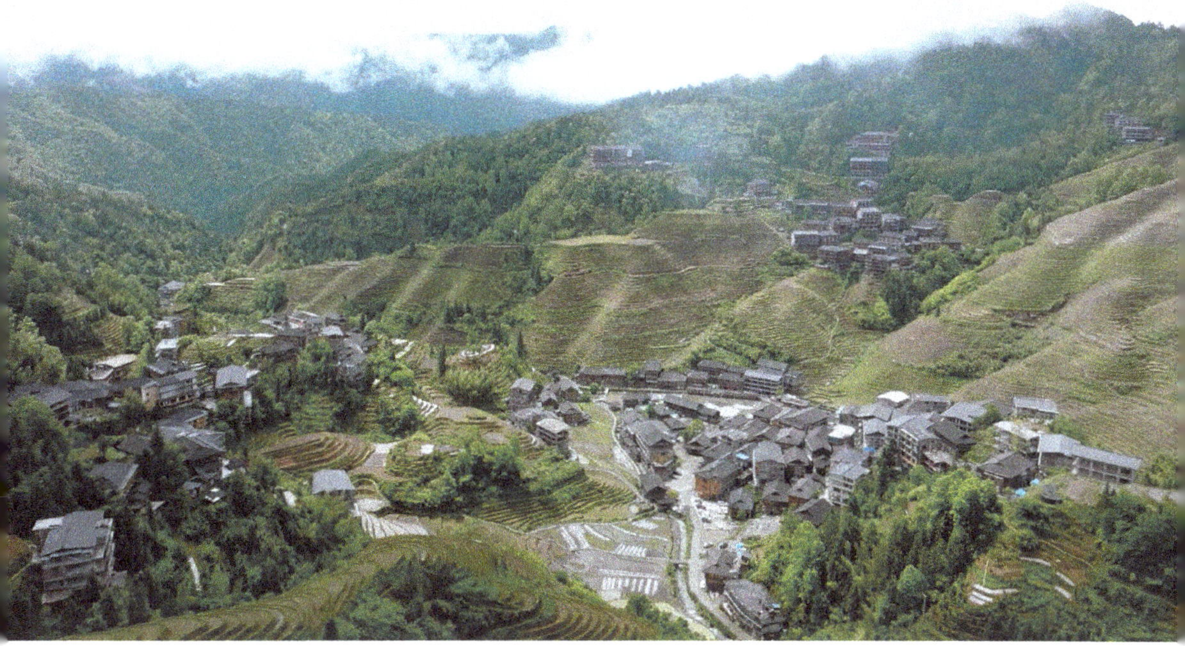

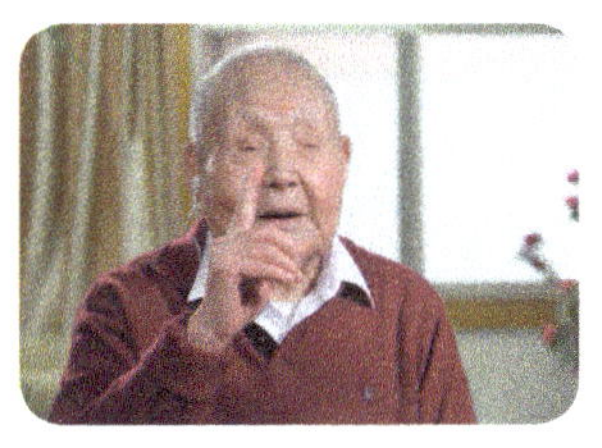

广西龙胜，龙脊梯田

（二）广西龙胜

广西龙胜各族自治县，是中央红军长征途中经过的第一个少数民族聚居区。湘江之战后，中央红军从老山界翻越五岭之一的越城岭。这支刚刚经历过残酷血战的疲惫之师来到龙胜，得到了短暂的休整机会。

肖华同志带着我们过了老山界。很危险的，敌人追击我们，我们拼命跑，过了老山界，到那个叫什么坪（龙坪），会合了。

——王敬群 时年97岁 红一方面军少共国际师宣传干事（2016年采访）

红军岩

今天的龙胜，是摄影爱好者记录"大美中国"的取景地。进入中外摄影家镜头的，除了如诗如画的龙胜梯田，还有长征国家文化公园中，红军战士刻在瑶寨龙舌岩上的标语。

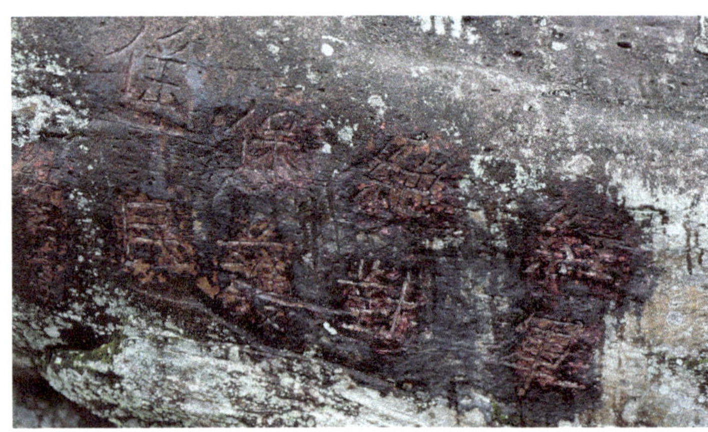

红军岩标语

长征国家文化公园（广西段）红军岩

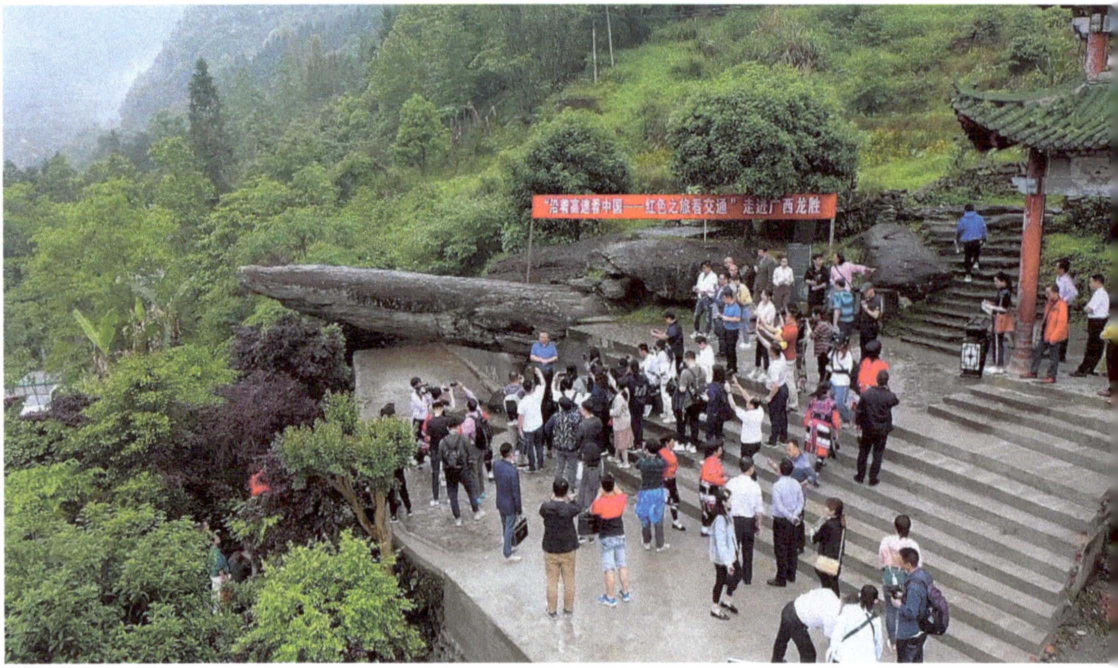

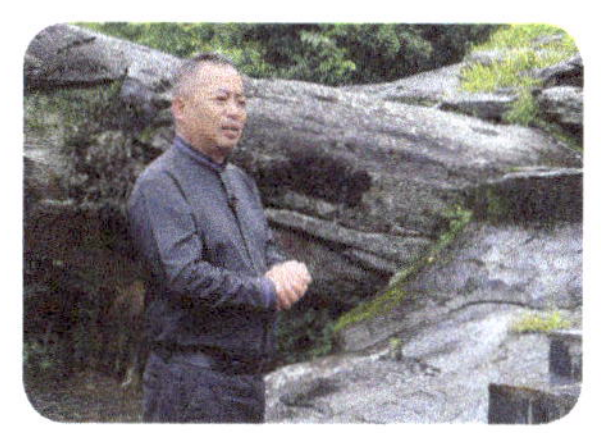

周恩平 广西龙胜各族自治
县人大常委会工委主任

周恩平：请看这条标语，太暖心了，"红军绝对保护傜民"（中）那个 "傜" 字，昔日反犬旁的"猺"变成了单人旁的"傜"。让群众奔走相告：红军把我们当人看，共产党是自己的组织……

红军离开后，当地瑶族同胞冒着生命危险，把这些标语保存了下来，解放后又将龙舌岩改名"光明岩""红军岩"。也正是这些标语，让这个一度与世隔绝的村寨逐渐被世人知晓。今天，来龙胜旅游，这个红色的寨子成了游人的必去之地。

白面瑶寨

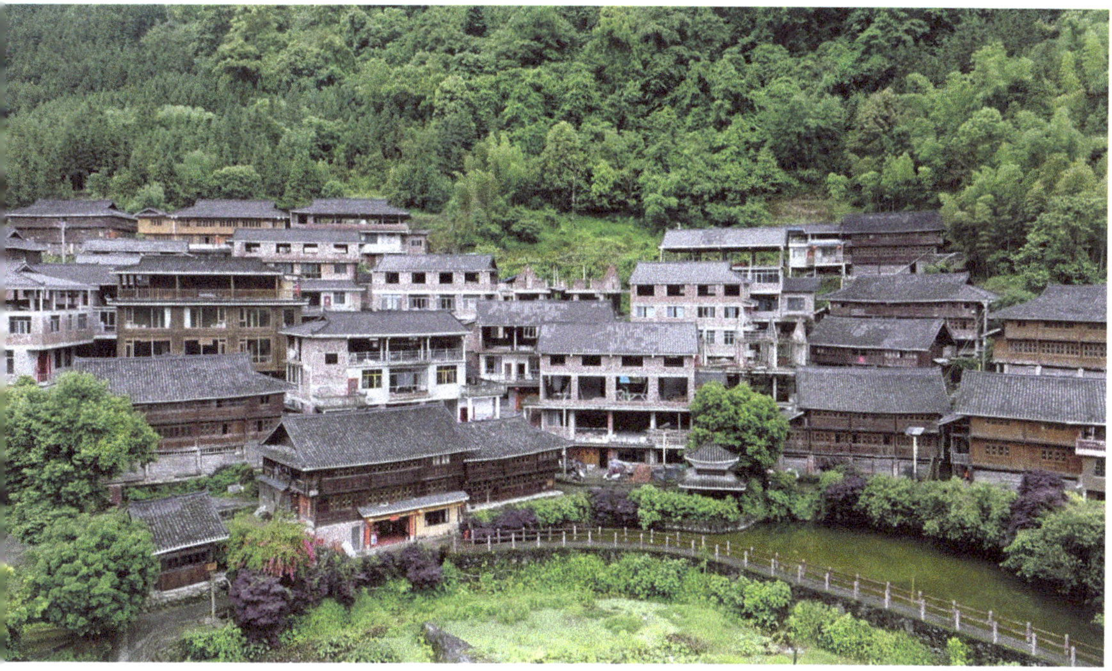

龙脊梯田

红军当年走过这片梯田时，当地村民是用耦耕方式耕种的。

今天，为了保护梯田，他们依然坚持用这种原始古朴的耕作方式，呵护这片享誉世界的"梯田原乡"。每年春耕时节这里都吸引大批游客蜂拥而至。村民们如今还用上网络直播的形式发展当地旅游业。

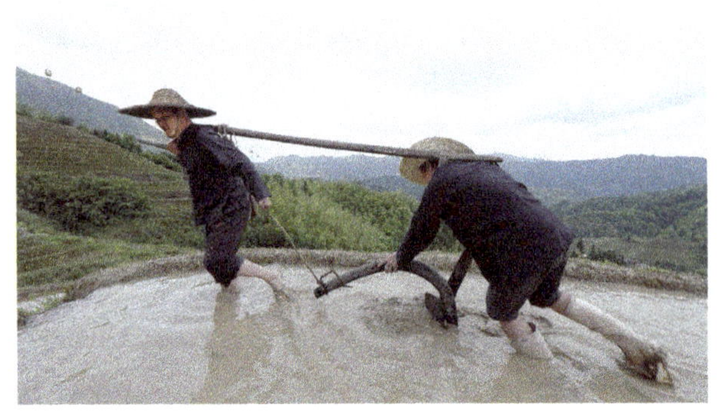

村民用耦耕方式耕种

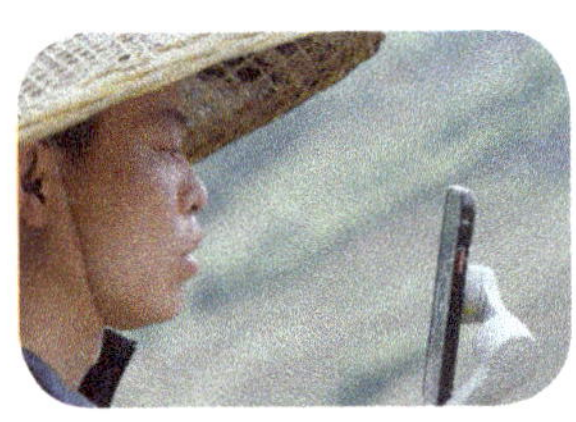

熊虹林 大寨村村民

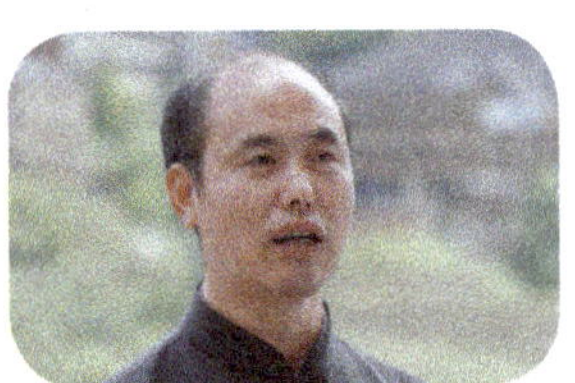

潘保玉 龙脊镇大寨村原党支部书记

熊虹林：这是我们广西桂林的龙脊梯田，正在给大家分享大山深处梯田春耕的过程。

潘保玉：跟他们介绍，山有多高，水有多长，蓄水都是靠这个树木来蓄水的。

种田就是种风景，有梯田才有旅游业。保护好梯田最主要还是保护水源林，所以在 2007 年的时候我就发动全村村民在山顶种上了 30 万亩的苗木。

到 2019 年的时候，进入我们村的游客量有 80 万人次，全村的总收入达到了 720 万元。

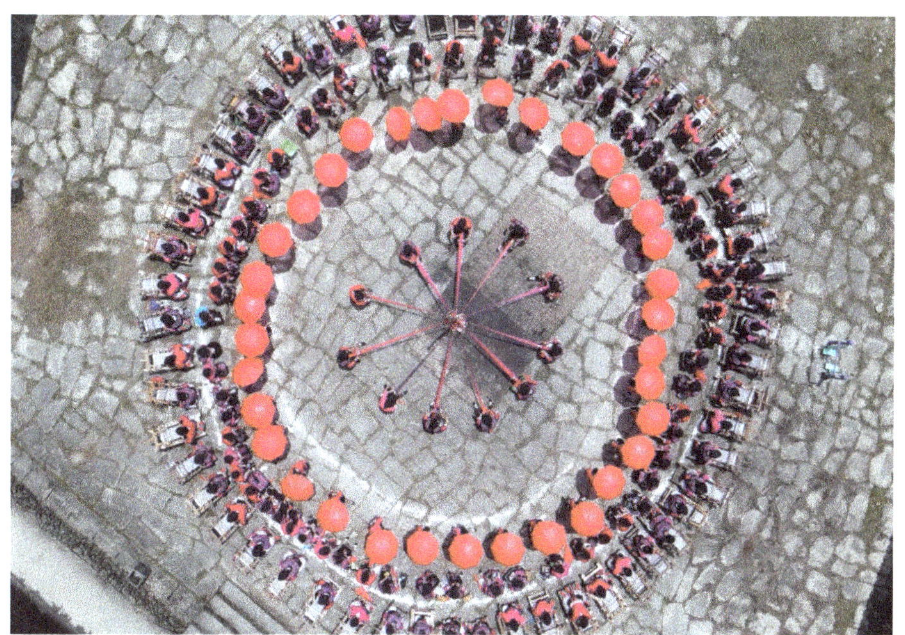

开耕节表演

山高水长，当年种下的小树苗已长成了参天大树，绿色的山岭涵养出涓涓泉水，滋养着梯田里的稻谷，在四季的轮回中，变换出迷人的景色。

"扛着犁耙种田地，唱着山歌搞旅游"。作为"全球重要农业文化遗产地"的龙胜，也是长征国家文化公园广西段建设的重要开发线路。3万多各族群众在绿水青山间共同书写着新时代生态旅游这篇大文章。昔日的红军长征路，变成了旅游致富路。

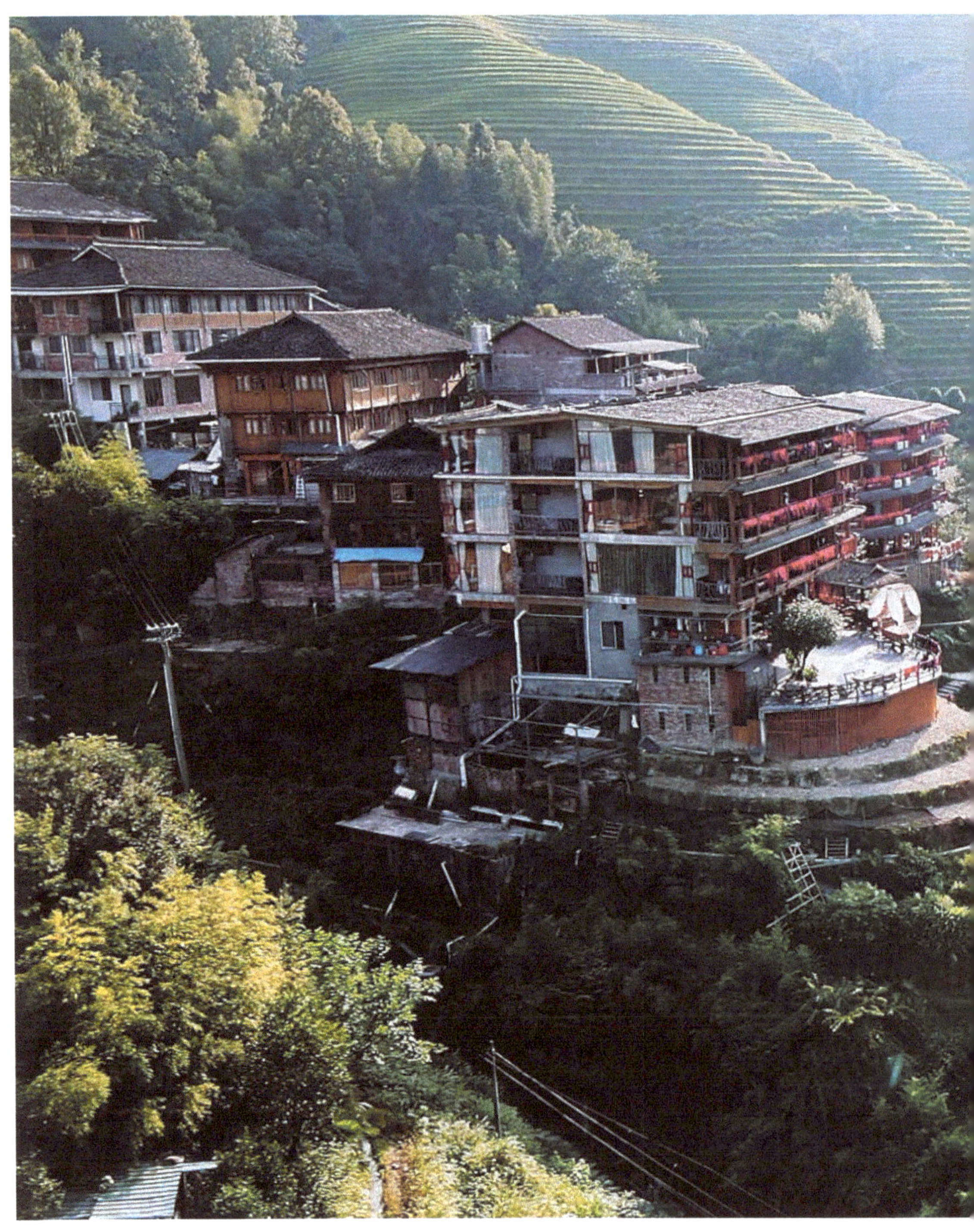

广西桂林龙脊梯田

 长征之歌

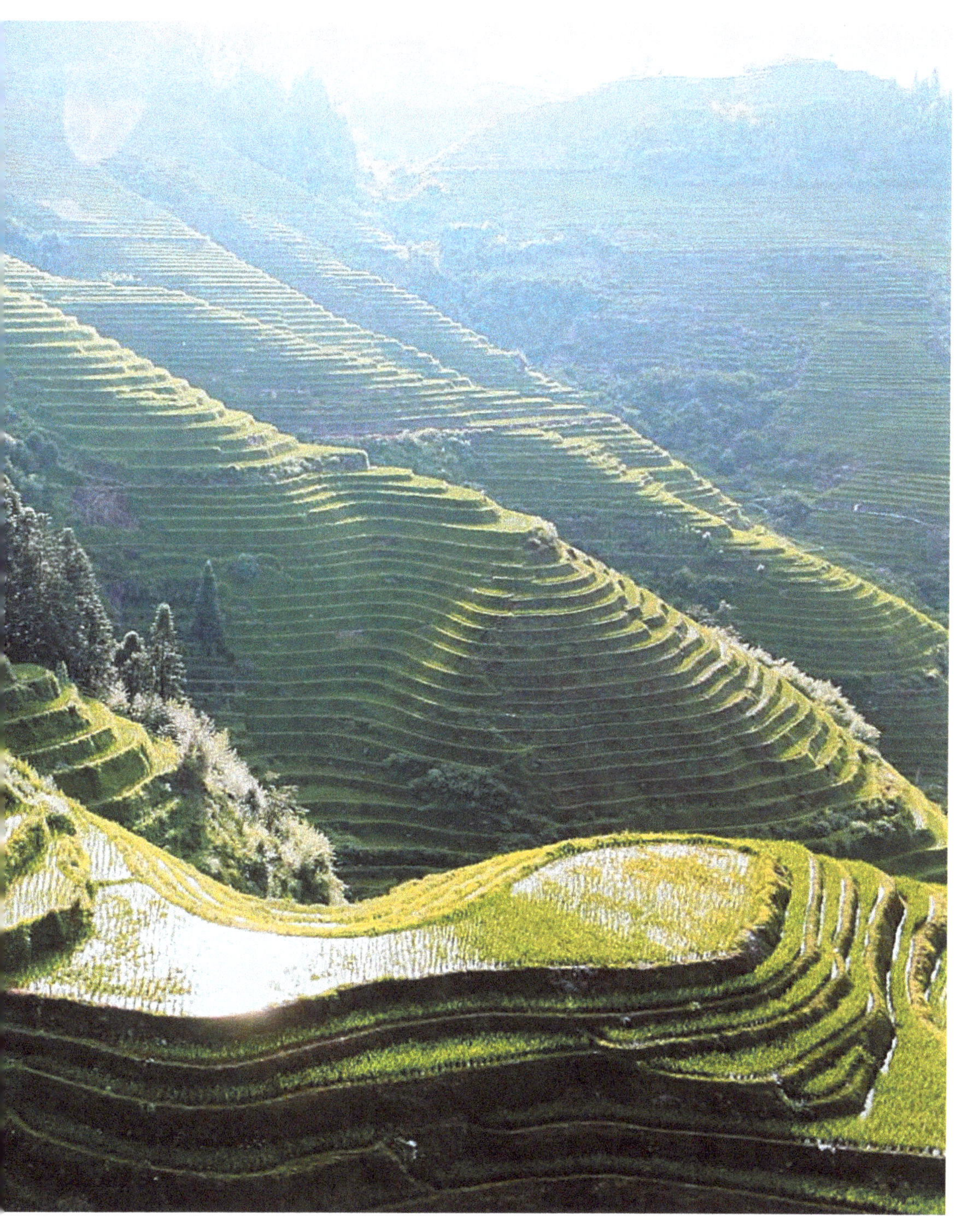

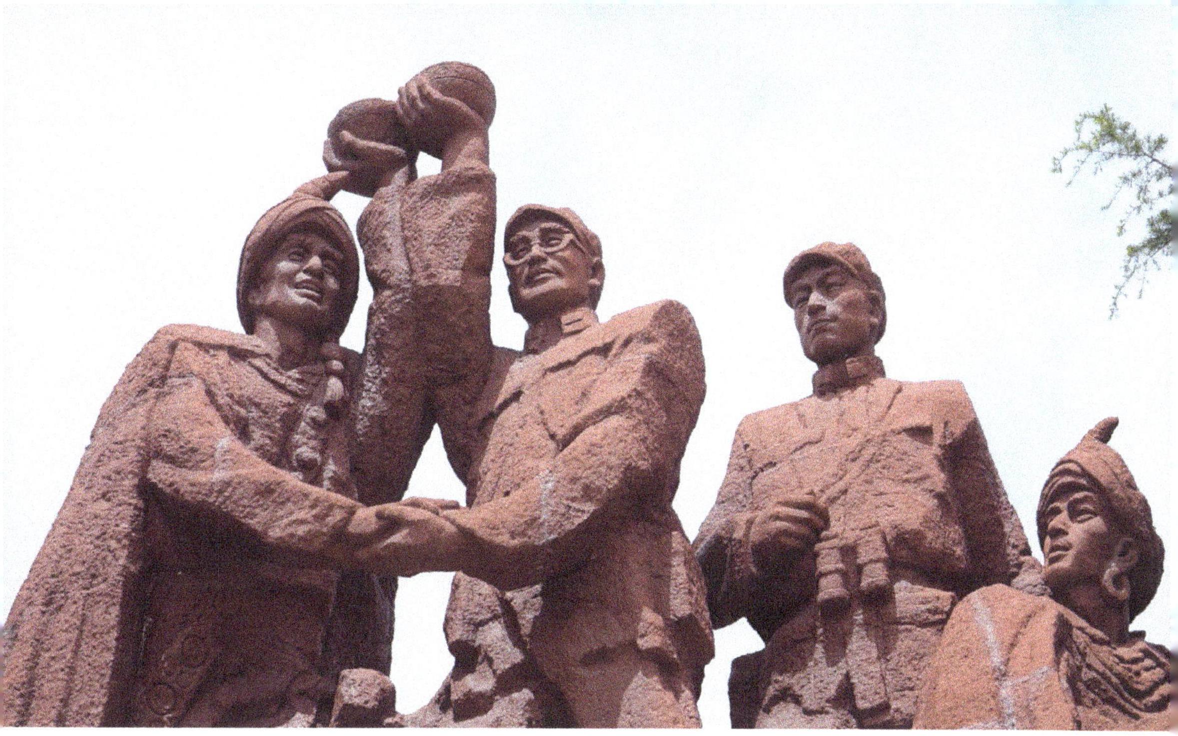

"彝海结盟"雕塑

（三）贵州北盘江

　　一部红军长征史，是一部反映军民鱼水情深的历史；两万五千里长征，是一次唤醒广大民众的伟大远征。长征途中，红军经过了十多个少数民族聚居区或杂居区，占长征经过地区的 50% 以上。党和红军密切联系各族群众，广泛宣传各族群众，以自己的模范行动，赢得了各族人民的真心拥护和支持。

　　"彝海结盟"的故事早已成为长征中的一段佳话，广为流传。

弄染结盟

　　鲜为人知的是，此前一个多月，当红三军团经过贵州西南部镇宁时，红军将领与当地布衣族武装首领陆瑞光曾订立了一个盟约，史称"弄染结盟"。

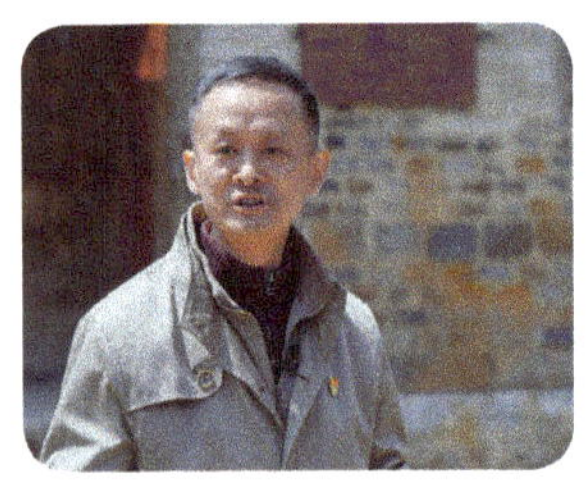

刘波 国防大学教授

长征国家文化公园（贵州段）红三军团渡江作战旧址

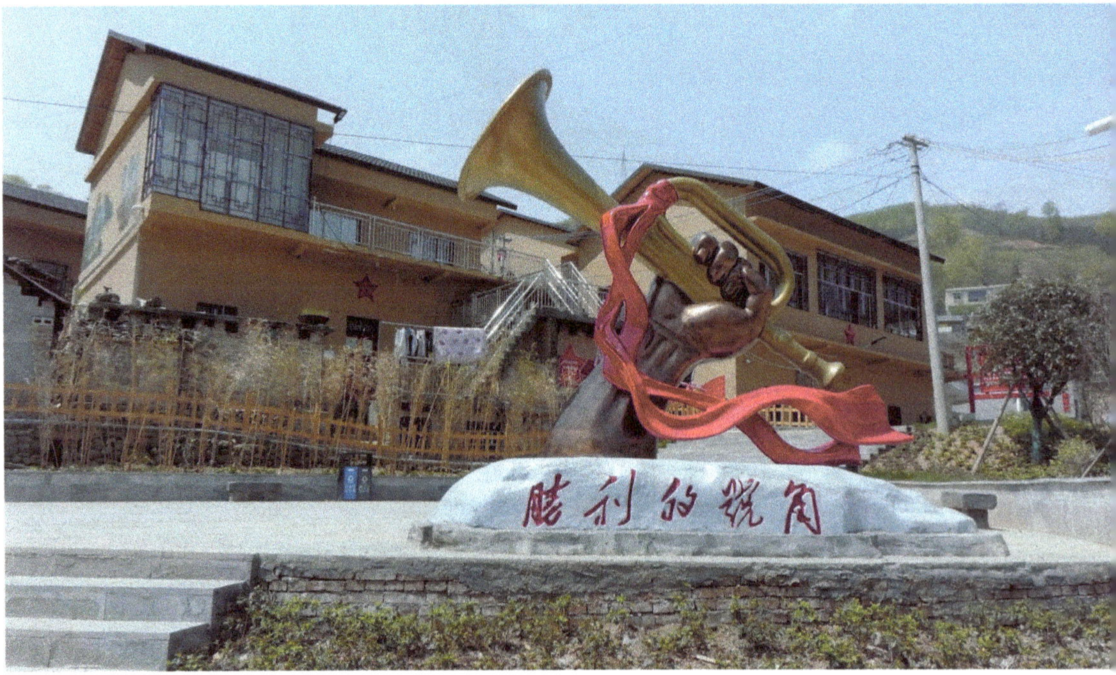

　　刘波：这是当年红军在镇宁的红三军团渡江作战指挥部旧址，右纵队就经过了我们所在的地方——镇宁。当年彭老总的红三军团渡过北盘江的指挥部就设在这里。过北盘江面临着若干的问题，大家都知道这里多山，民族众多，当时的民族矛盾很尖锐……

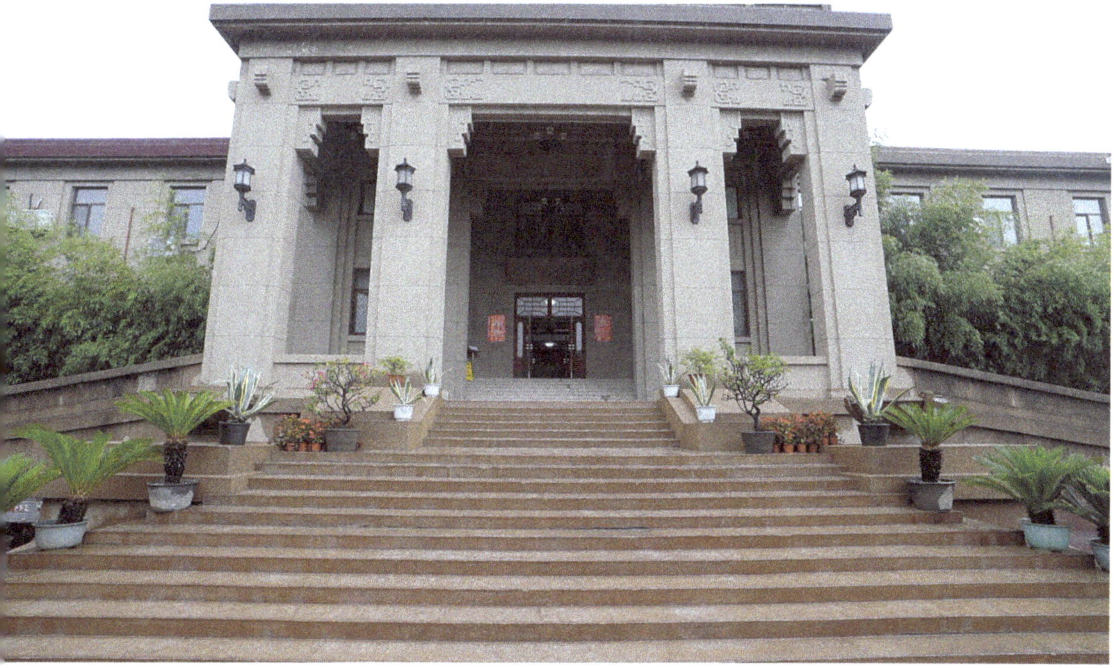

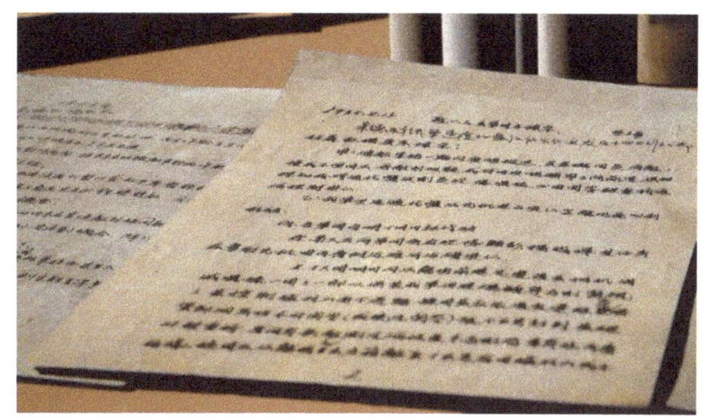

中央档案馆 阅览室

"弄染结盟"电文

在今天的中央档案馆，存放着红军三军团渡北盘江前后与中革军委往来的电文，这些电文记录了"弄染结盟"的始末。

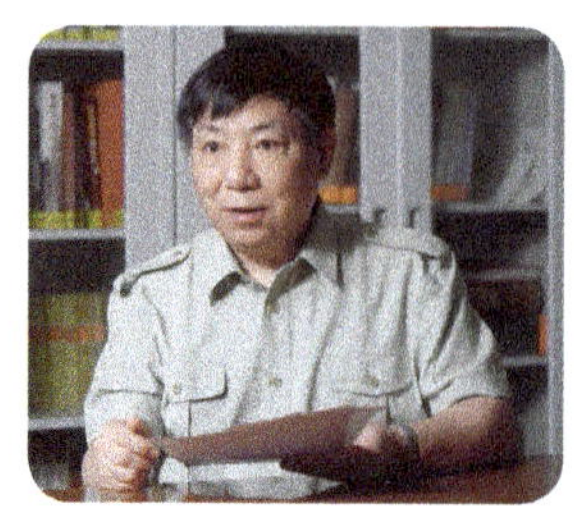

江英 军事科学院研究员

江英：这里是中央档案馆（保存）的四封电报，通过这些电报，我们就可以看出弄染结盟前前后后所发生的事情。

布依族有一个首领叫陆瑞光。他们因为没有跟共产党、红军接触过，他就跑到山里去了。军团长彭德怀、政治委员杨尚昆、红军总政治部代主任李富春，亲自到弄染寨去联系。

结果这个陆头领受到感动就下山了，同意帮助红军渡过北盘江。

这样的话我们就看到这一份电报，是特别珍贵的一份电报。它原文是这样的，一首领陆瑞光，我们跟他订立了作战协定，也就是反蒋（介石），反王（家烈），反犹（国才），反对国民党及苛捐杂税。这就是"弄染结盟"最重要的一个电报。

"弄染结盟"电文

这份反蒋作战协定，是目前所知红军主力部队在长征中与少数民族订立的第一个正式协定，为日后红军北上川甘陕等少数民族地区，积累了宝贵的经验。

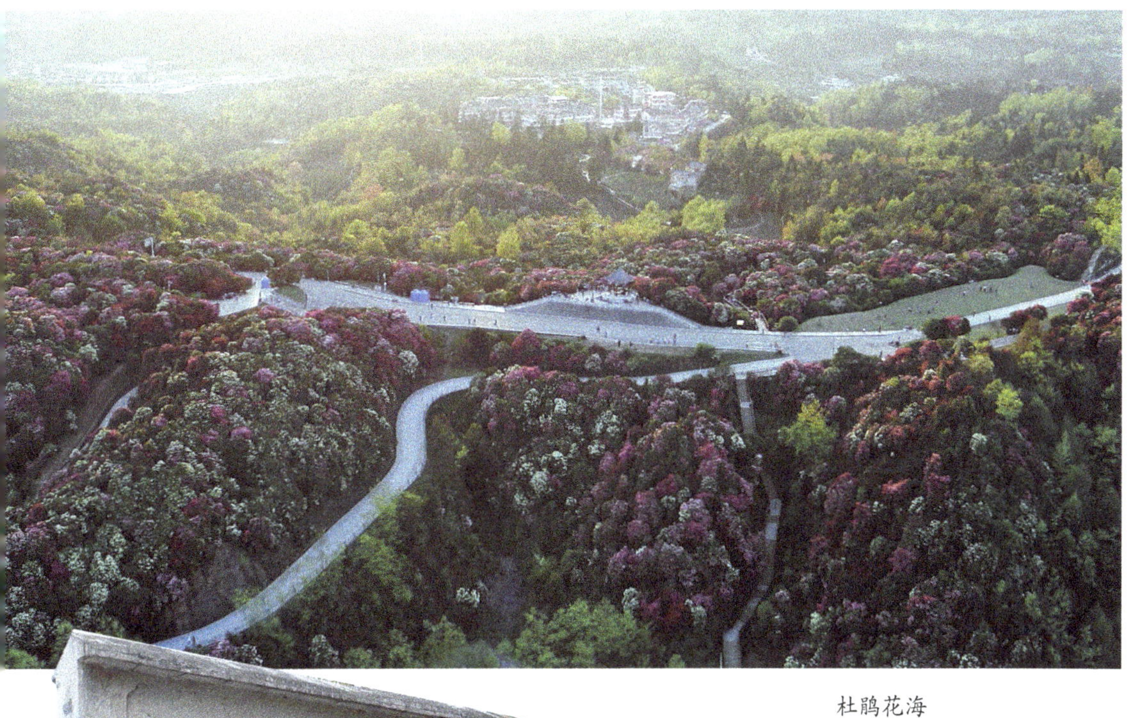

杜鹃花海

红军北盘江渡江
纪念碑

"弄染结盟"为红军主力顺利渡过北盘江，进而威逼昆明，抢渡金沙江，摆脱敌军重兵包围赢得了宝贵时间，同时，也在当地民众中播下了红色的火种。

时隔一年，当贺龙、任弼时率领的红二、红六军团再次来到北盘江畔，当地群众如同满山遍野的杜鹃花一样，热情欢迎红军到来。

依靠各族群众的支持，红二、红六军团与数倍于己的敌人在乌蒙山区展开了将近一个月的回旋战，摆脱了敌人的围追堵截。

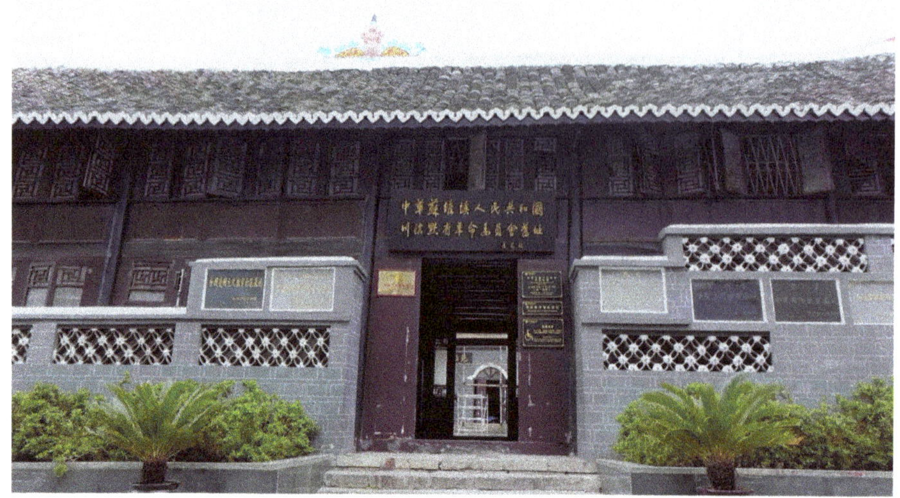

长征国家文化公园（贵州段）中华苏维埃人民共和国川滇黔省革命委员会旧址

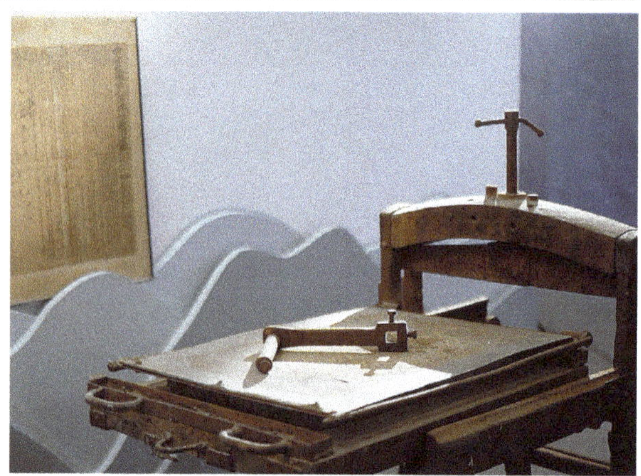

印刷红军布告的石印机（二级文物）

长征国家文化公园（贵州段）哲庄坝红军战斗遗址

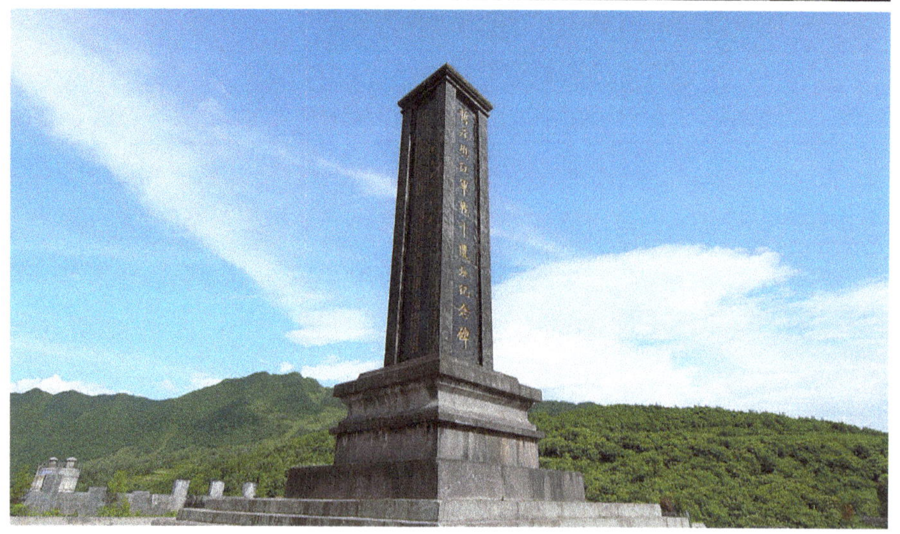

石漠化治理

当年红军长征途经的贵州，一直是中国最为贫困的省份之一，导致贫困的一个重要原因，是土地石漠化。石漠化被称为"生态癌症"，贵州90%的贫困人口都处于石漠化山区。

从20世纪80年代初开始，贵州师范大学教授熊康宁和他的团队，向石漠化治理这一世界性难题发起挑战。这一条条崎岖的山间小路，连熊康宁自己也记不清走了多少遍了。

常年奔波在深度石漠化山区，尽管配备的是性能良好的越野车，但爆胎依然是家常便饭。

贵州石漠化地貌

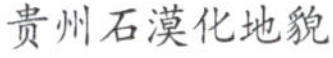

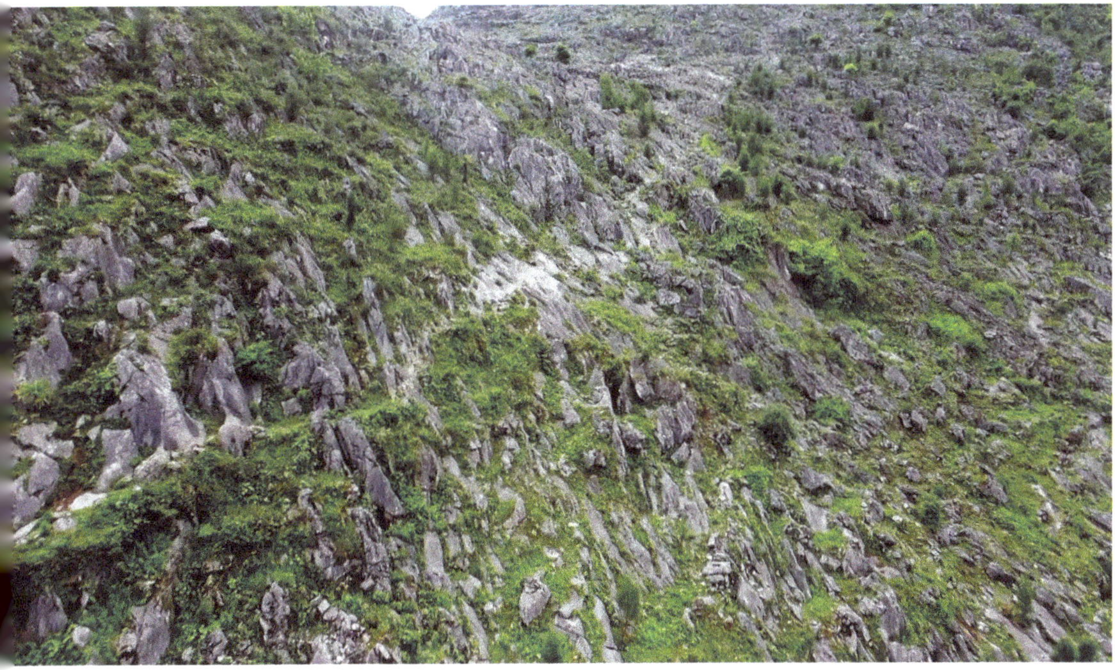

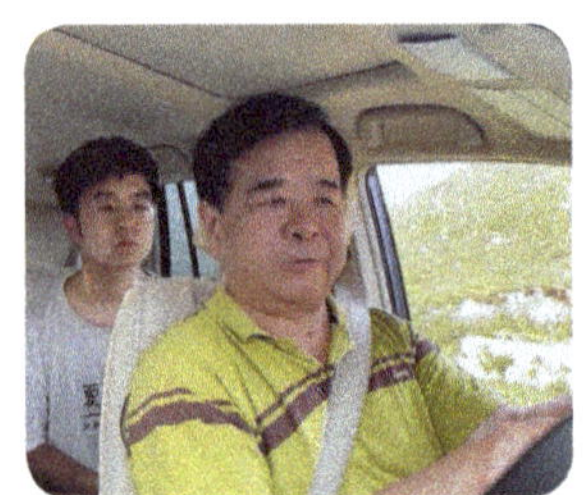

熊康宁 贵州师范大学教授

熊康宁：我们差不多一年就要换一次车胎，现在还好了（一些）。你想一下当时红军从这过的时候，那时候没路、没车，靠两条腿走啊。

同学们，石漠化治理并不是一个两个五年计划能够实现的。我希望这条路你们继续走下去，让我们红军走过这一路的老百姓彻彻底底地富裕起来。

从这个剖面我们可以看出来，这些树完全不是靠土壤维系它的生存。而是根系深入到裂隙里面去，吸取裂隙中的水和营养成分，来维系它的生存。

绿了荒山头，白了少年头。40多年面对艰辛与孤独，每当信心不足的时候，熊康宁就让大家想想长征的艰难困苦，学学红军的坚忍不拔。

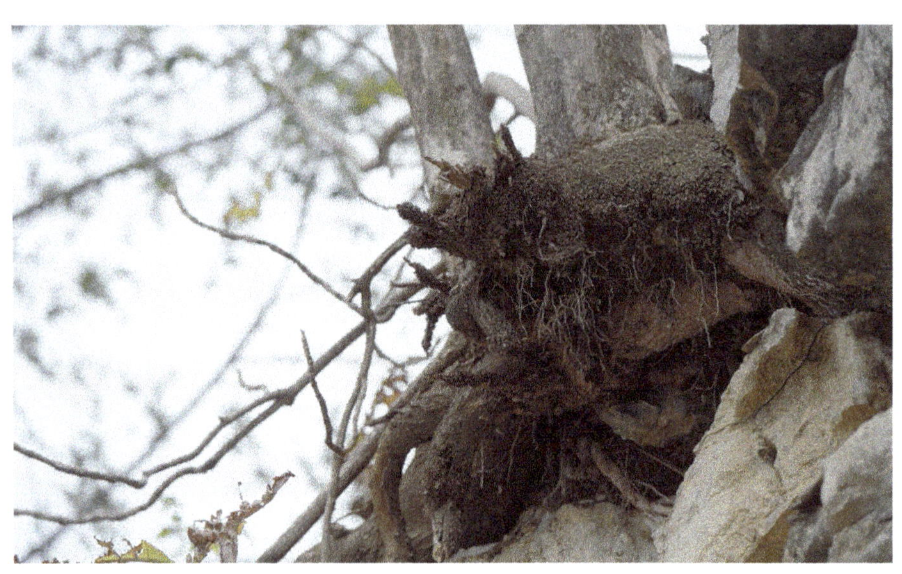

树根深入裂隙

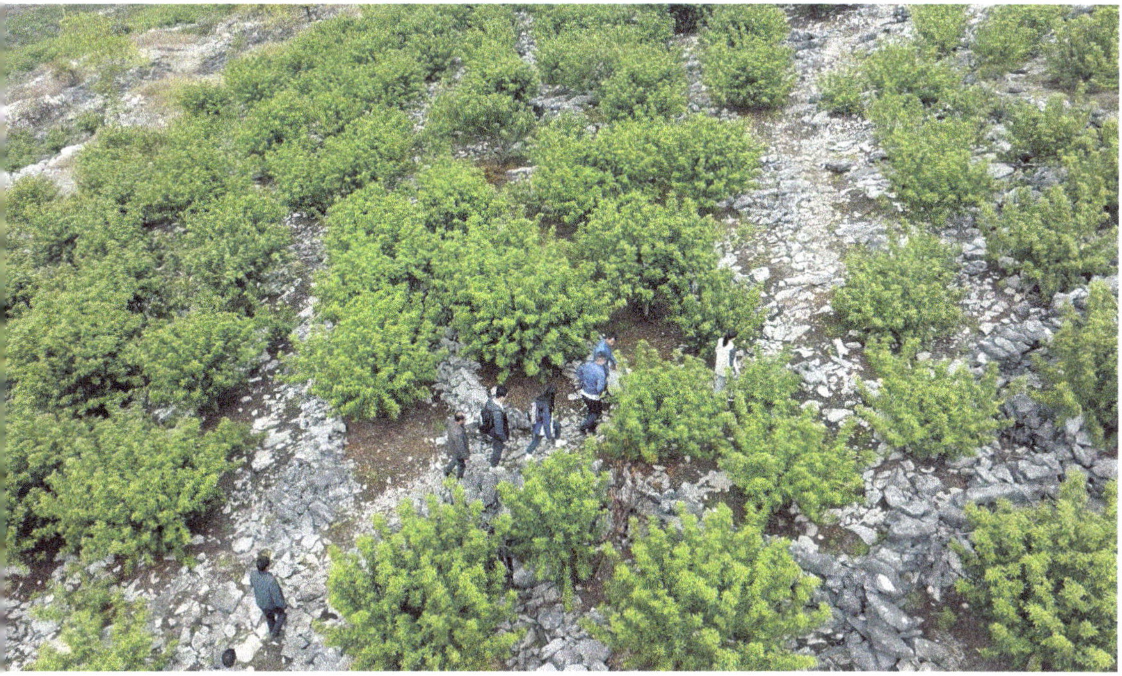

貴州关岭花江坝山
村石漠化治理示范
基地

坚守，换来了丰硕的成果。在深度石漠化地区的岩穴中种植花椒，是熊康宁和他的团队与当地群众共同创造的治理石漠化的成功经验，利用花椒的耐旱性和根部的水土保持作用，达到改善土壤与经济效益的统一。

村民：一棵这么大的树，花椒产量是25斤左右。
熊康宁：那就要差不多赚一倍了嘛。

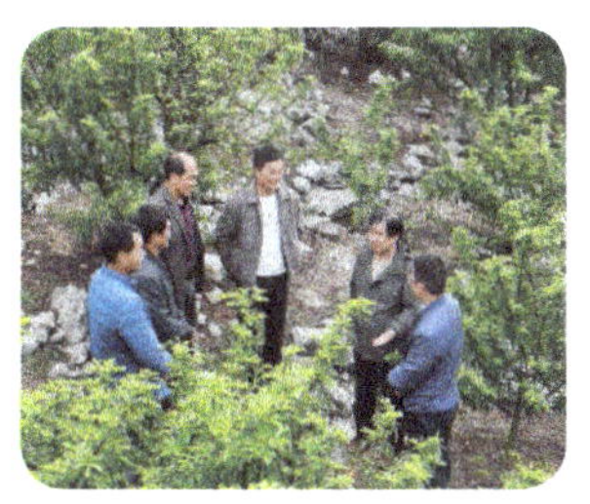

熊康宁与村民交流

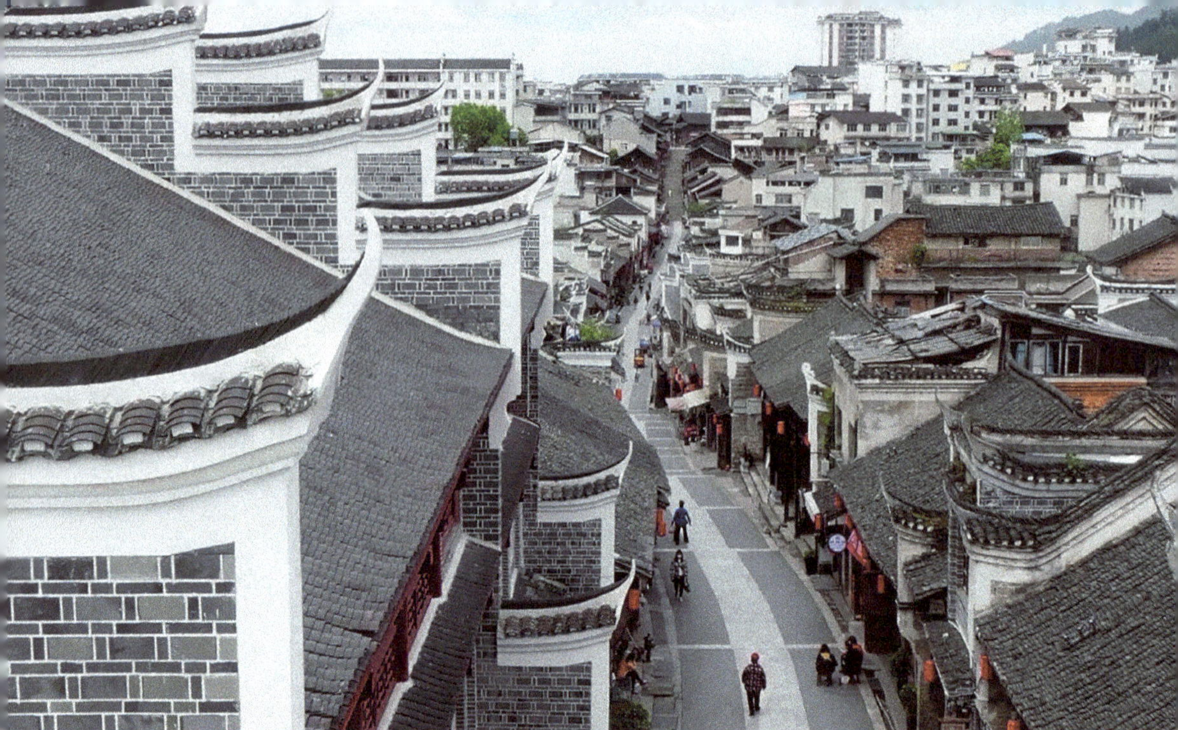

红军长征村

红军长征村

　　红雨随心翻作浪，青山着意化为桥。如今，在当年红军鏖战的战场，在这一方方浸满了鲜血的山野，众多美丽的红军长征村成为新地标。

　　未来，贯穿长征国家文化公园的长征历史步道，将串联起这些长征村落，形成贯通万里红路、串联十五省区市的旅游和红色教育廊道。

　　山还是那座山，地还是那片地，但环境美了，村民富了，老百姓的日子越来越红火了。

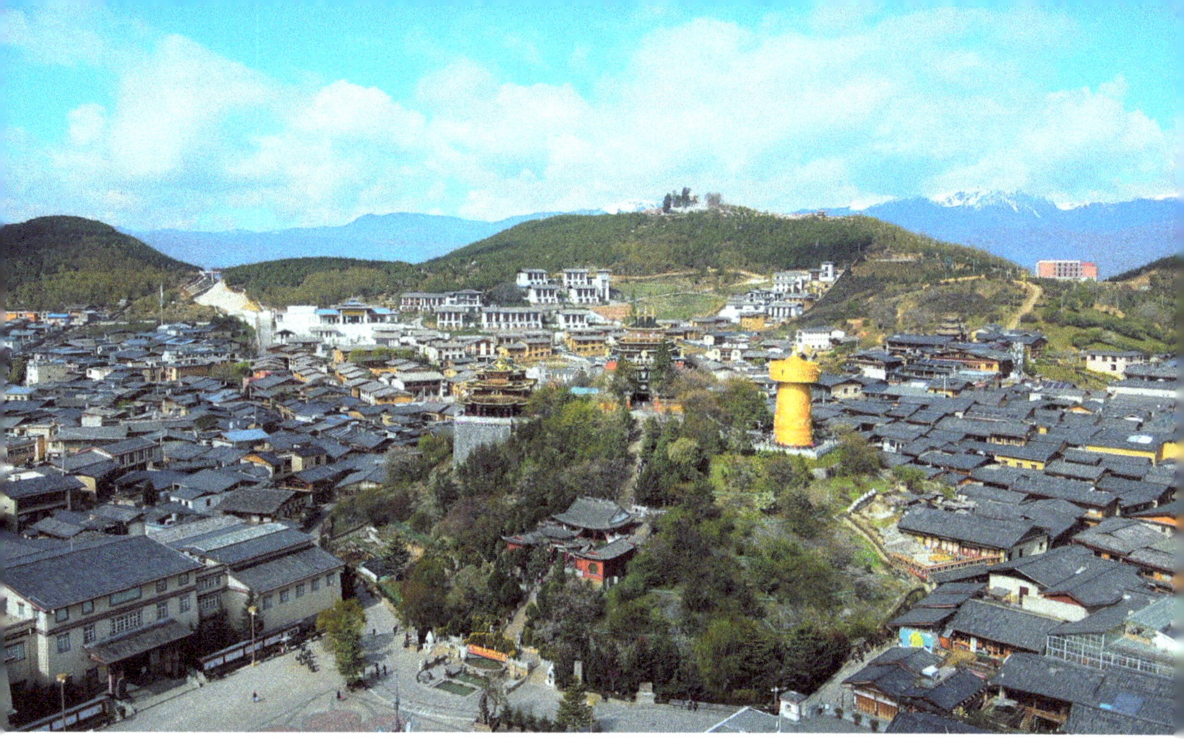

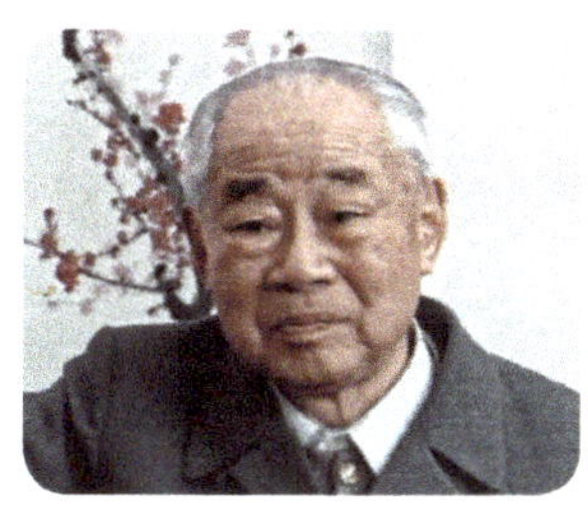

迪庆藏族自治州
香格里拉市

（四）云南香格里拉

噶丹松赞林寺的"兴盛番族"

在中国人民革命军事博物馆，有一面保存完好的锦幛，上书"兴盛番族"四个大字。

锦幛的背后有一个动人的故事，故事的发生地是当年的云南中甸县，如今的香格里拉市。

贺龙就写了四个字，那个喇嘛庙把这四个字一直保存下来。全国胜利之后，我们的军事博物馆收集资料，人家才把它拿出来。

——杨秀山 红二军团四师副政治委员（1996 年采访）

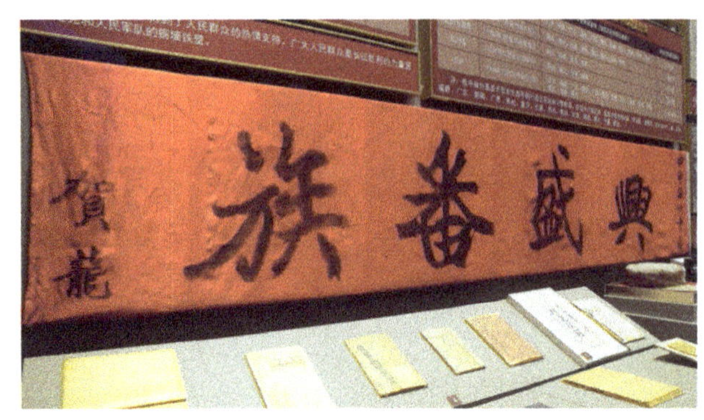

"兴盛番族"锦幛

扎史诺杰的家乡香格里拉小中甸镇和平村，曾经是一个偏僻的村落。

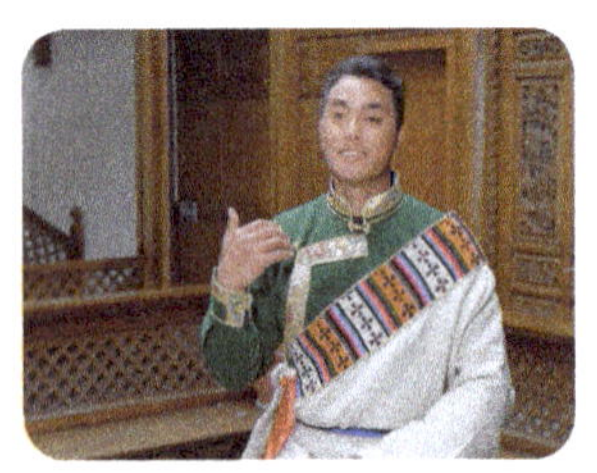

扎史诺杰 小中甸镇和平村村民

扎史诺杰：最早的茶马古道也是从我们这里经过的，后来红军长征，红军也是从我们这里经过。听我爷爷那一辈讲，当时红军经过的时候，我爷爷他们条件不好，红军就跟他们讲，以后的日子会越来越好。

1936 年 4 月，红二、红六军团长征经过中甸时，这里还是一块地广人稀的藏族聚居地。

当地真正的行政中心噶丹松赞林寺，一直密切地关注着这支军队的动向。

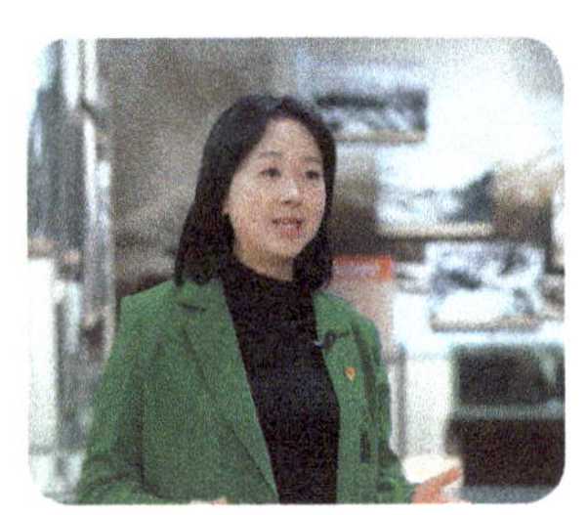

和晓燕 迪庆红军长征博物馆讲解员

和晓燕：红军队伍军纪严明，马不踩青稞，人不进经堂，并且保护喇嘛寺。在这样的前提下，寺院派出了当时会说汉话的夏纳古瓦，来到这里和贺龙进行了交涉。贺龙军团长请夏纳古瓦给掌教的八大老僧转交了一封信，这封信的大致内容就是红军尊重藏民的宗教信仰自由，并且宣传了红军的民族政策、宗教政策等。

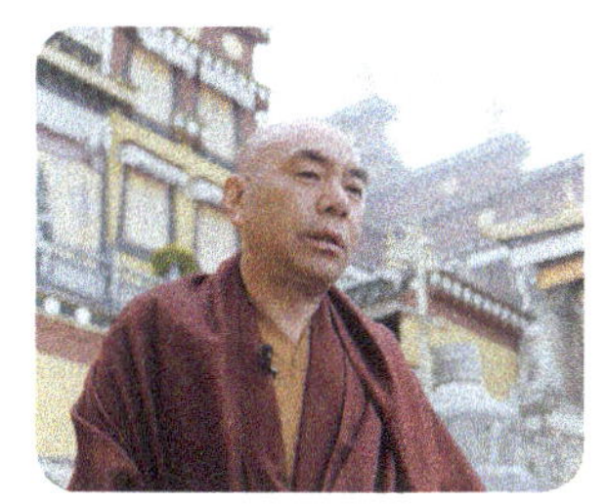

丹春培楚 噶丹松赞林
寺寺管委常务副主任

僧人们破例用当地一年一度冬月才举行的跳神仪式"羌姆舞"欢迎红军，这也是藏族群众庆祝丰收时的隆重仪式，象征着吉祥如意。

在噶丹松赞林寺，贺龙亲自献上了四个大字"兴盛番族"。

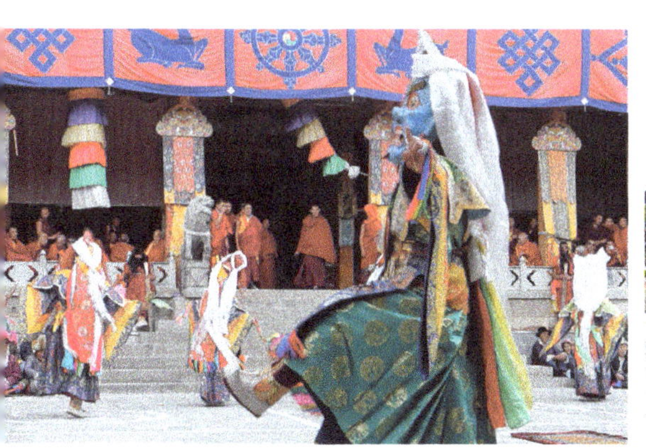

跳神仪式"羌姆舞"

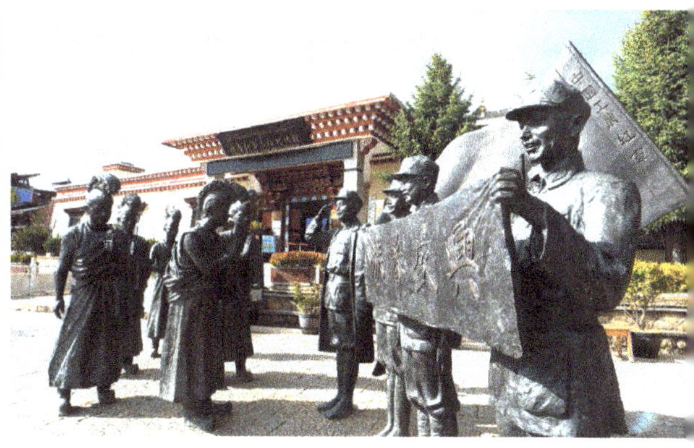

迪庆红军长征博物馆前雕像

香格里拉的立体化交通

2001 年，经国务院批准，中甸县更名为香格里拉县。

"香格里拉"是英国作家詹姆斯·希尔顿长篇小说《消失的地平线》中描写的东方崇山峻岭中的永恒、和平、宁静之地。

香格里拉真正的腾飞，是伴随着立体化交通发展带来的旅游业的兴盛。

1999 年 4 月，红军长征当年经过迪庆的同一个季节，迪庆香格里拉机场正式通航。香格里拉至北京、上海、广州、拉萨、成都等地的航线相继开通。

在独克宗古城内经营民宿的小中甸镇和平村村民扎史诺杰，回顾了交通的发展为自己从事旅游业带来的变化。

扎史诺杰：我二十几岁开始就尝试做旅游，买了一辆吉普车开始就跑，跑这个川藏线、青藏线。但是那个时候的这个路啊，公路也不是很好，条件也不好，这些游客相对来说也辛苦，我们作为服务业也很辛苦，也赚不到多少钱。所以我出去打工了。

后来交通越来越便利，我看到家乡旅游行业也很好了，来旅游的人也很多，我就又回来开始搞这个民宿。

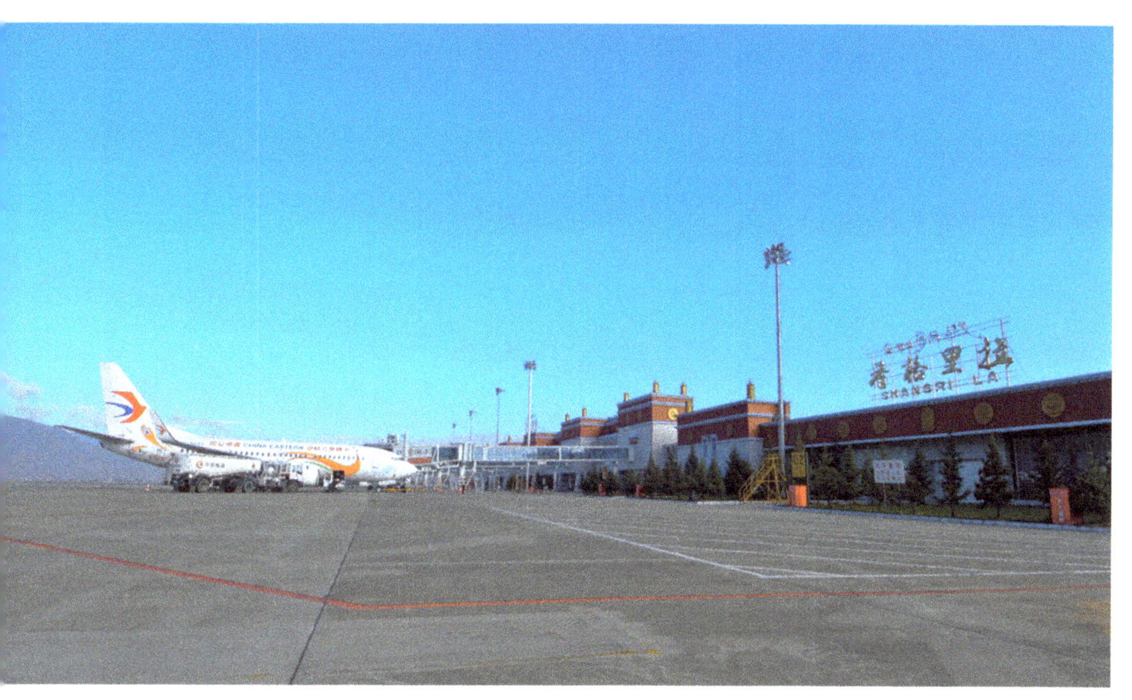

香格里拉机场

2021 年 9 月 29 日，香格里拉至丽江高速公路全线通车。同一时间，香格里拉至丽江的铁道线路，也正在穿越高山峡谷快速地向前推进。

正在构筑的立体交通网，让扎史诺杰又捕捉到了新的商机，趁着现在的旅游淡季，他开始了新的计划。

扎史诺杰：我们这里属于小中甸镇，小中甸有高铁的高铁站，还有一个是高速的出口，这两个站会带动我们整个小中甸来旅游的（人会）越来越多，所以我这里想建成纯藏式的民宿。

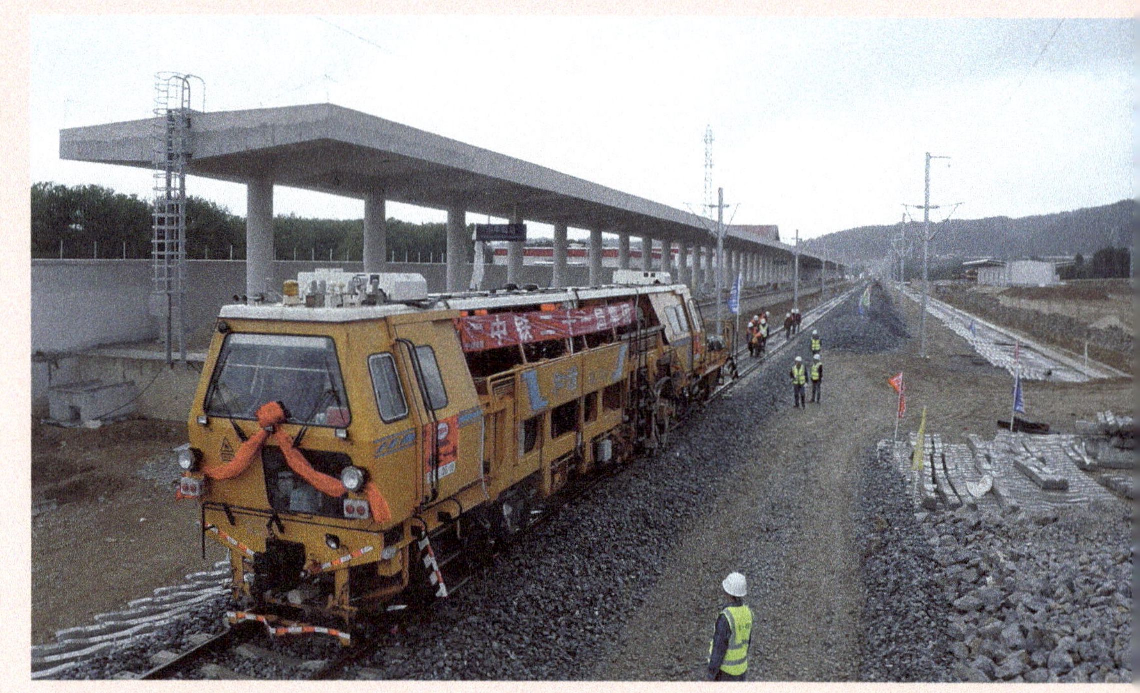

铁路施工现场

　　航班、高速公路、铁路，拉近了香格里拉与外界的距离，雪域高原的"诗和远方"一步步走向世界。

　　这正是当年红军将士心中的梦想。

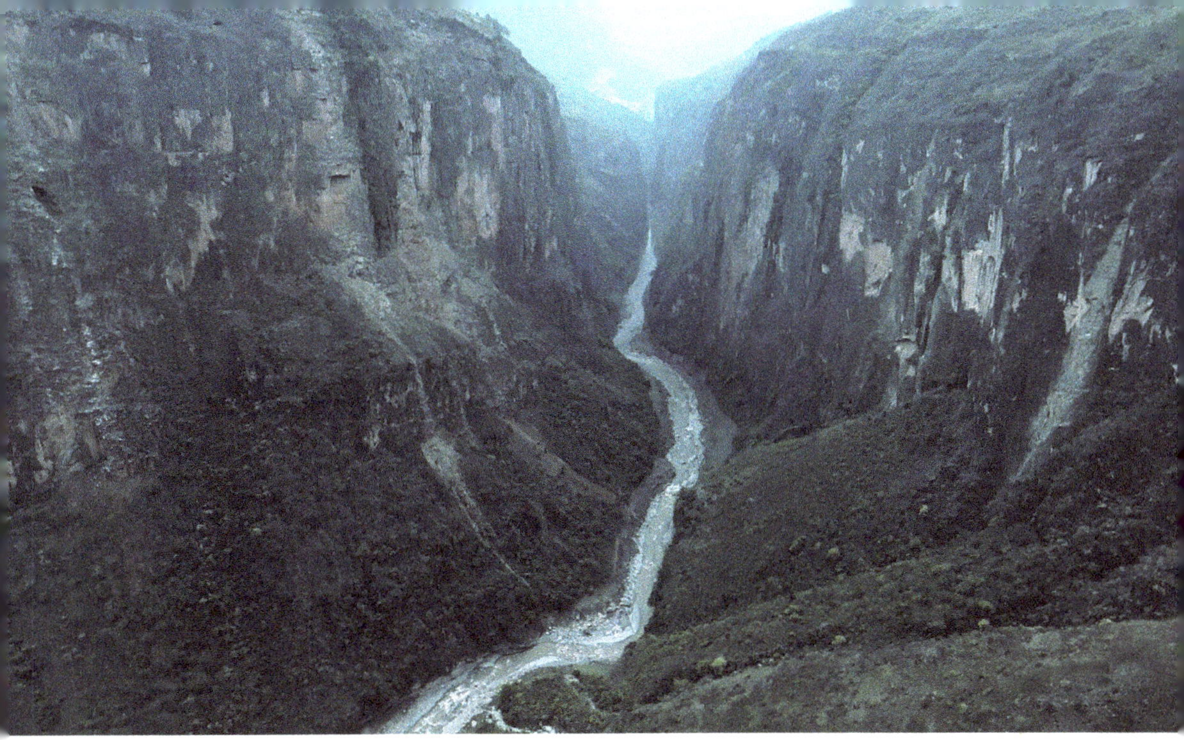

大凉山

（五）四川大凉山和广西百色

红军强渡大渡河

安顺场，太平天国翼王的悲剧地，红军的胜利场。相隔 72 年，两支走过同一条道路的军队，最终的结局截然不同。

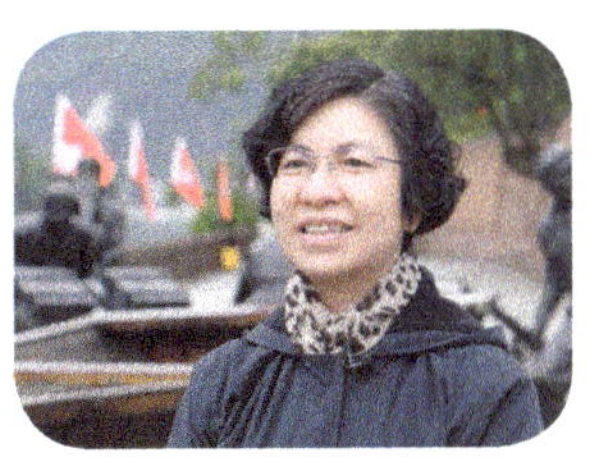

江红英 四川省地方志工作办公室副主任

江红英：红军强渡大渡河这个历史事件是非常有名的，在这里发生。这个故事也是一个水可载舟的故事，水就是老百姓。体现在哪些地方呢？红军是 5 月 23 日从

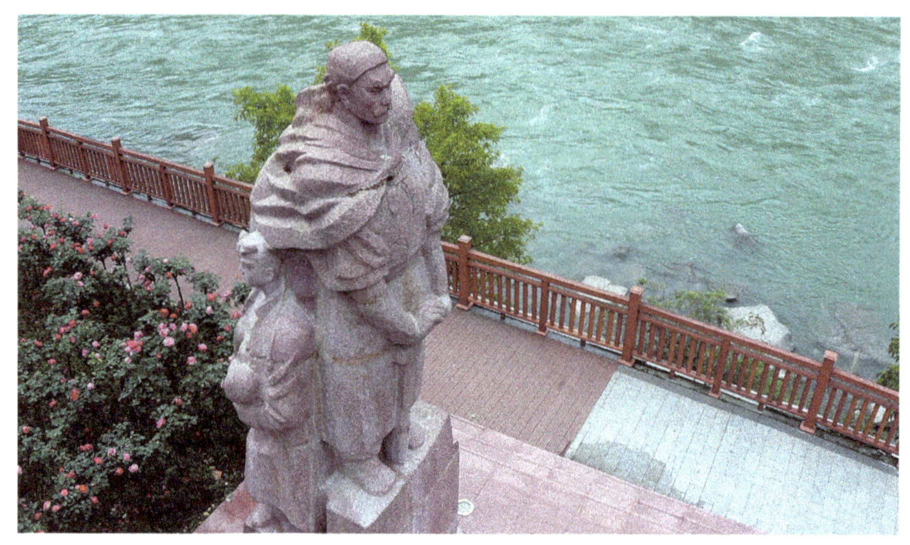

大渡河岸边石达开雕像

冕宁到达安顺场的，仅仅用了两天时间，走了二百多里，这个速度非常快。正是因为红军得到老百姓的支持，所以才能够取得胜利。

金沙江畔的溜索

当年红军在彝族同胞帮助下日行百里的大凉山，是全国最大的彝族聚居区，也曾经是全国典型的区域性整体深度贫困样本。凉山州17个县市中，一度有11个县为深度贫困县。

蒋世学，金沙江畔最后一位开溜索的人。这条架在四川凉山州布拖县冯家坪与云南巧家县之间的溜索，曾经是连接这一带的唯一通道。

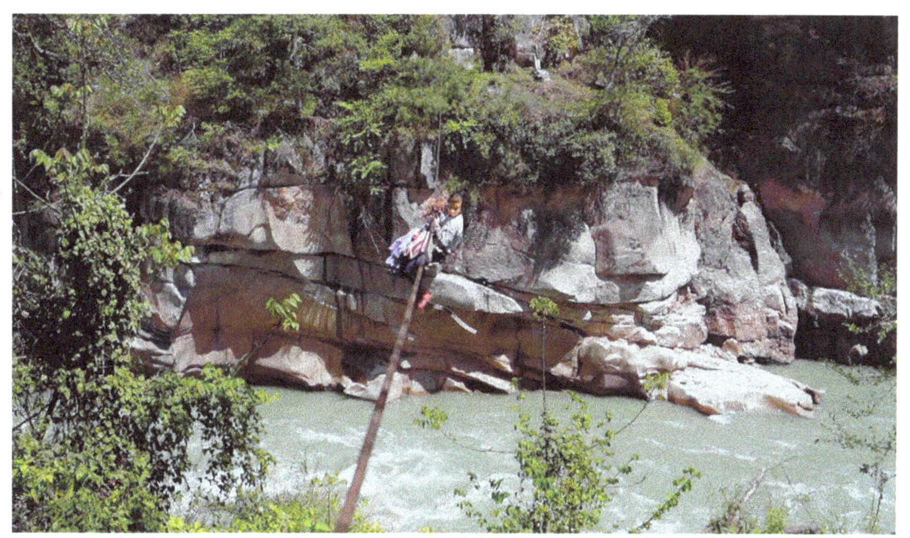

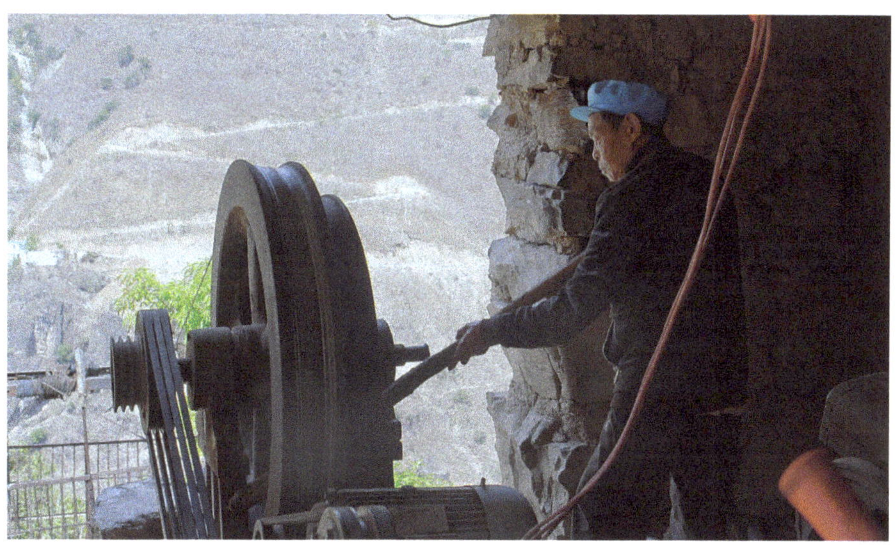

蒋世学开溜索，村民
溜索过江

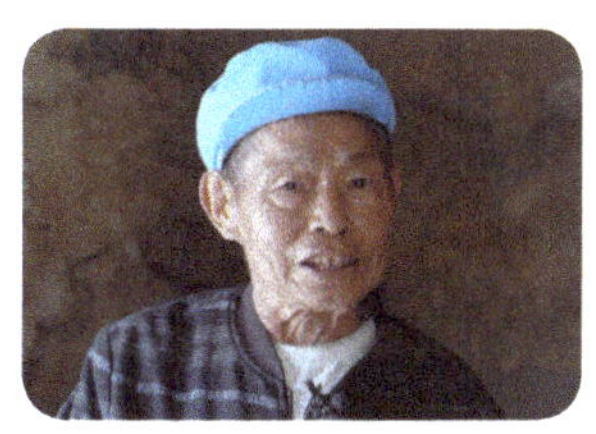

蒋世学 金沙江最后开溜
索人

蒋世学：溜索开了 20 多年了，以前两岸的人是离不开这个的，每天天不亮就被喊起来。以前车路不通，打工的、做生意的、吆牛吆马的，什么人都从这经过的。

登上悬挂在数百米高空的吊篮，脚下是奔腾的金沙江，心中不禁恐慌。

当年，红一、红四方面军会师的时候，徐向前与彭德怀第一次见面时，徐向前也是坐着竹吊筐，从溜索上滑过黑水河的。当时，彭德怀说：徐总指挥，看你在空中悬晃，真叫人担心。徐向前却说，刚坐进去有点心慌，溜几下就不要紧了。

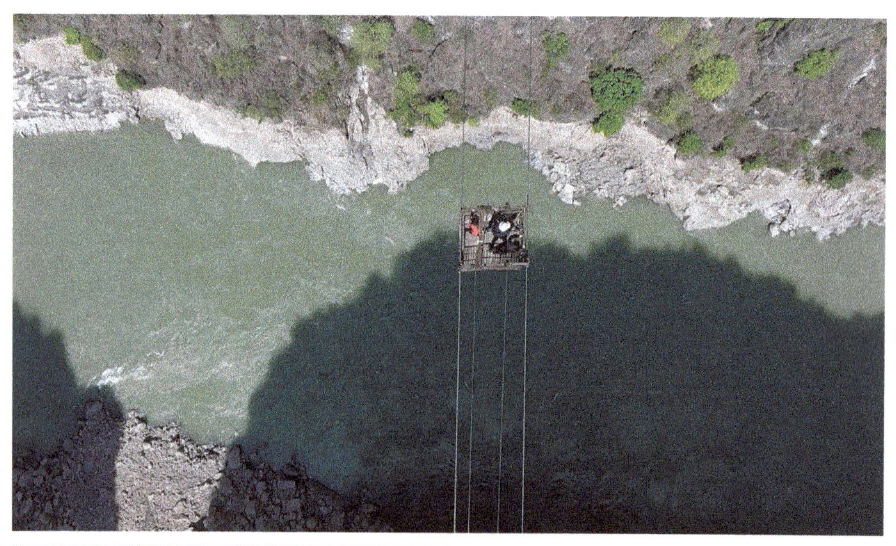

摄制组乘坐溜索
过江时的俯拍图

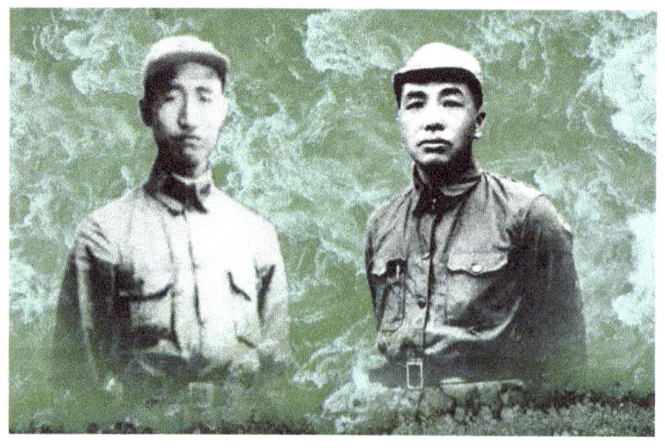

彭德怀(右)、徐向前(左)
照片

悬崖村的钢梯

　　更让人感到恐慌的，是阿土列尔村的钢梯。

　　摄制组：现在再走多长时间能走到？

　　游客：3个小时。

　　游客：你这个机器，不知道你扛得上去不。

　　游客：90度。

　　游客：太陡了，手脚并用才上得去。

　　如今，这里已成为各地户外爱好者挑战勇气的打卡地。然而，多年前阿土列尔村人攀登的还是用藤条木棍做成的藤梯。

凉山彝族自治州悬
崖村钢梯

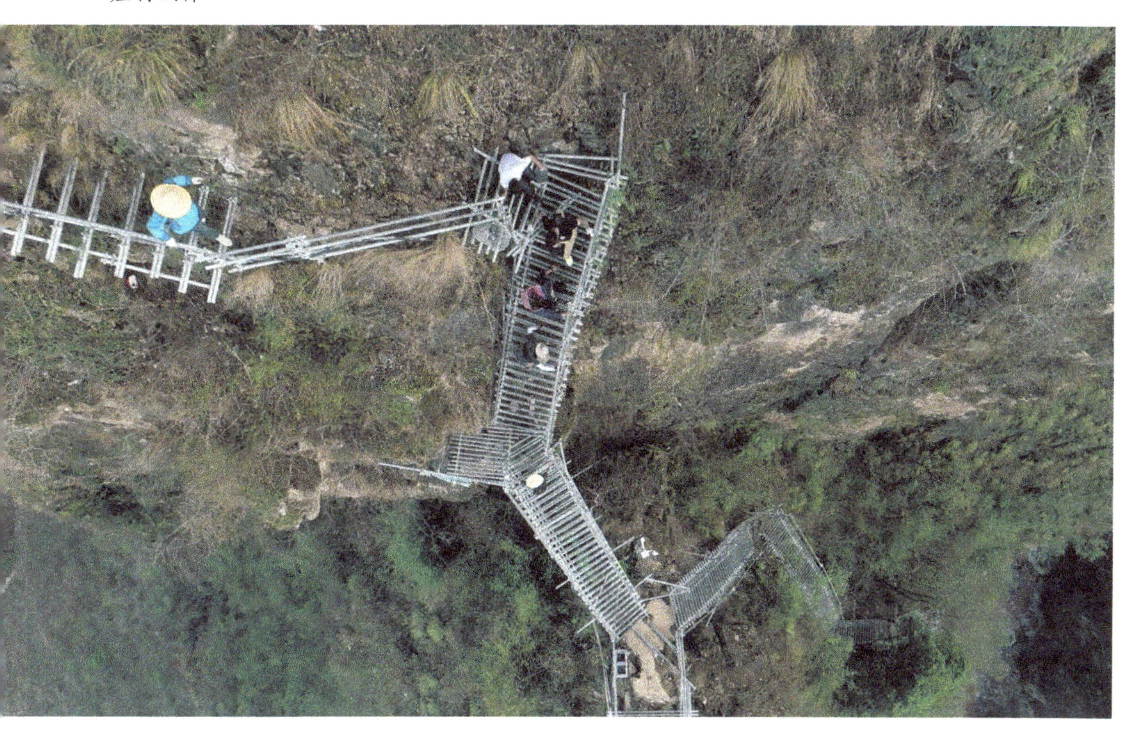

　　几年前，背着书包的学生徒手攀爬陡峭藤梯的图片，让阿土列尔村一夜间闻名全国，"悬崖村"也成了阿土列尔村的别称。

　　开门是悬崖，背后为绝壁——大凉山深处，阿土列尔村人祖祖辈辈对"路"的形象认知，是从一道道绝壁、一道道天堑开始的。在整个凉山州，像阿土列尔村这样坐落在悬崖之上的村寨并非个例。河谷幽深，壁垂千仞，凉山州的贫困，行路难是重要的原因之一。

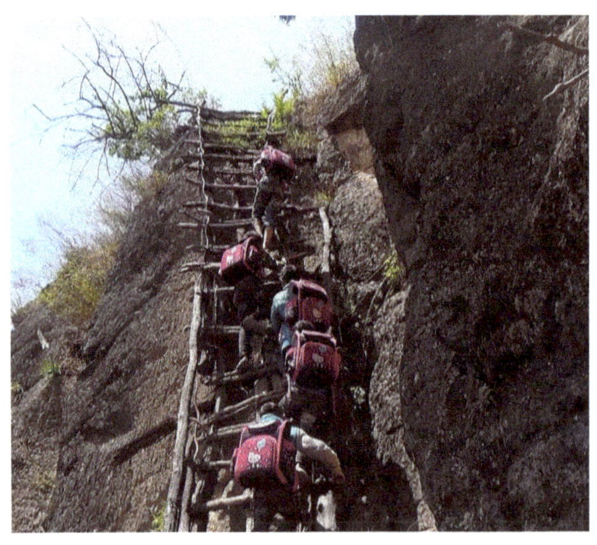

村民爬藤梯

阿布洛哈村的遥遥上学路

同处大凉山深处的布拖县阿布洛哈村，也曾是一个几乎被世人遗忘的彝族村寨。

现年 27 岁的吉列子日是阿布洛哈村走出大山的第一个中专生，也是村子历任党支部书记中文化程度最高的一位。在大山里读书时的艰难，吉列子日至今也不会忘记。

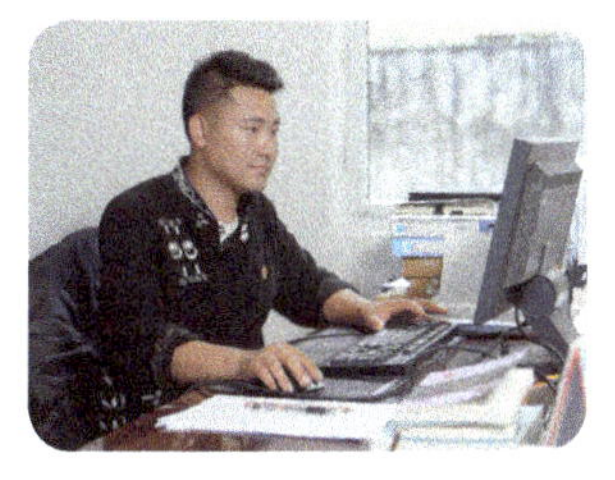

吉列子日　阿布洛哈村村党支部书记

吉列子日：你看像这些地方好深，你看这个石头投（下）去，都要隔几秒才能听得到下面的声音，所以悬崖比较深。

学校就在现在看到的白色那个位置，就在两个山中间。当时走路是沿着河边这样一直走，一个单程去学校要 5 个小时，来回 10 个小时。

阿布洛哈村

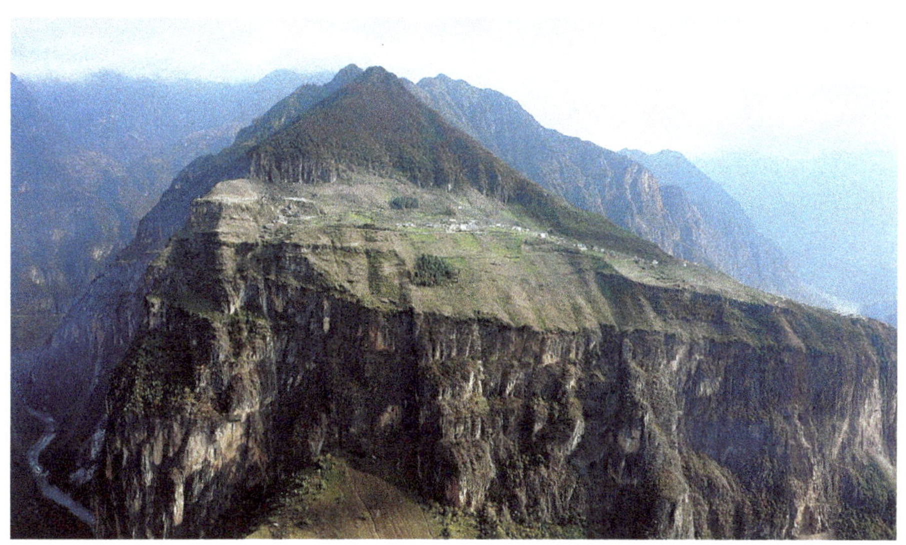

精准扶贫，旧村焕新颜

2018 年农历新年前夕，正值脱贫攻坚战决胜关头，习近平总书记沿着坡急沟深的盘山公路，来到大凉山深处，看望慰问干部群众。在海拔 2500 米的三河村，总书记与干部群众围坐在火塘边一起谋划精准脱贫之策。

习近平：社会主义就是要让人民过上幸福美好的生活，一个民族、一个家庭、一个人都不能少。

习近平总书记坚定地表示："共产党给老百姓的承诺，一定要兑现！"

一声承诺重千钧！四川省派出 5700 名扶贫干部、2497 名村第一书记，进村入户、一人一策，找准"病根"，拔掉"穷根"，向着大凉山这块贫穷的高地发起冲锋。

吉列子日：当时在修这条路的时候难度特别大。特别是在当时施工的时候，两个挖（掘）机驾驶员，就牺牲在这个位置。

王扎塔，一位来自四川盐源的苗族小伙子，牺牲时年仅 24 岁。薛学斌的家，远在福建平潭，牺牲时也只有 33 岁。两个年轻生命，化作了永远的生命路标。

2019 年 11 月 30 日，一架米 -26 直升机将挖掘机、装载机、潜孔钻机一一运进深山。仅用

8天时间，阿布洛哈村最后一公里，也是全国最
后一公里通村公路，最终打通。

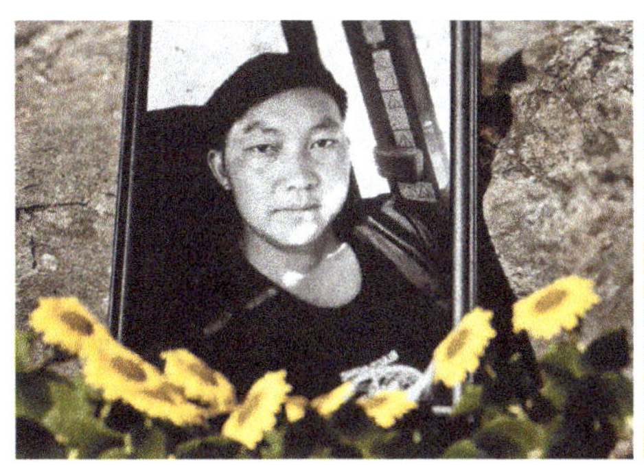
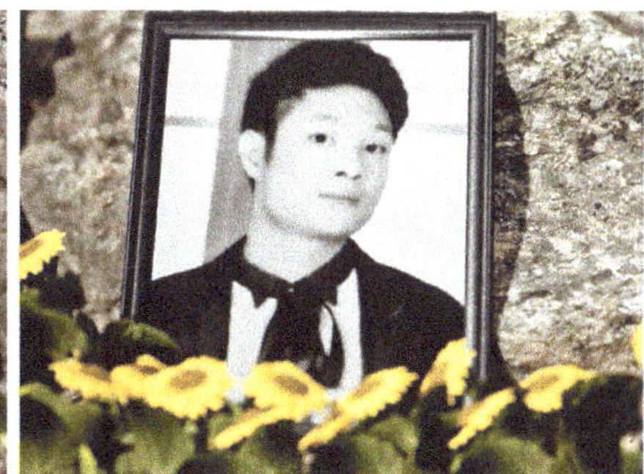

牺牲的挖掘机驾驶员王扎塔（左）、薛学斌（右）

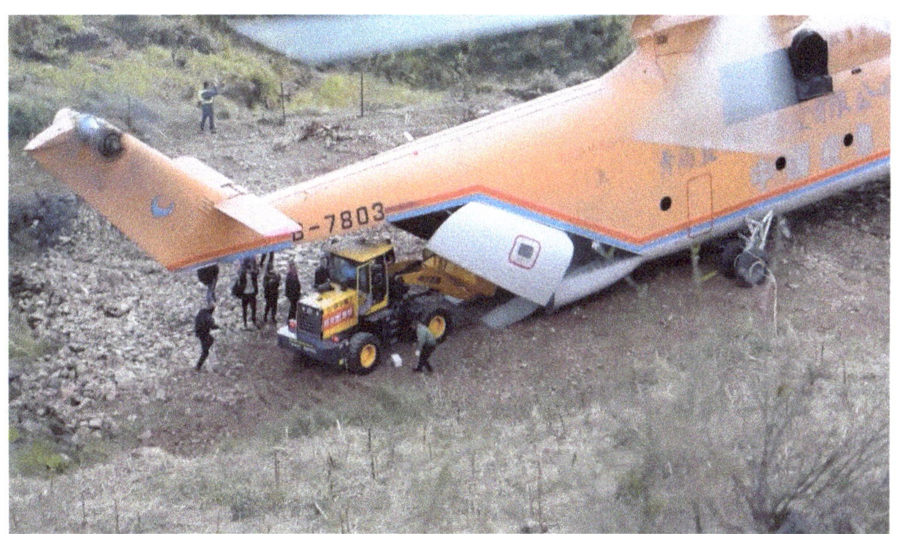

直升机吊装

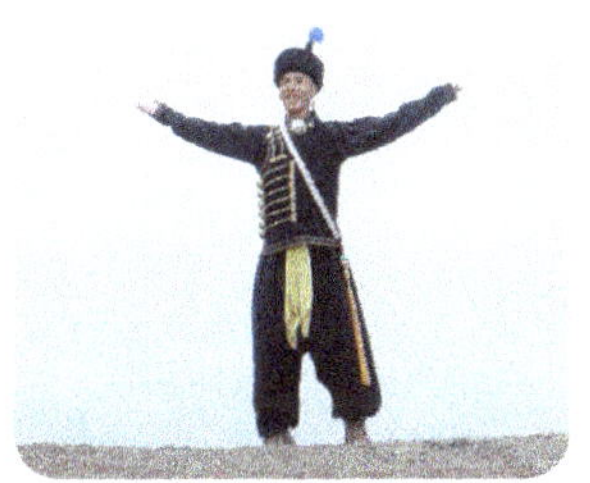

布拖高腔 彝族男歌手
沙马日海

四通八达的公路，带给一座座彝族村寨的是
渐渐富起来的好日子，是一天更比一天幸福的新

生活。今天的阿布洛哈村村民，坐车 10 多分钟就可出村，2 个多小时就能到县城，花椒、蜂蜜等特色农产品也能快递出村。

2020 年 5 月，"悬崖村" 84 户贫困户全部从山上的土坯房搬下山，住进了政府扶贫安置点里的楼房。

当年 11 月，凉山州最后 7 个国家级贫困县全部摘帽。

曾经爬藤梯的小女孩石扎惹作，如今已是昭觉中学初二的学生。

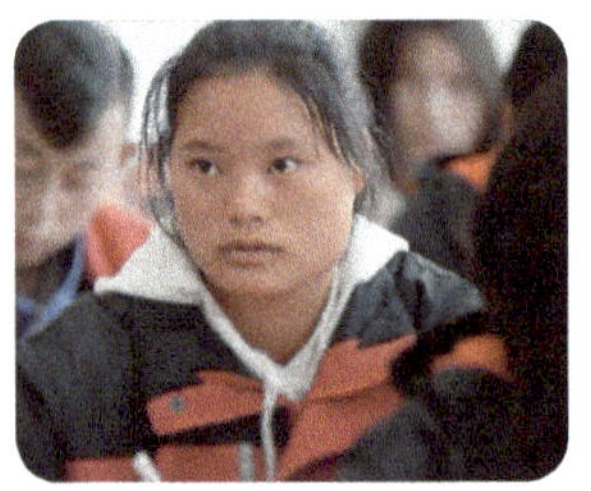

石扎惹作 四川省昭觉中学学生

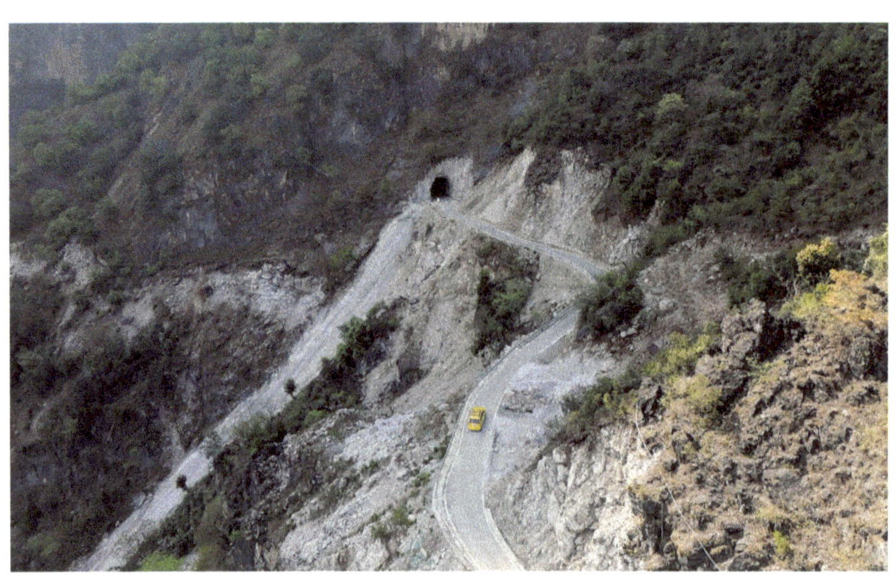

阿布洛哈村通车

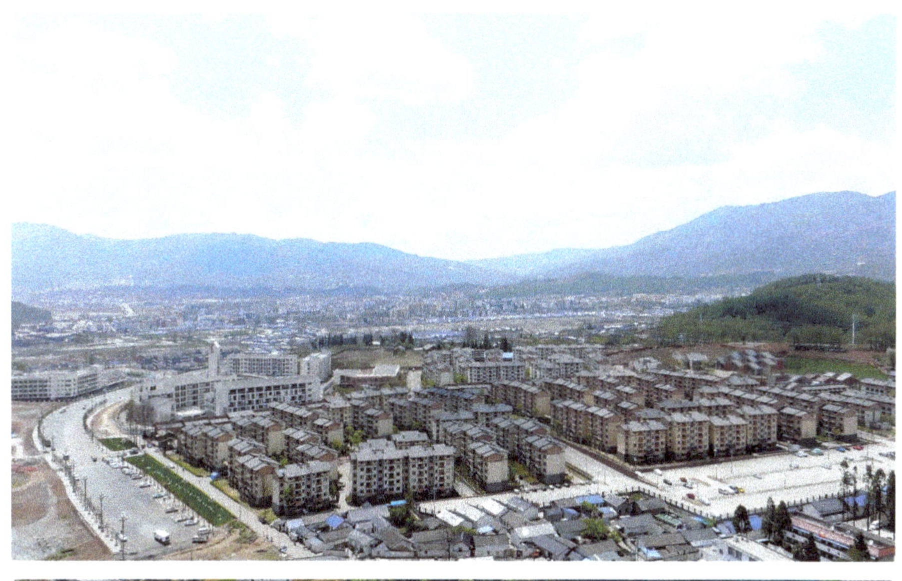

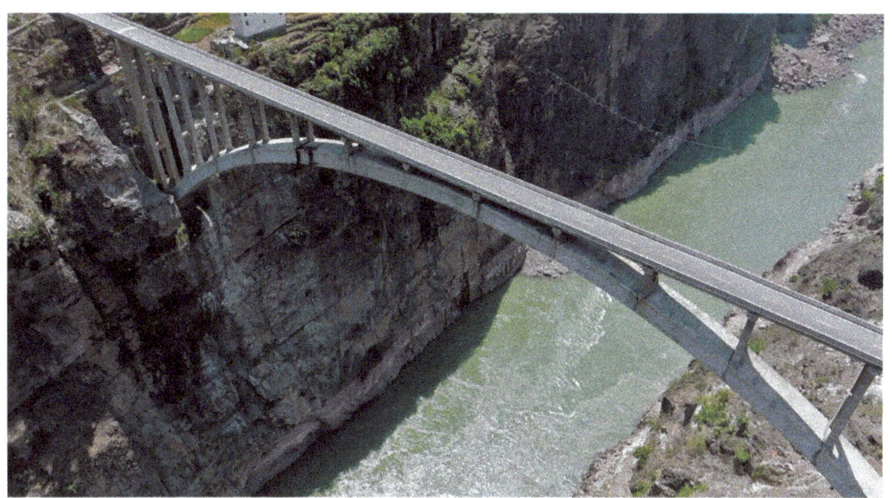

上图："悬崖村"贫困户
搬家、昭觉县安居点

下图：冯家坪大桥

天堑变通途。在距离蒋世学守候了20多年的这条溜索几百米的地方——冯家坪，跨省大桥飞架南北。

如今的蒋世学还在开溜索。只不过，老人的生意，是运送一些体验溜索的游客。

"还是高兴，因为大桥修通了对大家都好，车开到大门口更幸福了。"

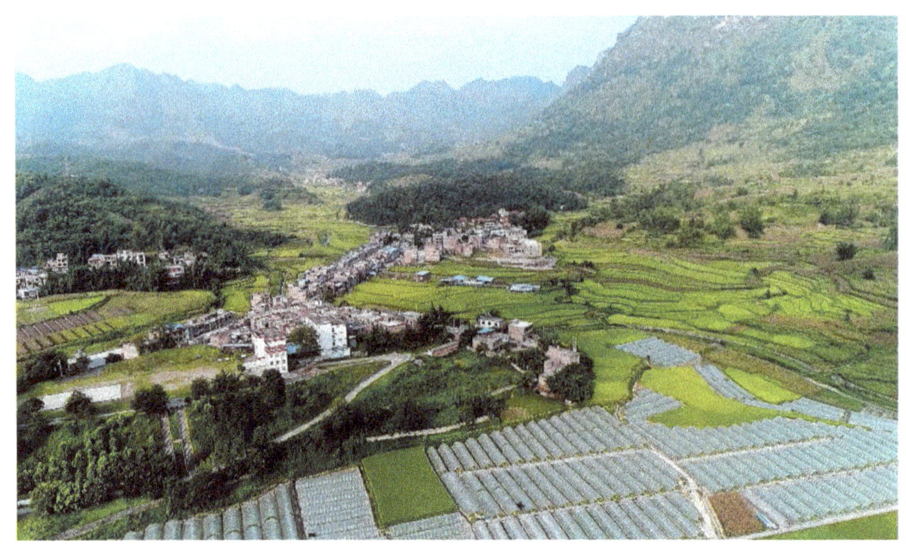

今天的凉山州

扶贫之路的牺牲奉献

产业兴旺、生态宜居、乡风文明，在大凉山脱胎换骨、"一步跨千年"的背后，是无数人的默默付出和牺牲奉献。大凉山脱贫攻坚战，有90多名扶贫干部因公负伤，38人以身殉职。

如今，从峡谷中打捞上来的两位挖掘机手生前使用过的挖掘机残件，陈列在凉山州脱贫攻坚展览馆内，无言地诉说着今天长征路上脱贫攻坚战的惊心动魄。

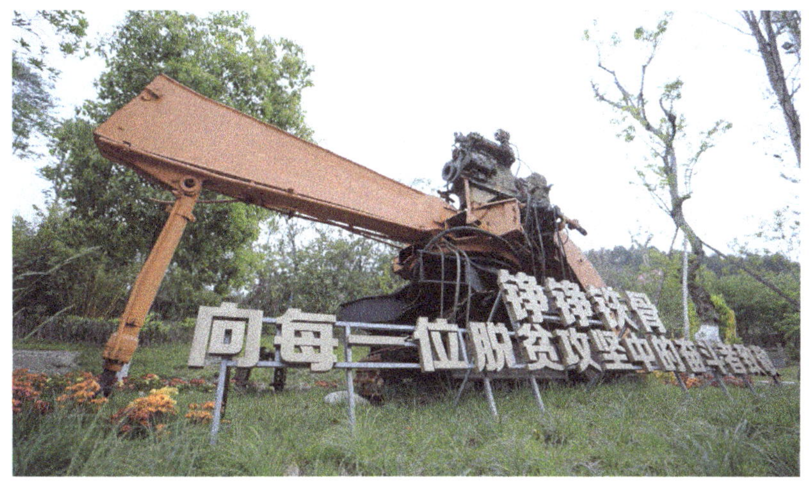

从峡谷中打捞上
来的两位挖掘机
手生前使用过的
挖掘机残件，陈
列在凉山州脱贫
攻坚展览馆内

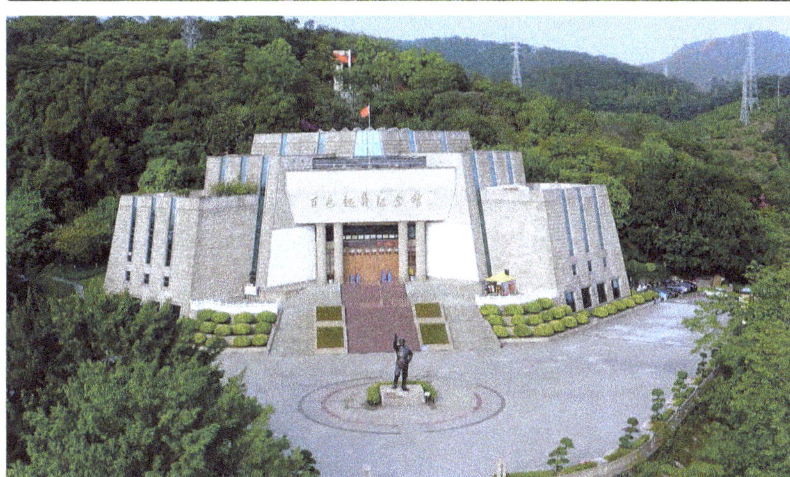

广西百色 百色
起义纪念馆

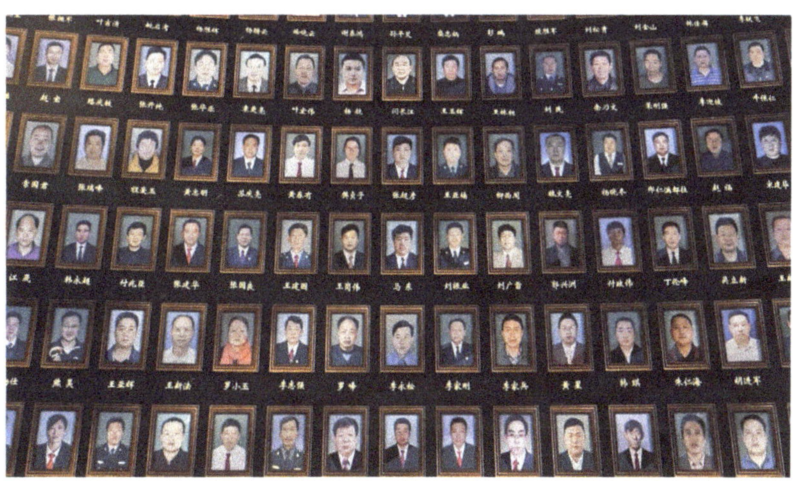

牺牲扶贫干部
照片墙

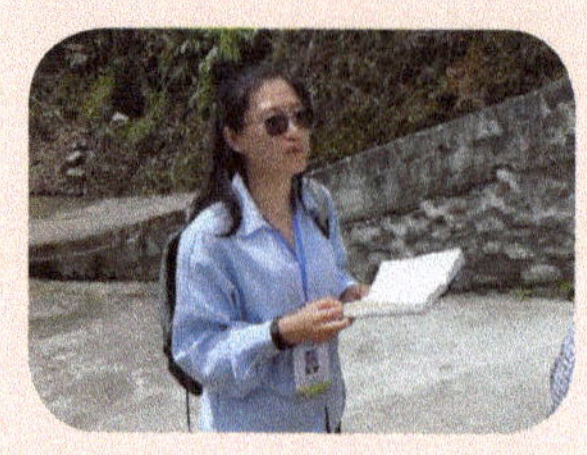

黄文秀

　　"扶贫之路，对我而言更像是心中的长征。"

　　这是一位年轻的第一书记驻村刚满一年时，留在朋友圈中的一段话。365天，她的汽车仪表盘上的里程数，正好增加了25000公里。这一年，她所在的壮族村庄有88户418人脱贫。一个暴雨之夜，她在返回扶贫点途中遭遇山洪，献出了年仅30岁的生命。她，就是广西百色市百坭村第一书记黄文秀。

　　当年，百色起义后诞生的红七军，正是从黄文秀牺牲的这片红土地出发，历尽千难万险来到江西苏区，史称"小长征"。

　　脱贫攻坚，1800多名优秀基层扶贫干部殉职在第一线，用生命和热血高耸起中华民族新长征征程上的巍峨丰碑。

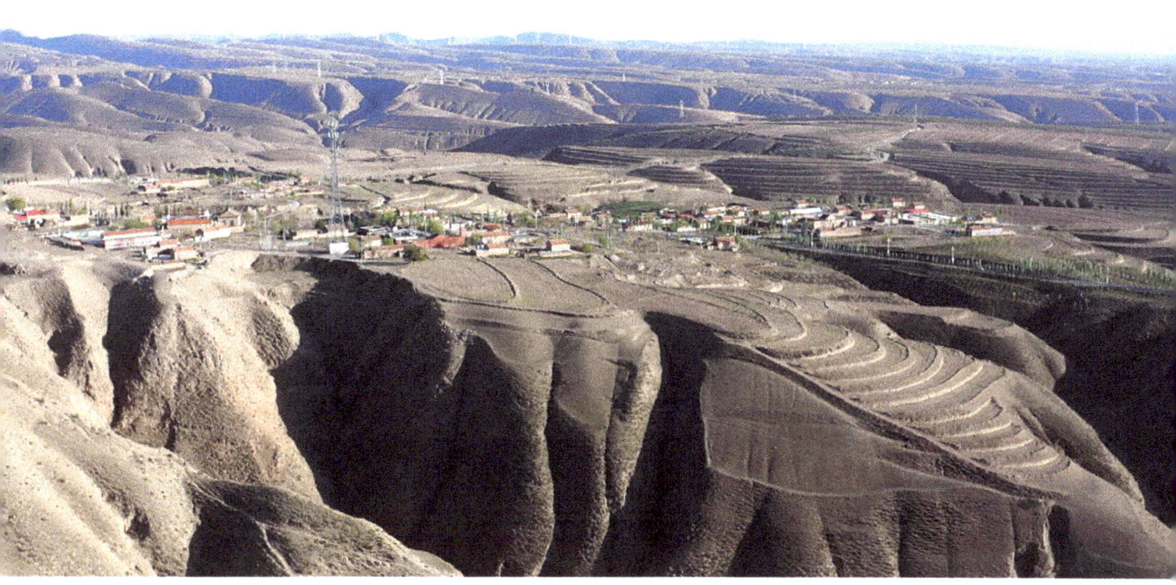

宁夏 同心 豫旺堡

（六）宁夏西海固

豫旺堡

《西行漫记》一书中多次提到豫旺堡。

斯诺写道："我终于来到了豫旺堡，那是宁夏南部一个很大的有城墙的市镇，那时候是红军一方面军和司令员彭德怀的司令部所在地。"

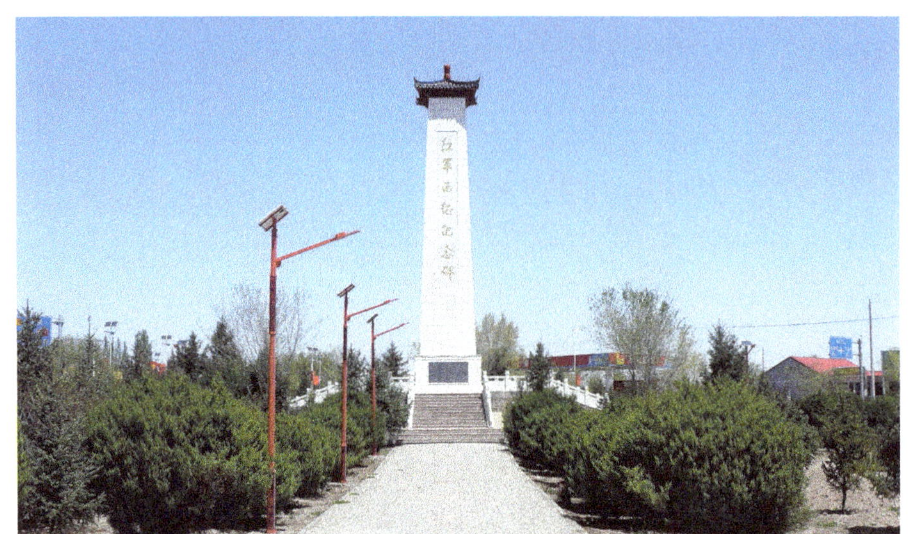

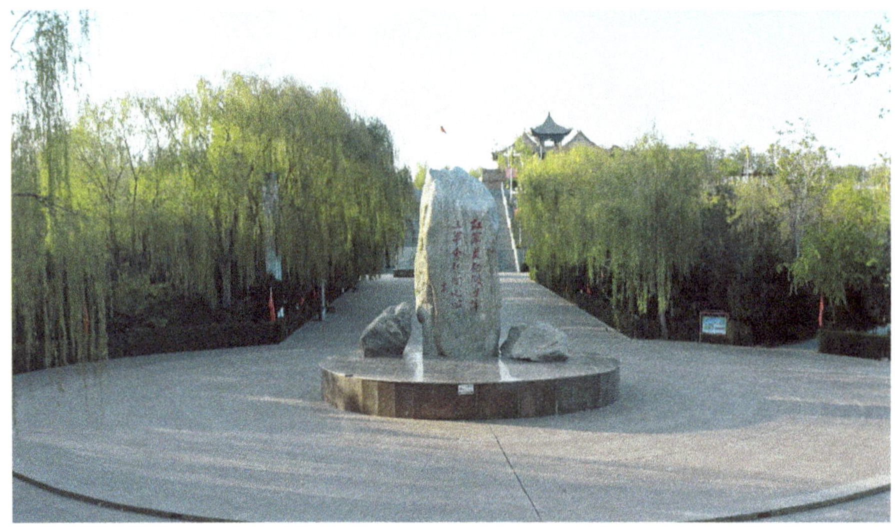

红军西征纪念碑、纪念园

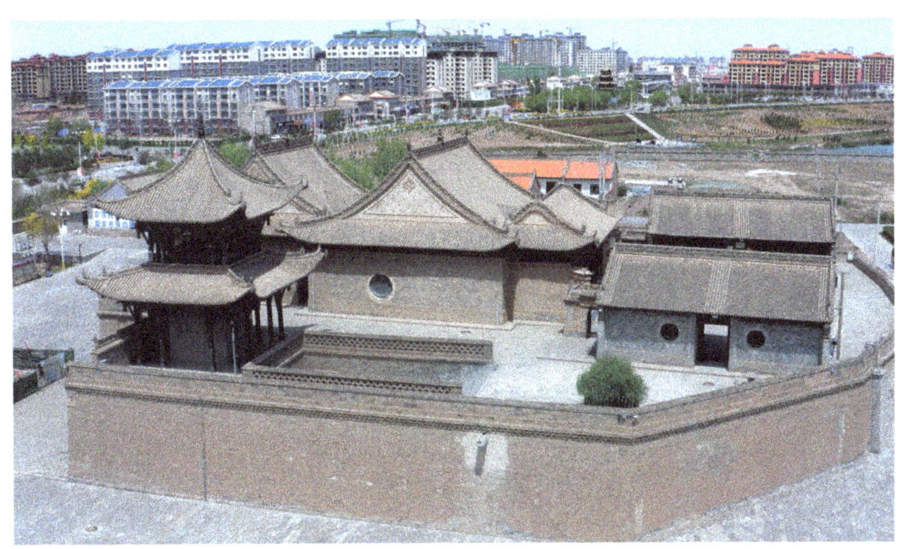

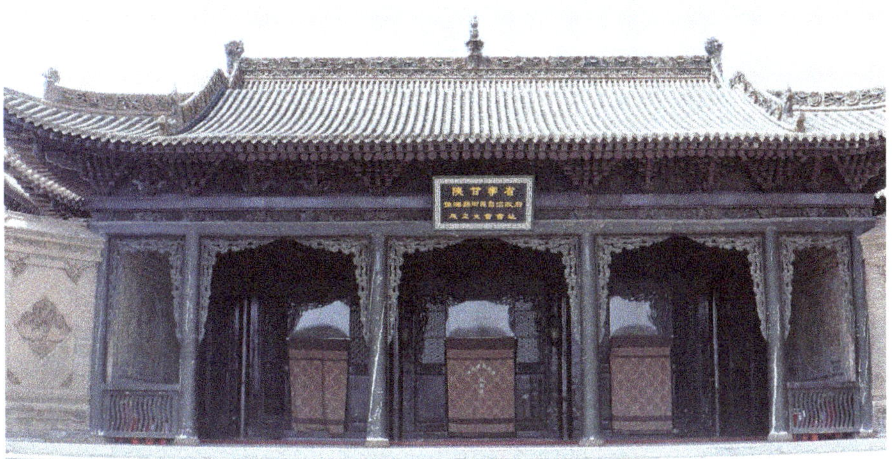

上图：同心清真大寺

下图：长征国家文化公园（宁夏段）陕甘宁省豫海县回民自治政府成立大会会址

当年为迎接红二、红四方面军的到来，先期到达陕北的中央红军进行西征，将陕甘革命根据地拓展为陕甘宁革命根据地，在今天的宁夏同心成立了陕甘宁省豫海县回民自治政府。

这些年古城改造，当地人一直保护着这些珍藏着红军故事的窑洞。

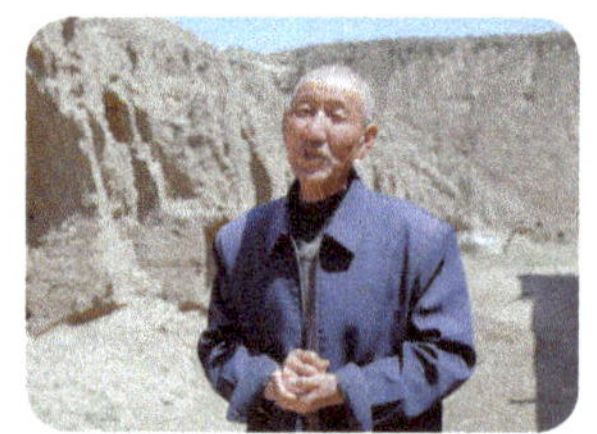

杨正华 马高庄乡村民

杨正华：1936 年红军西征到了豫旺堡以后，就听说还有杨家堡子。当时红军进来，彭德怀、徐海东、斯诺，在这个房里办过公。

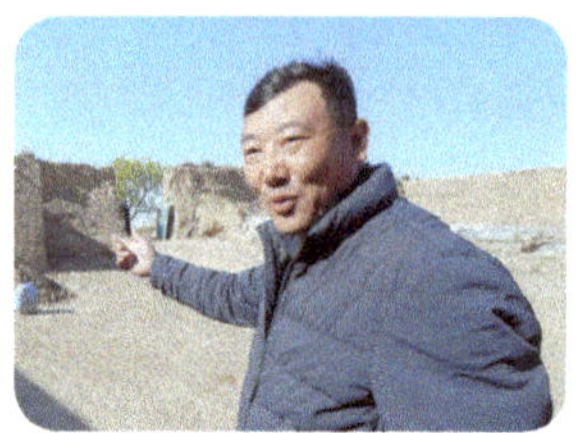

韩清龙 马高庄乡村民

韩清龙：这就是当年咱们红军的指挥部，现在塌下来了，我们正在修缮。我们就是按照当初的原貌，去把这窑洞继续修起来。

斯诺当年在豫旺堡惊喜地看到，红军在这里深受回民拥戴。他在《西行漫记》中分析，那是因为共产党向回民做出了庄严的承诺。诺言是："取消一切苛捐杂税。协助成立回民自治政府。保护回族文化。保证各派宗教自由。"

《西行漫记》书籍

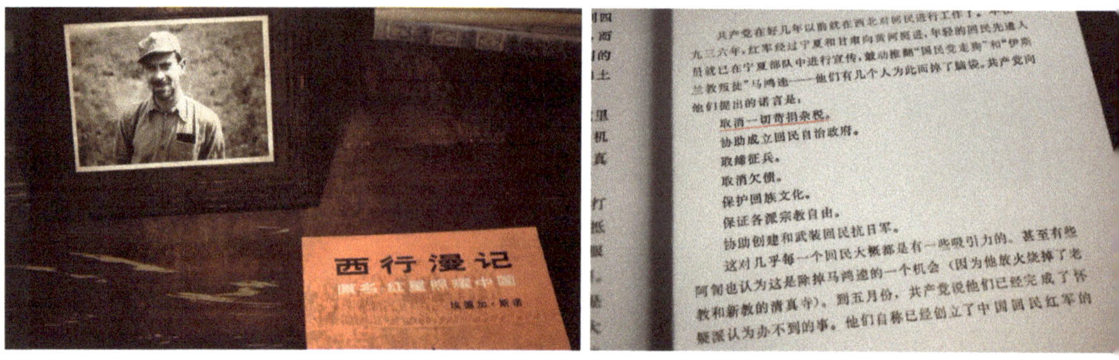

长征之歌

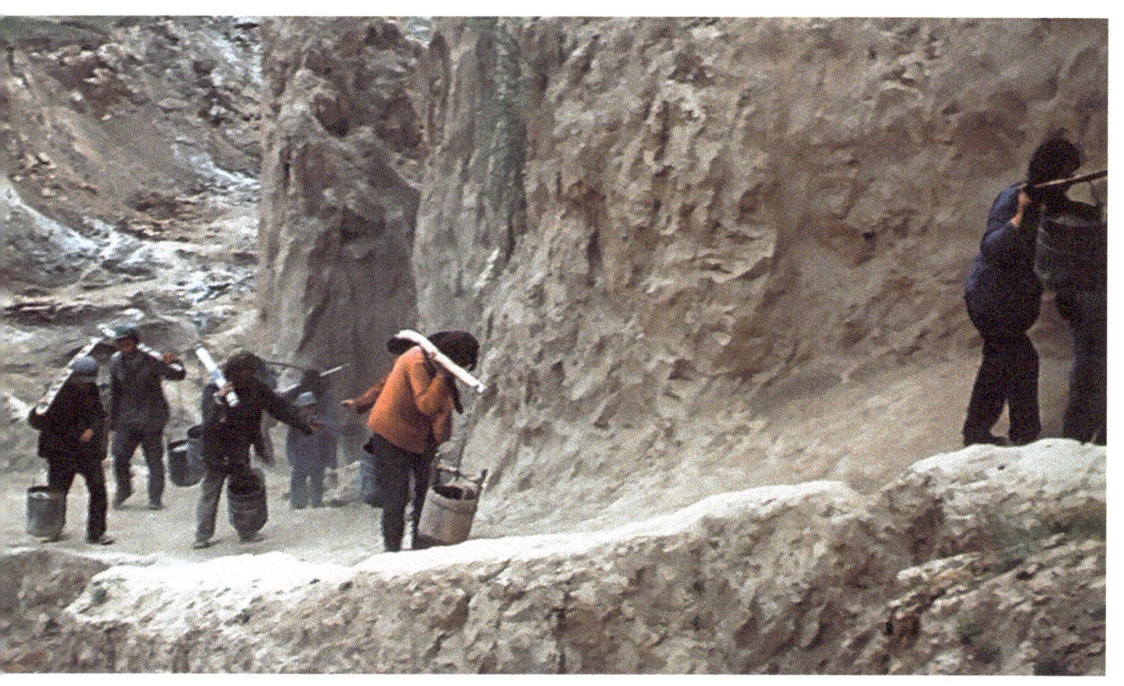

西海固旧貌

闽宁镇

　　"西海固"是宁夏西吉、海原、固原三县的简称，曾在 1972 年被联合国粮食开发署确定为最不适宜人类生存的地区之一。豫旺堡，就位于这一地区的中心位置。

　　1997 年春，时任福建省委副书记的习近平来到了西海固。尽管有着 7 年的陕北插队经历，这里的贫困还是令习近平深深震撼。他提议将西海固不宜生存地方的贫困群众，"吊庄"搬迁到银川河套平原待开发荒漠地，建设新家园，并亲自命名为：闽宁村。

习近平：“吊庄”是宁夏的词，福建就是“移民”，就是把这个村子从这吊到这来。

习近平总书记一直关注着闽宁扶贫协作进展，曾先后三次深入宁夏西海固地区，调研了解两地扶贫协作工作。

曾经风沙蔽日的闽宁村，如今已发展成了以红酒为支柱产业的现代化的闽宁镇。

10 年前随着移民大军来到闽宁村时，刘莉对红酒几乎一无所知，而今她是这家酒庄的车间主任。

如同刘莉一样，截至 2021 年底，闽宁镇众多百姓实现了就近就业，人均收入比 1997 年增长了 32 倍。

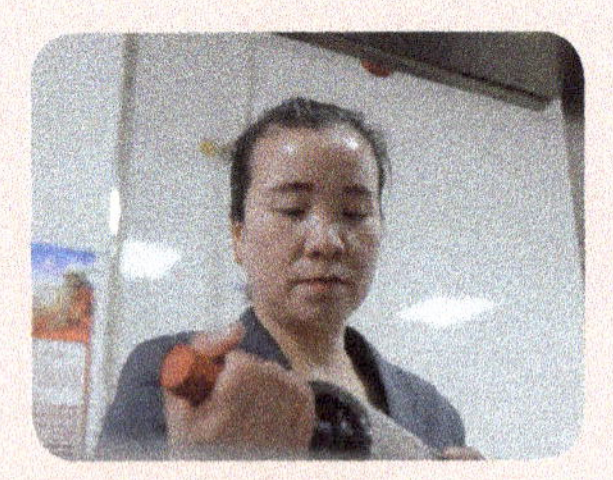

刘莉在酒庄工作

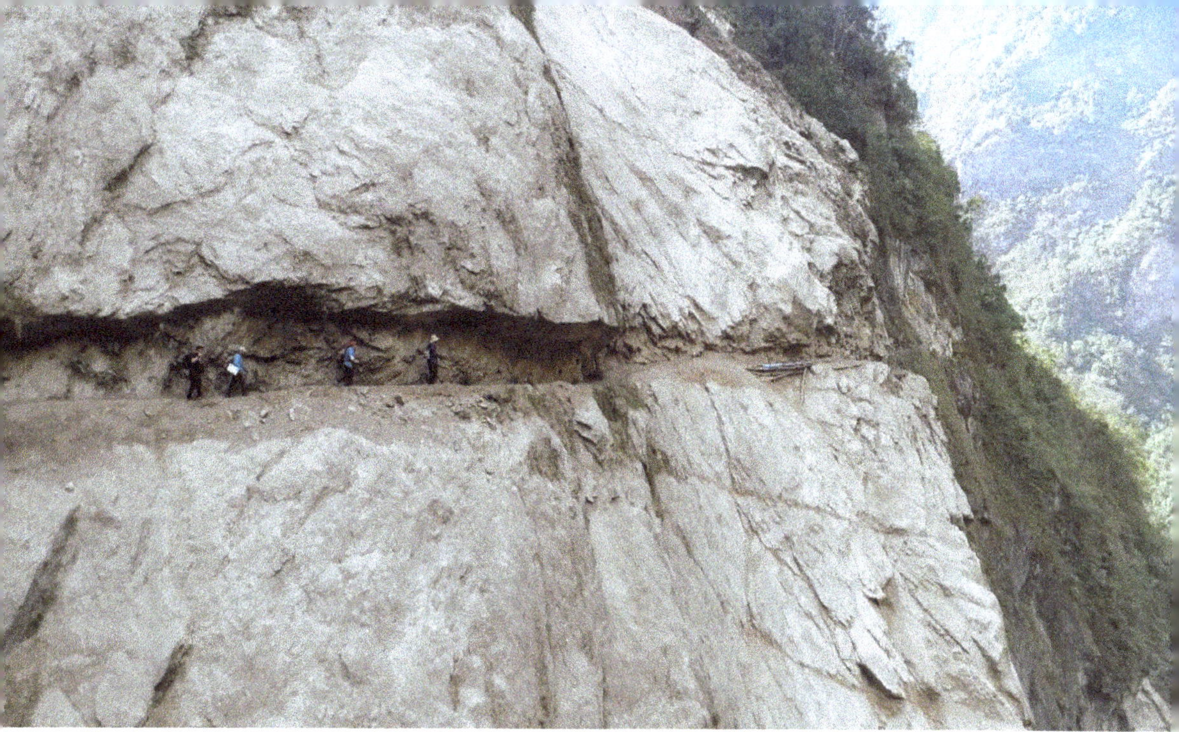

脱贫攻坚路上

（尾声）扶贫开发新长征的胜利

六盘山，是红军长征翻越的最后一座山。

习近平总书记指出，脱贫攻坚就像翻越六盘山，只有翻越这最后一座高山，扶贫开发的万里长征才能取得最后胜利。

在标注着中国贫困地区的地图上，最后 14 个集中连片特困地区，有 10 个片区处于长征沿线。

到 2020 年底，这 14 个集中连片特困地区已经全部脱贫摘帽。

1949 年，当中国共产党开始执政的时候，时任美国国务卿艾奇逊曾经断言："历代政府都没有解决中国人的吃饭问题，共产党政权也解决不了。"

然而，中国不仅整整提前 10 年实现了联合国 2015 年制定的 2030 年全球消除极端贫困目标，而且已经全面建成小康社会。

显然，艾奇逊忽视了这样一个事实，一个能够创造出长征这样伟大奇迹的政党，也必然能够兑现让人民过上好日子这一庄严承诺。

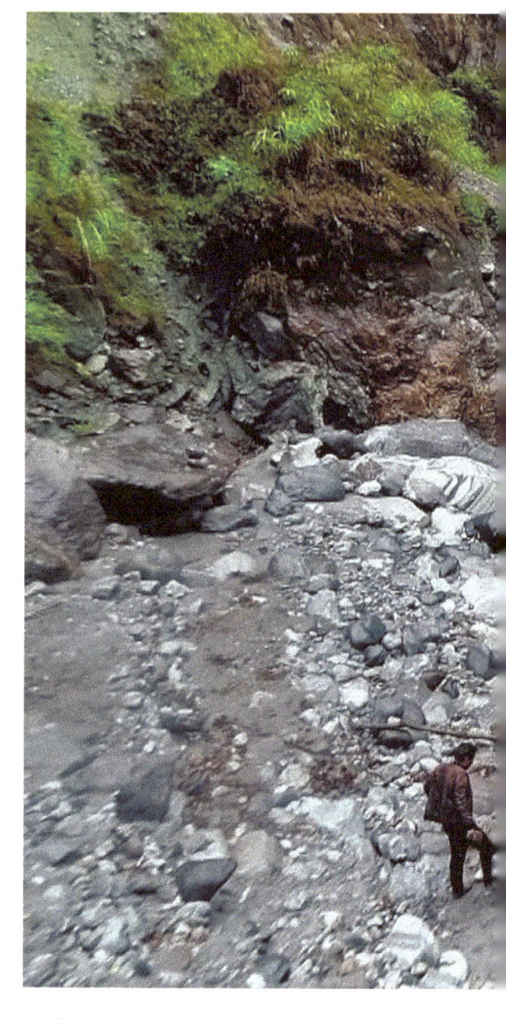

脱贫攻坚路上

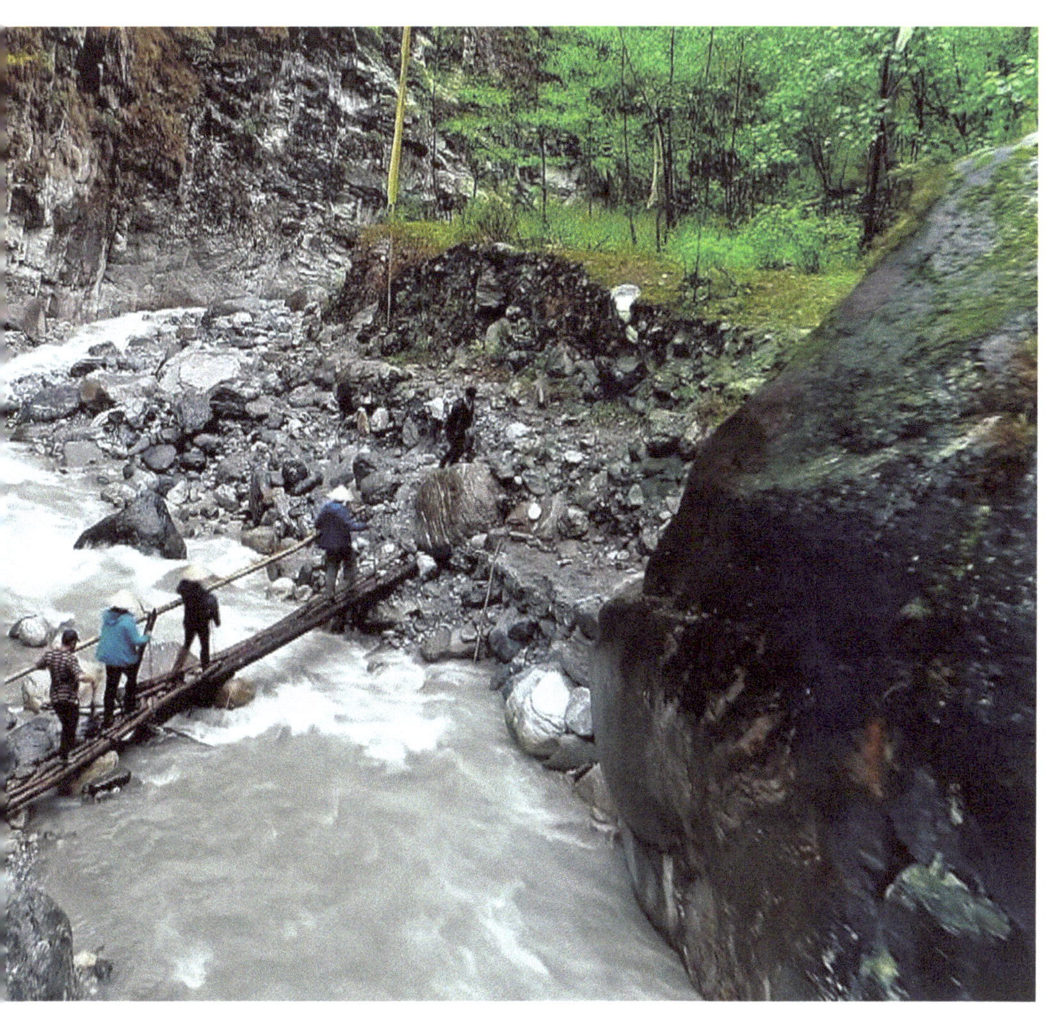

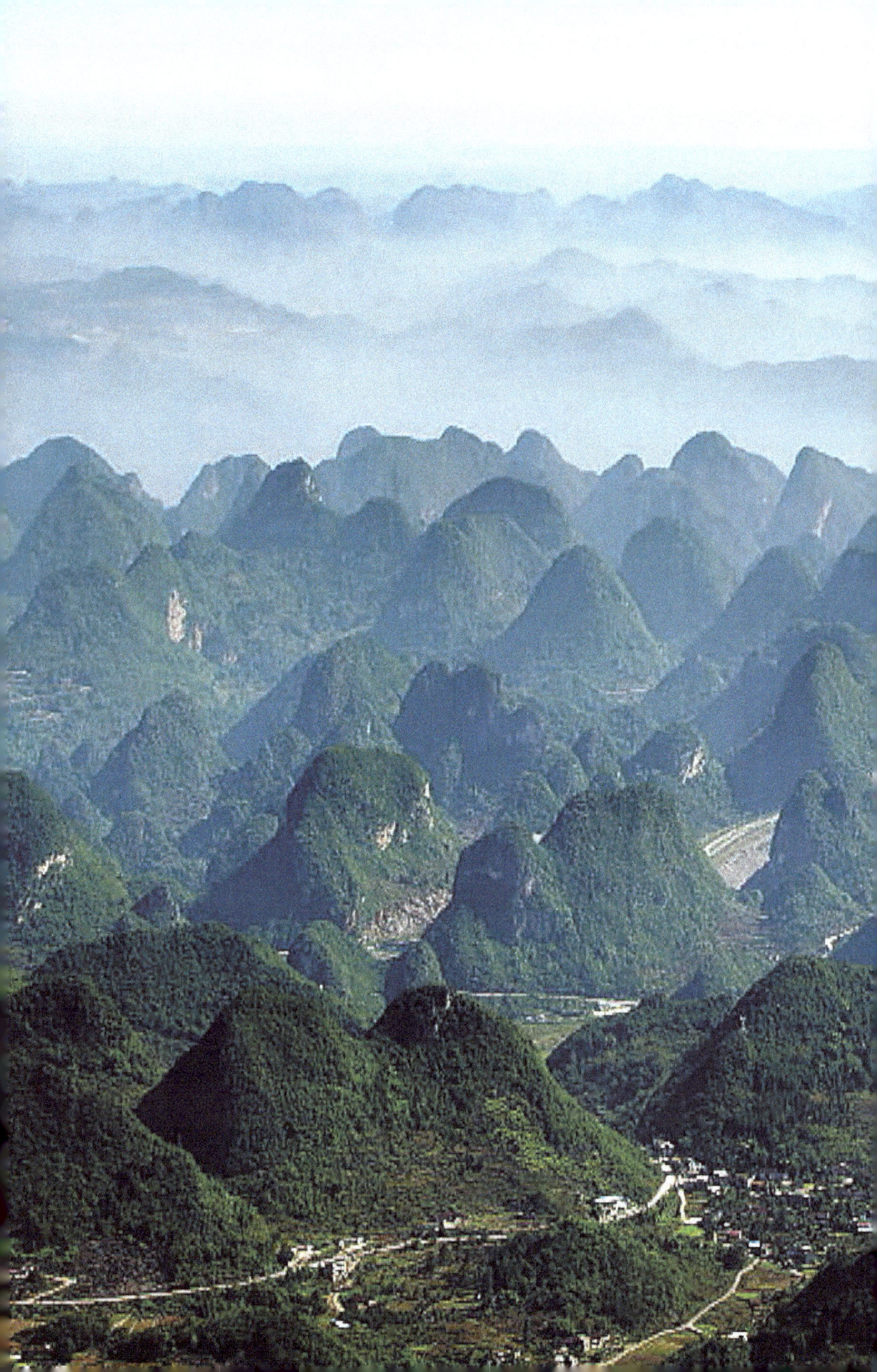

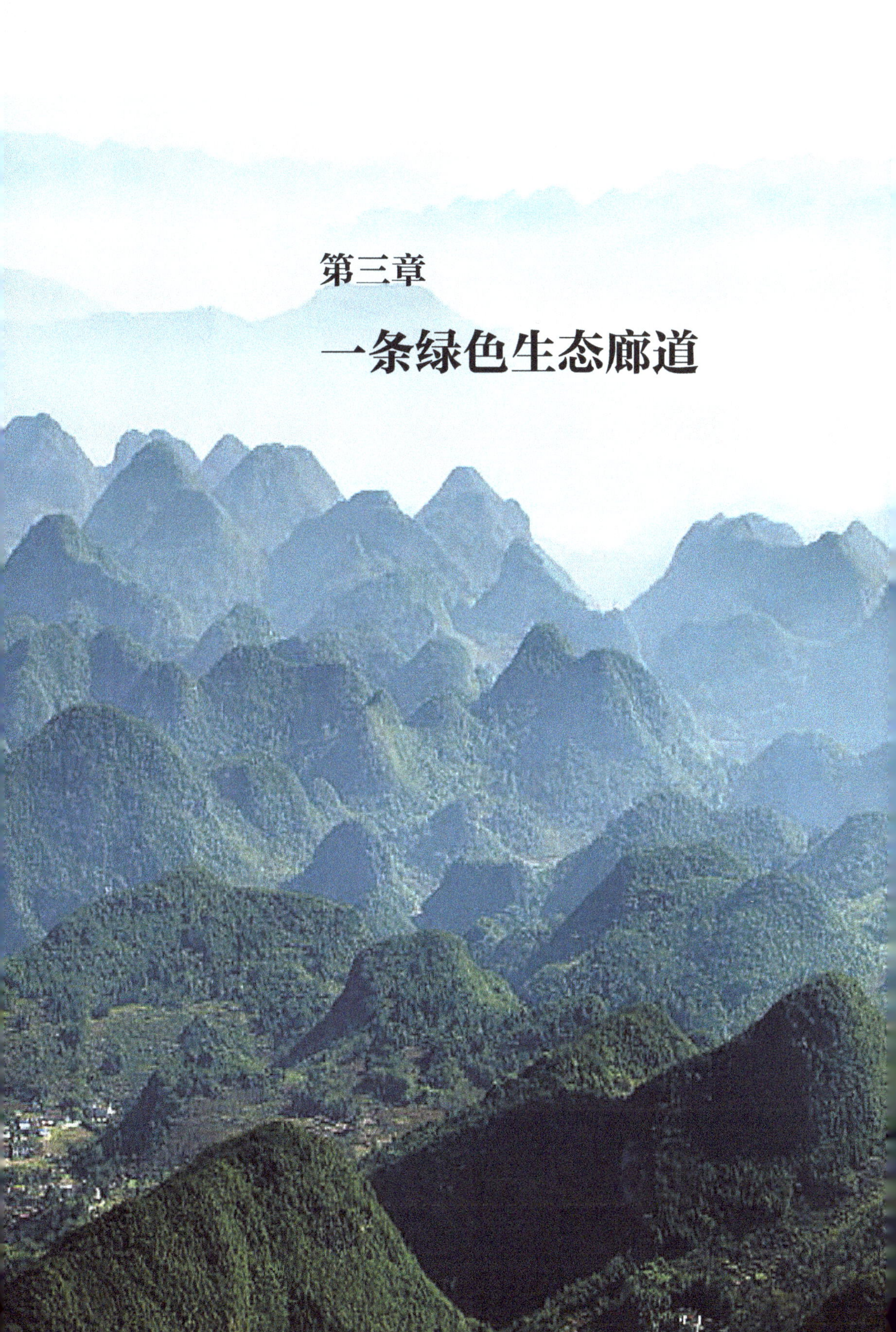

第三章
一条绿色生态廊道

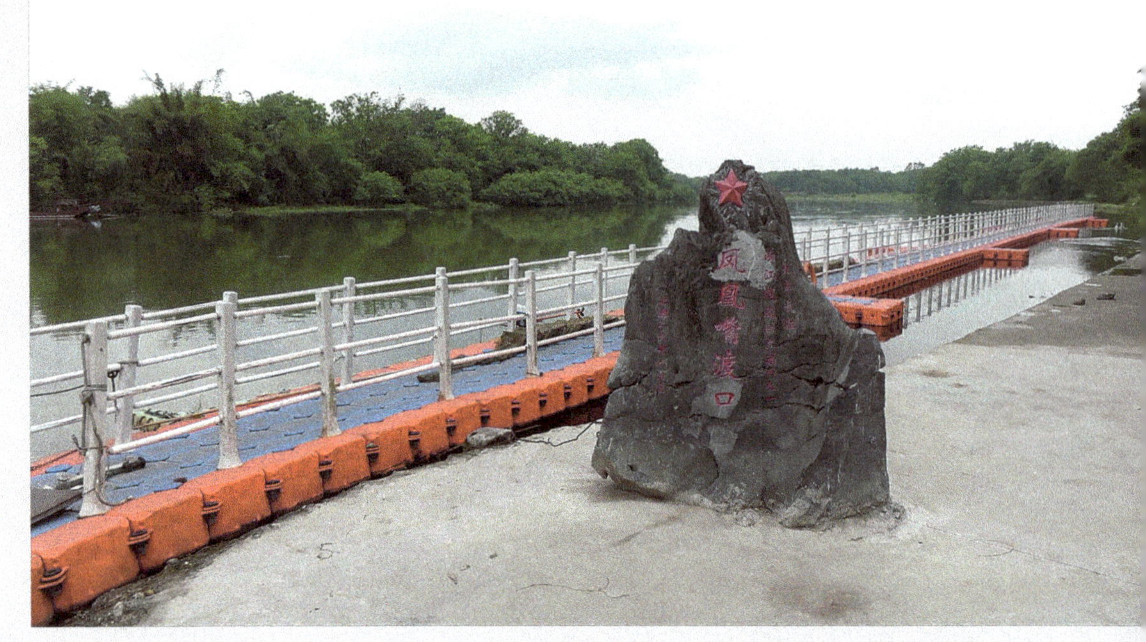

长征国家文化公园（广西段）凤凰嘴渡口

　　80多年前，从中国南方的连绵丘陵，到奇峰林立的云贵叠嶂，从冰封千丈的青藏高原，到沟壑纵横的黄土高坡，红军长征走过的，是一条中国最偏远、地理环境最艰险的道路。在敌人的炮火之下，每一位红军战士不畏艰险，勇于牺牲。在他们的心中，信仰的旗帜一直高高飘扬。

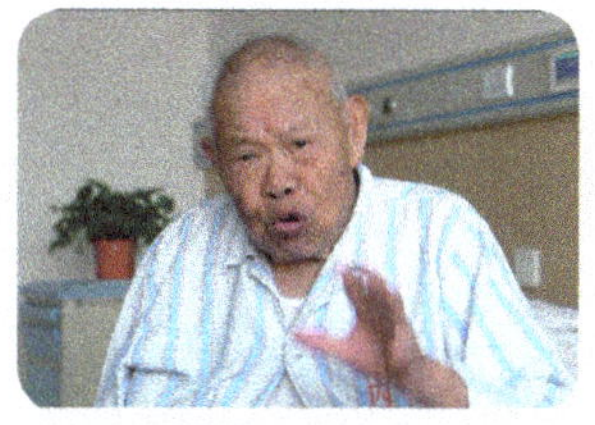

敌强我弱，武器装备好于我们几倍。

——陈有德 时年97岁 红六军团通信班长（2016年采访）

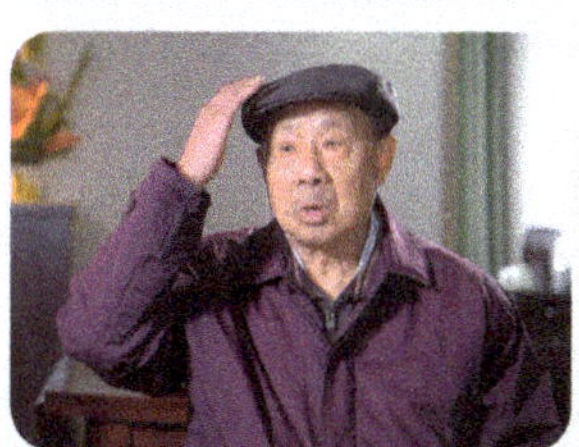

在我头上打了一个洞，也没有药，就是用草药，嘴巴就嚼，嚼了以后涂在头上，用一块布包着，这样扎起来就走。

——索心忠 时年95岁 红四方面军通信员（2016年采访）

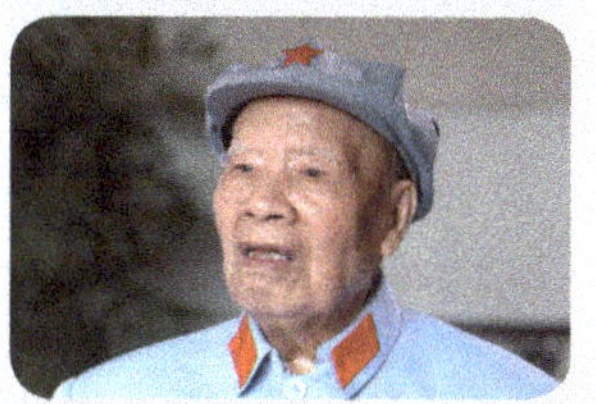

在贵州这些地方，也是不好走的。再是一个下雨，没有草鞋，打赤脚走。

——王道金 时年102岁 红一方面军红三军团侦察连长（2016年采访）

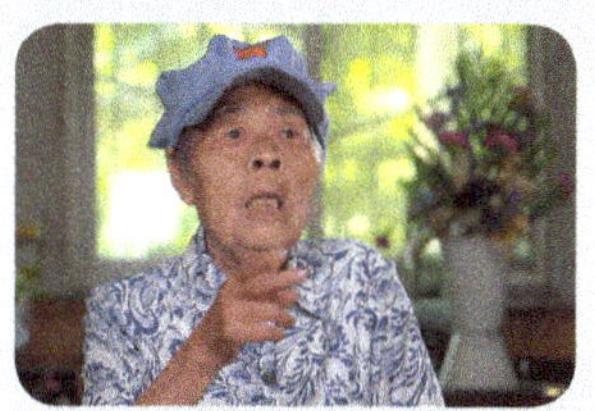

一年四季只有六月六那一天不下雪。

——苏智 时年95岁 红四方面军护理班长（2016年采访）

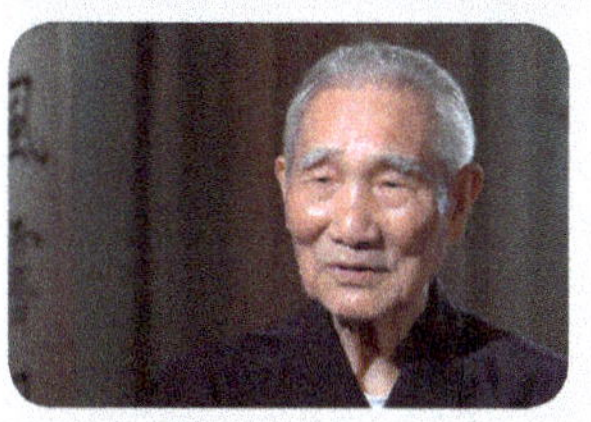

往下走的时候风大。就像那风把你吹着走一样。

——杨光明 时年94岁 红四方面军战士（2016年采访）

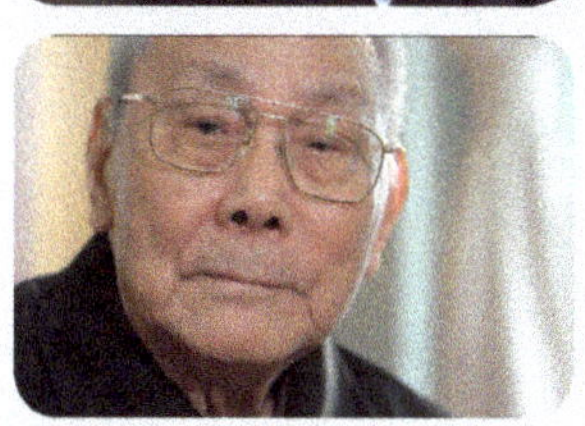

我们不知有多少同志，饿死、冻死的。

——阳震 时年96岁 红四方面军排长（2016年采访）

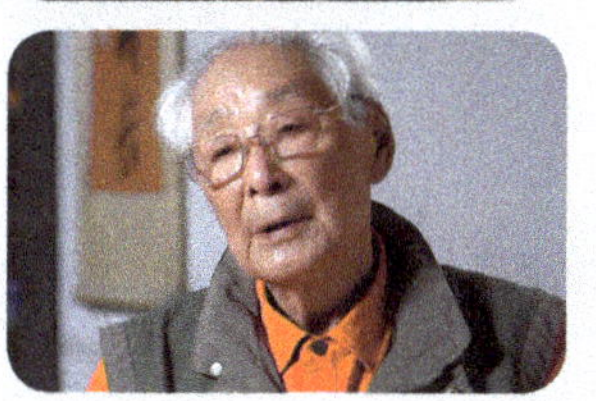

曾经几次都要死的，都没死了，为什么？因为信念，这是最重要的。

——秦华礼 时年103岁 红四方面军红四军军部电台负责人（2016年采访）

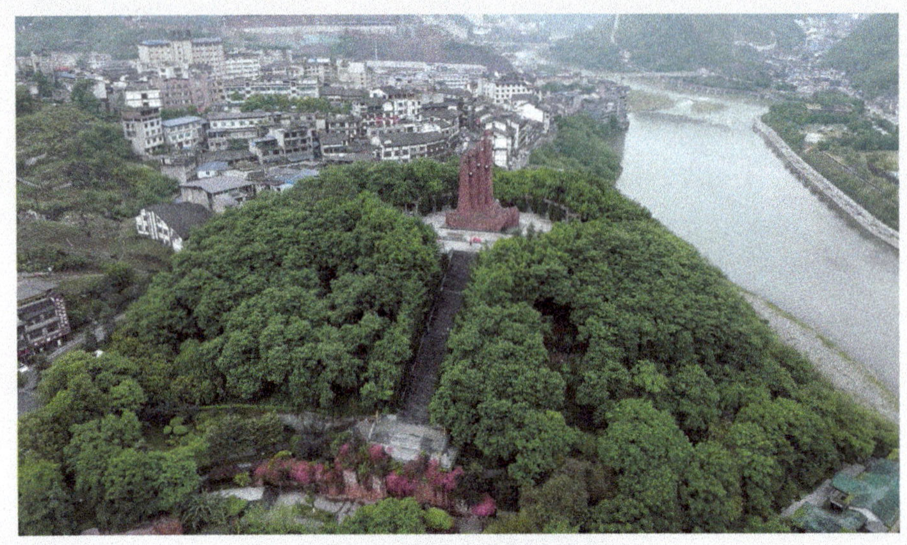

长征国家文化公园（贵州段）红军四渡赤水纪念园

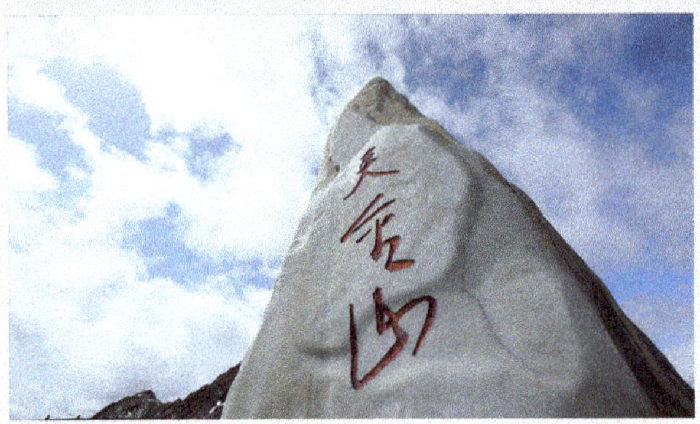

长征国家文化公园（四川段）夹金山

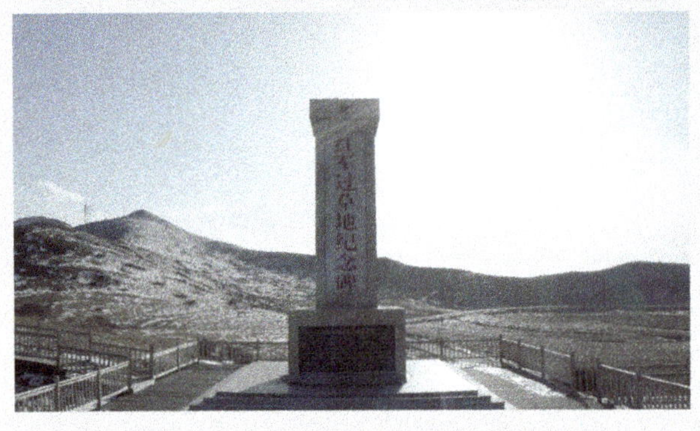

长征国家文化公园（四川段）红军过草地纪念碑

长征精神，从未远去！它已经深深镌刻在中国人的精神世界中。今天，中国人以"美丽中国"建设为基调，以壮丽山河为底色，构建着人与自然和谐共生的人类文明新形态。

山河壮丽，是我们告慰先辈的方式。

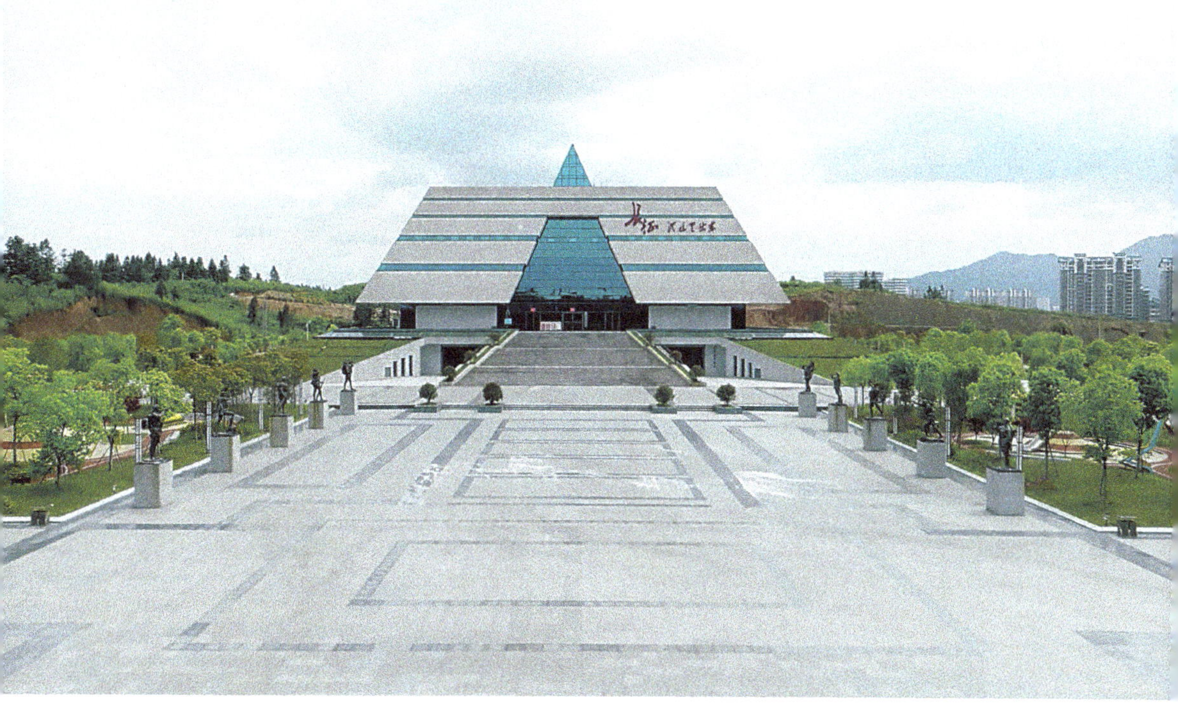

长征国家文化公园（福建段）宁化县长征精神教育基地

（一）生态文明的红色基因：宁化县长征精神教育基地

福建省宁化县，中央红军长征的四个出发地之一。1934年10月，6000多名宁化籍红军战士，告别亲人参加长征。此去一别，竟是他们与亲人的永别。到达陕北时，宁化籍红军战士仅剩58人。他们中的绝大部分，永远地留在了长征路上。

在中央红军走过的漫漫征途上，平均每300米就有一座由烈士化作的生命路标。红军的长征路，是一条由鲜血染就的红飘带。

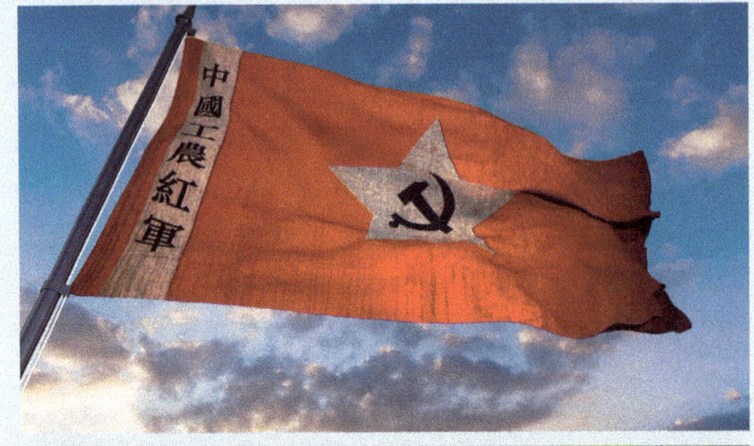

红军的长征路，是一条由鲜血染就的红飘带

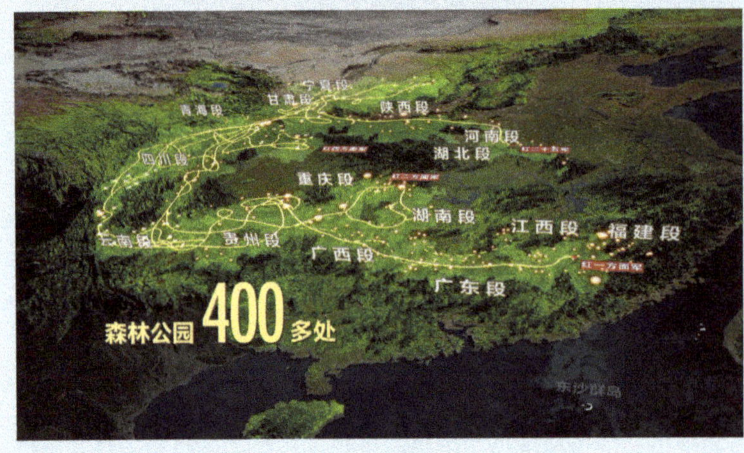

长征国家文化公园示意图

  红军长征路线从东南至西北跨越大半个中国，沿途有世界文化和自然遗产 13 处、地质公园 100 多处、森林公园 400 多处，体现出长征国家文化公园所具备的文化多样性、生态多样性及景观多样性。

  党的十八大以来，以习近平同志为核心的党中央把"美丽中国"作为生态文明建设的宏伟目标，引领亿万中国人民走上生态文明之路。长征国家文化公园把传承红色基因与建设生态文明有机结合，让历史与现实交相辉映。

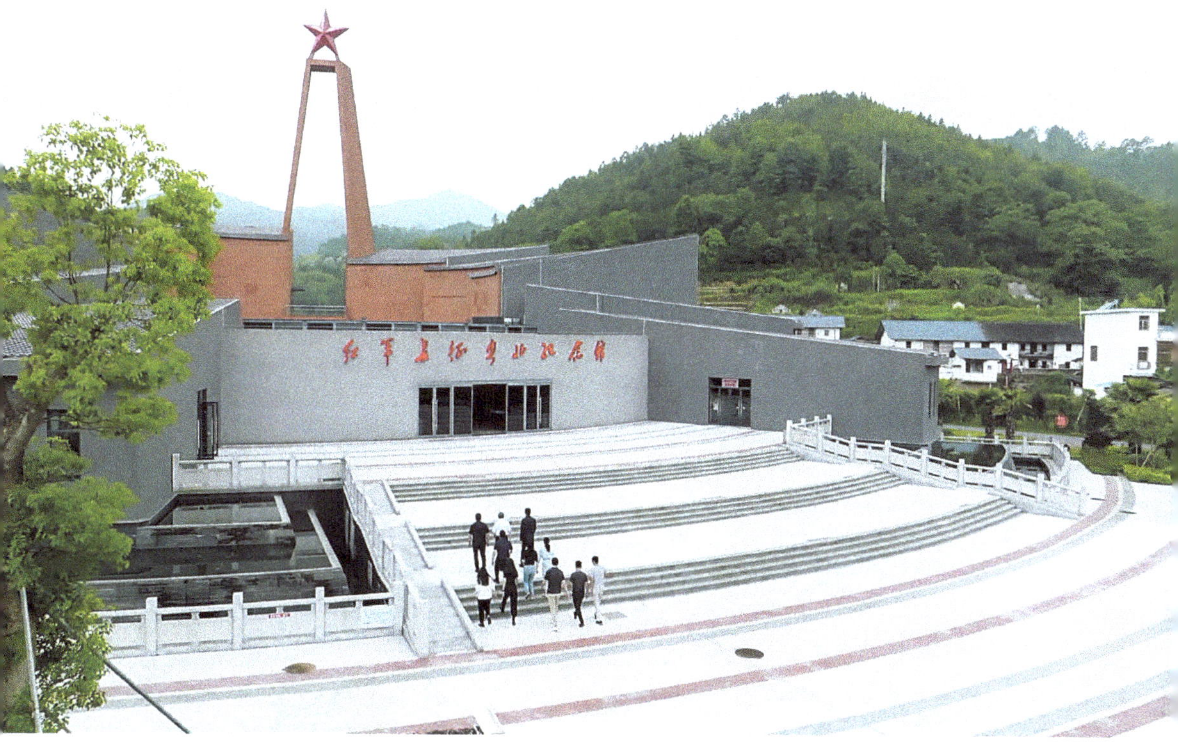

长征国家文化公园
（广东段）红军长
征粤北纪念馆

（二）节能减排的智慧与启示：红军长征粤北纪念馆

红军不怕远征难

万水千山只等闲……

红军长征粤北纪念馆，是长征国家文化公园在广东省内的、唯一的、以红军长征为主题的纪念馆。

在广东，当年蒋介石命令陈济棠率领的粤军，布下了三道封锁线。但是，红军以很小的代价，就取得了突破。

勇敢与智慧，是红军顺利地通过前三道封锁线的原因。

吕建成是中国科学院广州能源所所长。今天，他与同事们一起走进纪念馆，吸收着历史给予今天的启示和力量。

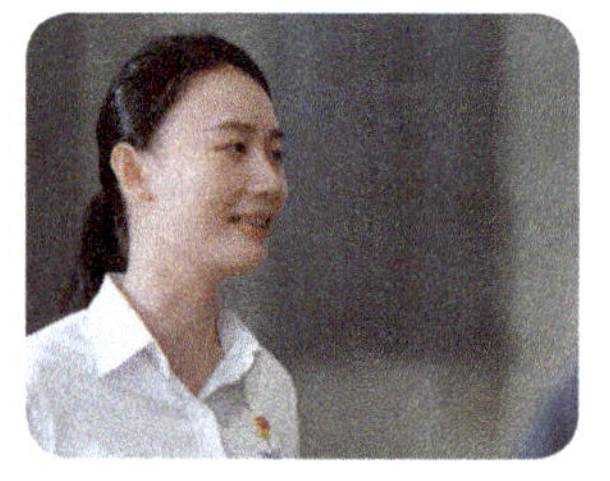

谭慧娴 红军长征粤北纪念馆讲解员

谭慧娴：（长征出发前），周恩来等领导人就派出潘汉年、何长工前往江西寻乌，与陈济棠部进行谈判合作。双方一共达成了五项秘密协定内容，其中第五条，必要时可以互相借道，（这）在中央红军长征初期发挥了重要的作用。

2021 年 4 月 22 日，中国政府在"领导人气候峰会"上，郑重向世界承诺，中国将力争 2030 年前实现碳达峰，2060 年前实现碳中和。

通常来讲，经济发展必然会带来碳排放增加。对于中国这个人口众多的发展中国家来说，如何兼顾环境保护和经济发展，是时代给吕建成团队提出的课题。

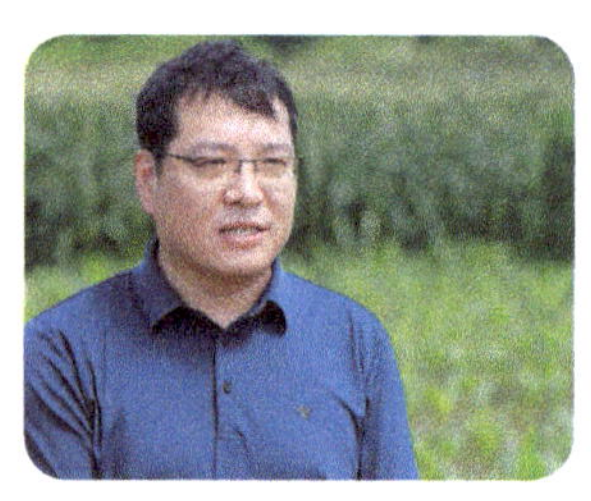

孙永明 中国科学院广州能源所副所长

孙永明：（用）矿渣的这些材料做新型建筑材料。传统上做这个板儿的过程中，主要用的是化石能源中的天然气去烧制。目前我们用的是农业废弃物，比如秸秆燃烧产生的天然气。

我们很多的技术也是受国外的封锁。

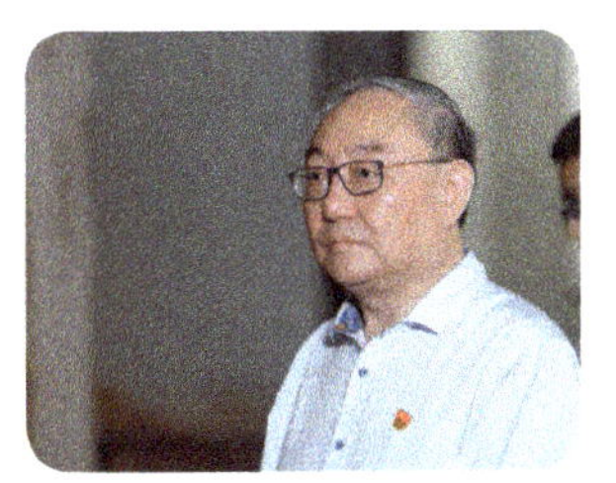

吕建成 中国科学院
广州能源所所长

吕建成和他的团队，用了十几年的时间，打通了两条技术路径。在他们的蓝图里，他们将把固体的工业、建筑废料变为新型建材；用农业废料生产沼气，为建材生产供能；用屋顶光伏发电为工厂提供运转动力。

这样几乎没有排碳的新型工厂，将落户在广东韶关，恰恰就在红军长征粤北纪念馆的不远处。

用智慧和勇气去面对新长征路上遇到的种种挑战，是吕建成和他的团队在长征精神中获得的丰富养分，并最终成为破局的利剑。

几乎没有排碳的
新型工厂模型图

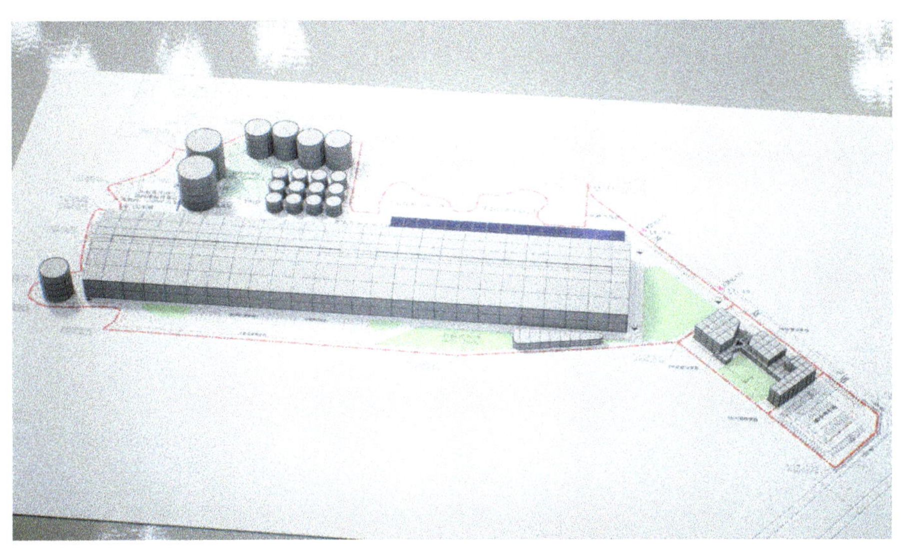

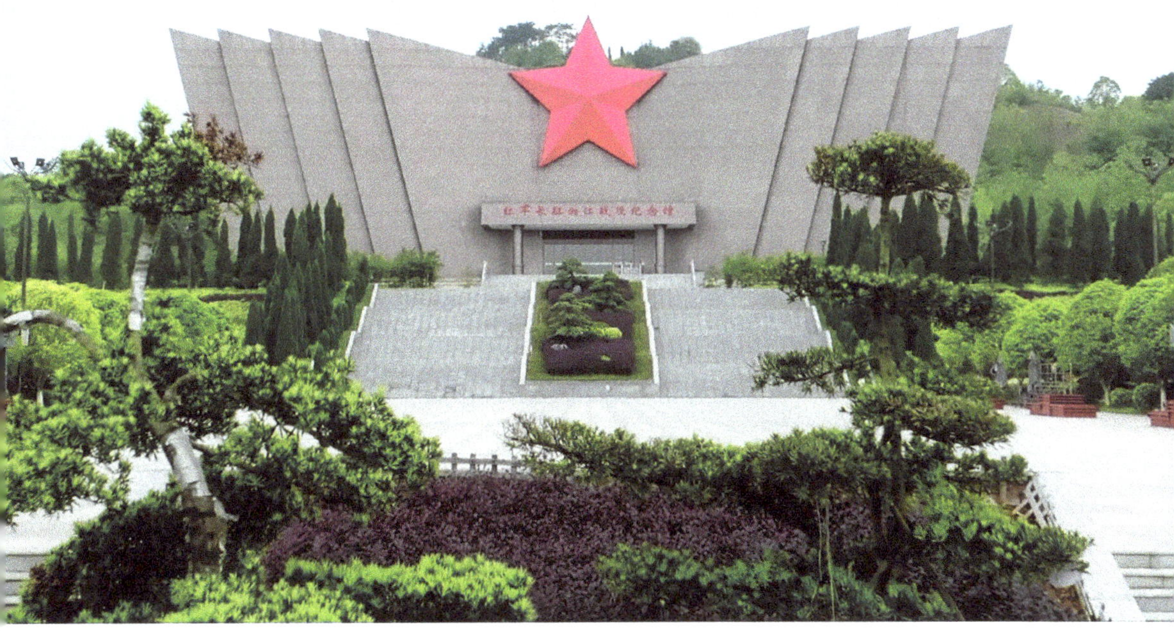

长征国家文化公园
（广西段）红军长征
湘江战役纪念园

（三）青山有幸埋忠骨：
广西湘江战役纪念园

湘江之战，是中央红军长征中最惨烈的一战。出发时中央红军共计 8.6 万人，此役之后，仅剩 3 万余人。

湘江战役中，担负总后卫的红 34 师全军覆没，29 岁的师长陈树湘负伤，在昏迷中被俘。醒来后，他硬是从腹部伤口处扯断了自己的肠子，用生命实现了生前立下的"为苏维埃流尽最后一滴血"的誓言。

2019 年，为了纪念这次惨烈的战役，中央批准在湘江战役脚山铺阻击战的原址上，兴建了一座纪念园。

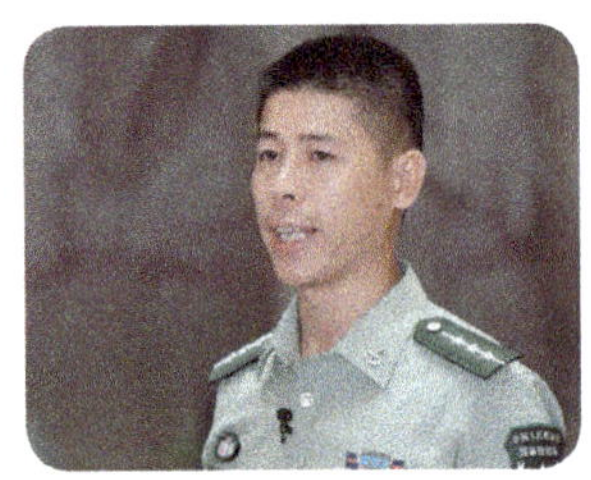

周运良 红军长征湘江战役纪念馆馆长

红军长征湘江战役纪念园分为纪念馆和纪念林两个部分，仅用 6 个多月的时间就建设完成。

巨幅浮雕墙

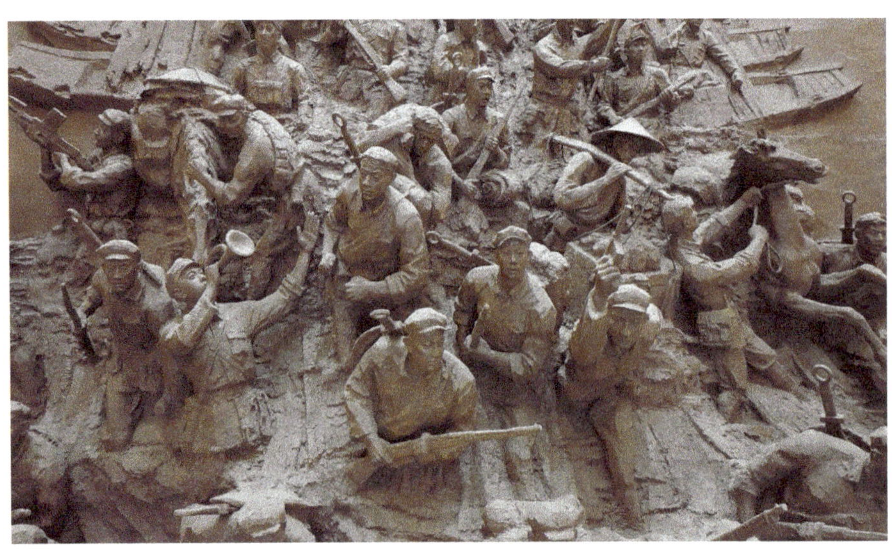

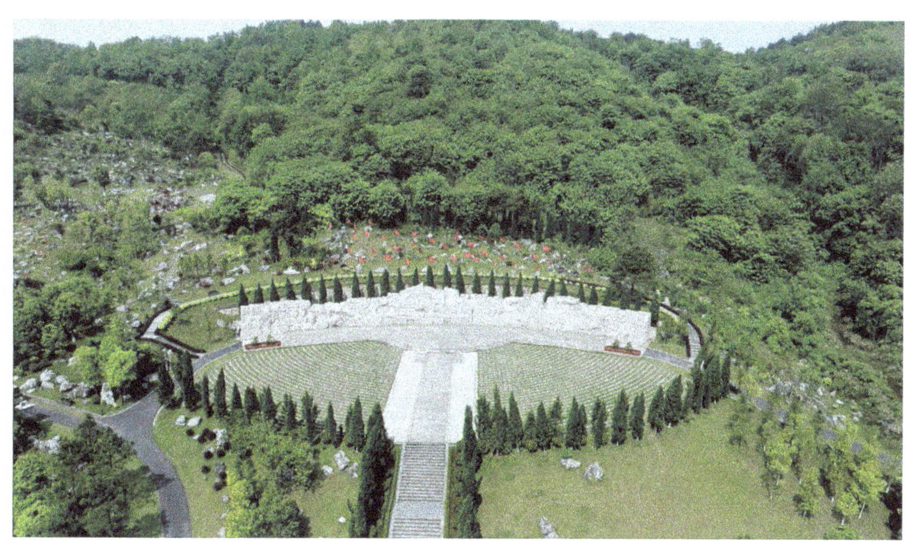

湘江战役纪念碑园

周运良：整个纪念园不大兴土木，保持生态自然。这些石头也是选取了我们本地的石灰岩，非常勤俭、节约。当年红军是借助这些石头作为掩体，与敌人进行交战，所以有些石头上甚至是浸染了红军的鲜血的，也就印证了我们整个园的主题，“一草一木一忠魂，一山一石一丰碑”。

青山有幸埋忠骨！后人们用山、石、树，纪念着为祖国浴血奋战过的先烈。

敬礼！

80多年过去，愿你们听到礼炮隆隆，风声阵阵；愿你们看到阳光璀璨，红旗猎猎！

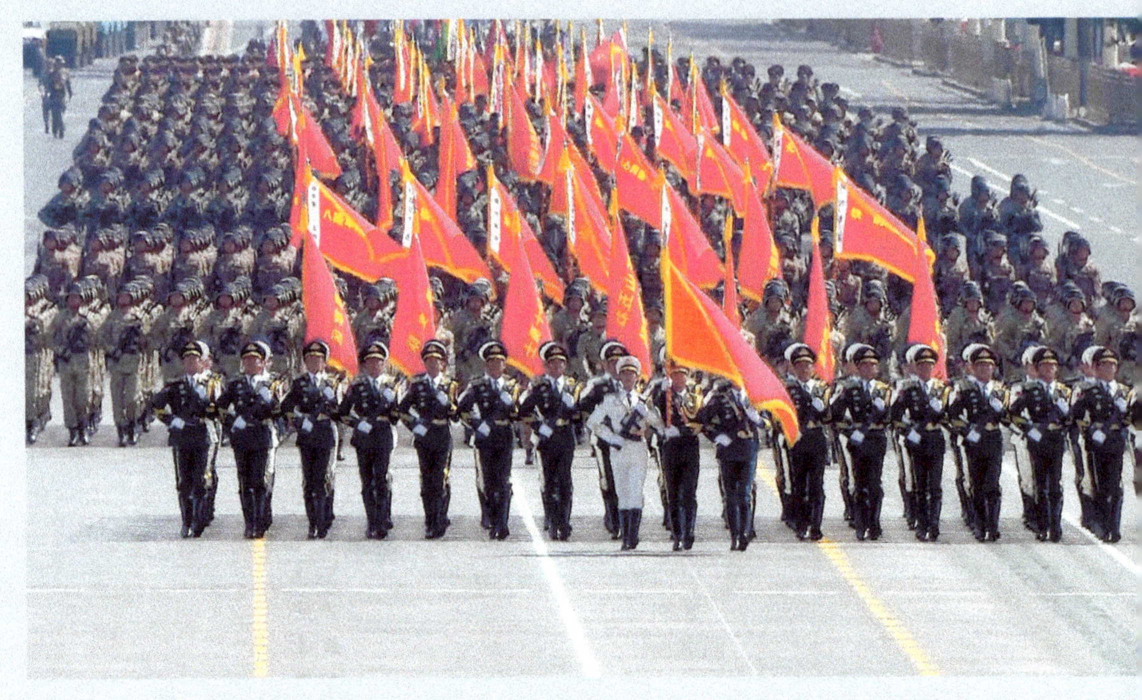

2015 年纪念中国人民抗日战争暨世界反法西斯战争胜利 70 周年阅兵式

 长征之歌

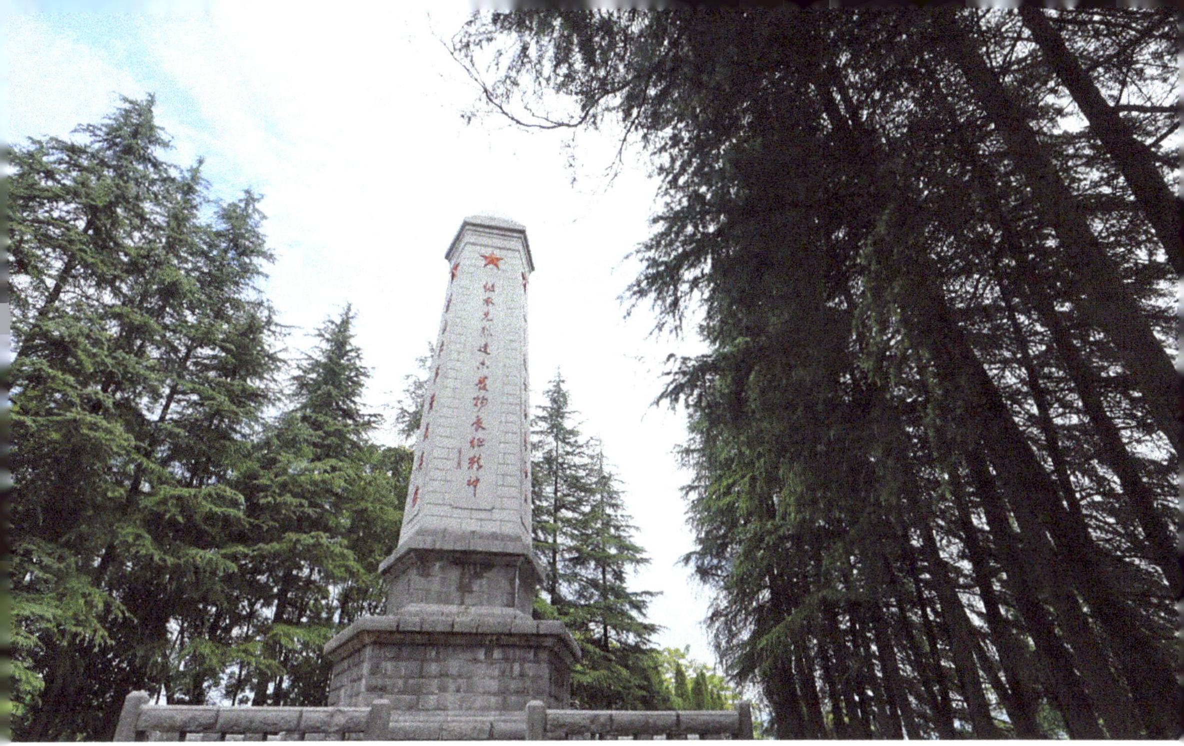

長征国家文化公园（重庆段）
重庆綦江石壕红军烈士墓

（四）汲取建筑智慧保护物种：重庆綦江石壕红军烈士墓

重庆，山城。长江穿城而过。

陈晓虎，桥梁设计师。清明节这一天，陈晓虎又一次来到石壕红军烈士墓，再次揣摩这座建筑。

陈晓虎：石碑，既用于记事，也代表着时代精神的永存。现在，我们该用什么样的建筑形式，去表达时代精神呢？

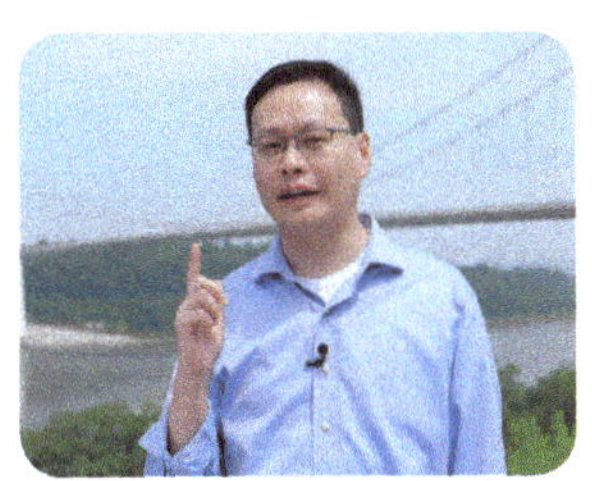

陈晓虎 重庆江津白沙
长江大桥总设计师

重庆綦江石壕红军烈士墓，长征国家文化公园重点展示园。当年听着司务长的故事，赵福乾的父亲走上战场，参加了抗美援朝战争。赵福乾退休后，以义务讲解员的身份，在这里为大家讲解红军长征过綦江的故事。

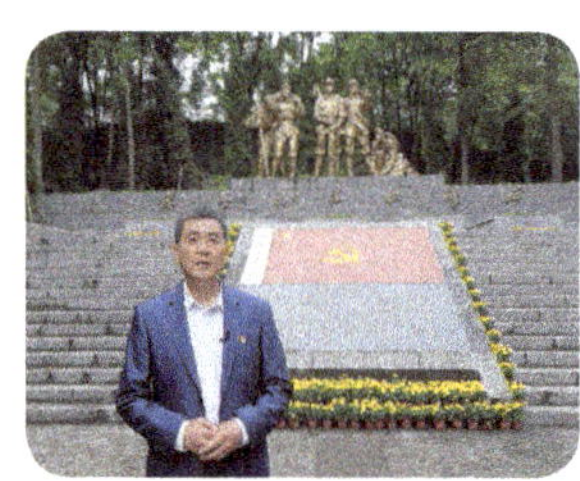

赵福乾 石壕红军烈士墓义务讲解员

赵福乾：为了保证遵义会议的顺利召开，中央红军红一军团，长征转战重庆綦江。1935 年 1 月 21 日，有一位红军司务长，为了用银元兑换战士们购买物品时付给群众的苏区纸币，不幸落入贵州盐防军之手。盐防军对司务长实施"烙烙铁""踩杠子""灌石灰水""穿心杠"等各种酷刑。赴义时，他拼尽全身力气高呼"中国工农红军万岁""打倒军阀"等革命口号。

长征精神，就是这样正在以最普通、最鲜活的方式被讲述，被理解，被传承。

重庆江津白沙长江大桥

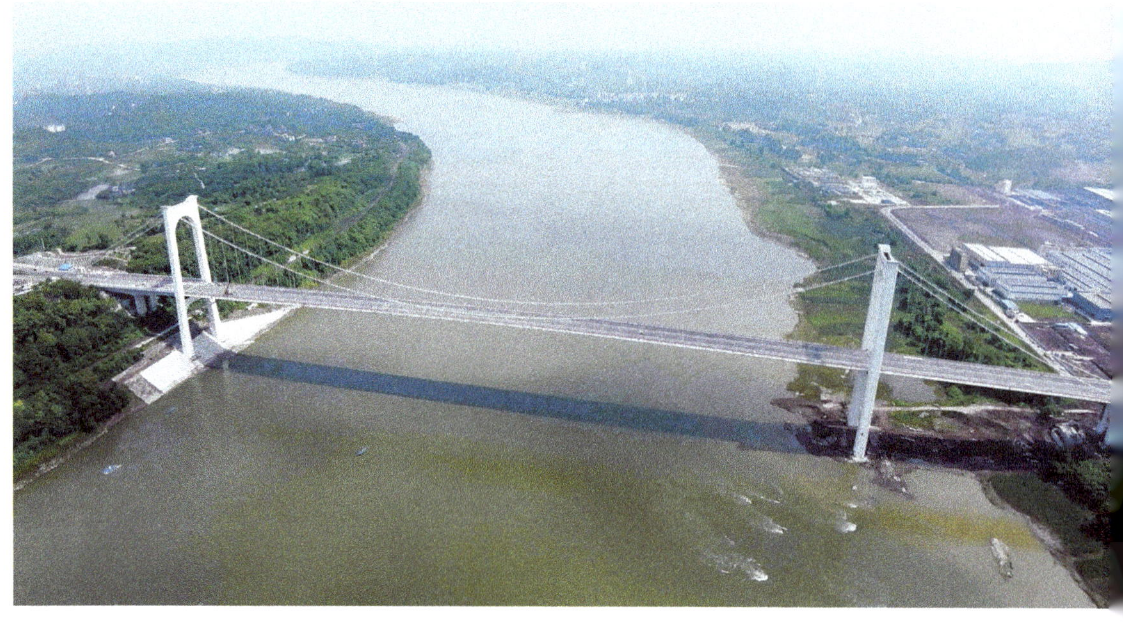

重庆江津白沙长江大桥横跨长江，连接着两岸密布的铁路网线，是重要的交通节点。为了保护这一流域的渔场生态，大桥的桥梁设计经历了一番修改。

陈晓虎：第一次接标之后，我们做了一个主跨，基本上是可以跨过这个江面。一个主塔完全是在江侧，另外一个主塔正好在江中的一个江心石上。有两个桥墩，当时在第一版的设计方案里面，它实际上是在水中的。我们当时认为这么一个方案是万无一失的。

江津白沙长江大桥涉水位置，恰巧是胭脂鱼的产卵地。

江津白沙长江大桥设计方案最终取消了位于产卵场水域的两个桥墩，将桥塔设计在岸坡及露出的礁石上

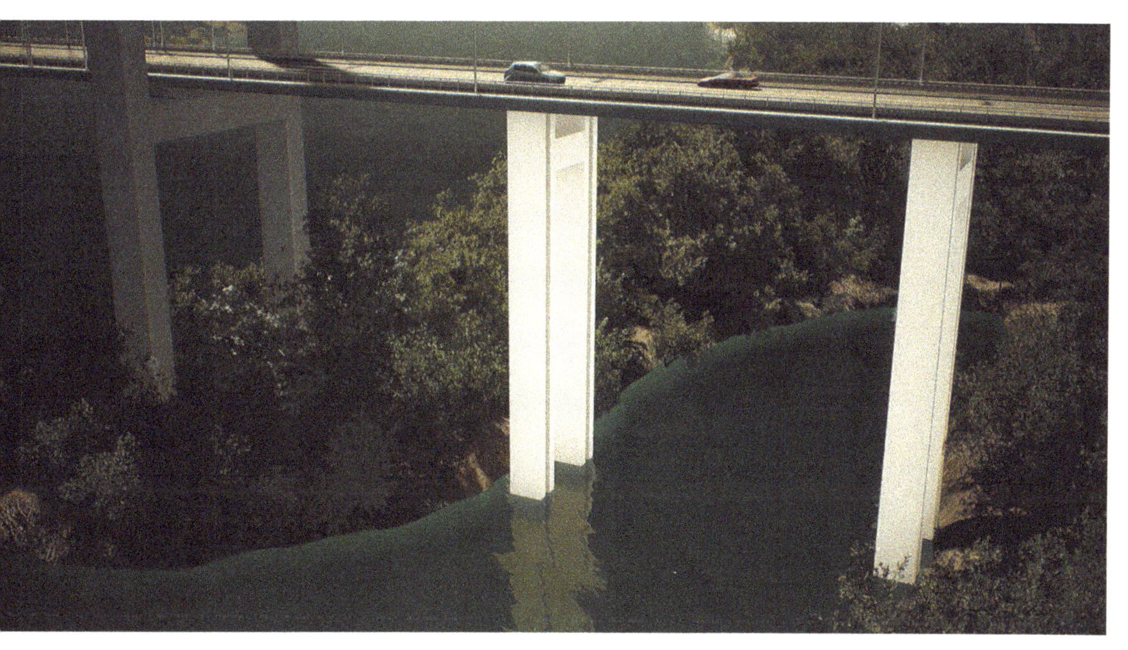

"千斤腊子万斤象，黄排大得不像样"，这曾是长江流域渔民的渔歌。这里的"腊子"指中华鲟，"象"指白鲟，而"黄排"便是胭脂鱼。胭脂鱼的祖先可以追溯到恐龙统治的中生代。2021 年，胭脂鱼的种群在长江流域已岌岌可危。

刘建虎，西南大学水产学院副教授，常年从事长江生态监测工作。他也是江津白沙长江大桥生态保护咨询专家之一，正是他和其他专家们一道，建议大桥的建设避开产卵场。

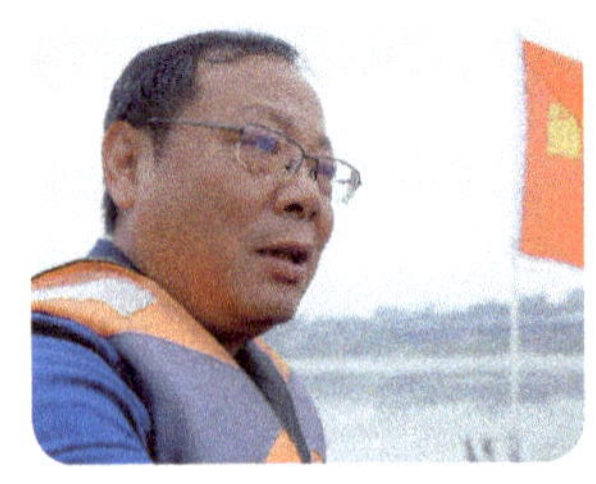

刘建虎 西南大学水产学院副教授

刘建虎：因为这个桥位所在的位置是一个非常敏感的生态环境，它有几个涉水桥墩是占用了保护区的产卵场的。这个产卵场又是胭脂鱼、岩原鲤，一些国家级的保护动物的重要栖息地，所以我们当时提出能不能够避开这个产卵场环境。

你看这个水泡，这个地方是漂流型卵的产卵场。

为了保护胭脂鱼的产卵场，设计方多次优化设计方案，最终将桥塔设计在岸坡及露出的礁石上。

陈晓虎：修改桥梁设计是对我们生态价值观的追求。我们先把两个墩子修改成一个，又进一步把两个桥墩都取消掉了，带来了设计施工很多的改变。

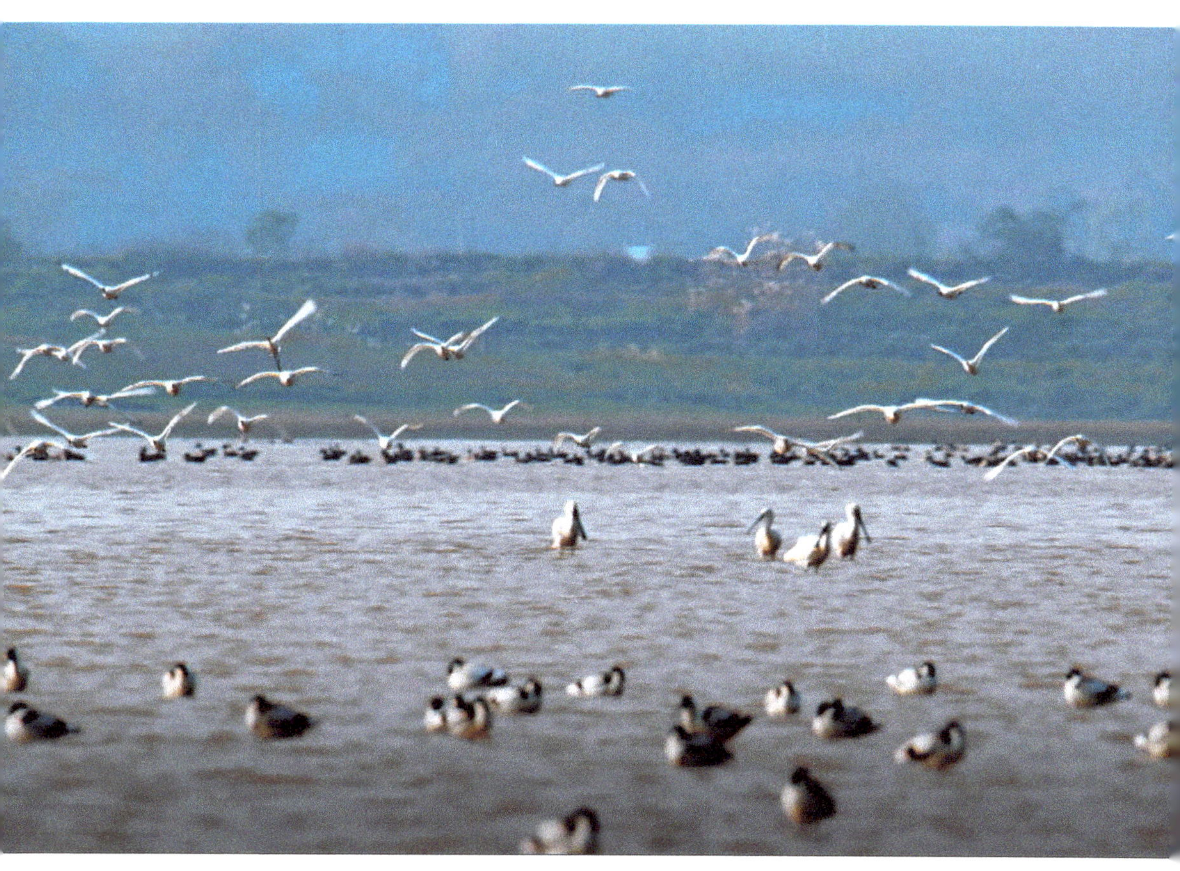

鸢飞鱼跃，生机盎然

陈晓虎：我们也去观摩过綦江石壕的红军纪念碑，借鉴了碑顶台阶的因素。我们将这个设计运用在大桥塔顶上，体现了大桥与丰碑的呼应。

如今，桥上车流不息。桥下，滚滚长江浩荡东流，鸢飞鱼跃，生机盎然。

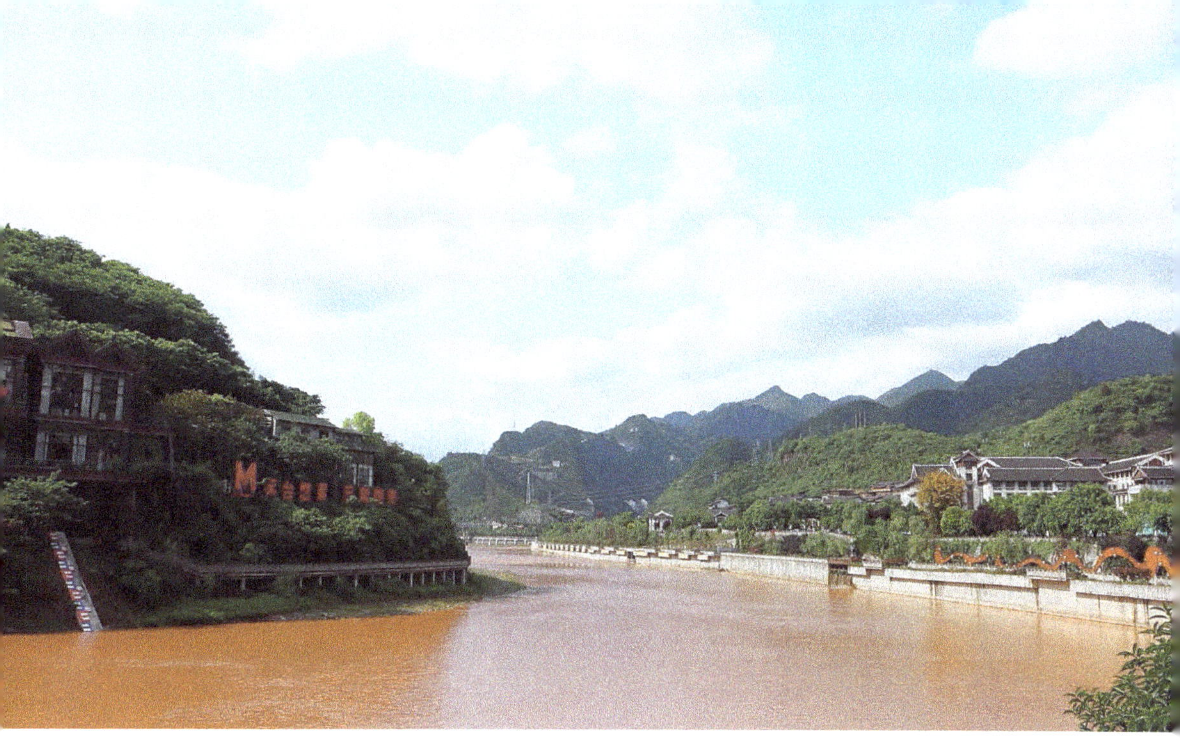

长征国家文化公园
（贵州段）赤水河

（五）世代接力的治理与保护：贵州赤水河

两亿多年前，中国贵州还隐没于海洋之下。在侏罗纪和白垩纪时期，地壳上升，陆地显现。之后的四千万年中，雨水冲刷掉土壤里的其他物质，不溶于水的铁和铝被剩余在土壤、岩石之中。最终呈现出浓郁的红色。今天，贵州境内的这种地貌，就是知名的"赤水丹霞"。

每年5月，汛期到来，雨水携带着丹霞地貌里红色的砂岩汹涌而下，河水由碧绿变为赤红。赤水河因此得名。

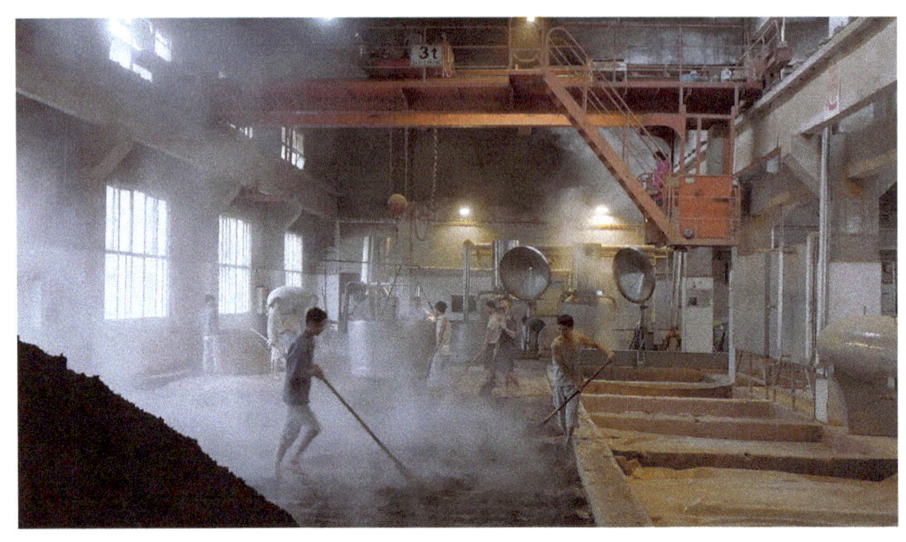

河水一变红，当地人忙碌的酿制酒曲的日子，就来了

遵义会议后，毛泽东率领不足 3 万人的红军，穿梭于赤水河上。他运用高度机动的运动战，最终冲出了国民党 40 万大军的围追堵截，红军取得了战略转移中具有决定意义的胜利。

赤水河记载了这段历史。同时，它携带的穿越了几千万年的矿物质，参与到酒曲的发酵中。这是茅台镇产美酒的秘诀。所以，河水一变红，当地人忙碌的酿制酒曲的日子，就来了。

和酿酒工人一起忙碌起来的，还有仁怀市生态环境保护综合行政执法大队的工作人员们。

横断山

路难行

天如火

水似银……

以前，酿酒的季节一来，就会有酒厂偷偷往

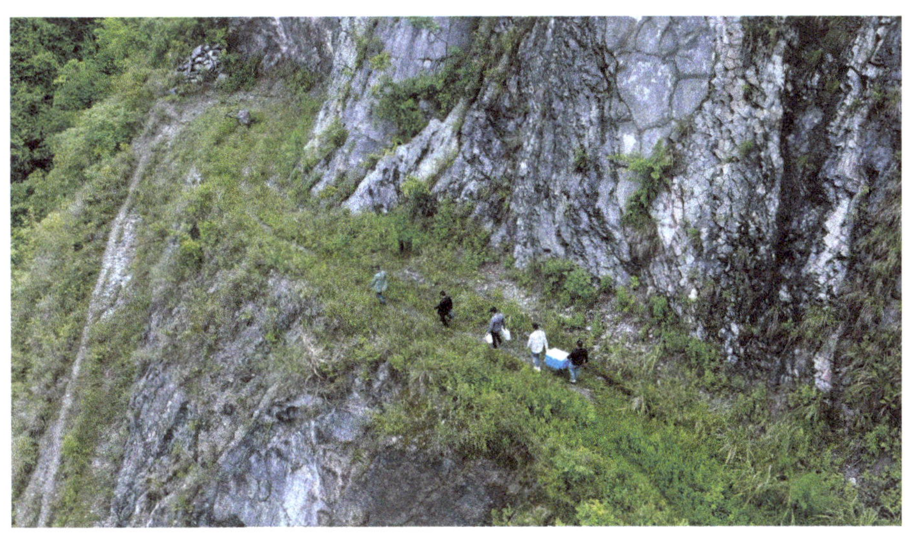

仁怀市生态环境保护综合行政执法大队的工作人员们去最隐蔽的地区采集水样

赤水河上游的小溪里排污。为了避免这种情况，宋满园会带队去最隐蔽的地区采集水样。

2010 年前后，赤水河两岸大小酒厂接近 3000 家。快速扩张的同时，治污能力却没有跟上，每天数万吨废水直排赤水河。

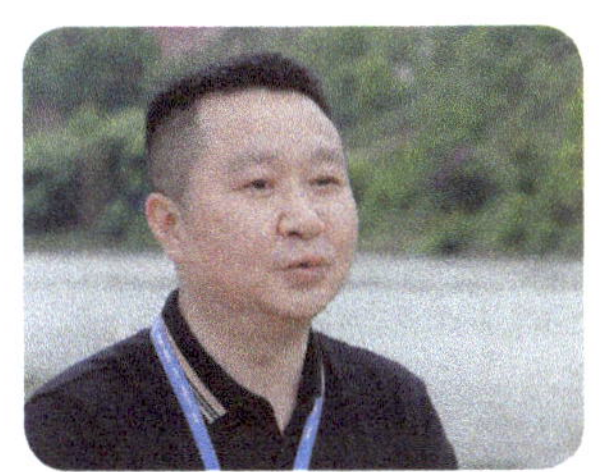

宋满园 仁怀市生态环境保护综合行政执法大队副大队长

宋满园：工业废水，生活废水，养殖废水，全部是直排赤水河。赤水河里面是劣五类，水很脏，鱼类已经缺氧，在赤水河上游游来游去。

很多年前，一个酒厂要投入几百上千万修建污水处理设施，还有后面的运行费用，所以酒厂就很抵触这个事儿。我们就没办法，只有成立专班，然后多轮次、多人次地反复给酒厂宣传，宣讲环保知识。

　　赤水河治理早期，宋满园的前辈们更像是红军的宣传队，他们艰难地把环保的理念根植在了企业心里。到了宋满园这里，除了抽检水质，为酒厂上门服务，提供污水处理办法，也成了他们工作的一部分。

　　宋满园：我们赤水河这么多年，长期保持地表水二类标准，很简单的一句话就是，这个水可以直接饮用。你说我们这么多年走下来，一肚子心酸，也有幸福。

　　一代一代人接力奋进，守护着光荣的昨天，也守护着明媚的今天和未来。

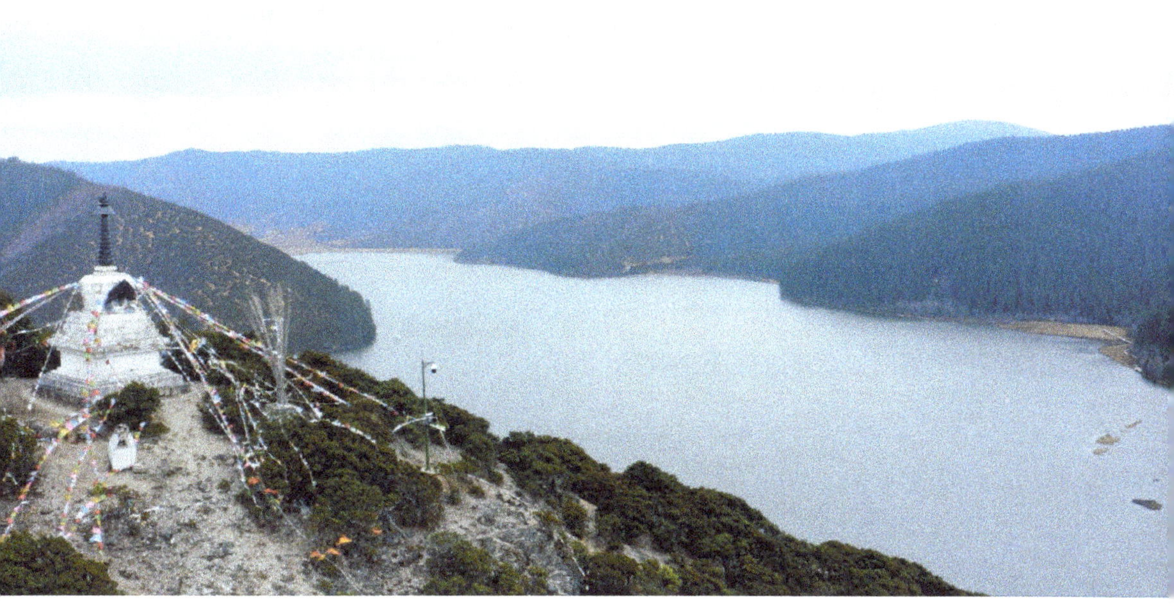

长征国家文化公园
（云南段）云南香格
里拉 白马雪山森林
公园

（六）守护珍稀动植物的家园：云南白马雪山森林公园

进入云南境内后，长征国家文化公园的线路和国家级自然保护区高度融合在一起。红色历史和绿色生态在这里交相辉映。

2022 年 3 月 28 日，云南香格里拉白马雪山森林公园，气温 –1℃。凌晨 4 点，护林员老余就准备出发了。这几年山里的狼、熊等野生动物越来越多，他需要带上猎刀防身。

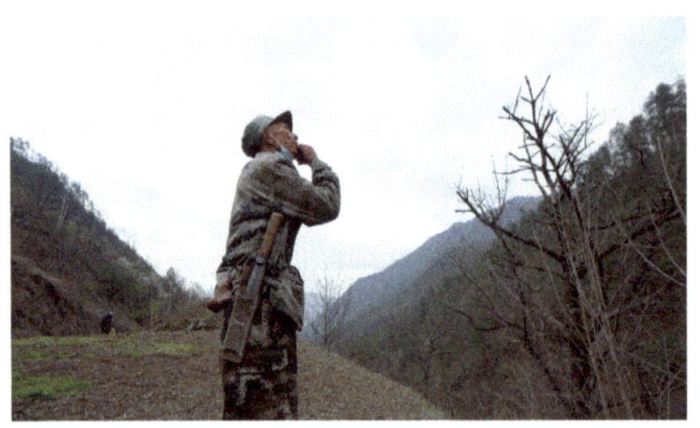

余建华 白马雪山自然保护
区护林员 吹哨叫猴子

1936 年 4 月 25 日，红二、红六军团途经中
甸等地。在这里，红军战士翻越了数座大雪山。
《任弼时传》写道："过雪山时，战士们衣衫单薄，
倘若脚下一软，倒在了雪山上，从此再也起不
来了！"

当年的雪山，如今已经成为珍稀动植物的
家园。

老余，70 岁。凌晨 6 点，他已经走到离家
10 多里外的深山了。开始采集松萝，这是滇金丝
猴最喜欢的食物。采完后，他要再走 10 多里地，
去投喂他的"孩子们"："来啊来啊……"

钟泰：这个老余叫余建华，老余带着
老（字），我们觉得他就是老大。每一天
我们都看着这个猴群，大家都高高兴兴的，
就在旁边。因为老余在，老余在，猴群看
见老余就觉得是安全的。

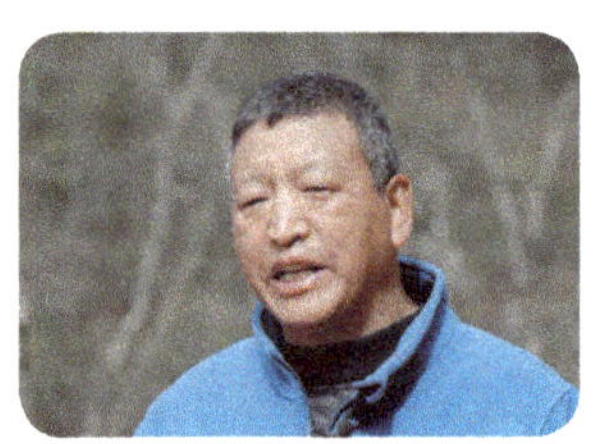

钟泰 原白马雪山国家级自
然保护区管护局副局长

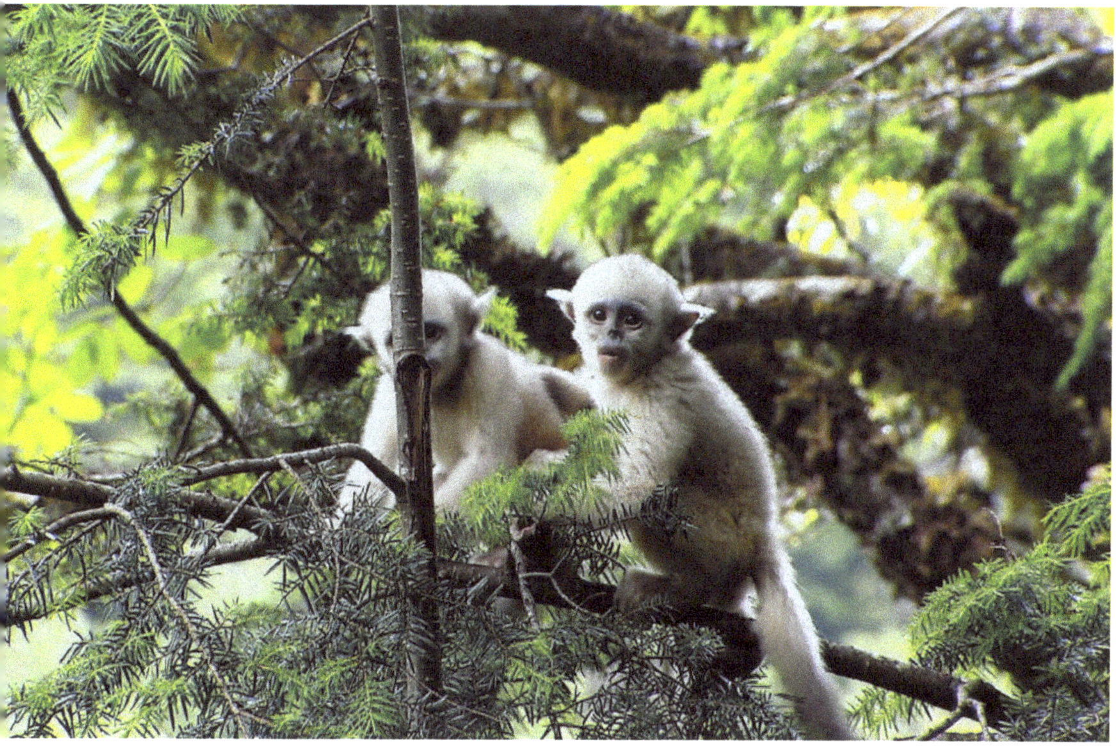

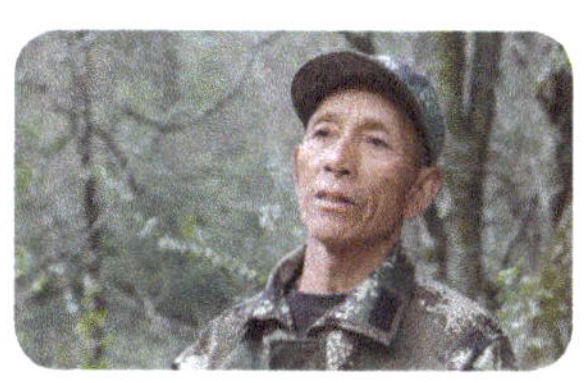

滇金丝猴

余建华 白马雪山自然保护
区护林员

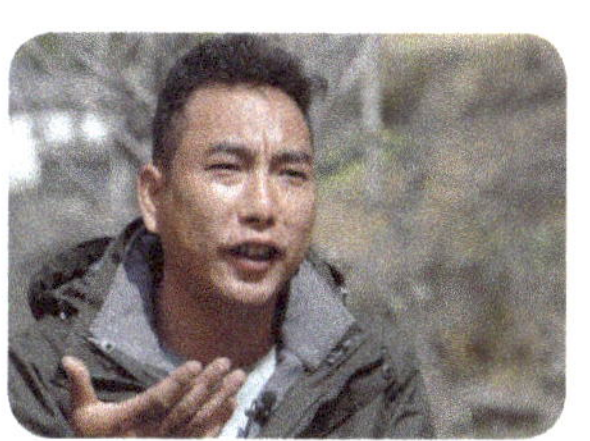

余中华 白马雪山自然保护
区护林员 余建华儿子

余建华：国家林业和草原局每天补助
是6块钱，干了12年。这是我愿意做的。

海拔3400那里，就我们3个人，烧一
点火，坐在那里取暖。馒头从悬崖上掉下
去，掉下去了，吃的就没有了。走了一天
才到家里面，差点回不了家。

余中华：每天早上4点半就起来，你
找到这个滇金丝猴的时候是10点，或者
是11点。你每天爬山最少都是5个小时，
6个小时嘛。

经过近半个世纪的保护，白马雪山内，滇金丝猴种群从原来的 1000 多只，增长到现在的 3000 多只。

老余却高兴不起来。他毕竟已经 70 岁了，自己离开以后，猴子们又该怎么办呢？于是他召回了在外地工作的儿子。

余中华：我在丽江打工的时候，一个月最低都是 2000 多、3000 块钱，然后我父亲就骗我，就说你老妈病了，生病了，你就回来。现在科学越来越发展，他就跟我说，他也不会用这个红外相机，然后他叫我回来，跟他一起保护这个生态嘛。

老余的儿子余中华，成了他最得力的助手。老余也把自己的全部经验，传授给了年轻的护林员们。越来越多的人跟在老余身后，成为白马雪山国家级自然保护区的守护人。

越来越多的人跟在老余身后，成为白马雪山国家级自然保护区的守护人

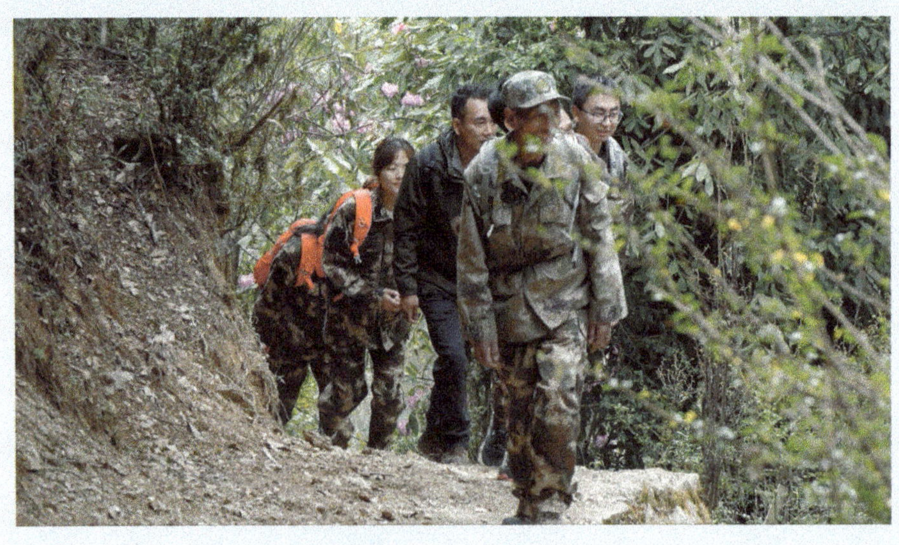

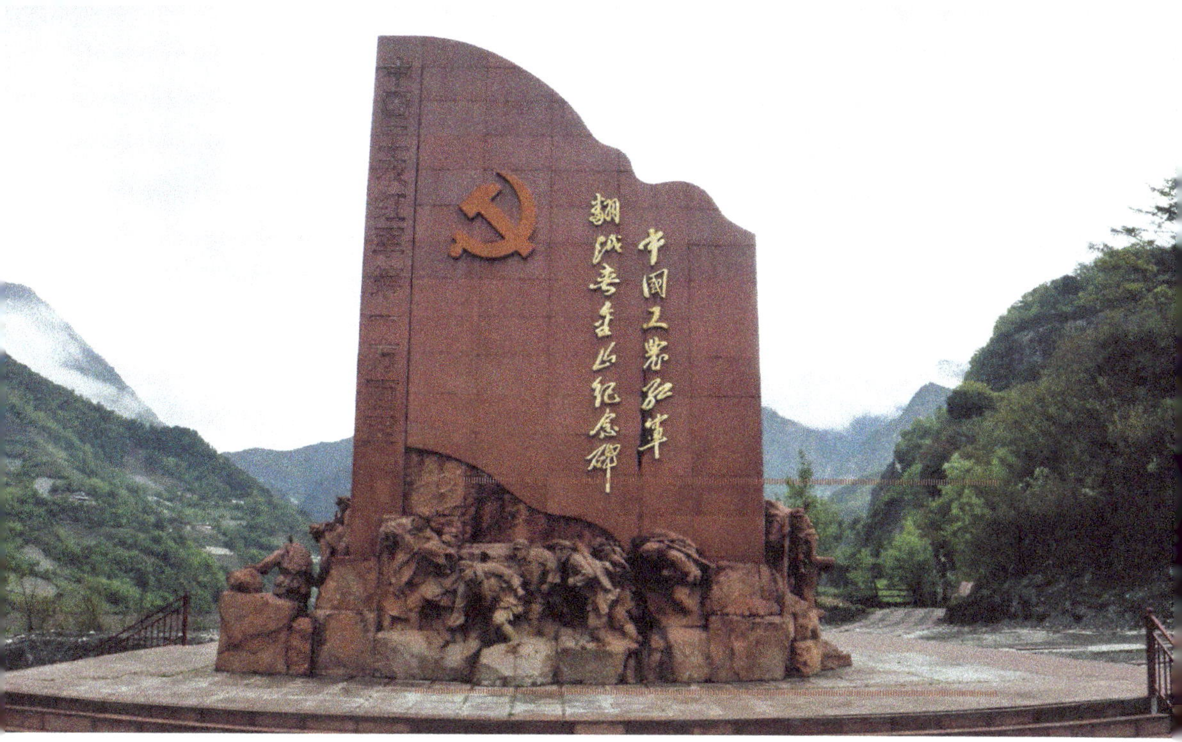

長征国家文化公園（四川段）中国工农红军翻越夹金山纪念碑

（七）生态监测：四川夹金山脚下的大熊猫国家公园蜂桶寨保护区

1935 年 6 月 8 日，中央红军历经千辛万苦，来到了最具挑战的地方——夹金山。

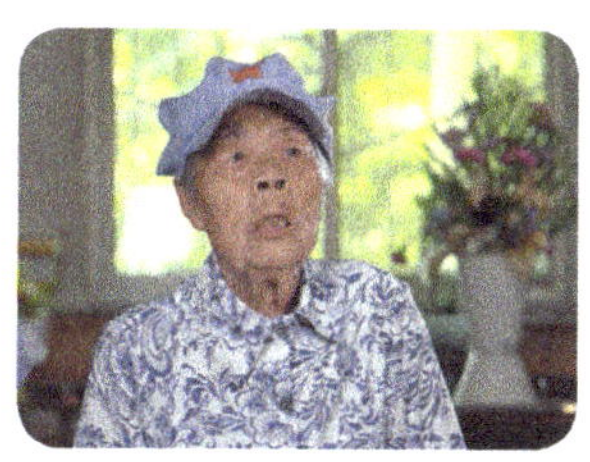

有的下去了，拉起来没有脚指头，都冻掉了。

——苏智 时年 95 岁 红四方面军护理班长（2016 年采访）

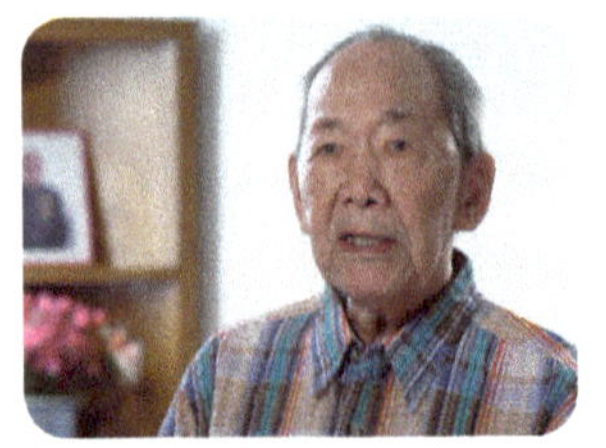

天气一寒冷，上面的积雪被前面走的人踩得光滑了，我们在后面往上走，感到特别滑，就像是滑冰一样。

——罗永祥 时年96岁 红四方面军司号员（2016年采访）

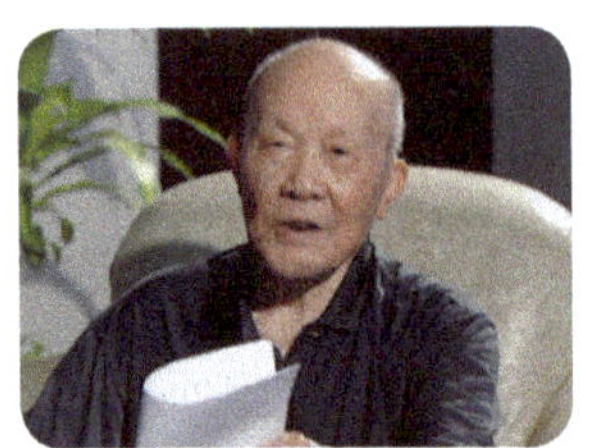

掉下去的人很多，看到那个冰下的人呀，跟那个水晶棺材一样。我看到这个情景，非常地难过。

——颜吉连 时年91岁 红四方面军电台分台长（2007年采访）

四川省宝兴县境内的红军长征翻越夹金山纪念馆，是长征国家文化公园的重要点位。

大熊猫国家公园蜂桶寨片区，就位于夹金山脚下。

5月，大熊猫逐渐进入活跃期。这是采集大熊猫野外生活数据的好时候。

红军长征翻越
夹金山纪念馆

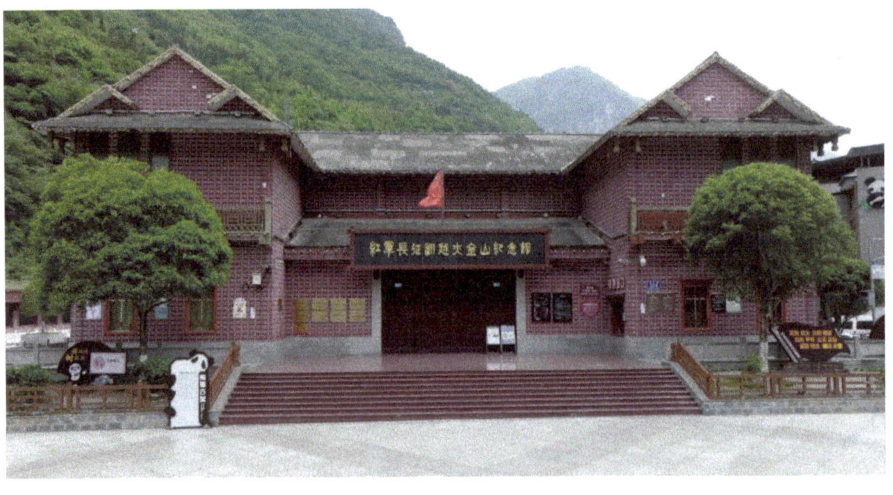

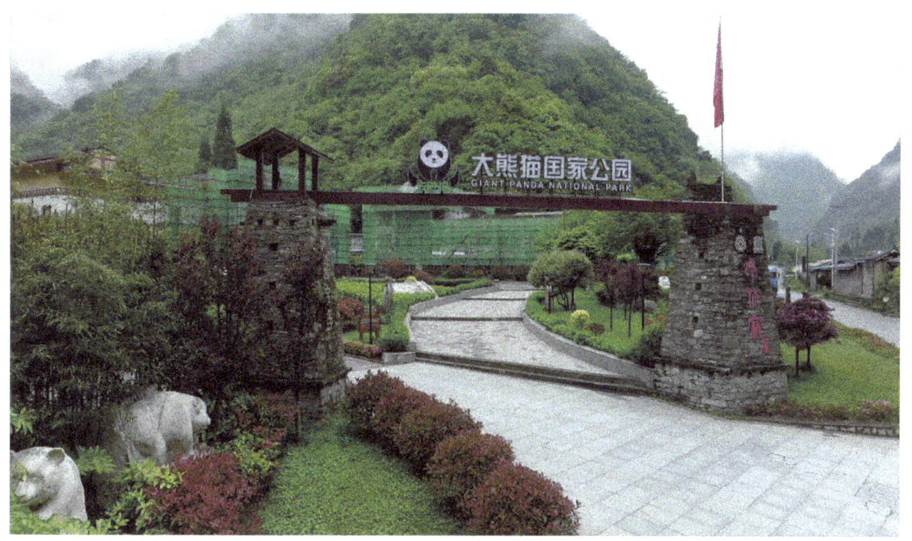

大熊猫国家公园蜂桶寨
片区

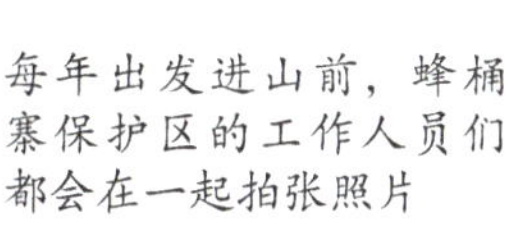

每年出发进山前，蜂桶
寨保护区的工作人员们
都会在一起拍张照片

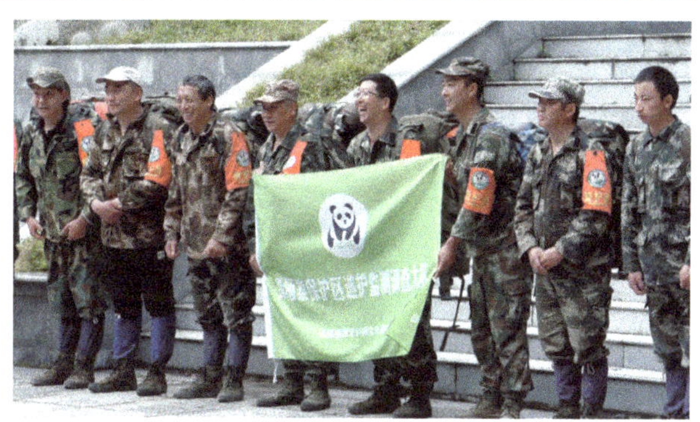

　　蜂桶寨保护区的工作人员们每年进山采集数
据前，都会在一起拍张照片。之后，他们将分组，
在大山里住上两周。往年，他们常有同事因此受
伤，甚至牺牲。

李贵仁：我们经常遇到黑熊、羚牛这些（动物），尤其是狭路相逢的时候，它会主动来攻击我们。有一次，彭学伟、杨志福我们几个一起搞生态监测，脚下一滑，就摔下十多米的一个高坡，还有人把腰摔伤了。

很多地方有时候地质灾害冲烂了，就过不去了。

我们住在夹金山山下，在那么艰苦的环境下，红军战士能够翻越，我们现在也能够吃苦，也能够翻越。

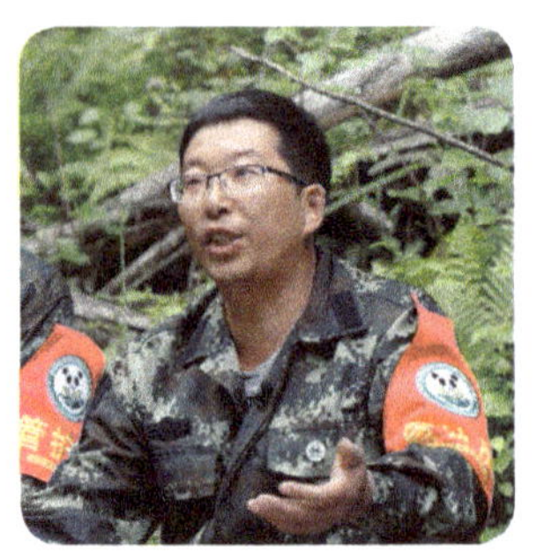

李贵仁 蜂桶寨保护区
大水沟片区负责人

李贵仁，蜂桶寨保护区大水沟片区负责人。每到这个季节，他都会带队进山，通过观察，收集大熊猫的粪便、痕迹，来判断野生大熊猫的种群变化。

李贵仁：好多块（粪便）呢，DNA 可以做出来。这里还有点，长 110 毫米，宽 70 毫米。

我在保护区已经是 28 年了。在 28 年的时间里，我先后救治了 20 多只大熊猫。在救助戴丽的时候，当时是冬天，当天没有发现。但是第二天，我们又组织了大概 20 多人继续寻找。它在一棵铁杉树上，耳朵、身上都有多处的咬伤，当时它的血滴下来，都是冰，看到的冰都是红色的。我们请了县医院院长亲自到这儿给它做手术，它是人工截肢的第一例大熊猫。

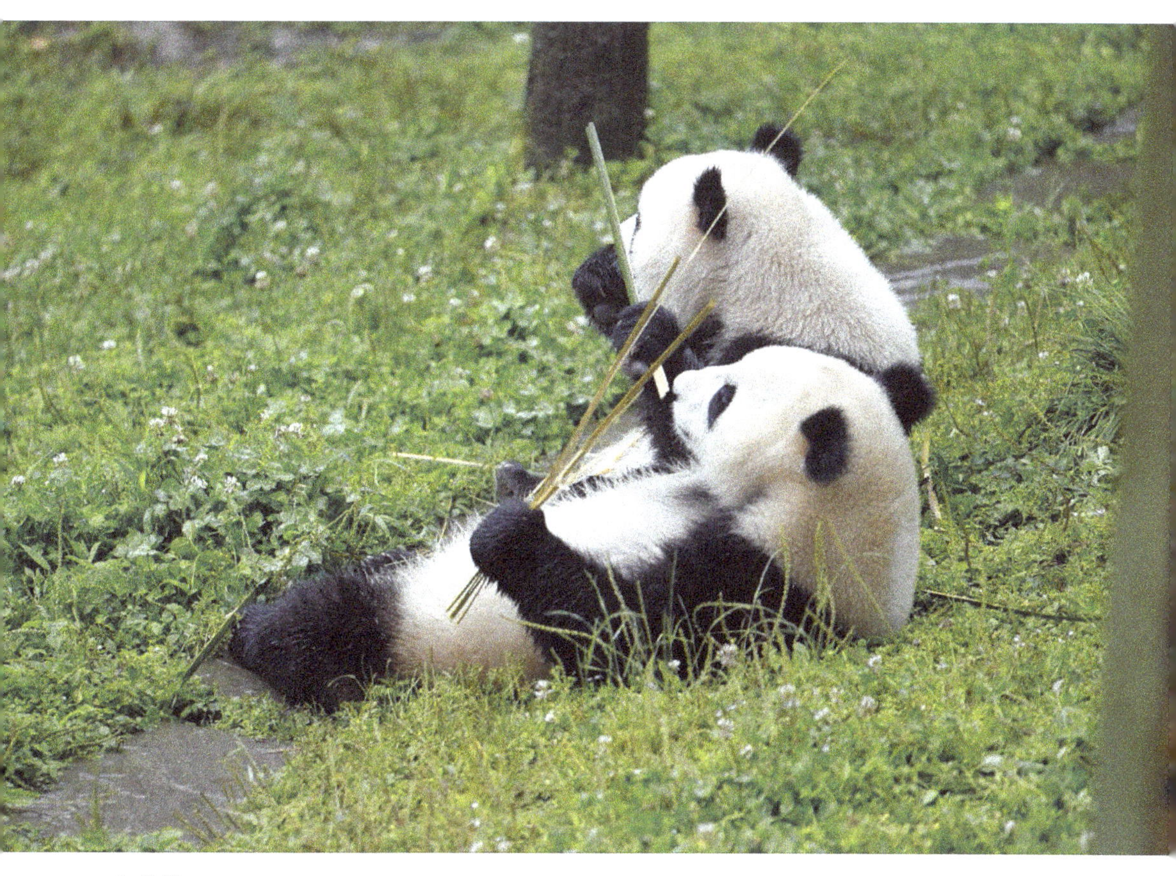

大熊猫

　　20世纪80年代，野生大熊猫只有1100多只；截至2021年，大熊猫野外种群数量已经达到1864只。数字变化的背后，是一批又一批保护者的默默奉献乃至壮烈牺牲。

　　1985年，年仅21岁的曾周，在追踪大熊猫的踪迹时坠崖牺牲。2000年，赵俊军进行第三次全国大熊猫调查工作时不幸牺牲。

　　就像长征一样，生态保护的漫漫长路上，镌刻着百折不挠，镌刻着前赴后继。

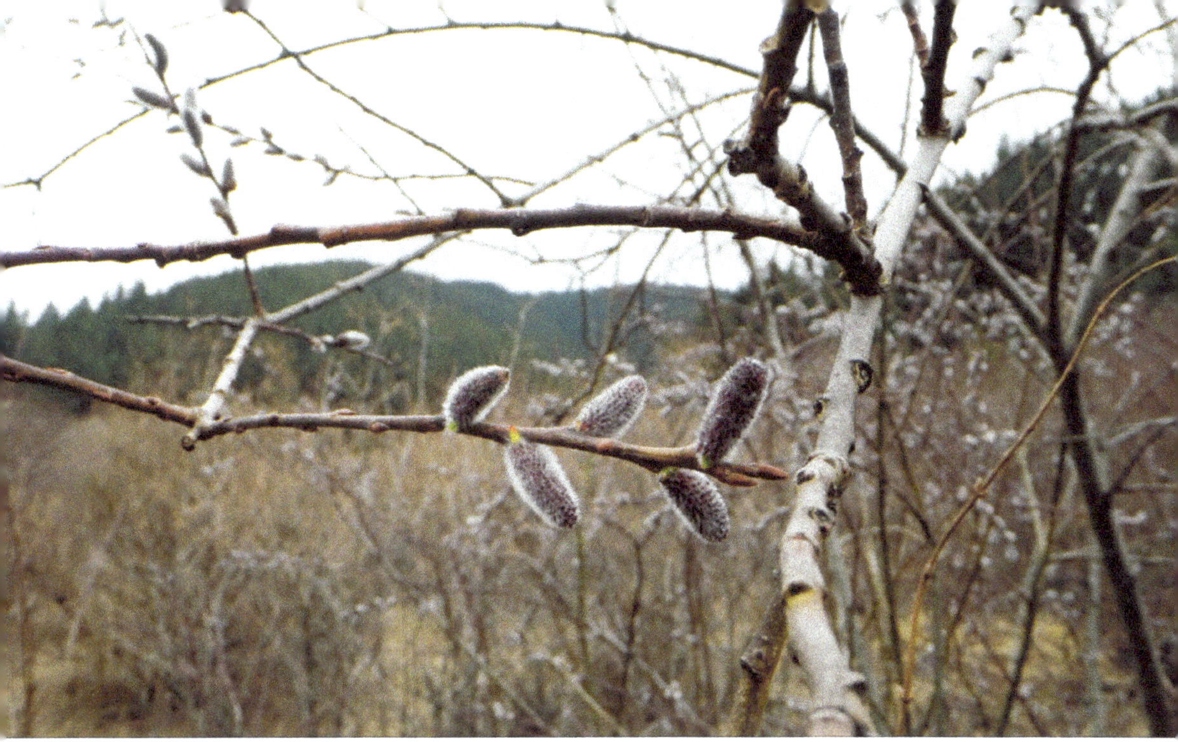

高原柳

（八）高原柳治沙的遥望：川西北高原雅克夏红军烈士墓

高原柳，川西北高原上的典型植物。喜光，耐寒，可以在最贫瘠的土地上，蓬勃生长。

川西北高原，横跨甘孜藏族自治州和阿坝藏族羌族自治州，是长征国家文化公园中唯一体现高原沼泽特色的区域。

长征中，三大主力红军都曾穿越过这片泥泞沼泽。自此之后，在中国人的精神世界里，过草地与爬雪山一样，成为不怕任何艰难险阻、不惜付出一切牺牲的人类精神的代名词。

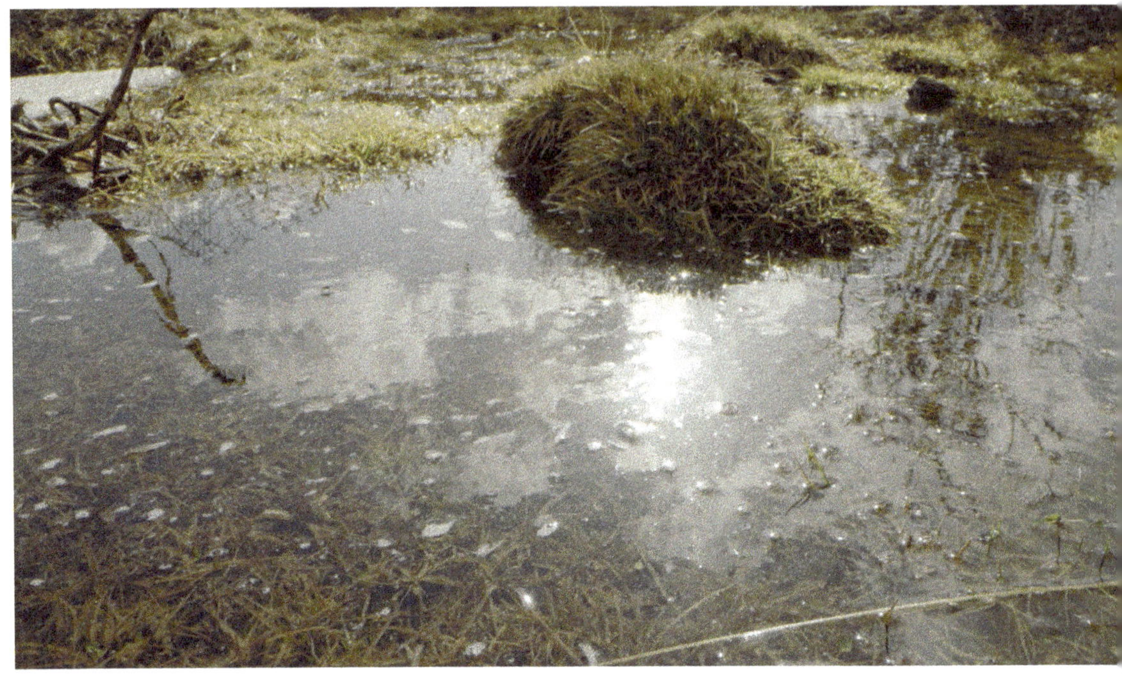

川西北高原沼泽

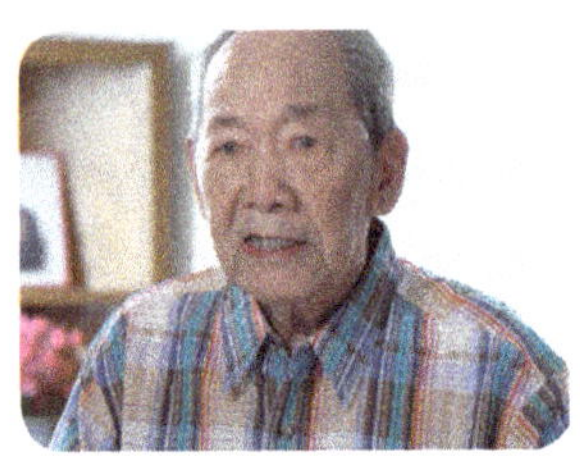

我们穿的衣服，打湿了把它晒干，晒干又打湿。

——罗永祥 时年96岁 红四方面军司号员（2016年采访）

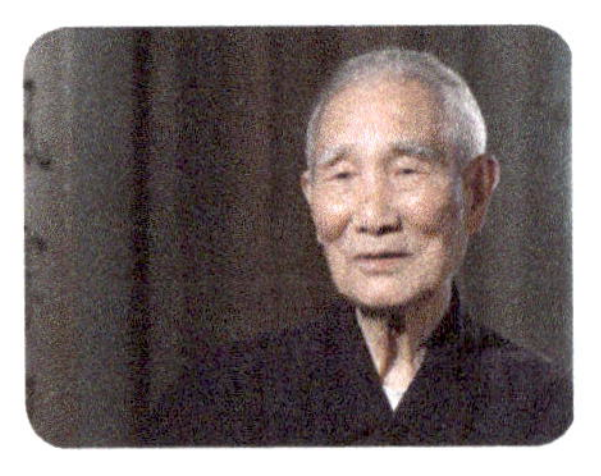

打的冰雹，你想我们戴着的那个斗笠，斗笠都能打破。头上打得像鸡蛋大的一个个的包。

最难走的就是水草地。水草地啊，它就像是电视上演的烂泥坑子。他陷下去了，你拉不上来。

——杨光明 时年94岁 红四方面军战士（2016年采访）

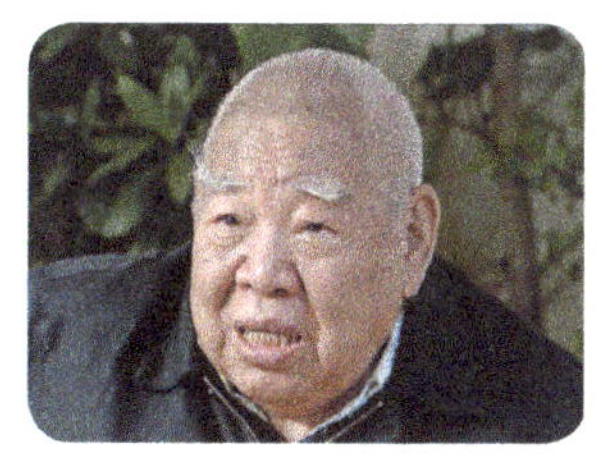

任何民族都需要自己的英雄。真正的英雄具有那种深刻的悲剧意味：播种，但不参加收获。这就是民族的脊梁。他们历经苦难，我们收获辉煌。

守护这片土地，是我们后人的长征路。

从 20 世纪 50 年代开始，气候变暖，降雨减少，人口增长，过度放牧。自然以它的方式改变着地球：若尔盖沙化面积已从 1995 年的 16000

四川阿坝州若尔盖

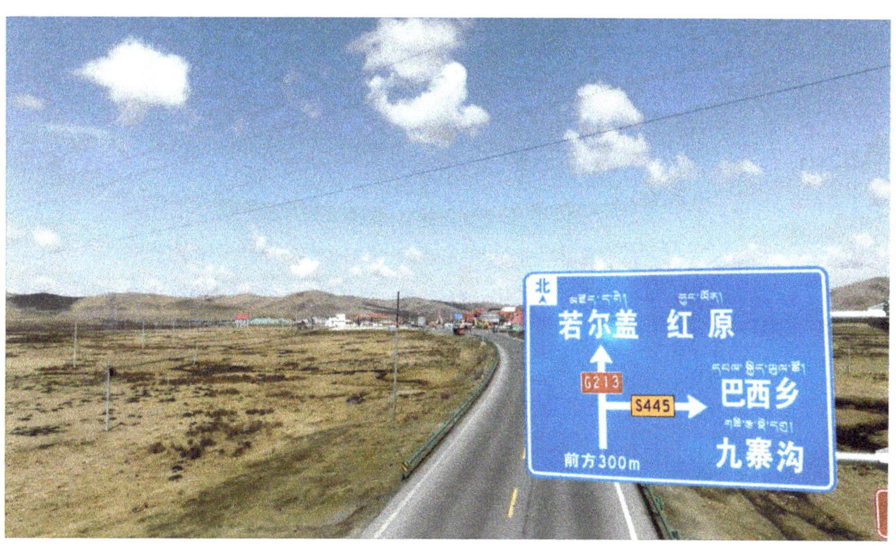

多公顷，扩大到 2004 年的 61000 公顷。短短九年时间，沙化面积就扩大了 3 倍多。

20 多年里，治沙专家蒙嘉文在无数次失败中，寻找到了最适合在高原沙地上生长的树种——高原柳。他因地制宜地总结出了一套完整的治沙方法。

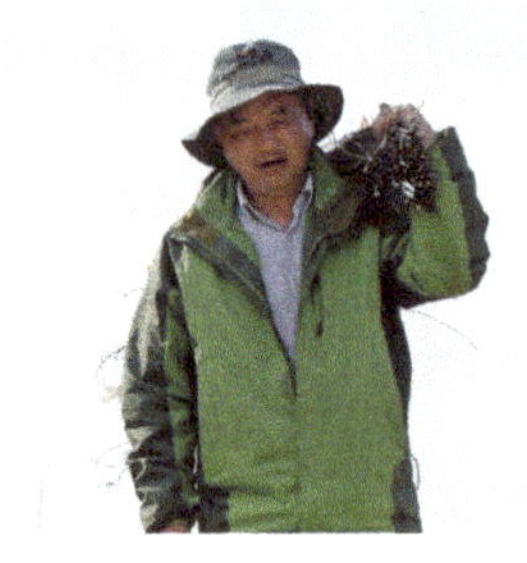

蒙嘉文 四川省阿坝州若尔盖县林业和草原局林业高级工程师

蒙嘉文：说老实话，我从治沙开始都已经 20 多年了。现在想起来呢，还是很难的。很多时候就想，不干了，换一个工作。但是一想到不干又有哪个干呢？特别我们这个地方，是红军长征经过的地方。我们治沙，搞生态建设，也是一种长征，所以我们还是要把它继续完成下去。

在没治沙之前，我们早晨一起来，第一件事情就是从自己的院子里背沙子出去。

先要覆土，这个土要盖进去。这个就是我们高原上主要（用于）治沙的一个树

栽种高原柳

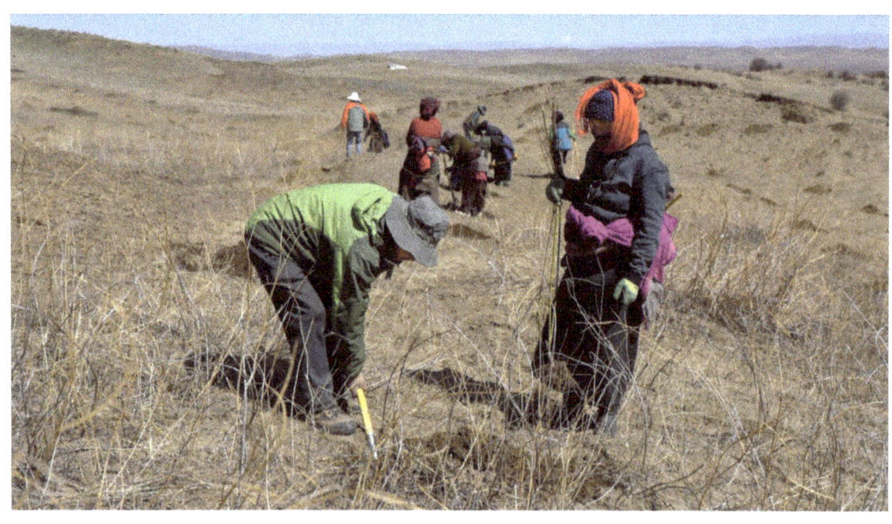

种（高原柳）。这么多年的实验当中，这个树种是最好的。沙棘我们也搞过，但是不行。这个地方因为气候等各种原因，其他（树种）都不太适合。

一出来就是两三个月在外头，就在沙地上住，所以在家很少待。像我的妻子的话，像男人一样，家里面所有事情都是她在做。所以说我觉得亏他们的，亏欠他们的太多了。像我的话我的老人也走了，自己也没有尽过孝。

荒原上，蒙嘉文用自己的脚步走出了一条新的长征路。他与他的同事们，就像坚韧的高原柳一样，把生命之根深深植入了这片红军走过的高原。

2022 年清明节，暴风雪即将来临。阿坝州驻地官兵仍像往年一样，怀着最崇敬的心情，来到海拔最高的红军烈士墓，祭奠先辈。烈士们于山巅之上，如雄鹰般俯视着大地。

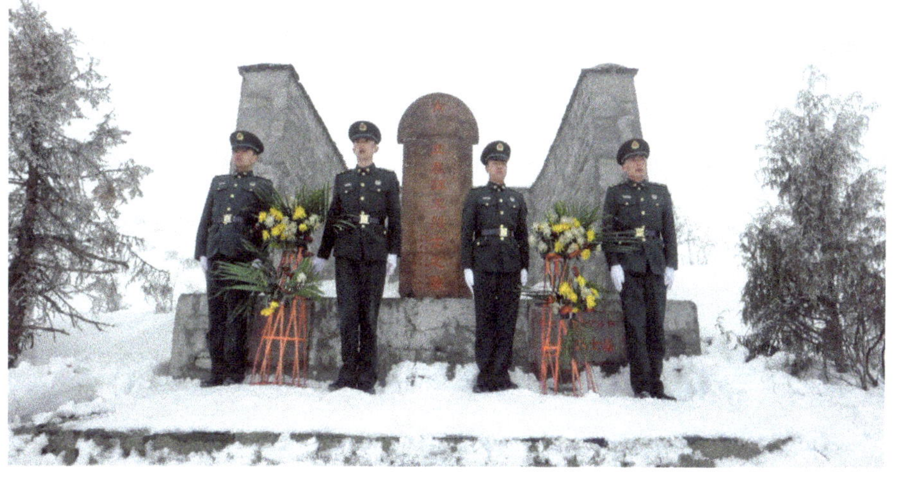

清明节雅克夏红军烈士墓祭奠

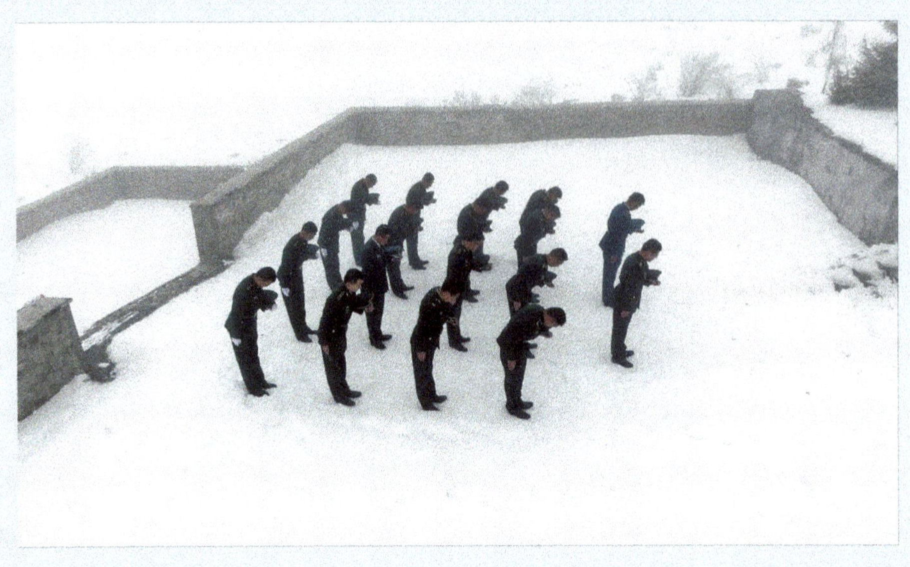

阿坝州驻地官兵祭奠先辈

红军战士用生命铸就了长征精神。

人民未曾忘记，国家未曾忘记！

脱帽，一鞠躬，再鞠躬，三鞠躬……

春，已至。此时的山脚下，百花争艳，鱼游鹤翔。

愿这山河，如你所愿！

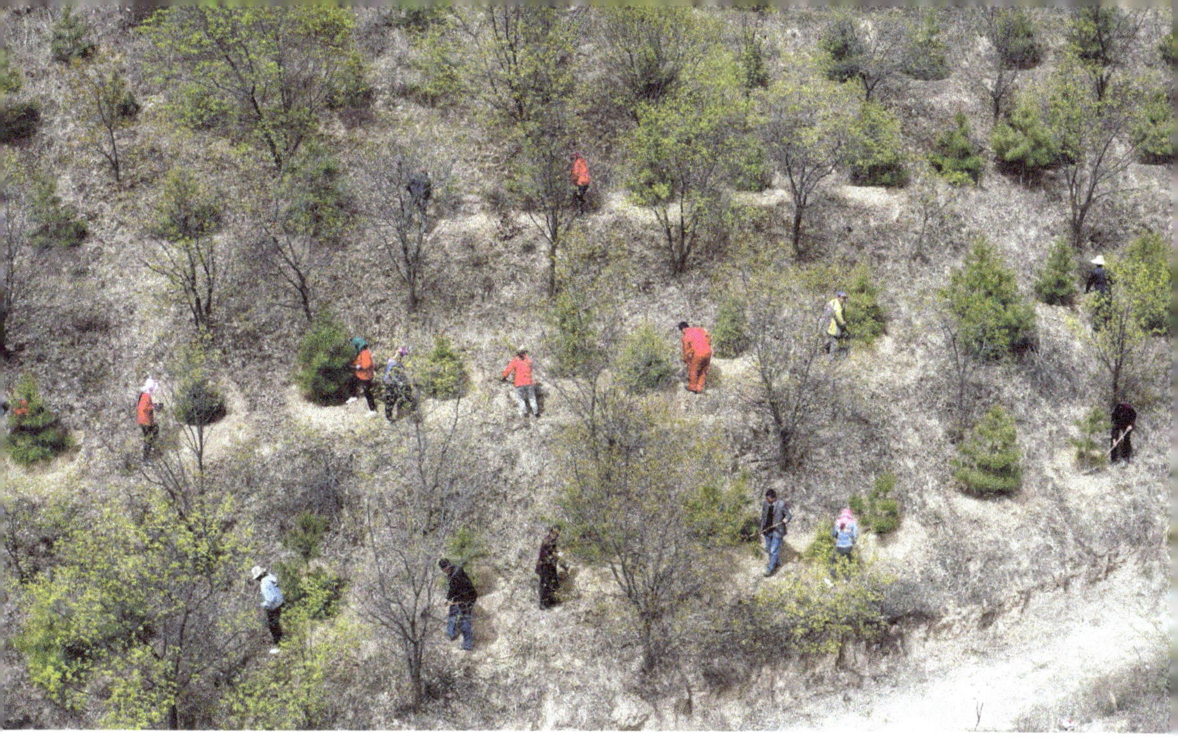

陕北村民补种树苗

（九）植树造林生态旅游：陕北黄土高原

1935 年 10 月，党中央率领中央红军到达陕北吴起镇。第二年相同的季节，三大主力会师西北。从此，中国革命的大本营从江西红土地转移到了陕北黄土地。无论是在艰苦的战争年代，还是在社会主义建设时期，中国共产党始终在关注着陕北的生态建设。

南沟村是当地有名的生态旅游村。这两年因为疫情的原因，游客减少。但是老支书闫志雄手里的工作并没停，趁清净，他正好组织村民们补种树苗。

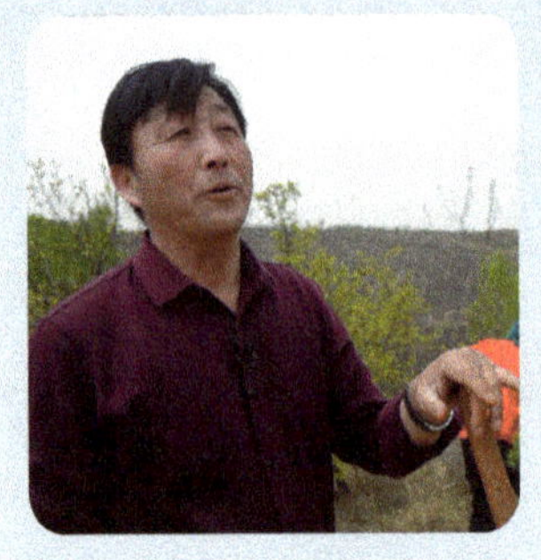

闫志雄 陕西省吴起县南沟村党支部原书记

闫志雄：就按咱们的标准来，你看多好。因为咱们陕北这个地界就是干旱的地界，缺雨地界，咱们看着层层暴雨，水都往咱坑里来。咱们鱼鳞坑，就是起保水作用。现在多好，过去咱们是一片荒，一棵树都没有，太阳这么晒，要歇个阴凉地都没有。

如今满目青翠的山坡上，20 年前，一棵树都没有。刮风天，黄沙随风舞；下雨天，稀泥顺沟流。

20 多年里，南沟村累计植树造林 12 万亩。春看花，秋收果。

生态好了，村民们的胆子也大了。南沟村成立了旅游发展公司。

闫志雄：没有白干，现在（的成果是）艰苦奋斗干出来的。我们向青山要钱，向绿水要钱，我们办起了旅游景点农家乐，生态旅游。过去想也不敢想，我们这儿（能做）生态旅游。

桃花林、荷花渠、梨花沟，整个成片治理，咱们变成了乡村旅游点。

和 80 多年前的长征一样，真正地吃过苦，真正地战胜过困难，才能真正充满信心地展望明天！

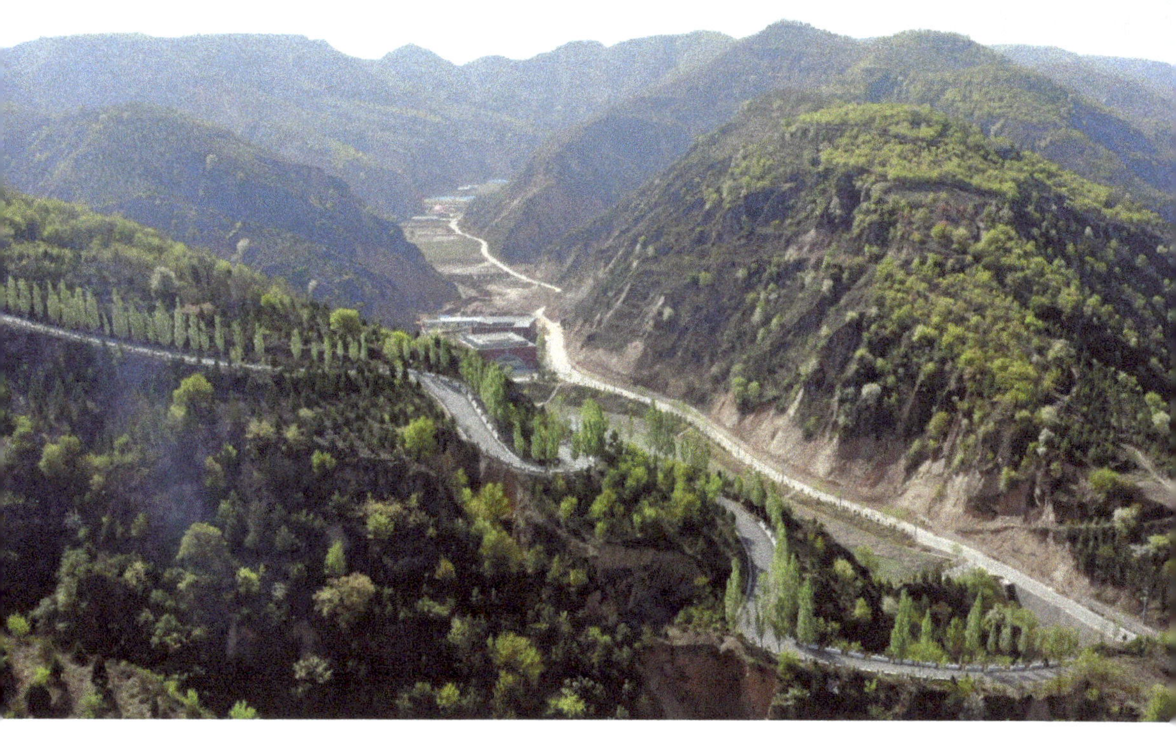

满目青翠的陕北山坡

（尾声）建设美丽中国新长征

2022年新年前夕，国家主席习近平通过中央广播电视总台和互联网，发表新年贺词。

人不负青山，青山定不负人。走过万水千山，寻访长征国家文化公园，我们在绿水青山间，深深感受到了新时代新长征的铿锵脚步。每一代人有每一代人的长征，我们今天的长征就是建设美丽中国、幸福中国、强大中国，创造中国式现代化新道路，创造人类文明新形态！

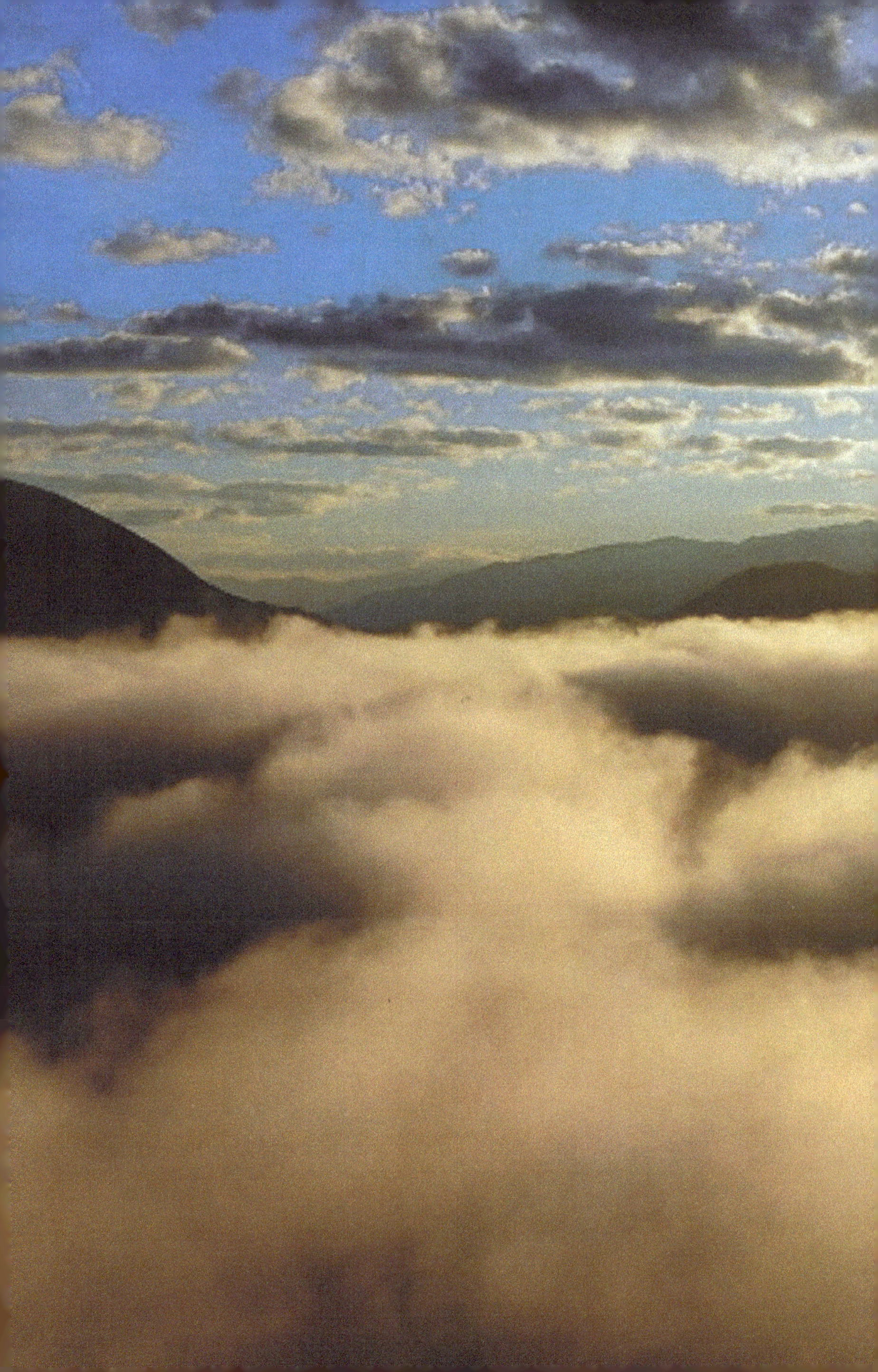

第四章

奇迹在万里征程闪耀

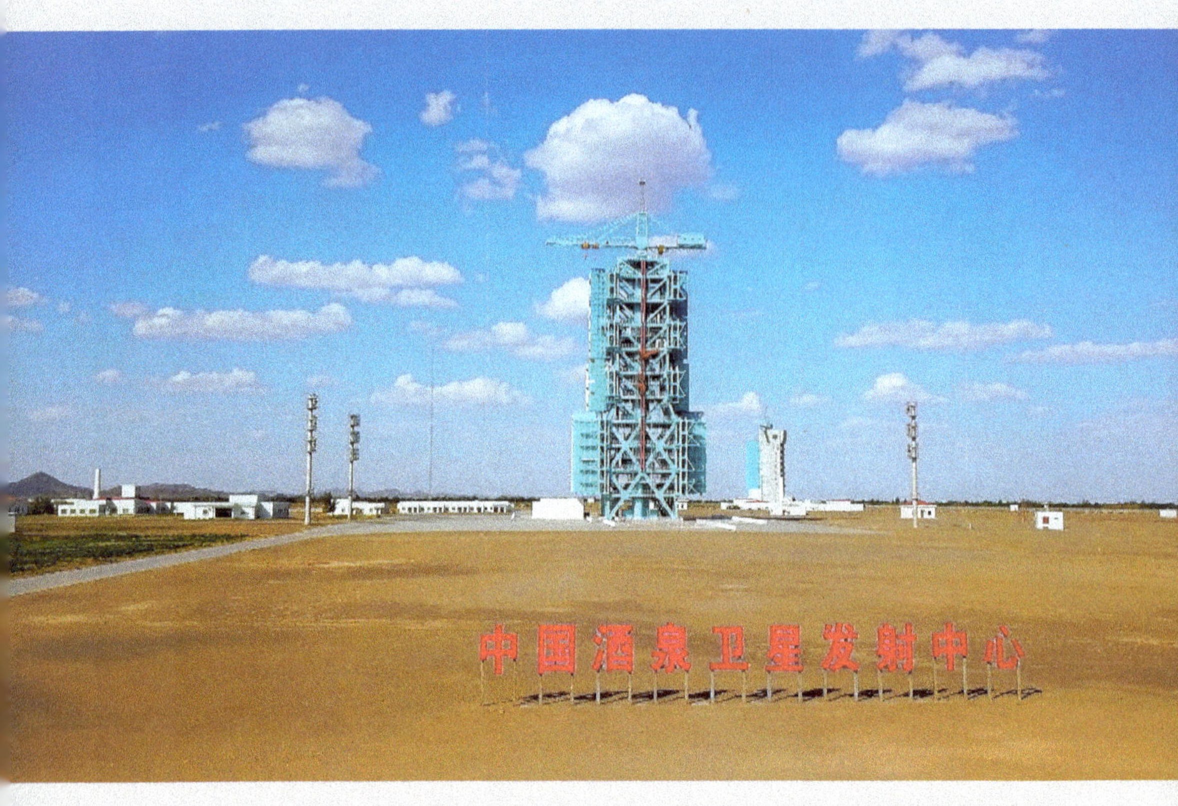

甘肃 中国酒泉卫星
发射中心

　　2022 年 5 月 29 日，甘肃酒泉，长征二号 F 遥十四运载火箭与神舟十四号载人飞船组合体，缓缓运出了总装厂房。

　　酒泉卫星发射中心是我国创建最早、规模最大的综合性卫星发射中心。

　　首任司令员，就是当年面对天险大渡河，率领 17 位勇士义无反顾为红军开辟生路的红军营长孙继先。

　　聂荣臻元帅亲自为中国的运载火箭定名为"长征"。

　　1970 年，在酒泉，由长征一号火箭搭载着中国第一颗人造地球卫星"东方红一号"飞向太空。响彻太空的《东方红》乐曲，震惊了世界。

 长征之歌

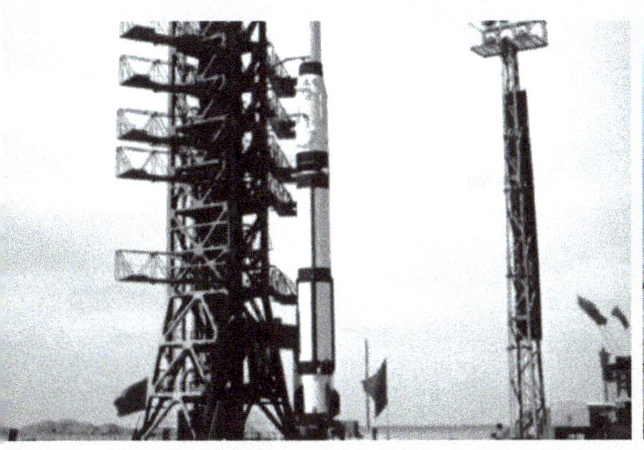

长征一号发射成功

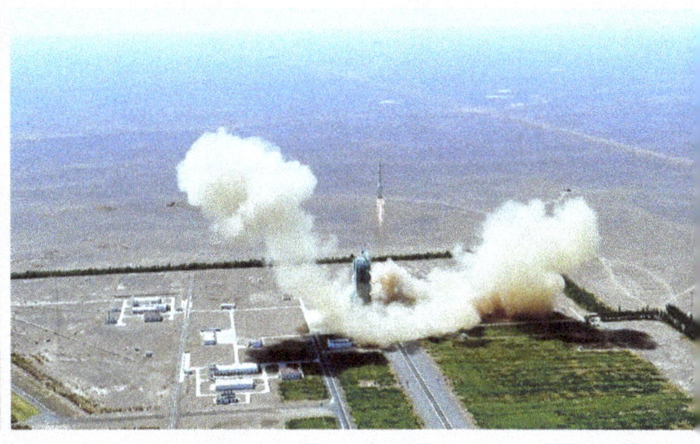

长征二号 F 遥十四运载
火箭在酒泉发射

今天，在新时代新征程上，一代又一代后来人用长征精神，续写着长征新篇。

以"长征"命名的系列运载火箭标注着中国制造，一次次从这里飞向浩瀚的苍穹。

2022 年 6 月 5 日，长征二号 F 遥十四运载火箭发射成功。

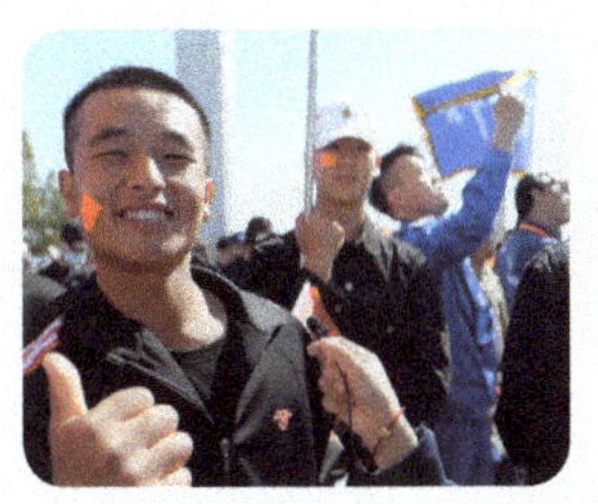

长征二号 F 运载
火箭科技人员

长征二号 F 运载火箭科技人员：带着我们的梦想，我们的航天梦，翱翔宇宙。再创辉煌，加油。

这是长征系列火箭第 423 次发射。中国，向着太空探索迈出新的步伐。

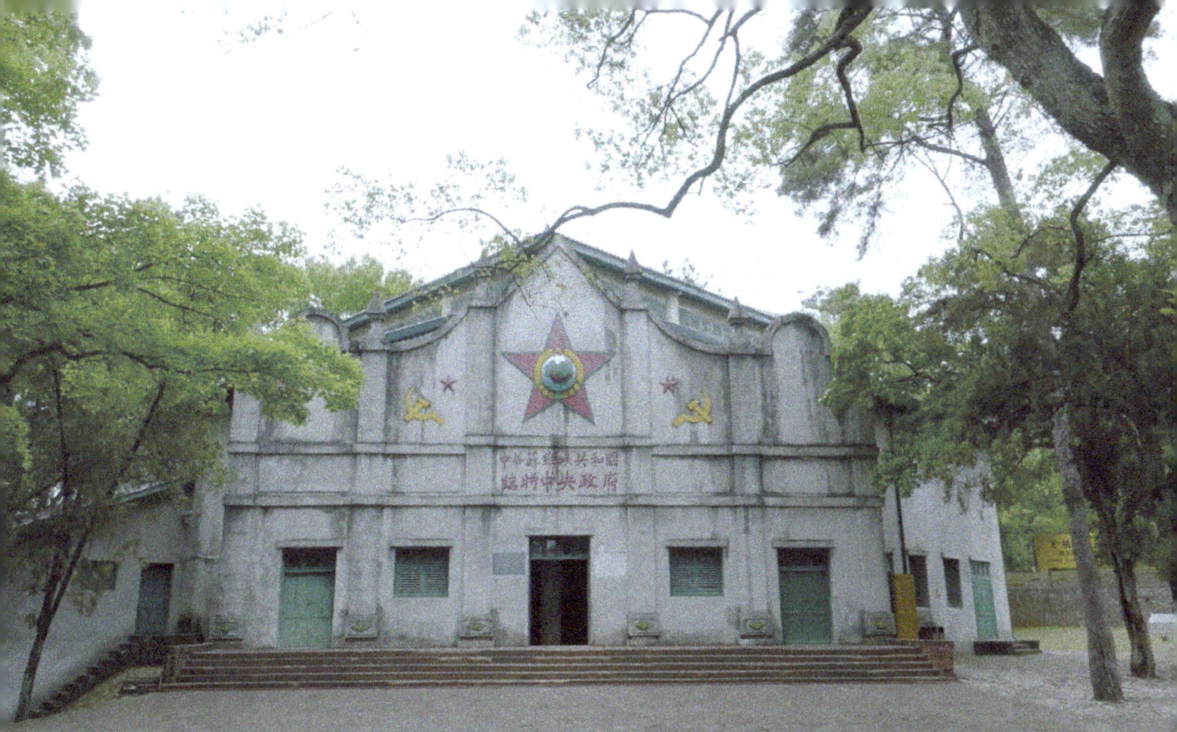

长征国家文化公园（江西段）红都瑞金

（一）江西瑞金到官田兵工厂，兵工事业薪火相传

最初的人民兵工事业

红都瑞金是中央红军长征的决策地和出发地。

1931 年 11 月 7 日，中华苏维埃第一次代表大会在瑞金举行，宣告了中华苏维埃共和国的成立。

这里分布着中央革命根据地的纪念遗址。这是新中国的雏形。

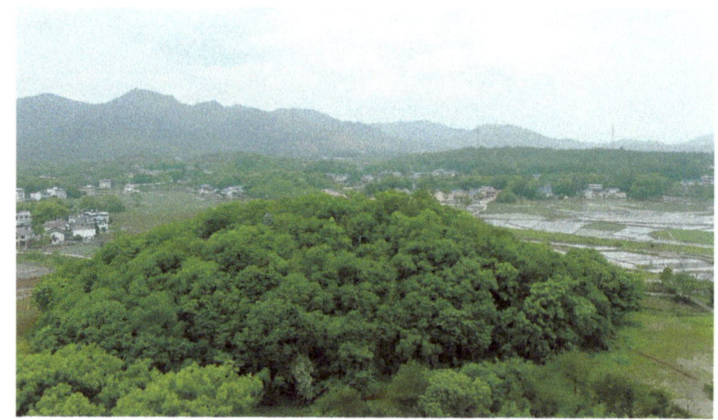

云石山

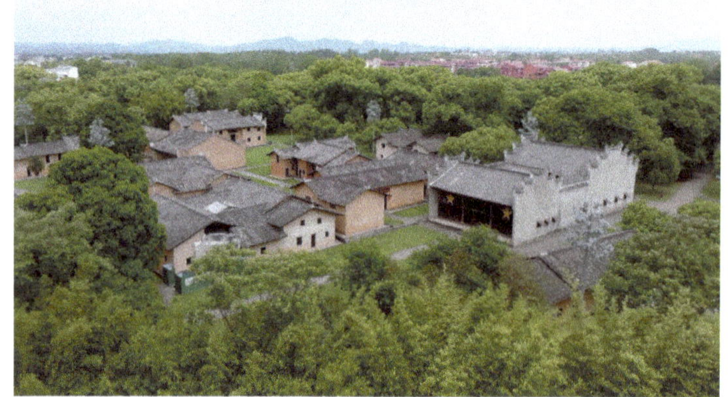

瑞金叶坪

在红军一次又一次反"围剿"斗争中，产生了最初的人民兵工事业。

官田中央兵工厂的变迁

江西兴国，曾是闻名中央苏区的模范县。当年，23万人口的兴国，就有8万多人参加了红军。牺牲在长征路上的兴国籍烈士有12038名。

位于兴国县城以东45公里的官田中央兵工厂旧址，是长征国家文化公园江西段重点展示园。

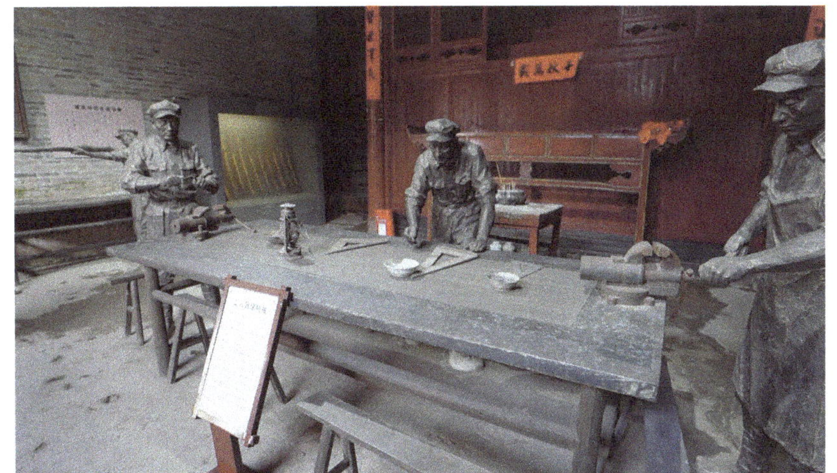

最初的人民
兵工事业

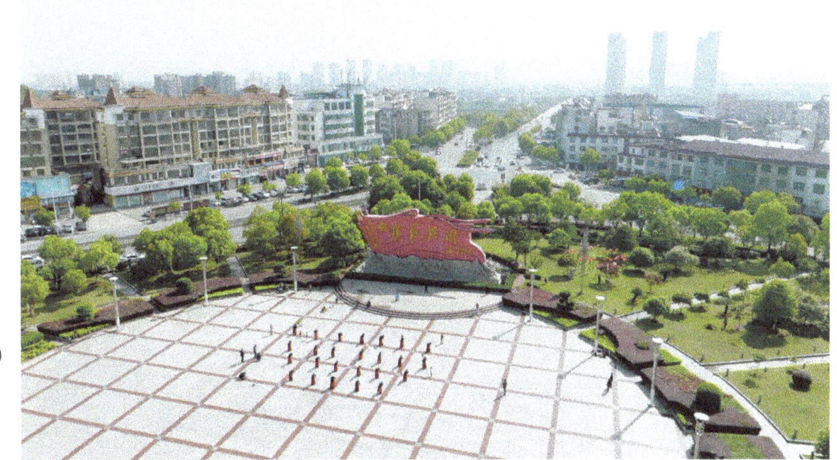

长征国家文化
公园（江西段）
兴国县将军园

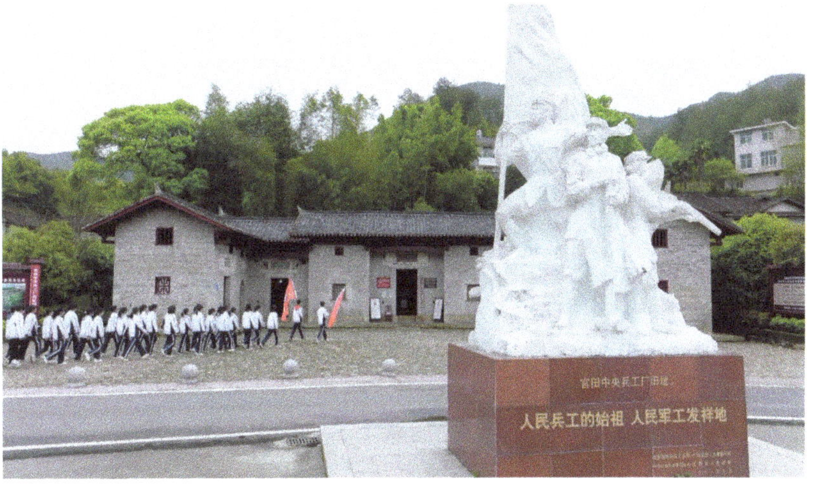

兴国县官田
中央兵工厂
旧址

红军后代卢婷在这里担任讲解员，已经十几年了。

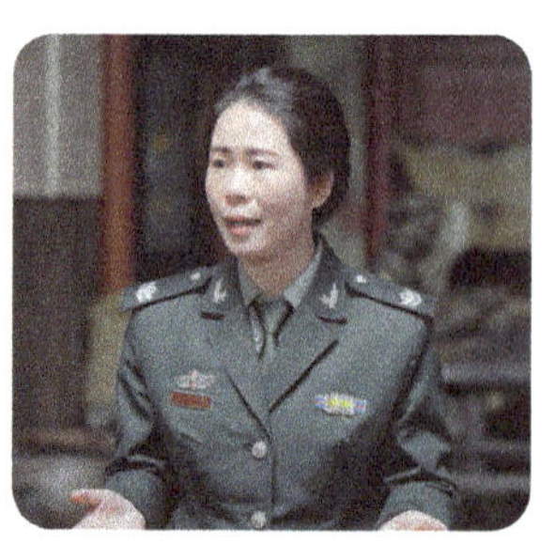
卢婷 官田中央兵工厂
纪念园讲解员

卢婷：我们可以看到这种环境下，如何生产出一颗子弹的。这里没有机器生产子弹壳，怎么办呢，当时我们每次打完仗就会号召儿童和妇女到山上去捡子弹壳。

作为人民兵工事业的发源地，官田兵工厂在1931年成立时，只有4座打铁炉和300多把锉刀、老虎钳。红军总司令朱德曾感慨地说："所有家当，还没有王二麻子剪刀铺的齐全。"

卢婷的外祖父李佐程，曾经是红军队伍中的第一代兵工人。

卢婷：他不想当国民党的兵，因为他相信共产党相信苏维埃，怎么办呢，他毅然地用一把菜刀把自己的大拇指剁碎。因为他只有残疾，才能不用扣动扳机。

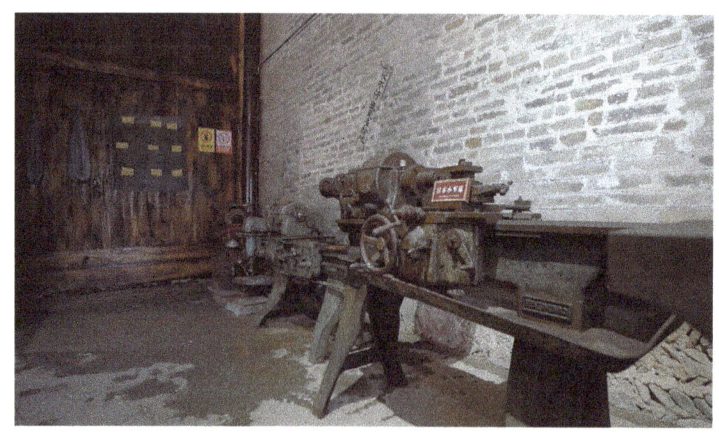
官田中央兵
工厂的兵器

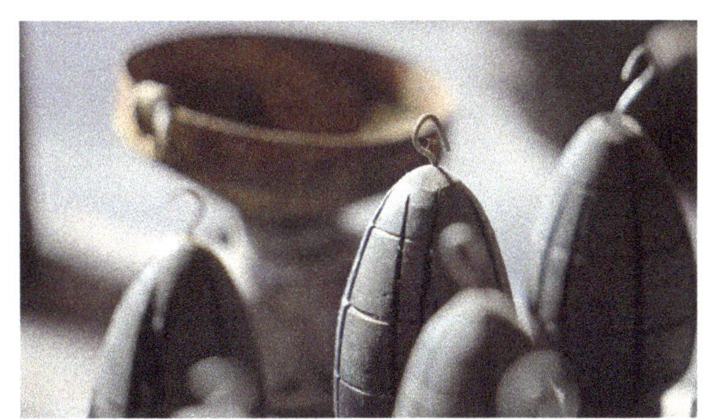

马尾弹

这是兵工厂研制的马尾弹，完全是靠工人用双手一锉一锉打磨出来的。这样简陋粗糙的马尾弹，在红军手中却是宝贝。

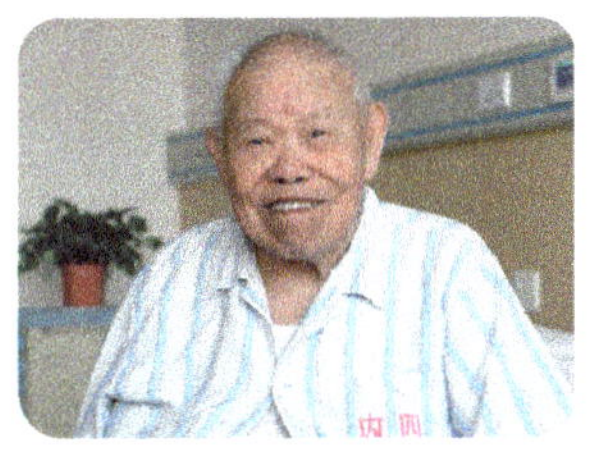

我们的子弹少得可怜，一个人5颗子弹，手榴弹几乎没有。
——陈有德 时年97岁 红六军团通信班长（2016年采访）

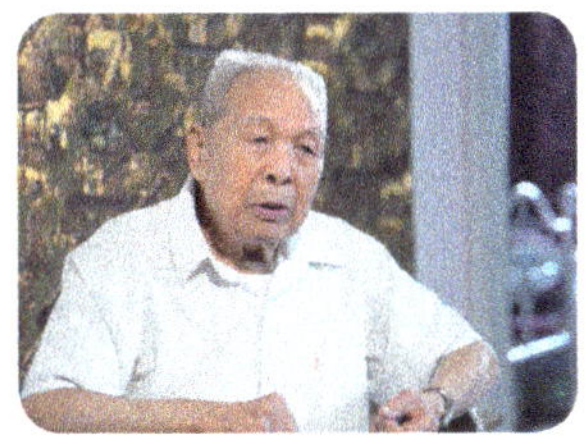

手中的武器呢，就是少数的几颗子弹，都是大刀和红缨枪，就是这些东西。
——罗光里 时年98岁 红四方面军卫生员（2016年采访）

红军的兵工队伍

长征中，面对拥有飞机大炮的国民党军的围追堵截，兵工人始终与红军官兵战斗在第一线。500多名参加长征的官田兵工厂职工，只有少数人到达陕北。正是他们，成为新中国军工事业的星星火种。

长征路上红军进行了600多次战役战斗，缴获了敌人大批武器装备，自己武器装备也有大量损耗。是红军的兵工队伍对这些武器装备进行维修，使它们在作战中发挥了重大作用。

　　官田兵工厂，是红军第一个有正式番号的兵工厂，除对缴获敌方的武器进行修复外，还生产了部分自制武器弹药，形成了与战时生产相适应的生产流程和管理体系。

　　保存在中国人民革命军事博物馆的 75 毫米口径的 587 山炮，是唯一一门随红军走完长征路的山炮。它由贺龙、任弼时领导的红二、红六军团从敌人手中缴获。长征路上，一边维修，一边作战，官兵们还把山炮拆成零部件，一路背着爬雪山、过草地，历尽千辛万苦，带到了陕北。

　　一门山炮的背后，体现着人民兵工的艰辛发展历程，寄托着红军将士对先进武器装备的强烈渴望。

　　从苏区起步，在战争中淬火，伴随着新中国成立发展壮大，当年小作坊式的官田兵工厂一步步发展壮大，已经成为实力雄厚的中国兵工事业。长征精神薪火相传，铸造出一代又一代忠诚、担当的红色兵工人。

　　人民兵工事业迅速发展，逐步形成了完整的国防科研和工业体系，我国武器装备基本实现国产化。

　　在新时代，我国的国防和军工取得历史性成就。从新型战机到新型无人机，从坦克到导弹，许许多多武器装备就诞生在长征沿线的兵工厂。

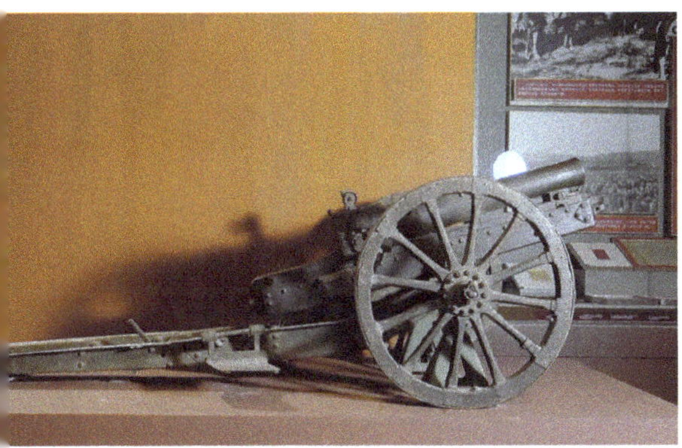

587 山炮（中国人民革命军事博物馆馆藏）

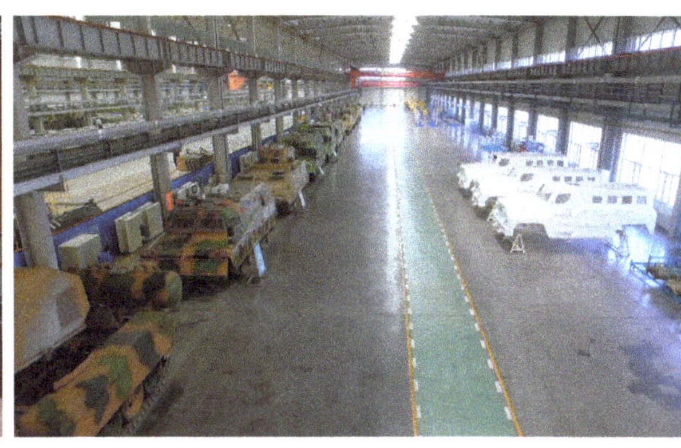

当代中国兵工制造

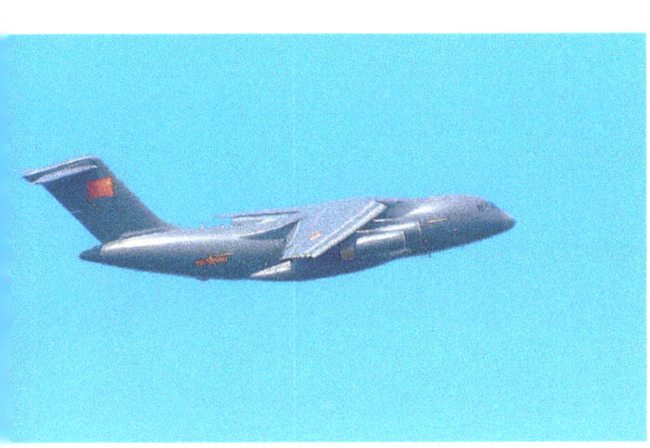

新型战机

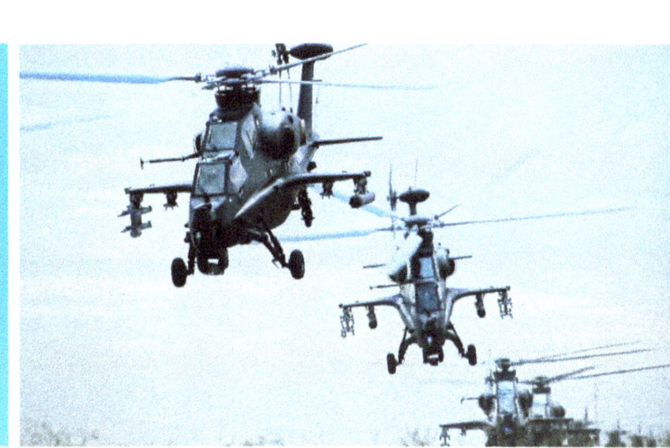

新型无人机

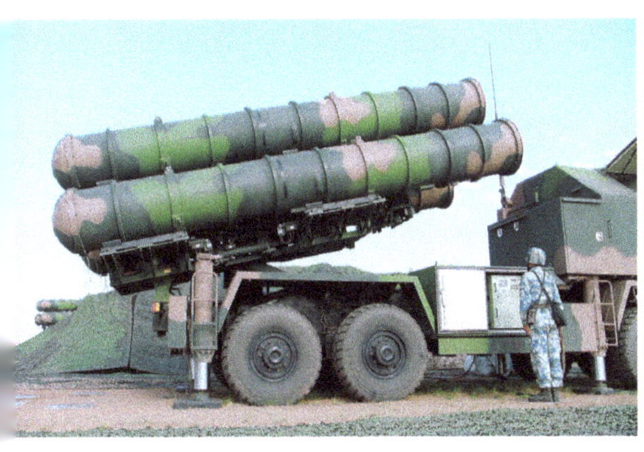

坦克

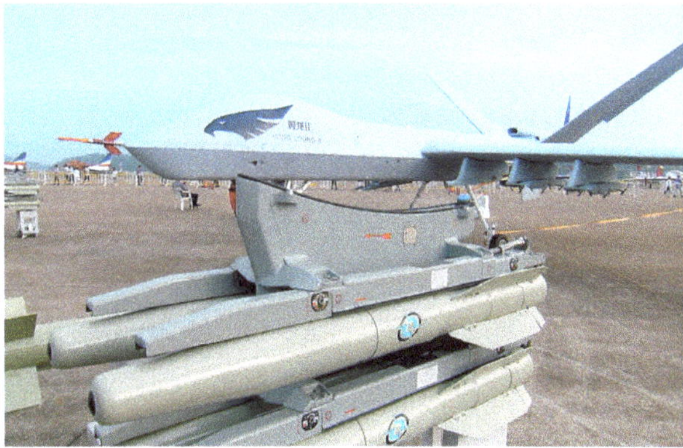

导弹

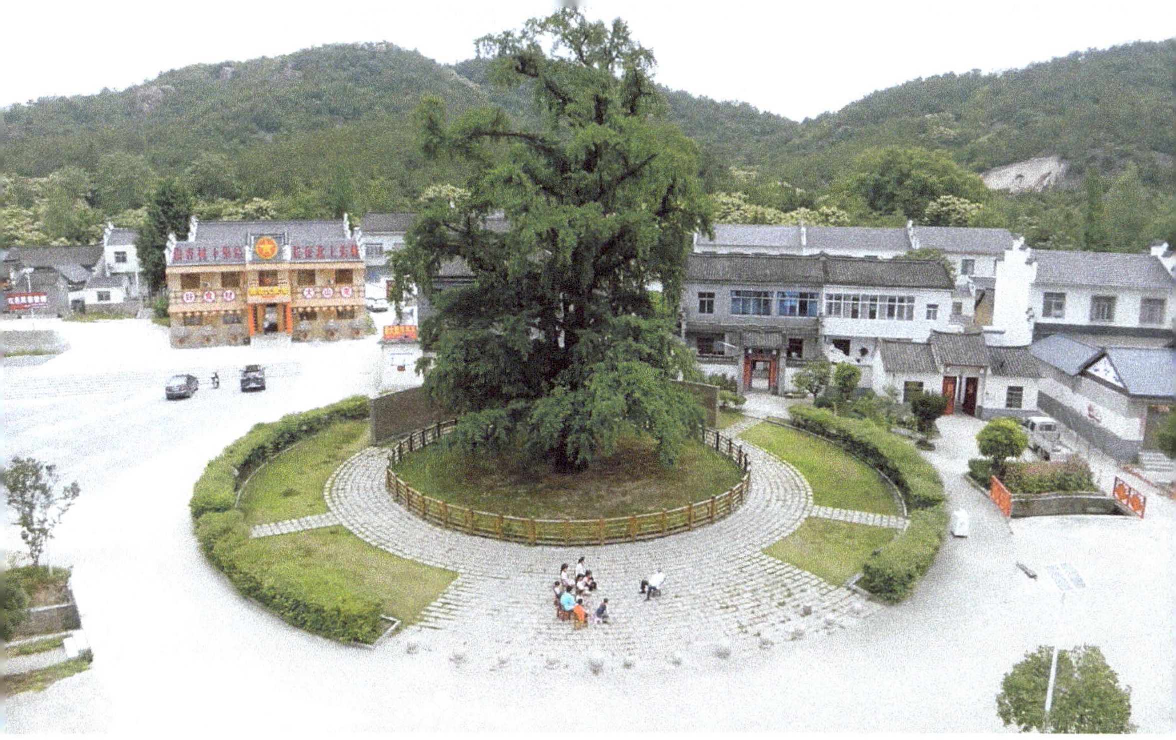

河南何家冲的银杏树

（二）河南独树镇到南水北调穿黄工程，生生不息润泽大地

鏖战独树镇

1934 年 10 月中央红军撤出中央苏区一个月后，11 月 16 日，鄂豫皖苏区的红二十五军，也从河南罗山何家冲启程开始长征。

1934 年 11 月，在一棵古银杏树下，刚刚记事的王传伟，目睹了红二十五军长征出发时的情景。

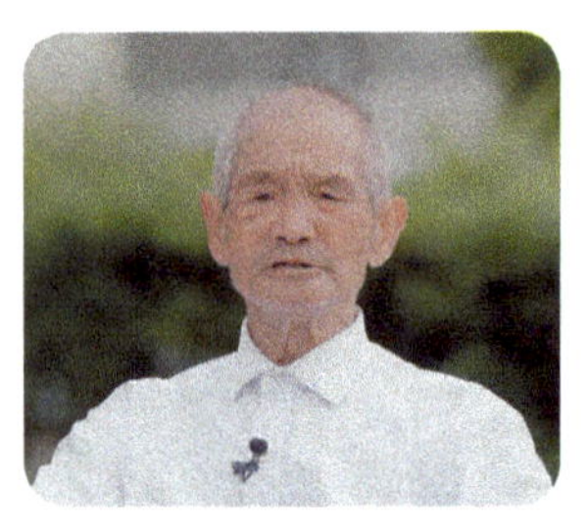

王传伟 罗山县何家冲村村民

诞生于鄂豫皖苏区的红二十五军，是四支红军长征队伍中平均年龄最小的一支部队。从河南罗山县何家冲出发 10 天，这支年轻的队伍便在位于豫西南的方城县遭遇了一场残酷的生死鏖战，也就是长征中著名战斗之一的鏖战独树镇。

战斗打响时，正值大雪天。身着单衣的红军战士冻僵的手，连枪栓都拉不开。

危急关头，军政治委员吴焕先挥起大刀，冲到了队伍的最前面。

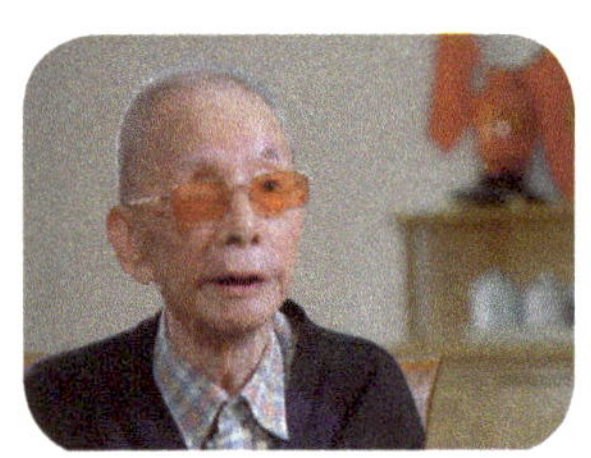

吴焕先用大刀带领战士们拼出了一条绝地求生的血路。9 个月后，28 岁的吴焕先牺牲在一路拼杀的长征路上，他也是第一位牺牲在长征路上的红军军级指挥员。

李付均，退休教师，也是长征国家文化公园

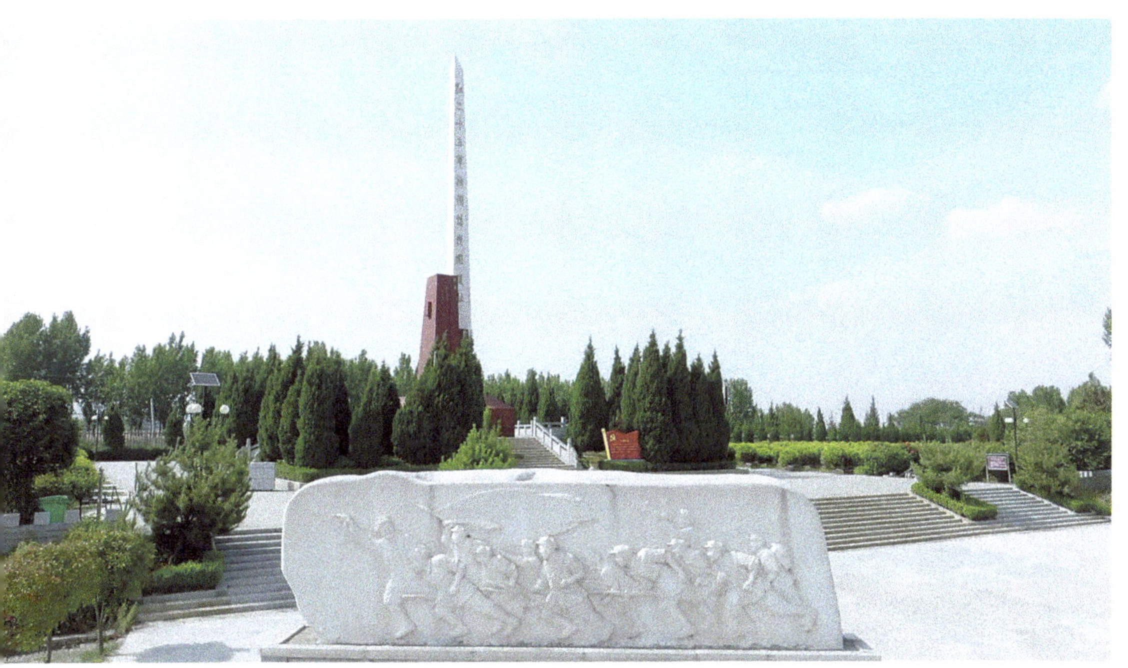

独树镇战斗纪念碑

河南段独树镇战斗遗址的义务讲解员。每逢节假日，李付均都会带着一群与当年红二十五军战士长征时差不多年纪的学生，到这片洒下过红军鲜血的地方，进行红色主题活动。

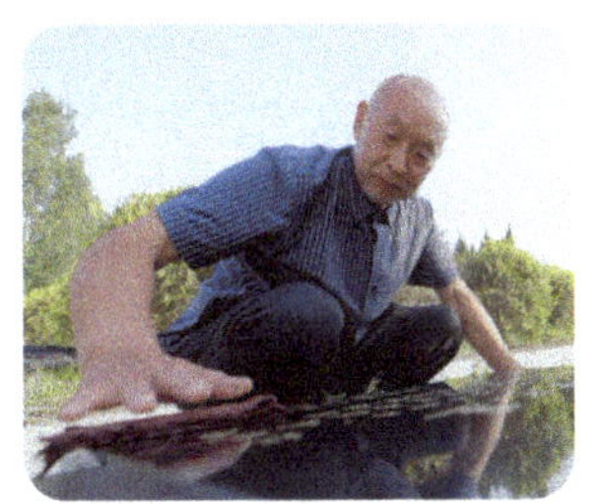

李付均 独树镇退休教师

李付均：大家都看到了，好多都是无名烈士。这几位都是，都是小小年纪，为了中国的革命事业，献出了他们宝贵的生命，连自己的名字都没有留下来。

红二十五军以 2900 人的兵力，打破了敌人 30 多个团的围追堵截，最早到达陕北时，队伍还增加到了 3400 人，创造了长征历史上的一个大奇迹。

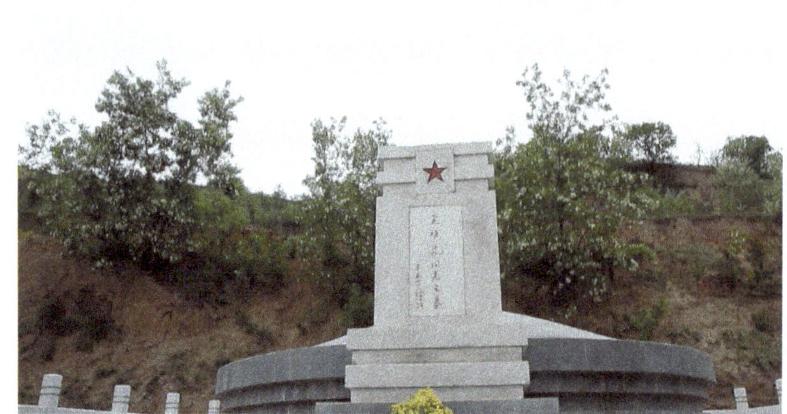

吴焕先烈士墓

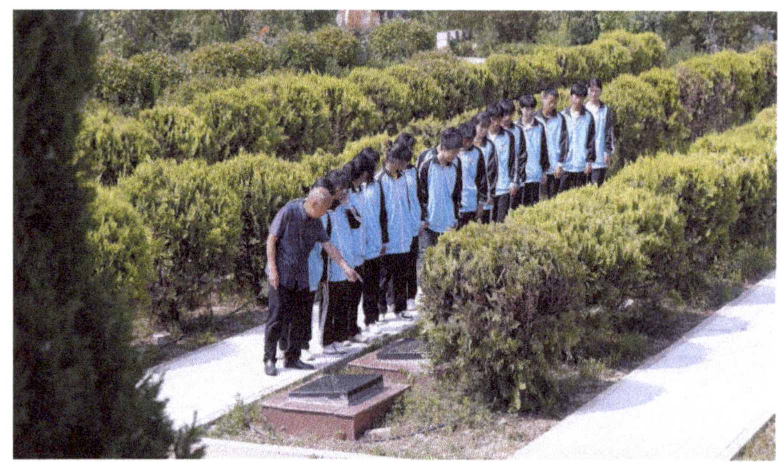

方城县独树镇退休教师李付均带学生们参观、擦拭无名烈士碑

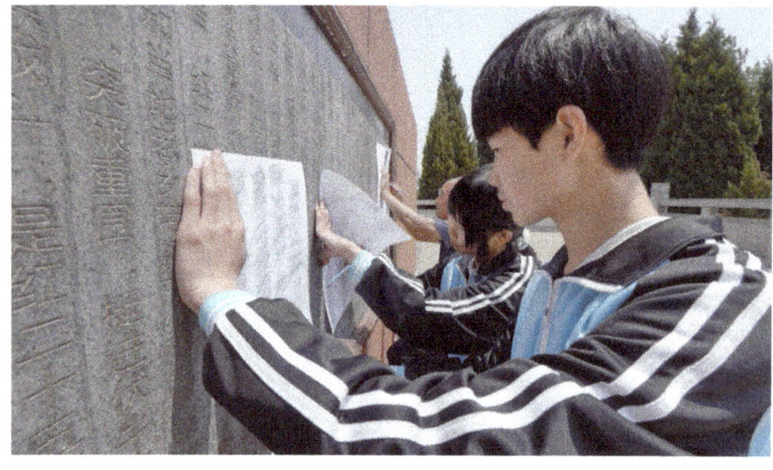

学生们在独树镇战斗遗址拓写碑文

南水北调中线工程

今天，长征的奇迹在大地上延续。从长征国家文化公园的独树镇战斗遗址远眺，一渠清水正奔流北上，流向京津腹地。这是南水北调中线工程，润泽了华北大地。

穿越黄河，是整个南水北调中线最具标志性的工程。复杂程度在于，需要在黄河河道之下开凿两条全长为 4250 米的隧道。水下修建水利工程，世界上尚没有先例。就像长征一样，没有先例就创造先例。

南水北调中线工程，
穿黄工程

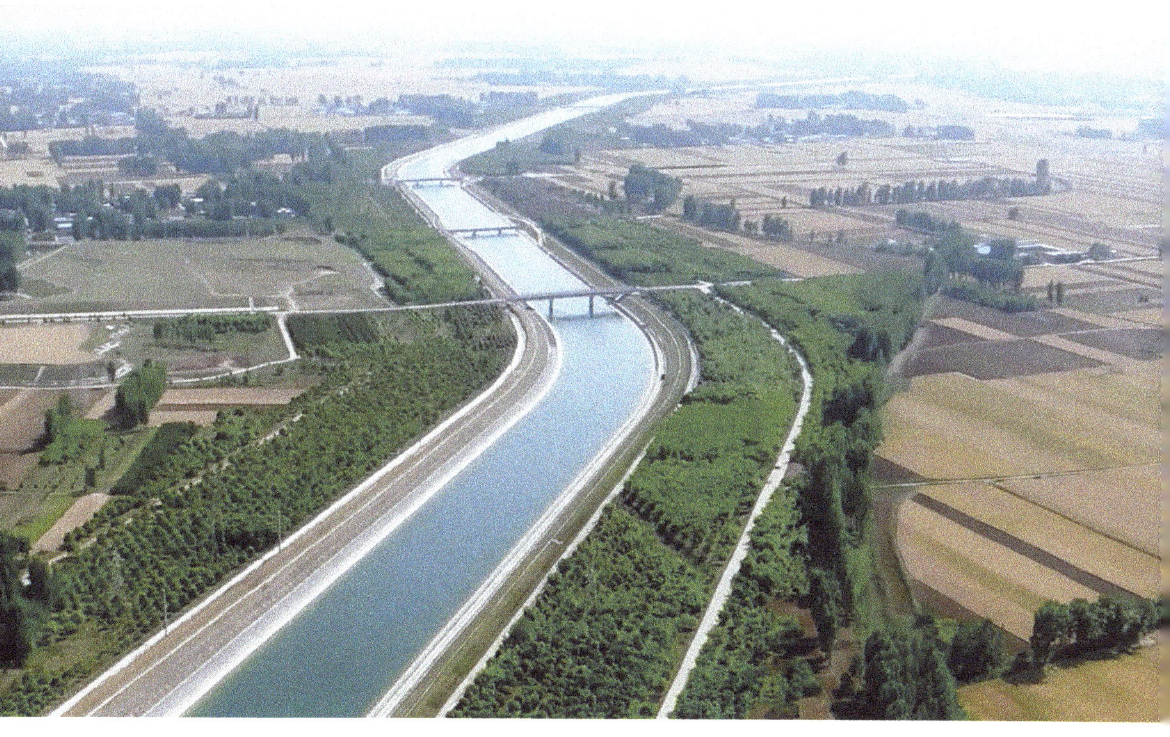

2013 年最后一天，南水北调主体工程顺利完成，创造了中国工程史上的多个第一：第一次采用大直径隧洞穿越黄河；第一次在中国水利史上采用泥水加压平衡盾构进行隧洞施工；第一次应用双层衬砌的结构……

南水北调东线、中线工程为 40 多座北方大中城市、280 多个县市区的 1.4 亿人送去了甘甜。这条新时代的长征路，镶嵌在中华民族伟大复兴的壮丽征程上。

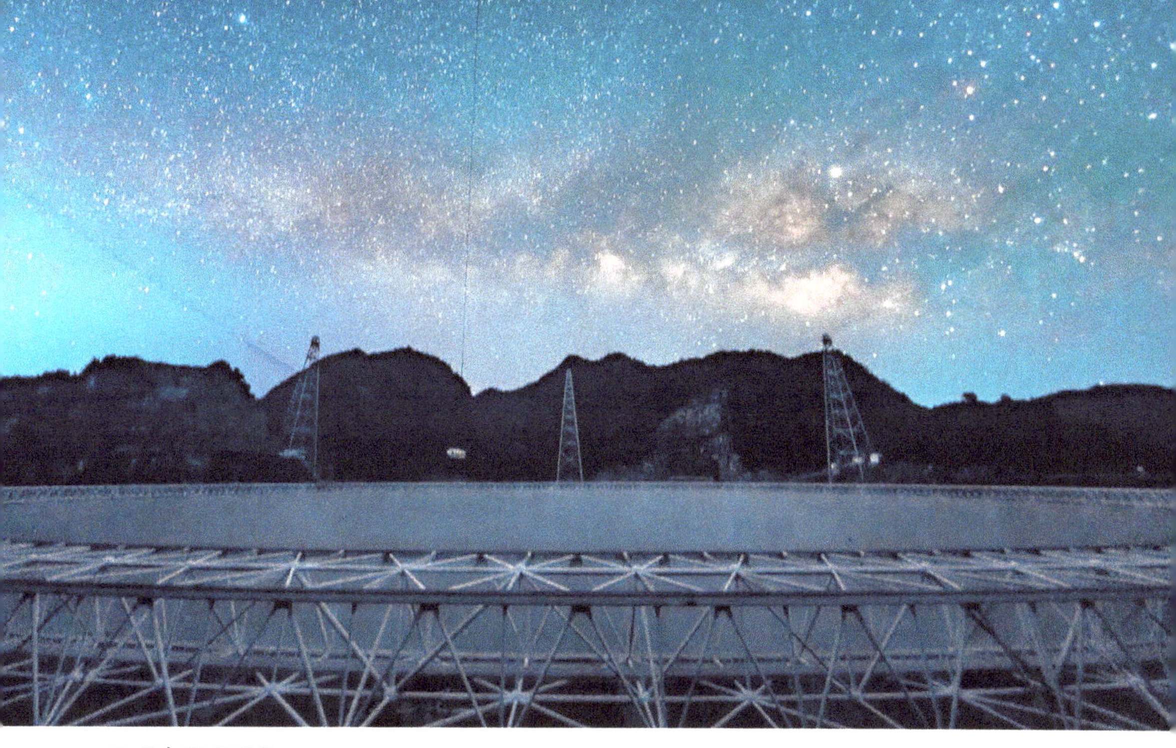

从"中国天眼"
仰望星空

（三）贵州乌江到中国天眼，一路疾进向宇宙

强渡乌江

乌江边上一段 3 公里的小路，是长征国家文化公园贵州段重点规划的线路。长征途中，红军就是从这里一路疾进，奔向乌江的。

乌江，古称黔江，流急、滩多、谷狭，号称"天险"。

1935 年新年第一天，红军发起强渡乌江的战斗。在余庆回龙场、瓮安江界河和遵义茶山关

3个渡口，红军部队驾着木排，冒着弹雨，冲破激流，强渡乌江。突破乌江，是决定红军命运的一次重大战役，为遵义会议的召开创造了条件。

中国天眼

几十年后，在乌江岸边，"中国天眼"团队进行重走长征路活动，每个人心中都有了更深的体验。

牛向华：我第一次到这个乌江来，就觉得真的特别险，走得特别难。

雷政：我们虽然是走了长征的一小段，但是我们深有体会，长征行之不易。

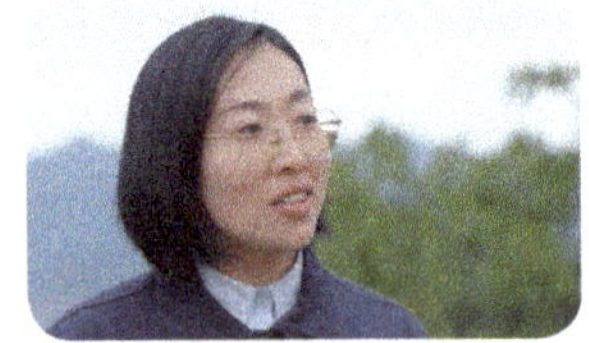

牛向华 中国天眼工作人员

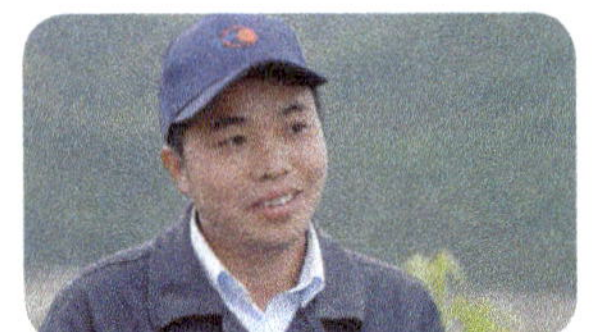

雷政 中国天眼工作人员

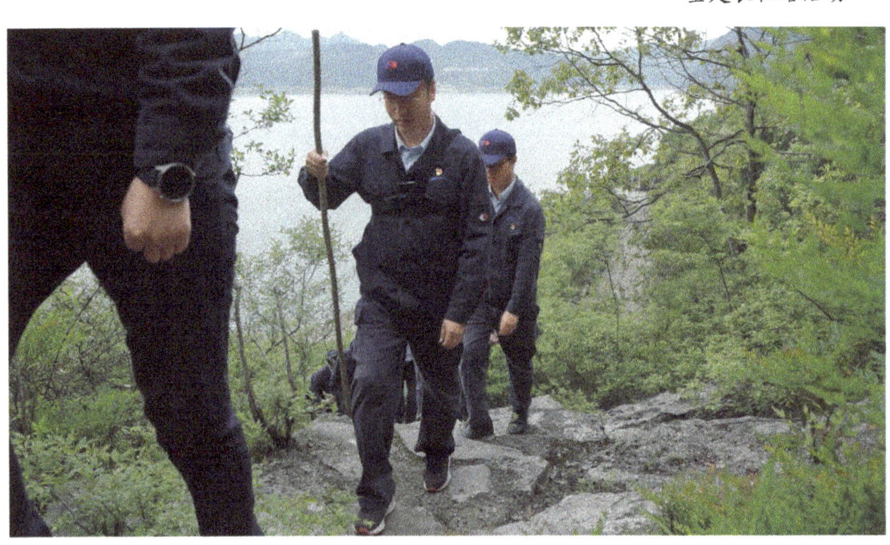

"中国天眼"团队
重走长征路活动

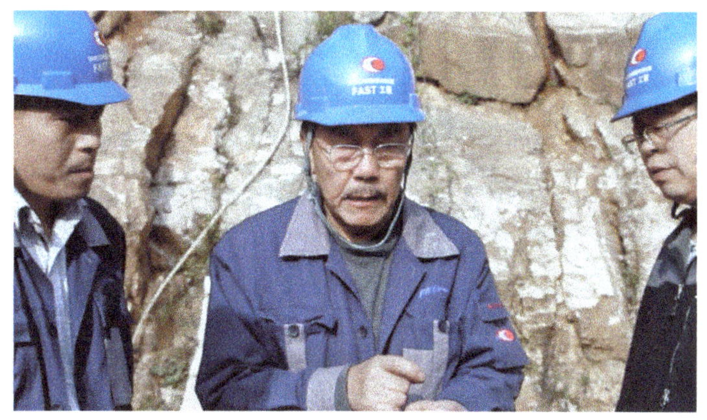

南仁东

当年南仁东和他的团队为给"中国天眼"选址，也曾走遍了贵州的山山水水。

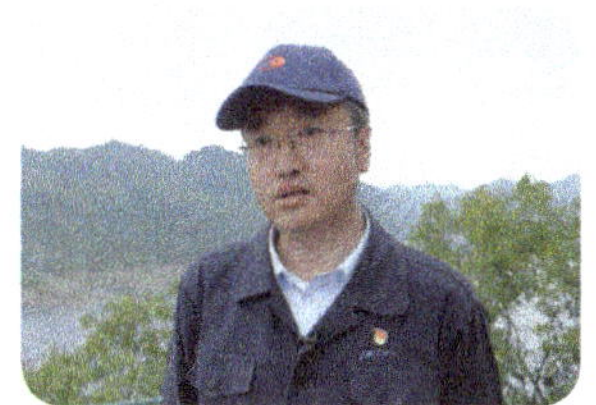

朱文白 中国天眼结构与机械工程部技术总监

朱文白：我们 FAST 选址，从 1994 年开始，先从卫星遥感，然后到最后剩下 30（多）个洼地的时候，基本上是南老师带领队伍，就是一个一个地踏勘过去的。从今天这经历来说，我能体会当时踏勘是非常非常难的。我觉得 FAST 对我们来说是长征的意义。

作为这一项目的发起者和奠基人，南仁东从选址、论证，到设计、建设，燃烧了他最后 20 多年的人生。

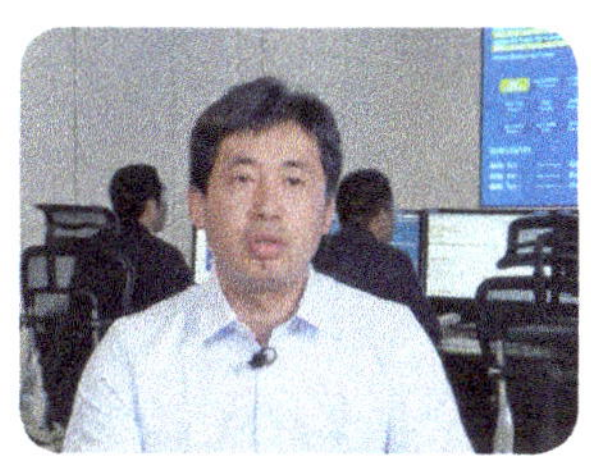

姜鹏 中国天眼总工程师

姜鹏：我记得当年是圈梁刚合龙的时候，南老师非常地开心，然后他就爬上去，像孩子一样在圈梁上奔跑。所以这个项目是凝结了他所有的心血。

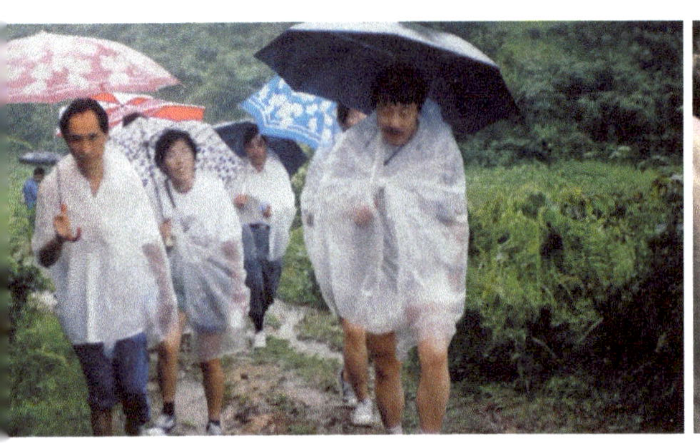

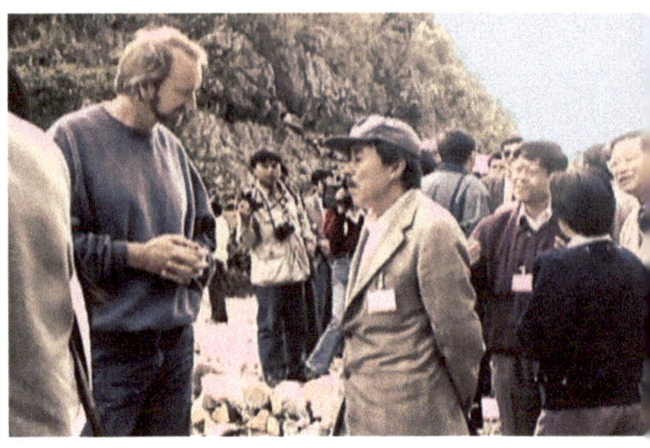

南仁东风雨兼程，跋涉在
通向"中国天眼"的长征
路上

"中国天眼"，向宇宙深处进发的国字号工程。整整 23 年，南仁东风雨兼程，像当年的红军一样，跋涉在通向"中国天眼"的长征路上。

南仁东：都是军用的地图，我们拿来找坑，一片一片地铺在这上面找，不能漏掉。

"中国天眼"，是由中国自主设计制造的全世界最大的单口径球面射电望远镜，口径达 500米。它的建造成功，让人类在地球上能聆听到来

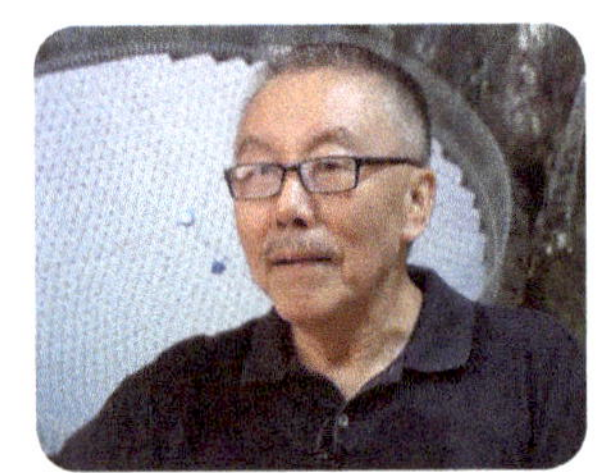

南仁东生前采访

"中国天眼"

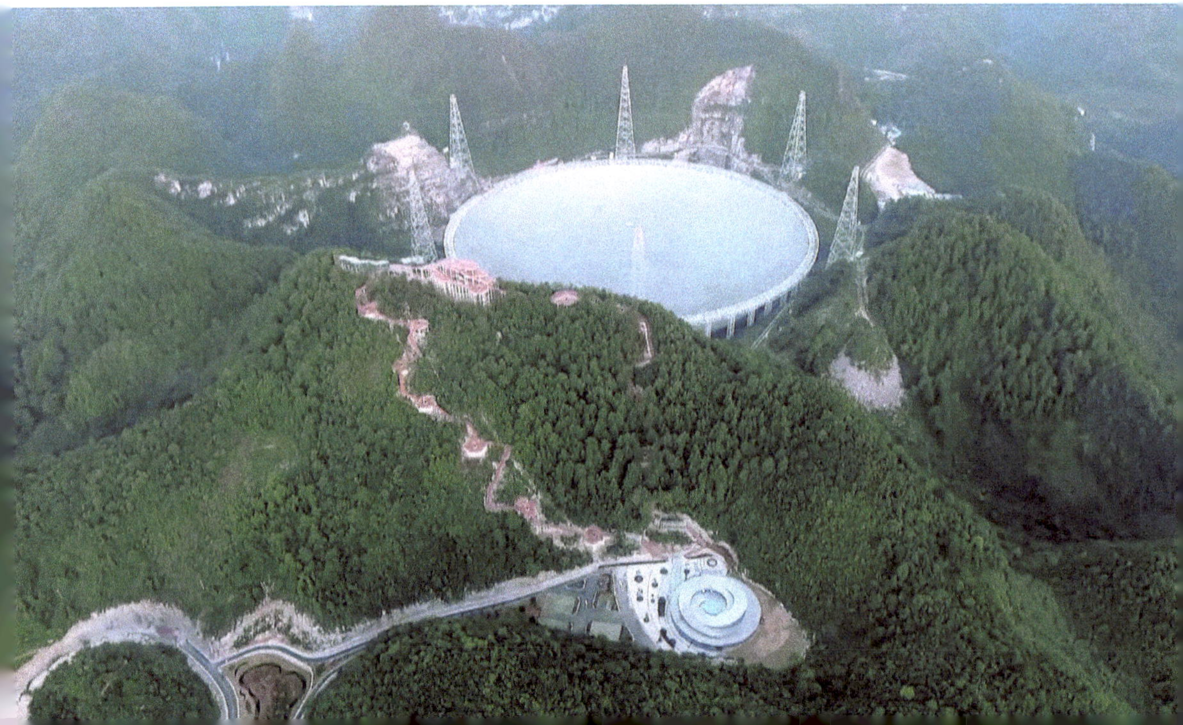

自宇宙深处更微弱的声音。

2017 年 9 月 15 日，距天眼落成启用一周年只差 10 天，南仁东的生命却进入了倒计时。

南仁东曾说："感官安宁，万籁无声。美丽的宇宙太空以它的神秘和绚丽，召唤我们踏过平庸，进入到无垠的广袤。"

魂归青山。南仁东，这位人民科学家留下的不仅是"中国天眼"这座世界级的创新工程，还有一支充满朝气的年轻团队。

2017 年 10 月 10 日，在南仁东去世 25 天后，"中国天眼"第一次捕获发现了脉冲星。

这是来自 1.6 万光年外和 4100 光年外的脉冲信号，它仿佛是南仁东发来的来自远方的问候。

2021 年 2 月 5 日，正在贵州考察的习近平总书记亲切会见"中国天眼"项目负责人和科研骨干，通过视频察看了"中国天眼"现场。

习近平总书记指出，"中国天眼"是国家重大科技基础设施，是观天巨目、国之重器，实现了我国在前沿科学领域的一项重大原创突破，以南仁东为代表的一大批科技工作者为此默默工

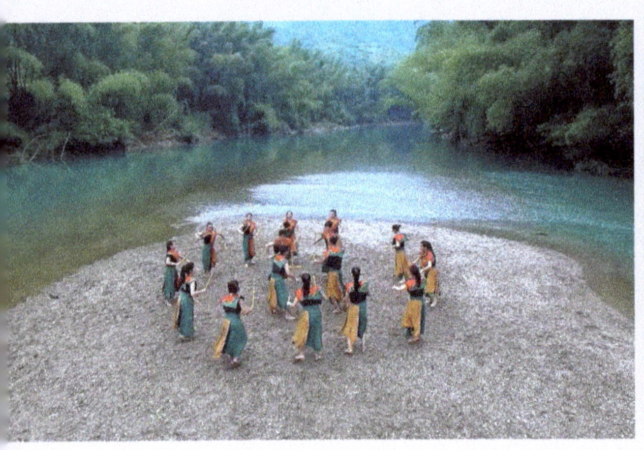

贵州民族生态

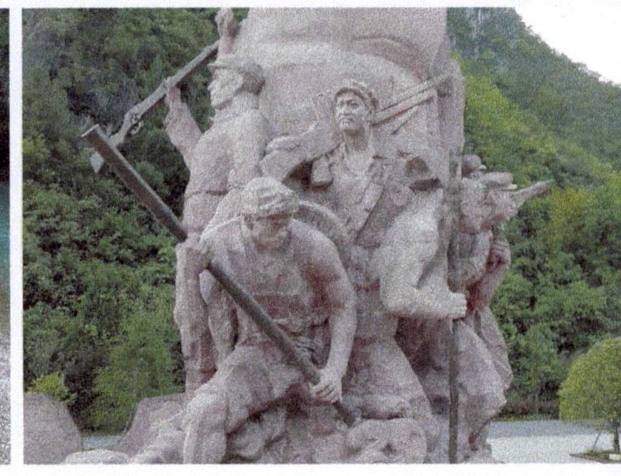

余庆突破乌江雕塑

作、无私奉献，令人感动。他勉励广大科技工作者以南仁东等杰出科学家为榜样，大力弘扬科学家精神，勇攀世界科技高峰，在一些领域实现并跑领跑，为加快建设科技强国、实现科技自立自强，做出新的更大贡献。

一个月后，"中国天眼"正式向全球开放。就像长征属于世界一样，"中国天眼"这一中国人的智慧和创造，同样属于世界。

长征国家文化公园贵州段，将重大科技的发展成果、红军长征的红色文化、多元的民族生态和美丽乡村的建设成就结合，全方位、多角度地展示在世人面前。

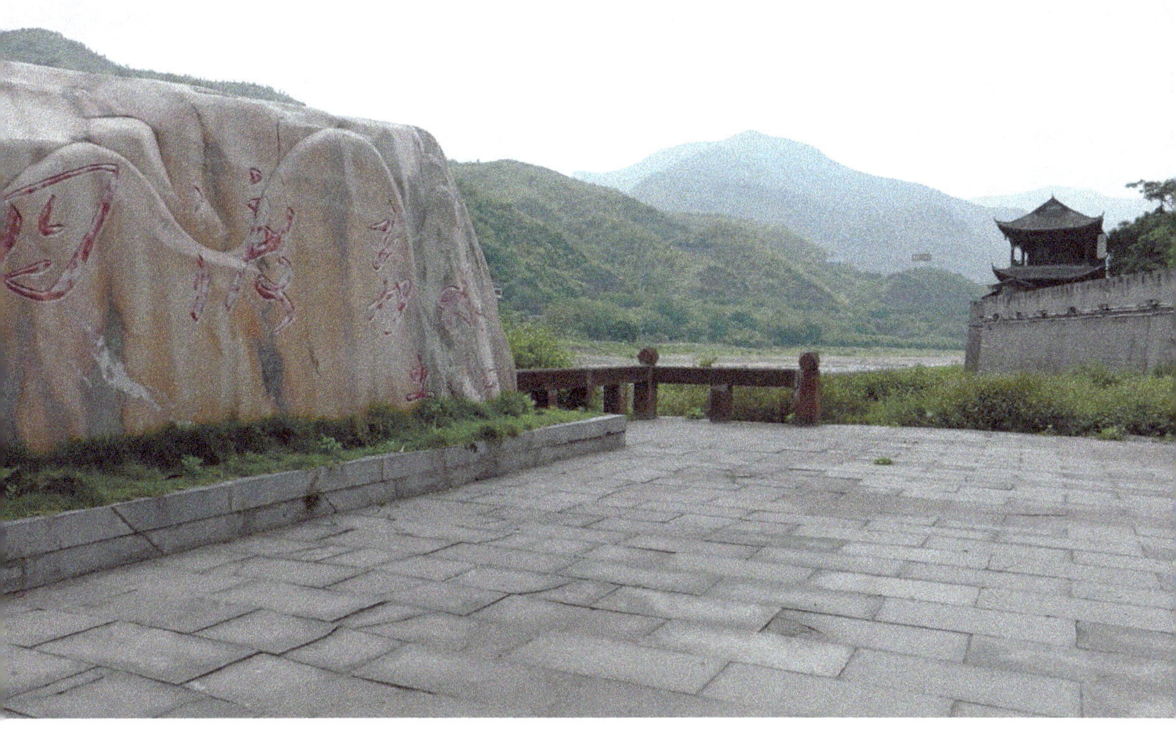

四渡赤水

（四）四川四渡赤水到赤水河红军大桥，奇迹的再度见证

四渡赤水

　　太平古镇，胡敬华家人一起唱起船工号子。76 岁的胡敬华，是四渡赤水战役时因伤流落在四川古蔺县太平镇的老红军胡道财的长子。

　　这首船工号子字面的意思虽然简单，可蕴含了胡敬华老人一段特殊的情感。这是胡敬华根据父亲讲述的四渡赤水故事和自己在赤水当船工的

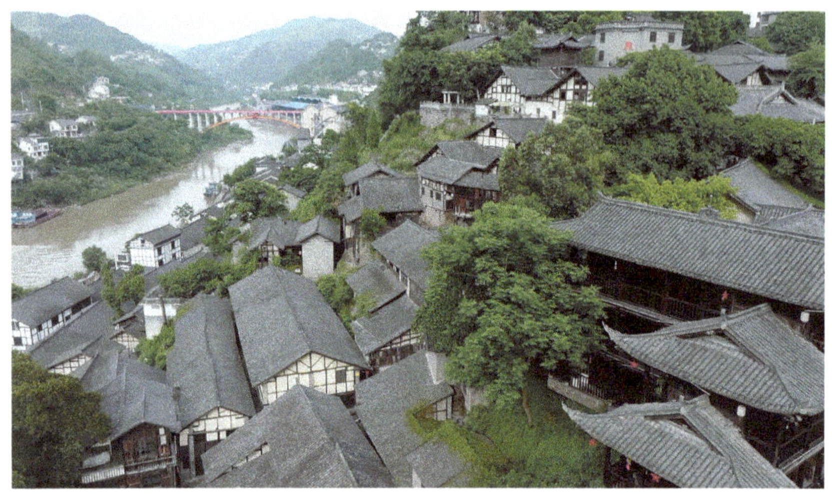

长征国家文化公
园（四川段）古
蔺县太平古镇

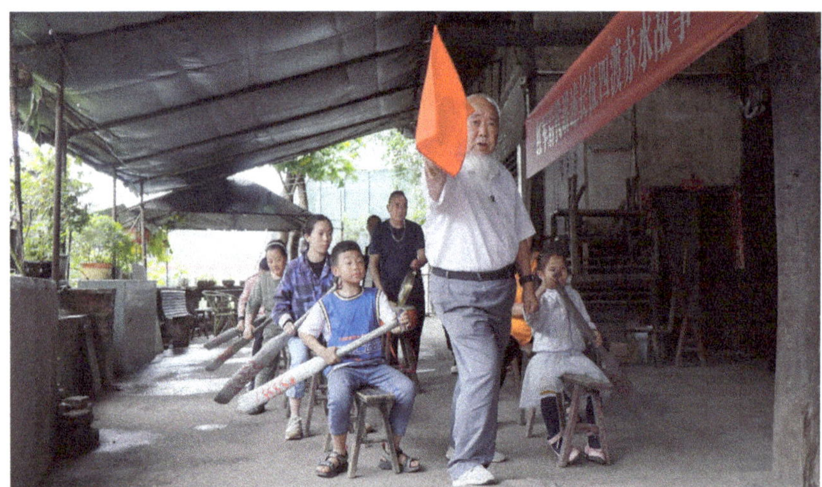

太平古镇，胡敬
华家人一起唱船
工号子

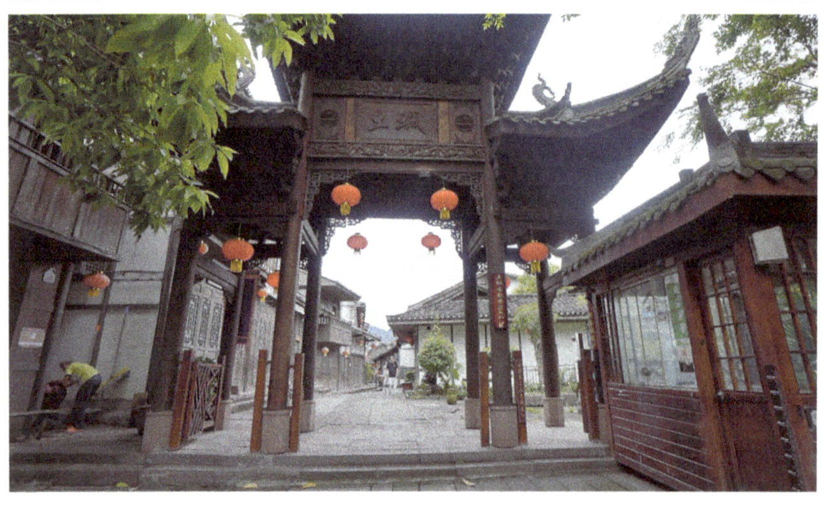

贵州土城古镇

经历相结合独创的号子。这首号子已被他唱了大半辈子，如今成了这个红军家庭的传家宝。

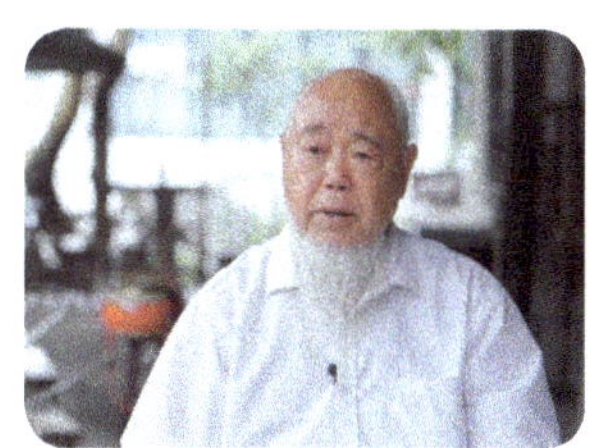

胡敬华 太平古镇船工

一声号子一生情，长征精神代代传。胡敬华还在家搭建了红色讲堂，给过往的游客义务宣讲红军故事，为来古镇的游客表演拉船歌等红色歌谣。

与太平古镇同处于赤水河之上的土城古镇，完整保留着 25 处长征旧址。古镇上建起的 15 个纪念馆，收藏了 1635 件红军文物藏品，成为这座国家级历史文化名镇最亮丽的风景。

1935 年 1 月遵义会议后，蒋介石调集 40 万军队向中央红军合围，试图在红军北渡长江时，"聚歼"红军。当时，中央红军仅有 3 万多人。110 天中，红军在毛泽东的指挥下，四渡赤水，转战几千里，纵横驰骋云贵川广大地区，经大小战役战斗 40 余次，跳出了敌军的包围圈，掌握了战略转移的主动权。

1960 年 5 月，英国陆军元帅蒙哥马利访华。他对毛泽东说，您指挥的辽沈、平津、淮海三大战役，可以与世界上任何伟大的战役相媲美。毛泽东却说，三大战役没有什么，四渡赤水才是我的得意之笔！

赤水河红军大桥

　　一条赤水河，见证了战争史的奇迹，也见证了桥梁建造上的奇迹。

　　赤水河红军大桥，西连四川古蔺，东接贵州习水，是连接川黔两地的重要通道。主塔高243.5米，大桥全长2009米，主桥为1200米双塔单跨钢桁梁悬索桥。它的难度在于，屹立于壁立直行、挺拔千仞的喀斯特溶岩地貌峡谷之上。

　　2019年9月24日，由81块重200余吨的钢桁梁拼装而成的赤水河红军大桥建成通车，仅是固定连接钢桁梁的高强度螺栓，就用了80万套。建造这座世界上山区同类型钢桁梁悬索桥梁中第一高塔、第二大跨的峡谷大桥，只用了不到两年时间。

赤水河红军大桥

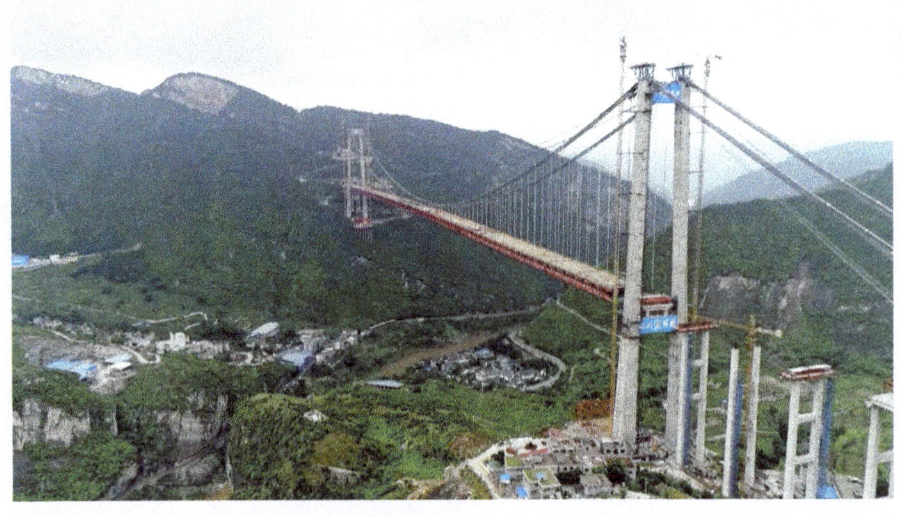

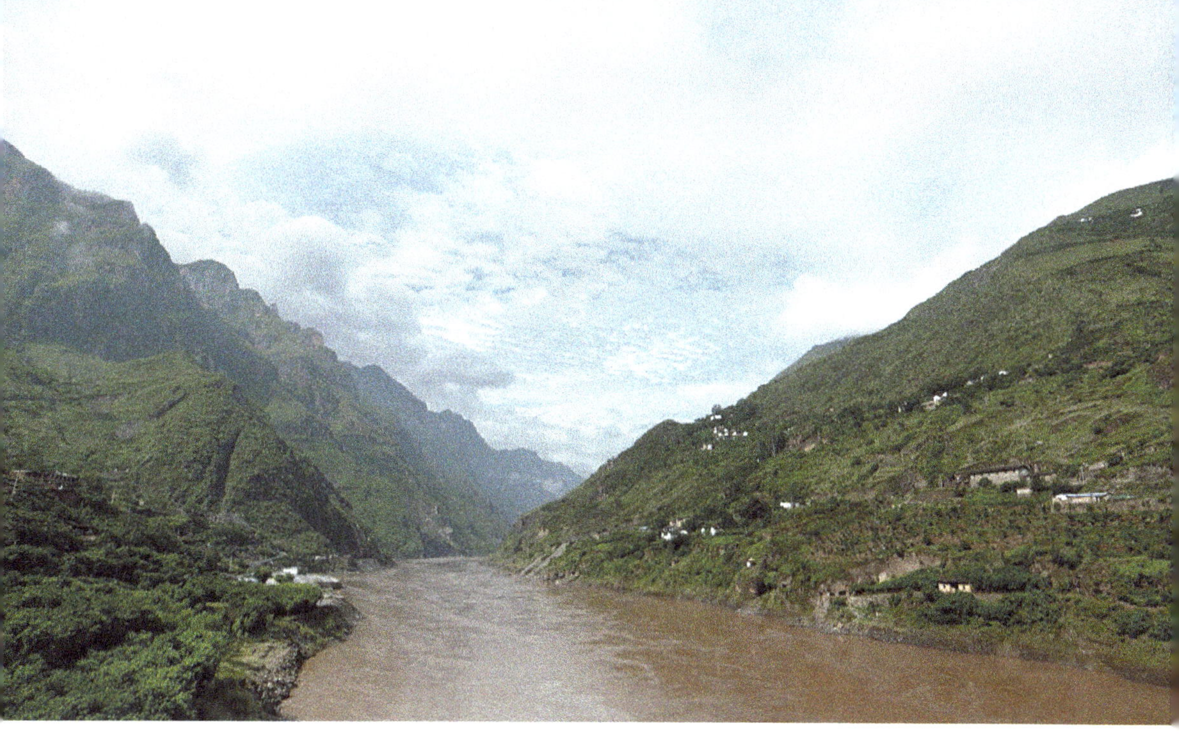

金沙江

（五）云南巧渡金沙江到乌东德水电站，荣光续写传奇

巧渡金沙江

1935 年 5 月经过四渡赤水战役，红军从贵州挺进云南，准备北渡金沙江，到四川与红四方面军会合。红军以每天 120 里的急行军快速前进，逼近昆明。这时军阀龙云的主力已被蒋介石调往贵阳，于是急调各地民团到昆明守城。

金沙江位于长江上游。它穿行在川滇边界的

深山峡谷间，江面宽阔，浪大水急，险滩密布。如果不能快速渡江，红军就有被追上来的敌人压在深谷里消灭的危险。红军决定从三个渡口渡过金沙江。

刘伯承率中央军委纵队和第五军团为中路，强占了皎平渡口。随后另外两个渡口的红军也都集中到皎平渡过江。

金沙江上渡船穿梭往来，刘伯承站在江边的大石头上亲自指挥渡江。那块大石头后来有了"将军石"的美称。

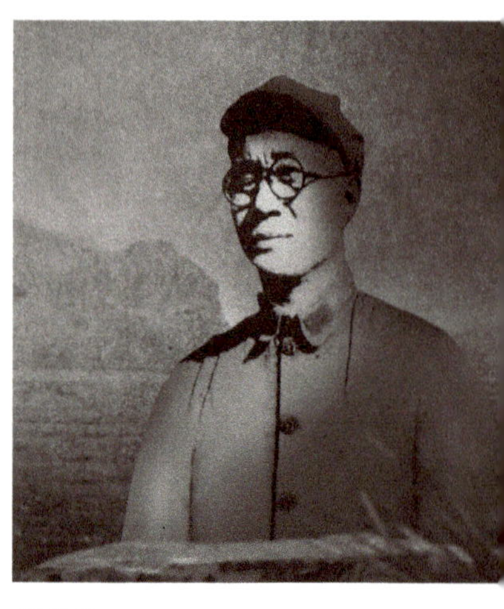

刘伯承

7只小船日夜不停地摆渡，7天7夜，2万红军全部过江到达北岸，整个行动没费一枪一弹，未失一人一马。摆脱了国民党大军的追击，毛泽东留下了"金沙水拍云崖暖"的著名诗句。

如今的金沙江，已经收敛了过去的狂躁与喧嚣，犹如一条碧绿的玉带，静静地垂卧在山脚下。

随着国家重点工程乌东德水电站建成，皎平渡一带成为库区。但这段红色的传奇，依然在这里传唱。

金沙江流水响叮当
英勇的红军要渡江
不怕它水深江流急
更不怕山高路又长
我们真顽强

生活在皎平渡村的5岁孩童赵俊臣，跟母亲学会的第一首歌就是这首红军当年留下的《渡江

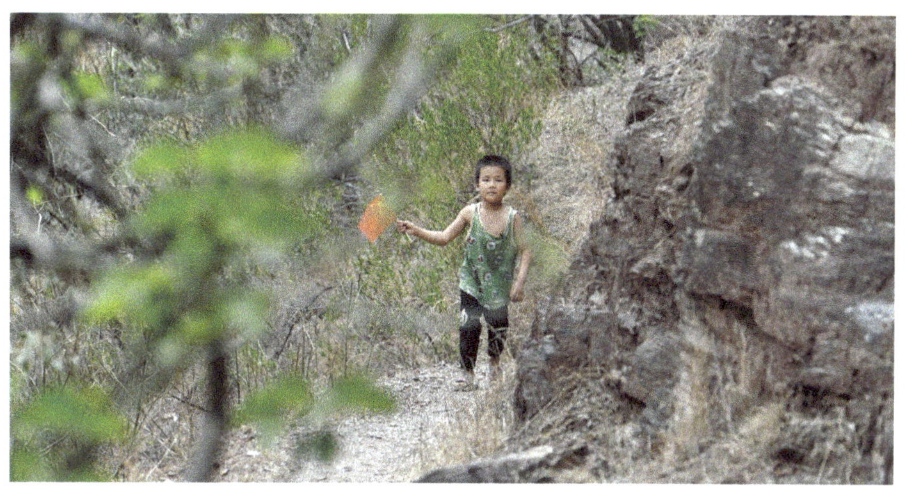

云南禄劝长征步道上 孩童赵俊
臣唱起《渡江动员歌》

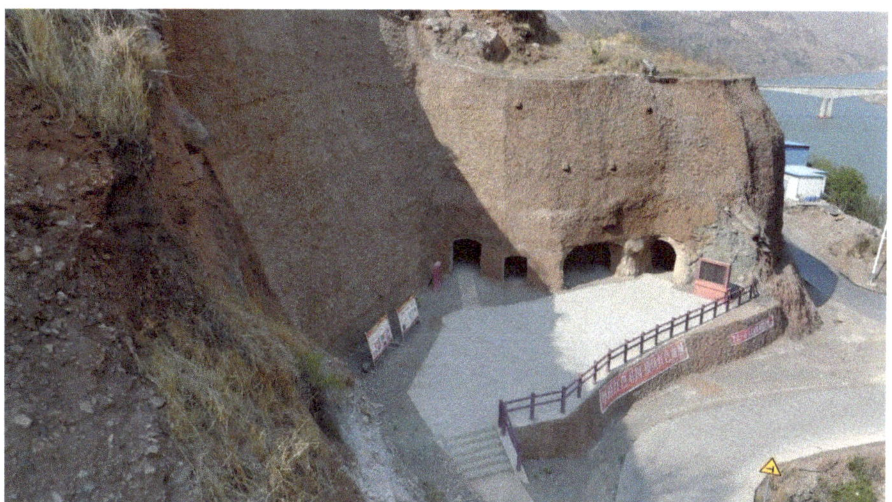

四川会理复建的岩洞

动员歌》。

2019 年，经过多方论证，长征国家文化公园四川段在地貌与原址相近的地方进行岩洞遗址的复建。

乌东德水电站

张庆胜的爷爷是曾经帮助红军渡江的 37 位船夫之一，父亲长大后，参加了解放战争。如今，张庆胜用支援国家建设的实际行动，续写这个革命家庭的光荣。2020 年，乌东德水电站下闸蓄水，家里老宅子正好在库区范围内，张庆胜带头搬离生活了 40 多年的家园。

张庆胜：虽然是乌东德水电站蓄水蓄起来了，但是红色的精神和意志，是永远留在我心中的。

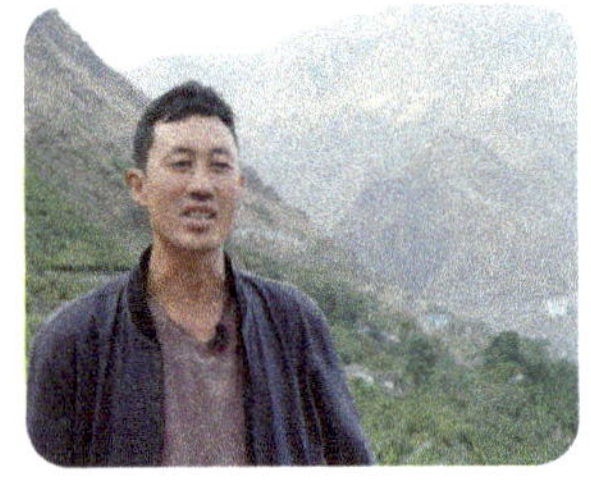

张庆胜 巧渡金沙江
老船工后代

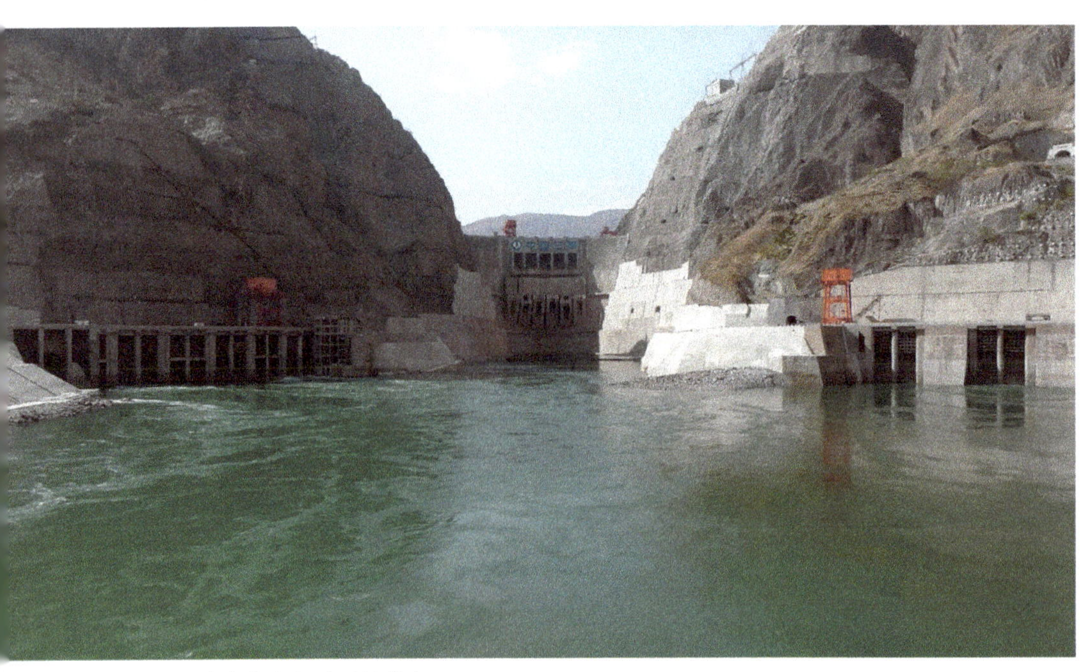

乌东德水电站下闸蓄水

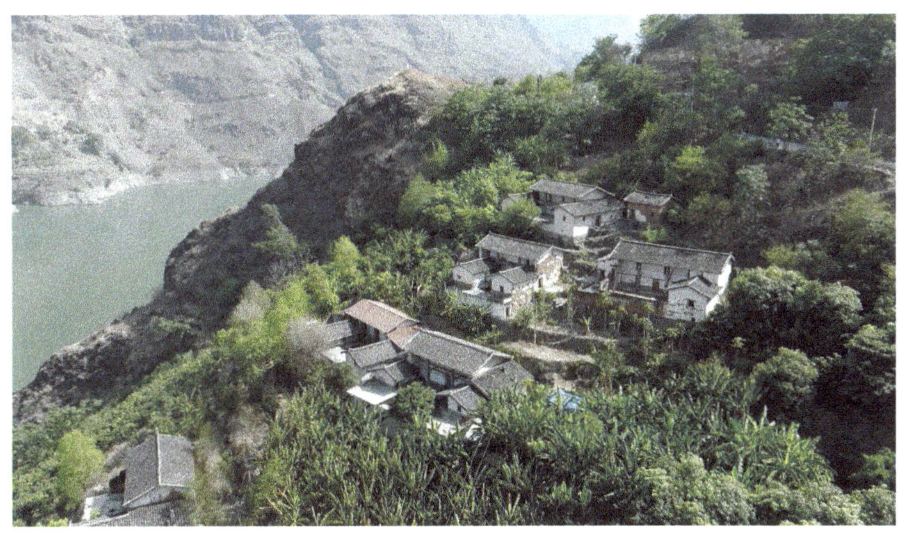

四川巧渡金沙江
老船工后代张庆
胜回到老房子

金沙江畔，像张庆胜这样的移民有 31000 多人，虽然故土难离，但这些长征路上的人，与他们的先辈一样，在"小家"与"大家"之间，毅然选择了"大家"。

乌东德水电站有着世界上最薄的 300 米级双曲拱坝，也是世界上第一座全坝应用低热水泥的特高拱坝，是一座名副其实的"无缝大坝"。从当年巧渡金沙江，到如今兴建世界水坝建造之最，这一个个壮举的背后，无不体现了长征精神。

作为"西电东送"中的骨干工程，年均发电量 389.1 亿千瓦时的乌东德水电站，与金沙江下游的溪洛渡水电站、向家坝水电站和白鹤滩水电站一起，组成了庞大的水电基地。

如今，长征国家文化公园的规划者们把巧渡金沙江展示园与乌东德水电站紧密相连。两段传奇，诉说着金沙江畔光荣的昨天，也诉说着金沙江畔美好的今天和更加美好的明天。

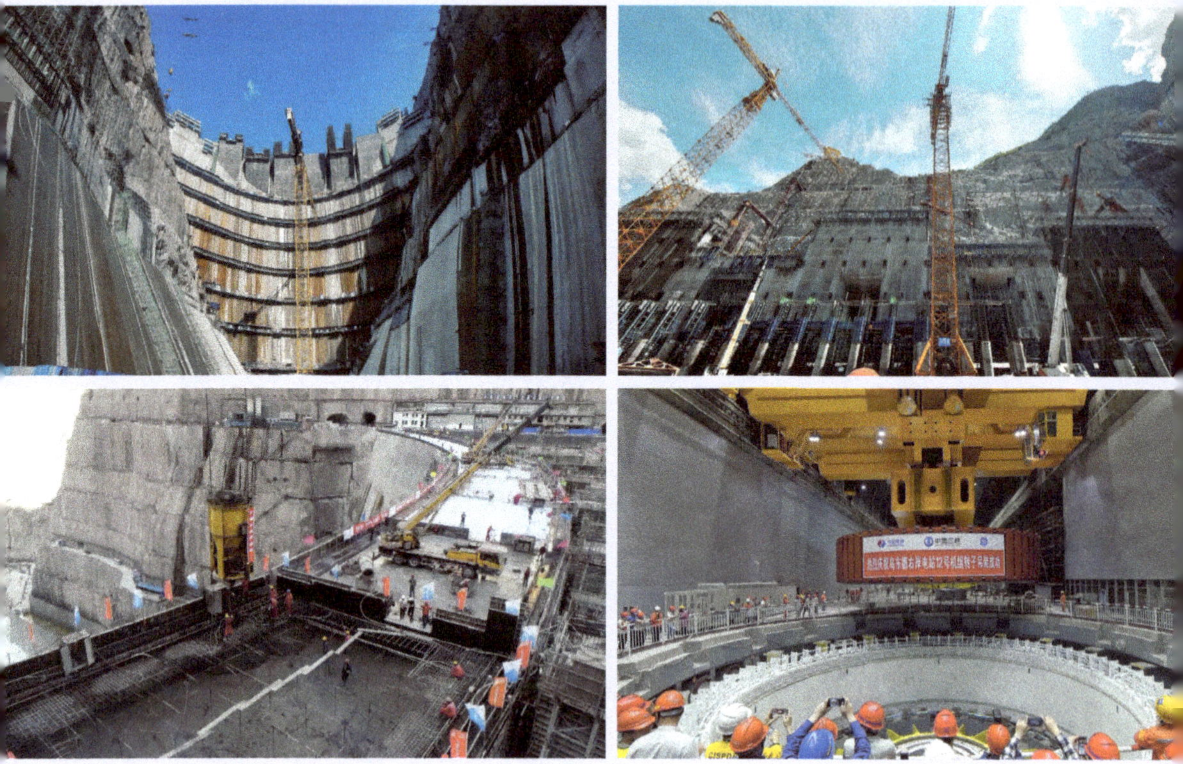

建造乌东德水电站

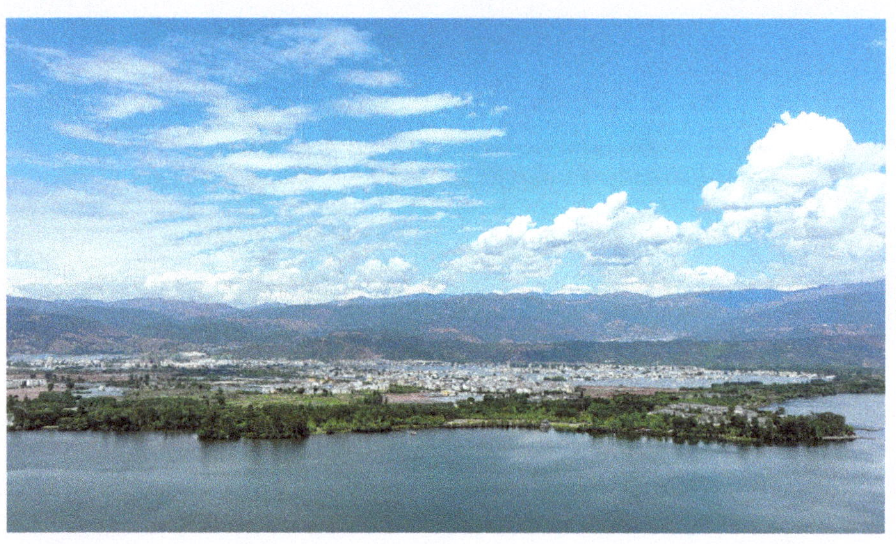

长征国家文化公园（四川段）西昌市礼州古镇

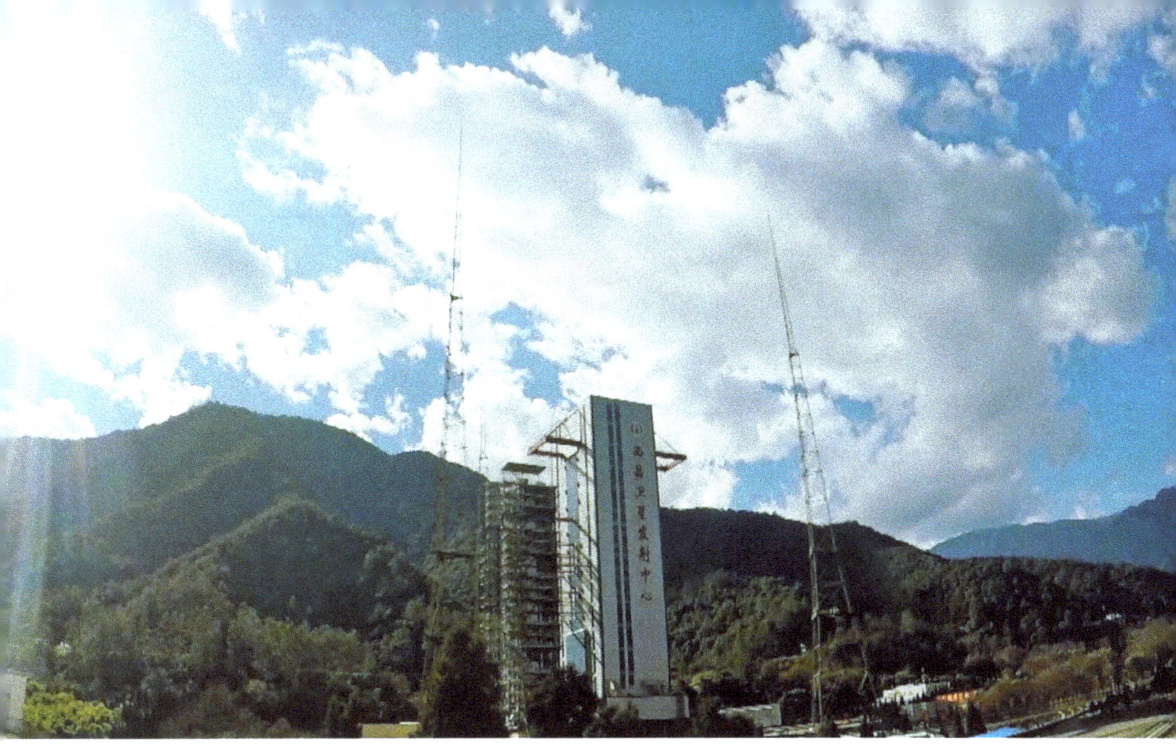

西昌卫星发射中心

（六）四川大凉山歃血为盟到西昌卫星发射中心，助力一脉相承

大凉山歃血为盟

西昌，举世闻名的月亮城。礼州古镇，边家四合院，长征国家文化公园四川段的展示地。年近 90 的边仕光老人，为我们讲述了一段他与红军的故事。

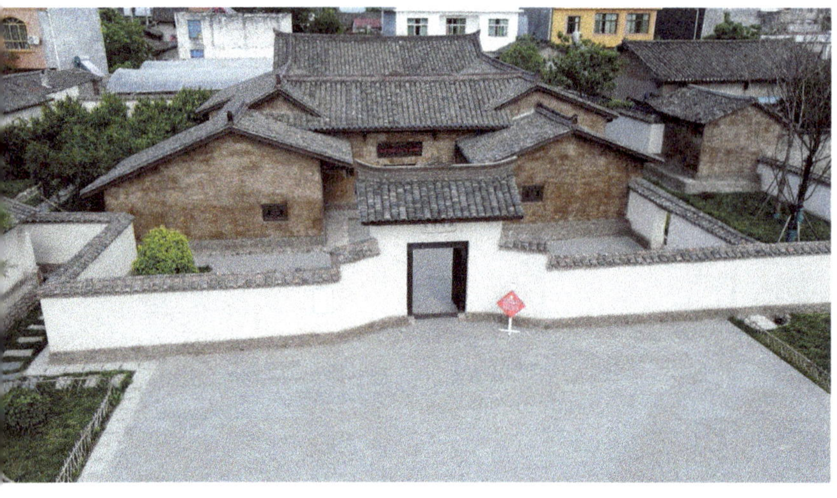

礼州边家四合院

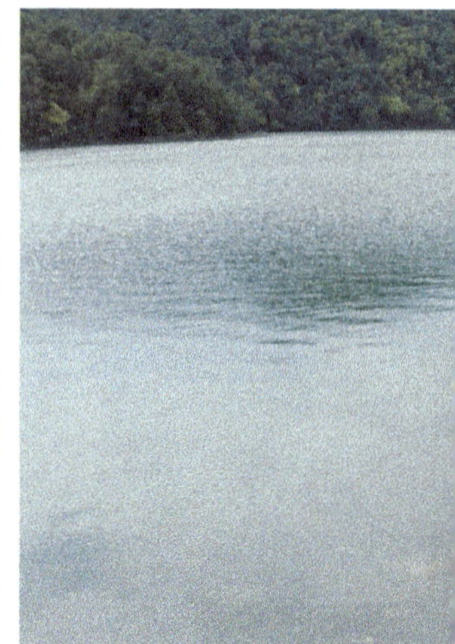

彝海

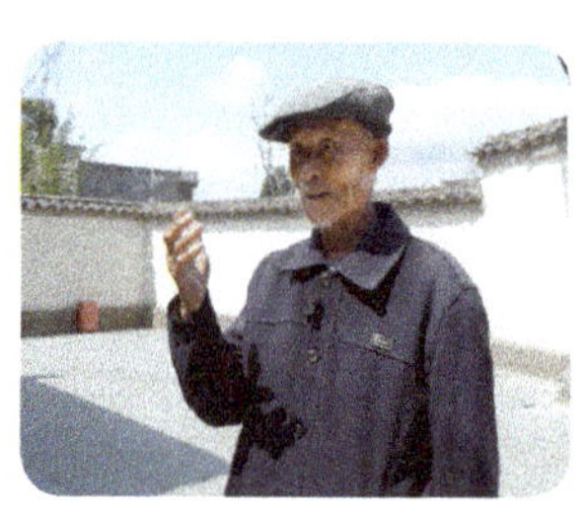

边仕光 礼州镇田坝村村民

1935 年，红军住进边家大院时，边仕光才两岁多。后来，爷爷经常向他讲起这段故事。久而久之，这段红军的故事深深烙印在了他的心中。最让老人自豪的，是家中珍藏的一枚银元。

1935 年 5 月，红军进入大凉山地区，担负开路任务的工兵连，在这里遭到了不明真相的彝

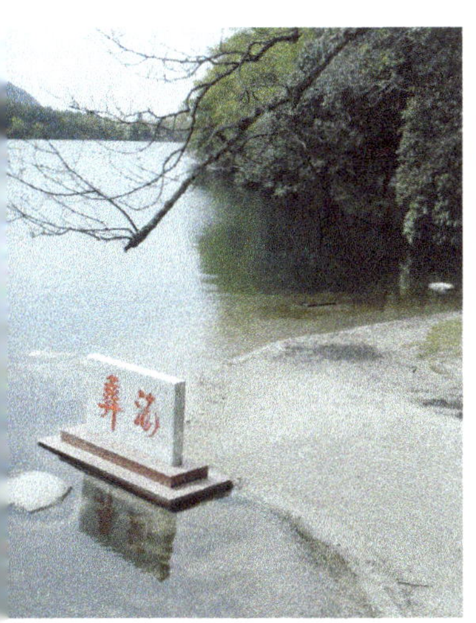
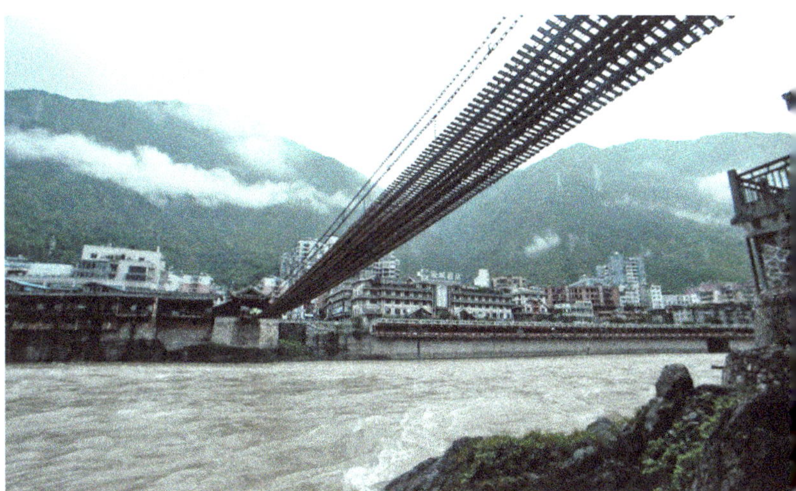

大渡河

族群众围攻。武器被夺走，指导员被打伤，红军战士打不还手，骂不还口。

刘伯承和聂荣臻率领先遣队到达彝海岸边。他们与沽基家族首领小叶丹谈判，讲解党的民族政策。刘伯承还按照彝家的风俗，与彝族首领小叶丹歃血为盟。

彝家海子边，民族隔阂淡化了，有了更多的感动和真诚，红色种子从此在这里扎下根来。刘伯承把一面红旗送给了小叶丹，任命小叶丹为支队长。

红军顺利通过大凉山彝族地区，这为红军北上直达安顺场，强渡大渡河，飞夺泸定桥赢得了宝贵的时间。

西昌卫星发射中心

　　1970 年，聂荣臻元帅亲自批准，一处重要卫星发射场建在了当年刘伯承与小叶丹结盟的大凉山中，这就是西昌卫星发射中心。而先后主管这项工程的聂荣臻元帅和张爱萍将军，都是当年经过这里的红军指挥员。

　　西昌卫星发射中心是我们国家第一个开放的航天发射场，开展对外发射服务。

　　古老的西昌，千百年来只有火把的地方，一夜之间迈向了现代化，被誉为"北斗的母港""嫦娥的故里"。

　　中国北斗卫星导航系统钟情西昌。西昌卫星发射中心具有发射纬度低、发射效率高的自然条件优势，而且具有世界一流核心技术、一流设备设施和一流人才队伍。

　　西昌卫星发射中心执行了我国所有的北斗发射任务，卫星全部进入预定轨道。

　　以长征命名的火箭创造了一个又一个航天首次，为祖国航天事业的腾飞架起了"通天梯"。

长征系列火箭发射

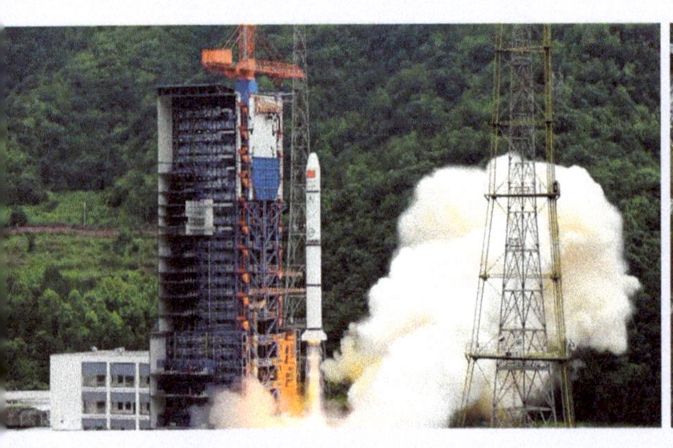

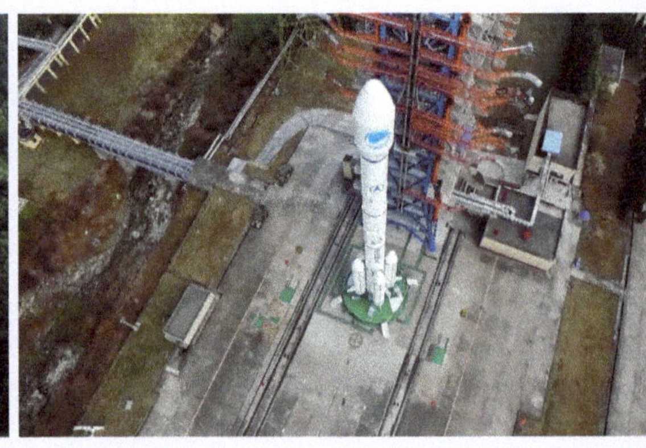

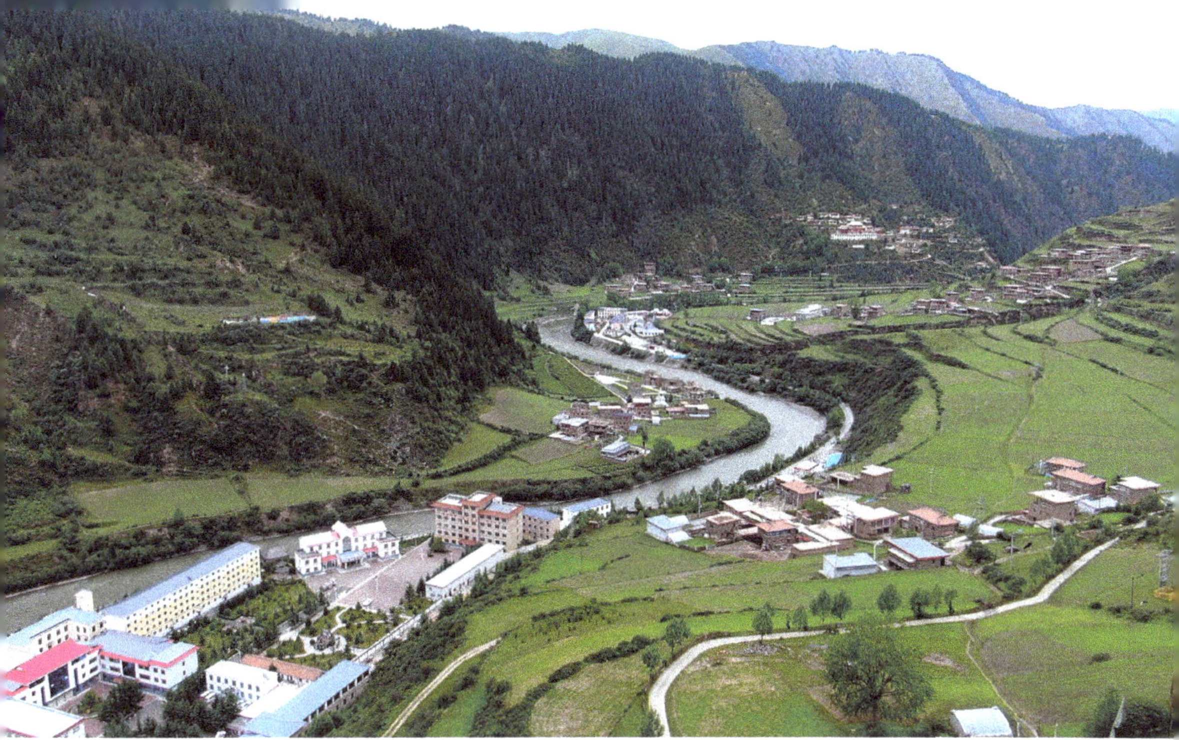

长征国家文化公园
（青海段）班玛县

（七）青海班玛县红军沟到光伏产业园，庇护美丽中国

红军路过班玛县

班玛县，位于青川甘三省交界地区，是红军长征唯一经过青海的地方。1936 年 6 月下旬，红二、红四方面军会师之后，北上与红一方面军会合。红军左纵队由四川色达县日清沟等地，进入青海省果洛藏族自治州班玛地区。

雅格多杰，土生土长的班玛人，自从小时候听父亲讲红军过藏族聚居区的故事后，就开始研究长征的历史。对于红军到班玛的那段历史，雅格多杰了如指掌。

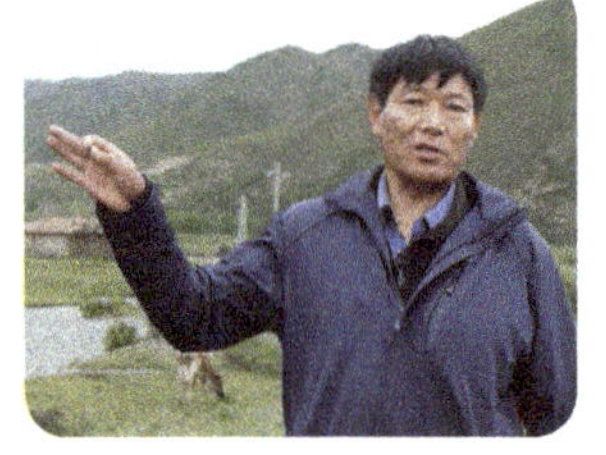

雅格多杰 班玛居民

雅格多杰：红军来的时候，就是从那个位置，前期的部队就是从那里进来的。这个沟里面原来是没有路的，那天部队一下子就把这里踏出了一条路，我们藏族人就叫"摩合兰"，就是"军队的路"的意思。

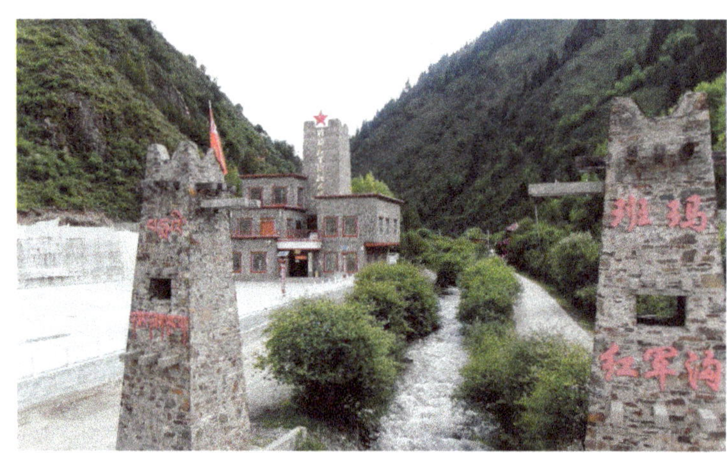

红军沟

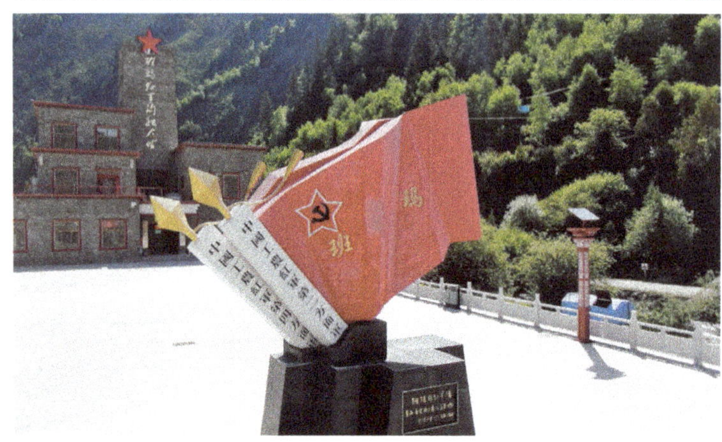

班玛红军沟纪念馆

沿着玛可河，我们跟随雅格多杰来到了红军沟，这里保存着长征经过青海的印记。

纪念馆里收藏了一本当时任红二方面军政治部主任的张子意的日记，里面记载着红军长征过青海班玛的经过。

"已经到达绒玉休息筹粮，模范师及十八师到达绒玉，筹粮无成绩。"

张子意的长征日记保存下来的只有 1936 年 7 月 10 日至 12 月 5 日的内容，但红军经过青海的部分都被完整保留了下来。

在长征国家文化公园里子木达沟口南侧的石壁上，一幅"北上响应全国抗日反蒋斗争！"的红军标语，至今清晰可见。

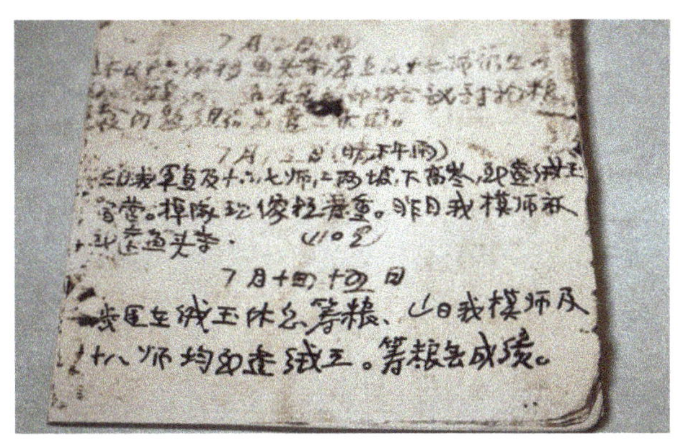

张子意的长征日记

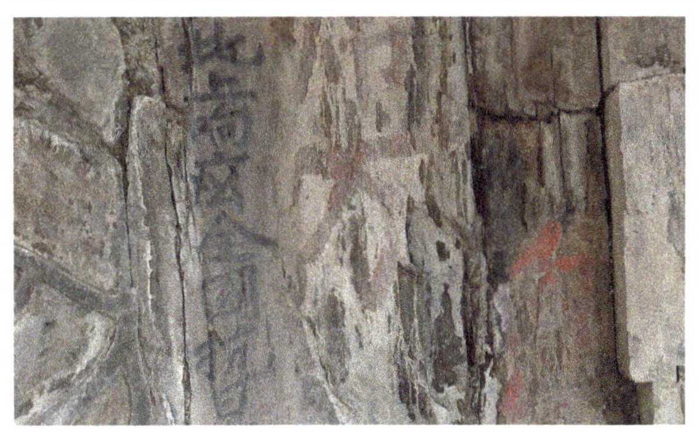

班玛红军沟标语

　　当年红军在班玛县停留的20多天中，严格执行党的民族宗教政策，严格遵守群众纪律，深深感动了藏族同胞。藏族群众不仅热情为红军筹粮，帮红军带路，还冒着危险，主动收留流落在藏族聚居区的红军伤员。

　　党措的父亲何世安，是位川东籍红军。随着红军大部队进入班玛后，因重伤昏倒，被当地僧人救治，还为他取名"红加"。

　　解放后，当地藏族群众将红军走过的子木达沟改称为"红军沟"，将红军曾驻扎过的扎洛村改为"红军寨"，将红军饮用过的泉水改为"红军泉"，将红军走过的桥改为"红军桥"。

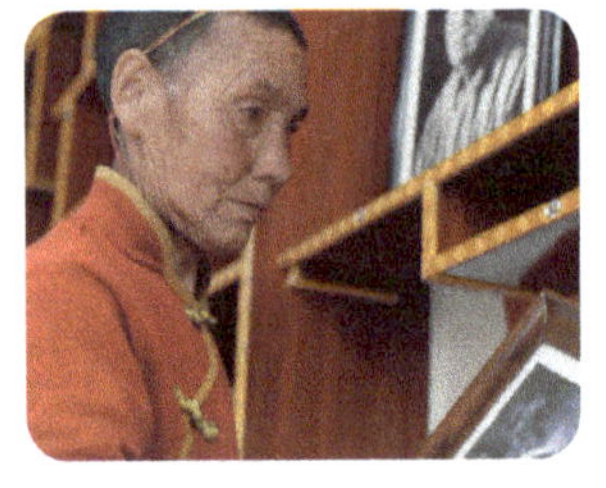

红军何世安的女儿党措

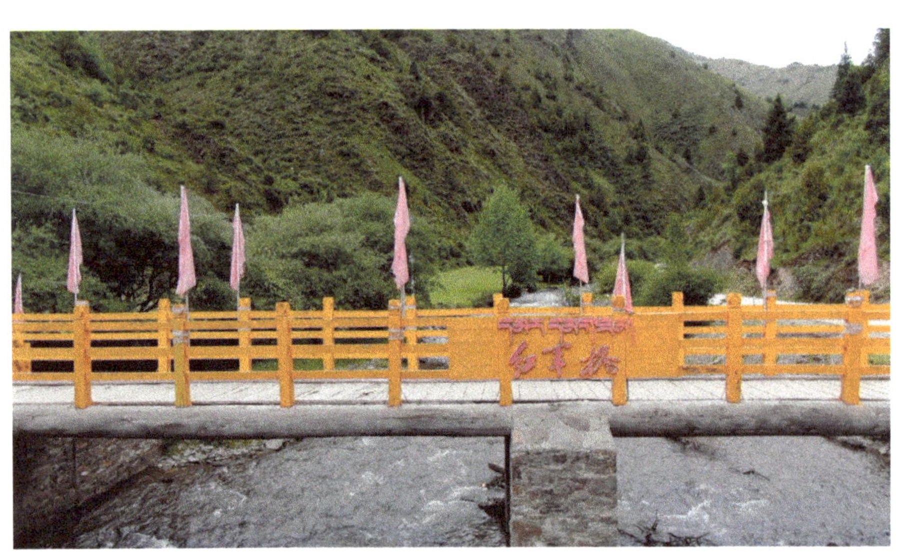

红军桥

塔拉滩光伏产业园

  如今，在青海的大地上，长征精神在弘扬和传承。

  在青海的塔拉滩，建起了壮观的光伏发电站。

  在巨大的太阳能电池板阵列的庇护下，曾经沙化的塔拉滩草场逐渐恢复，多能互补技术，形成"上可发电、下可养羊"的美丽中国建设新模式。

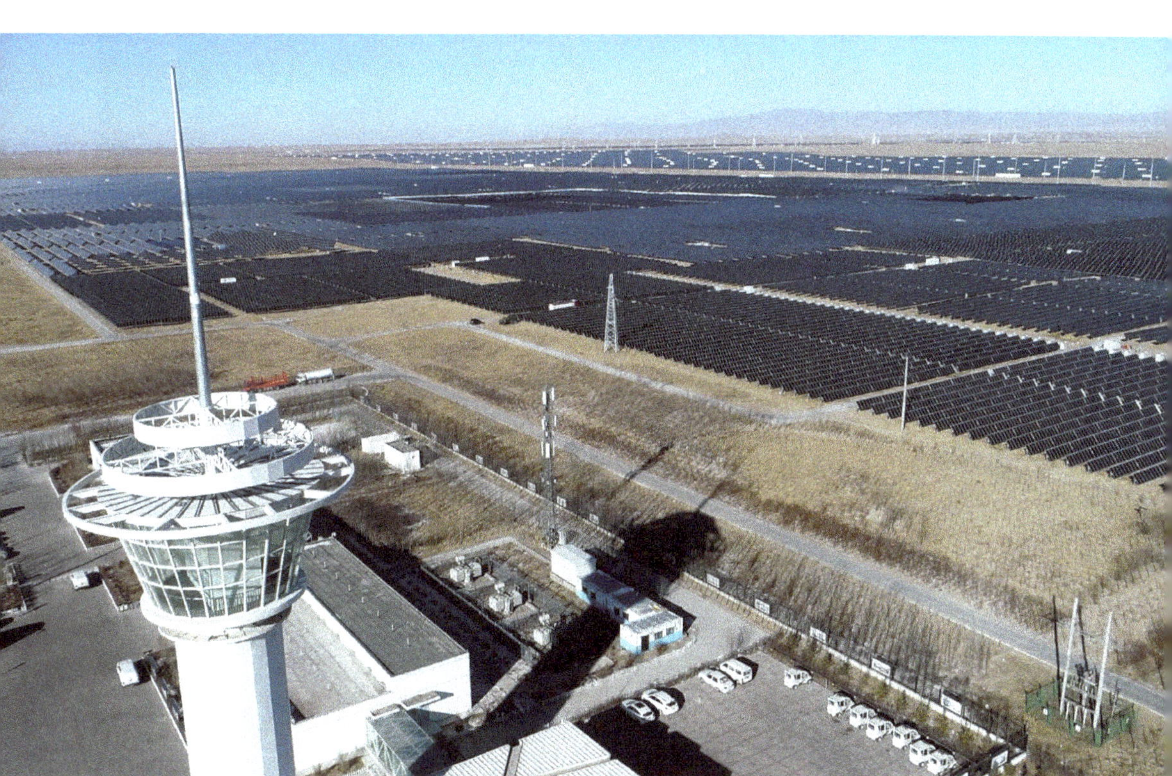

青海塔拉滩光伏产业园

　　长征国家文化公园青海段，与黄河国家文化公园、三江源国家公园建设保护协同共进。红色教育与生态保护结合起来，与创建民族团结进步先进区结合起来，推进生态保护、文化旅游、民族文化融合发展。

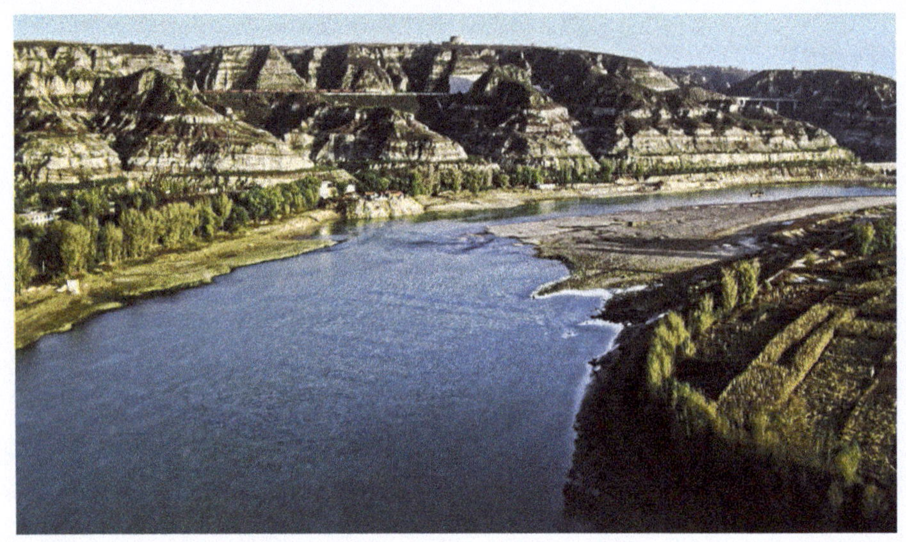

黄河国家文化公园（青海段）

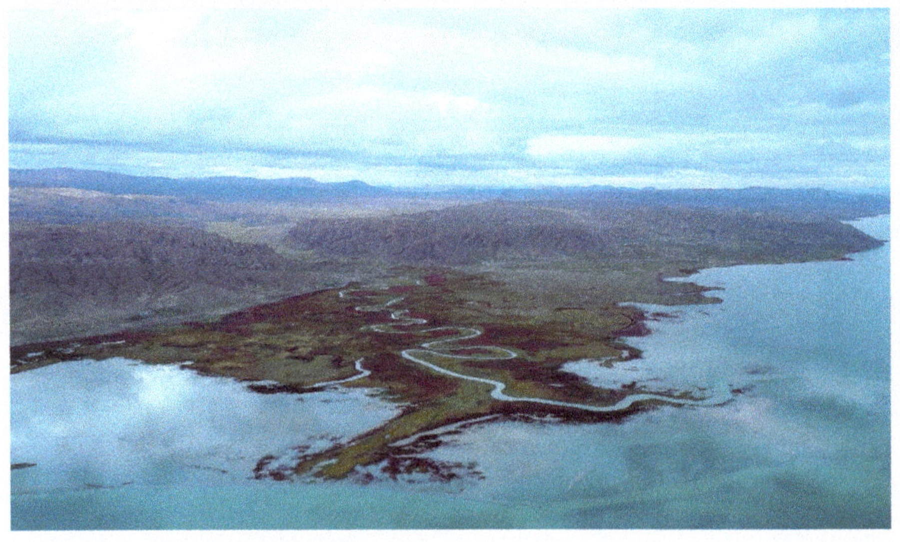

长征国家文化公园（青海段）
三江源国家公园

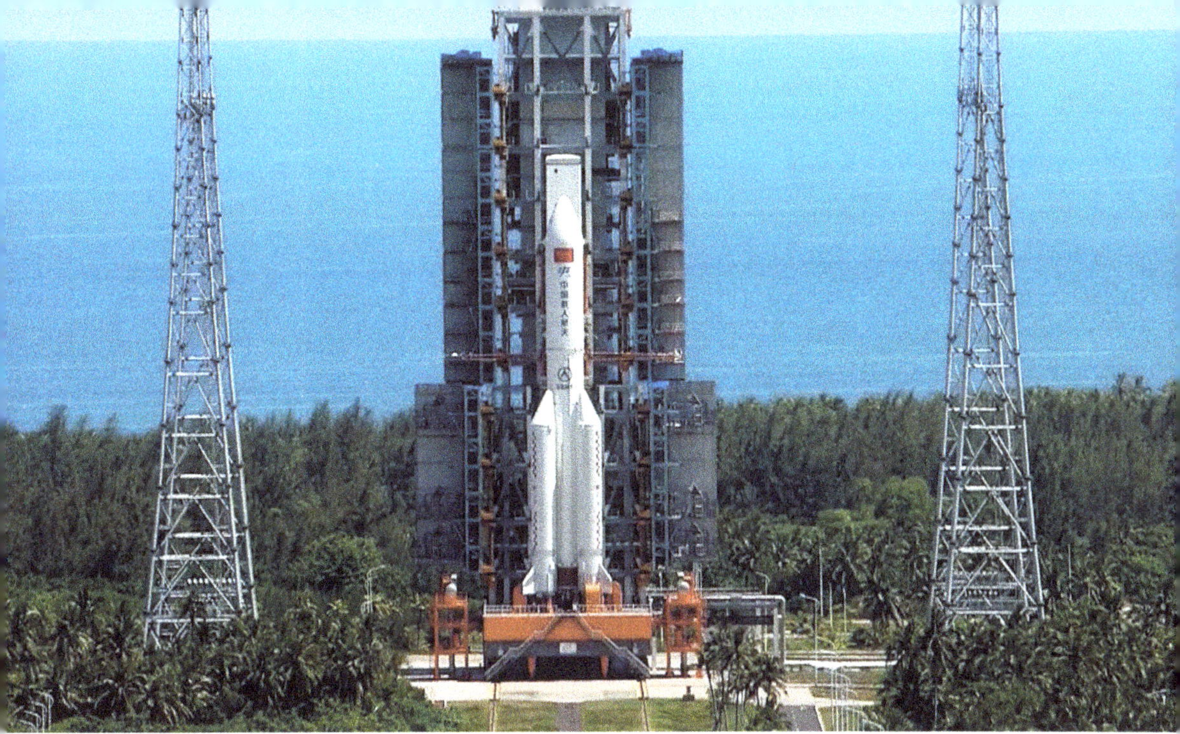

长征五号 B 遥三运
载火箭发射

（尾声）科技创新永无止境

2022 年 7 月 24 日，搭载问天实验舱的长征五号 B 遥三运载火箭，在我国文昌航天发射场点火升空，与天和核心舱对接。

此次发射任务中，23 吨的问天实验舱与 40 多吨的空间站组合体，是我国目前最大吨位的两个航天器之间的交会对接，也是我国空间站第一次在有人的状态下进行交会对接。

2022 年 10 月 31 日，梦天实验舱发射任务也取得圆满成功。中国空间站形成三舱“T”字

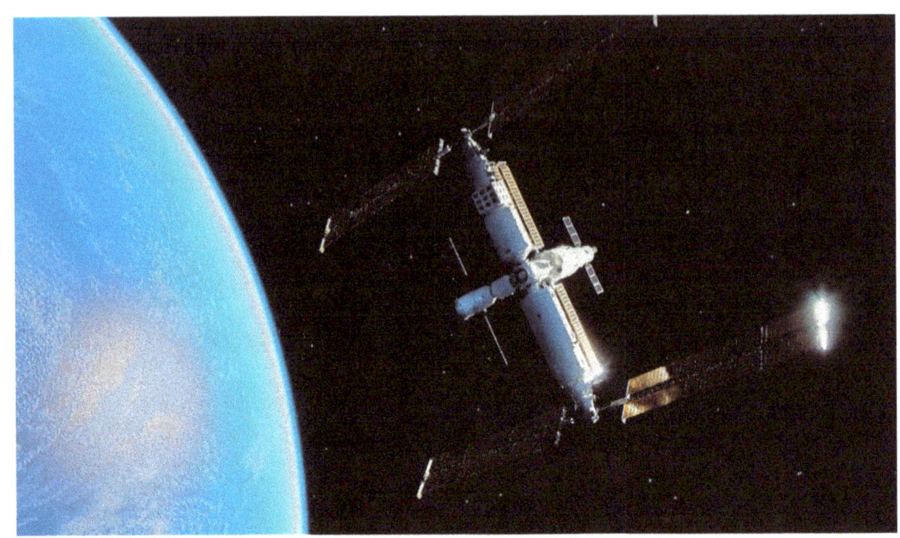

中国空间站形成三舱"T"
字基本构型

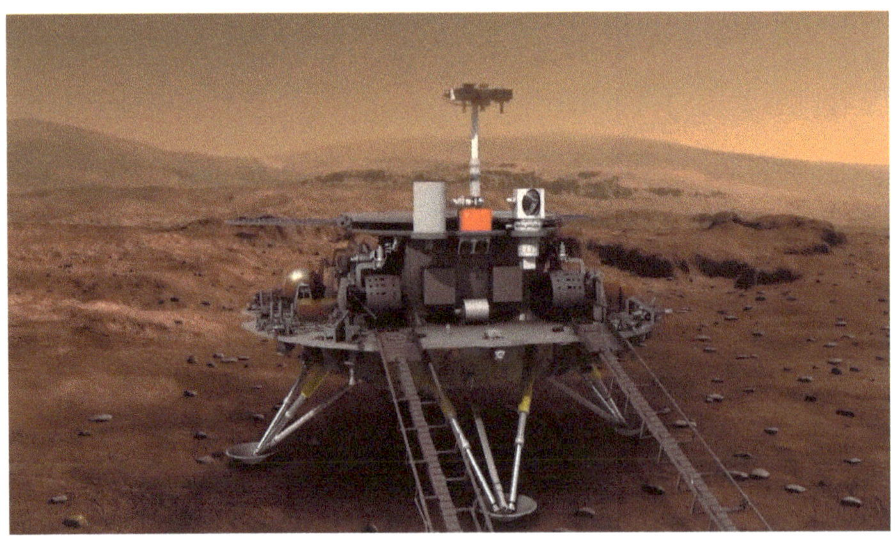

"天问"火星探测器

基本构型，浩瀚太空里，铸就了中国载人航天工程的历史丰碑。

此前，在文昌航天发射场，中国还首次发射了“天问”火星探测器。这个火星探测器的命名，来源于中国古代文学家屈原的长诗《天问》，探求科学真理征途漫漫，追求科技创新永无止境。中国人探索宇宙的脚步越走越远。

一程又一程，今天中国的进步和发展，就是从长征中走出来的。一步一脚印，映照出一个国家的底气和能力；一步一辉煌，夯实着一个民族的自豪与梦想。

新时代的新长征正在书写着新的传奇，一个能够创造长征这样奇迹的伟大民族，什么人间奇迹都能创造！

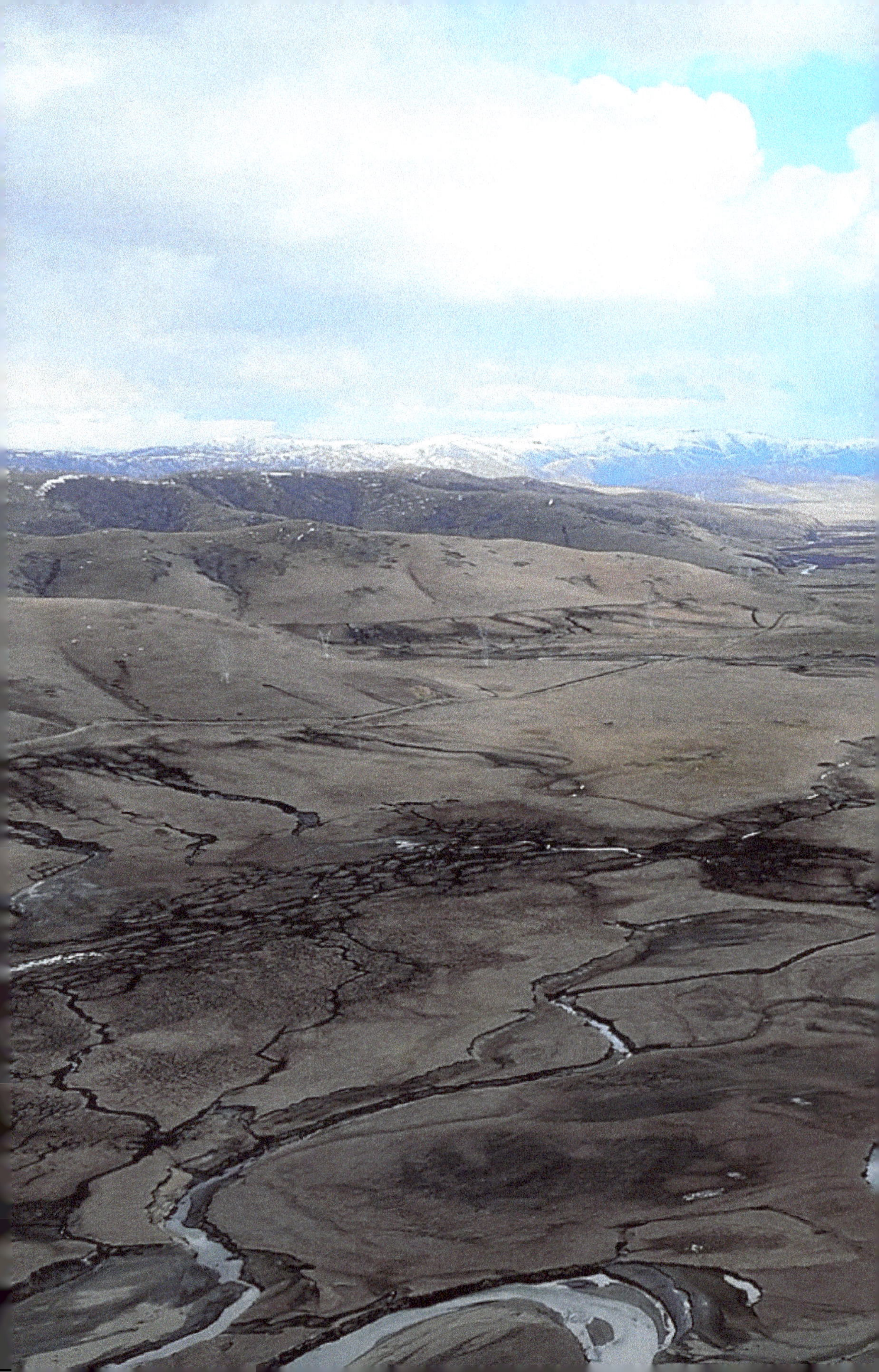

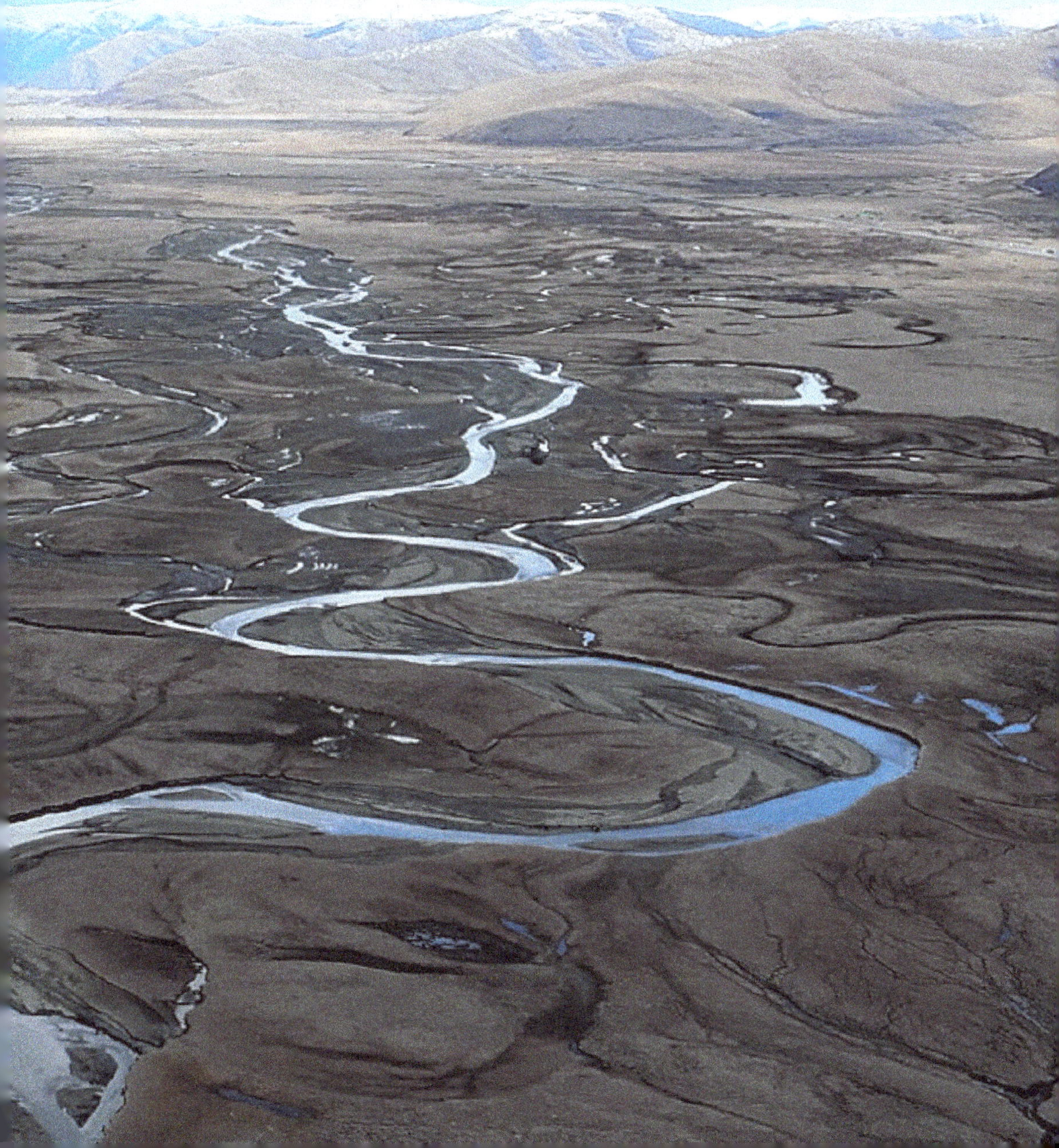

第五章

红飘带上的诗与远方

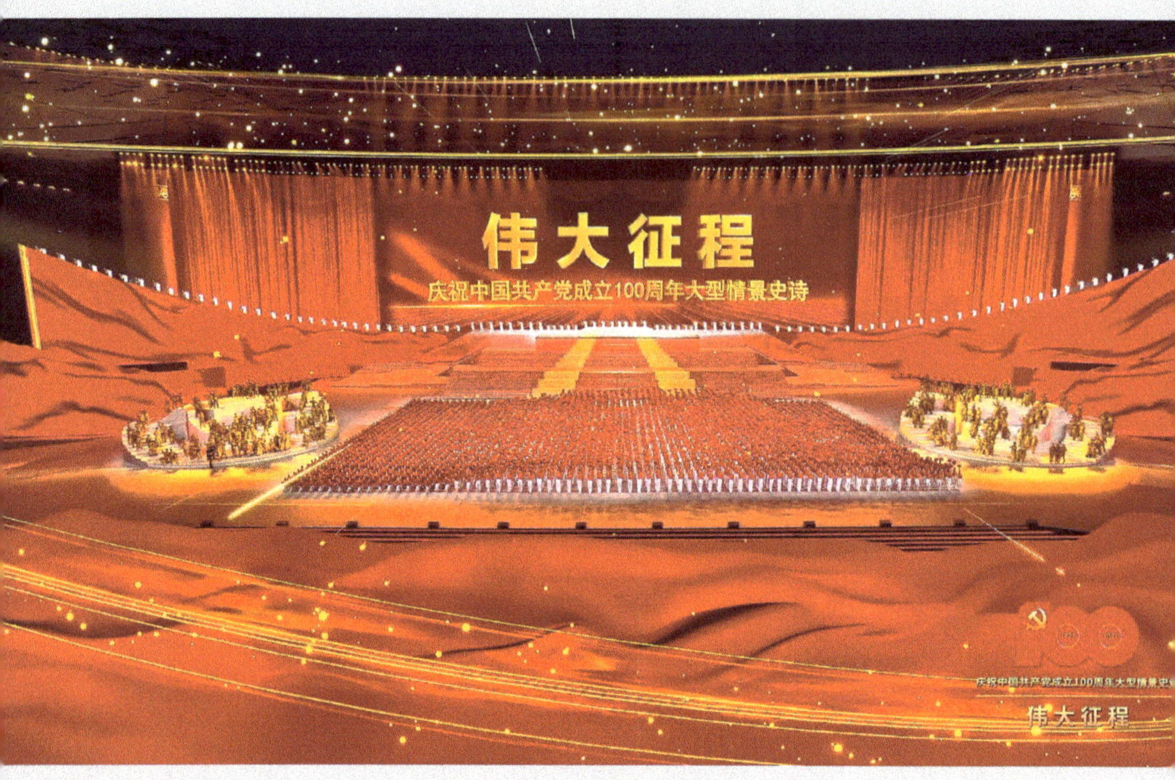

2021年6月28日，大型情景史诗《伟大征程》在国家体育场演出，盛况空前。在这场为庆祝中国共产党成立一百周年而举行的盛大演出中，长征，这一人类历史上的伟大壮举，是震撼人心的乐章。

于都河畔送别的歌声，湘江两岸悲壮的军号，娄山雄关的如血残阳，遵义红楼转折的灯光，四渡赤水猎猎的红旗，雪山上不朽的雕像，草地里巍峨的丰碑，六盘山上"不到长城非好汉！"的豪迈……

今天，走进建设中的长征国家文化公园，鲜活的文化气息扑面而来。长征精神的文艺展现，遍布了公园的每个角落，让我们看到艰苦卓绝的远征，不仅仅是战火硝烟、金戈铁马，还有着红军的"诗与远方"……

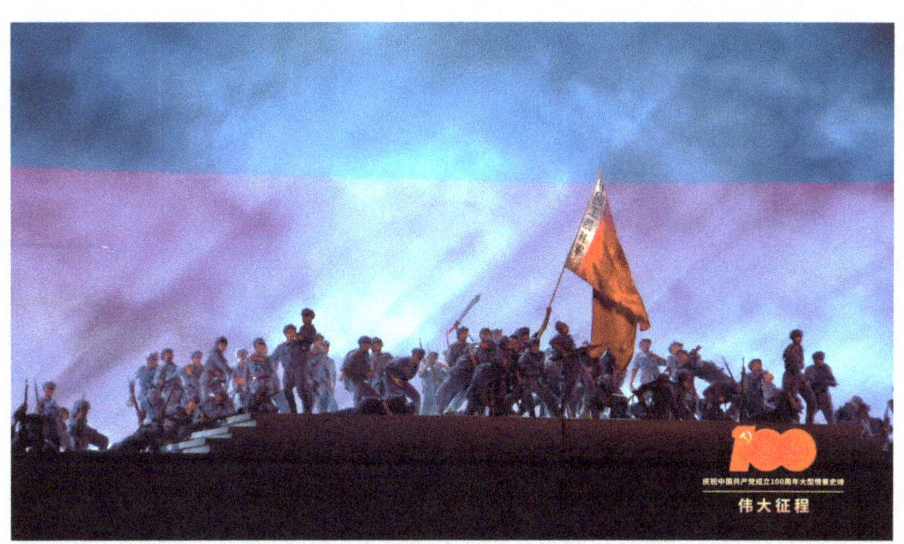

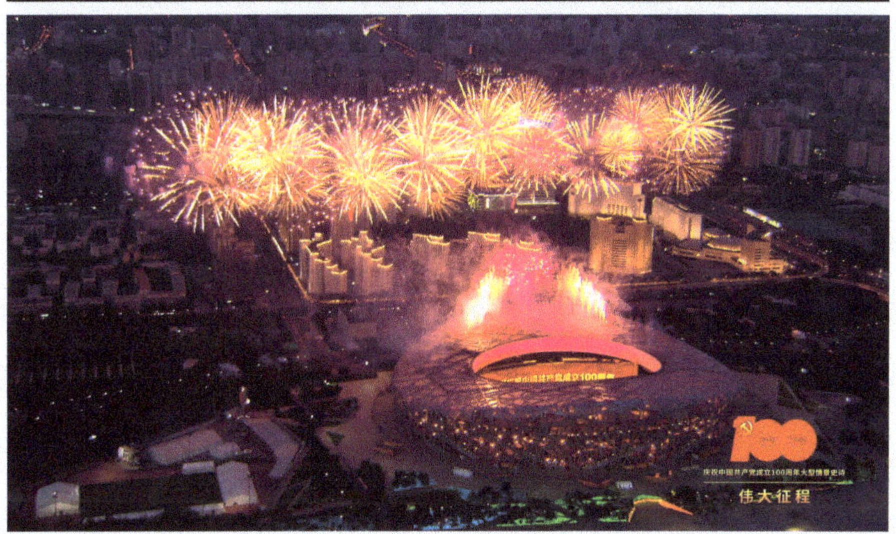

2021 年 6 月 28 日，大型情景史诗《伟大征程》在国家体育场演出

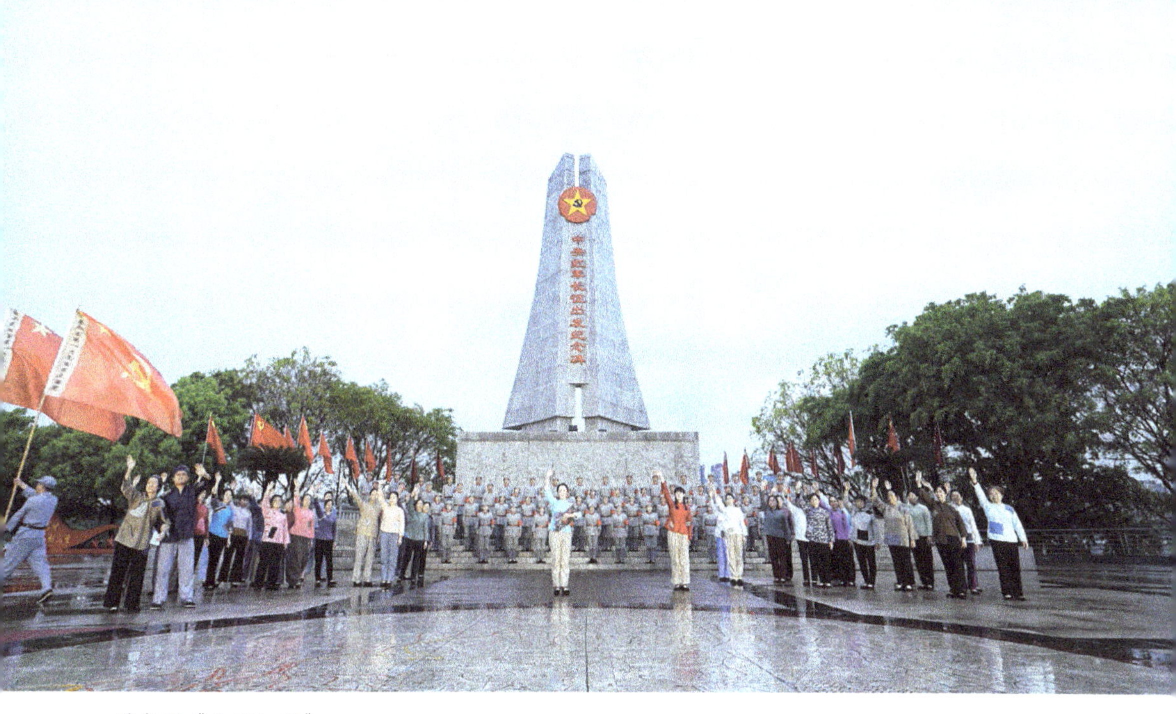

歌舞剧《十送红军》

（一）唱出军民鱼水情

《十送红军》歌舞剧

《十送红军》，一首反映长征时期老百姓送别红军时真挚感情的歌曲，唱出人民群众和中国共产党、工农红军之间的真挚情感，为这次旷世空前的远征铺就了血脉相连的情感纽带，是反映长征送别的歌曲中影响最大、传播最广的作品。

然而，这首歌的编创，却是在红军离开中央苏区、开始长征的 20 多年以后。

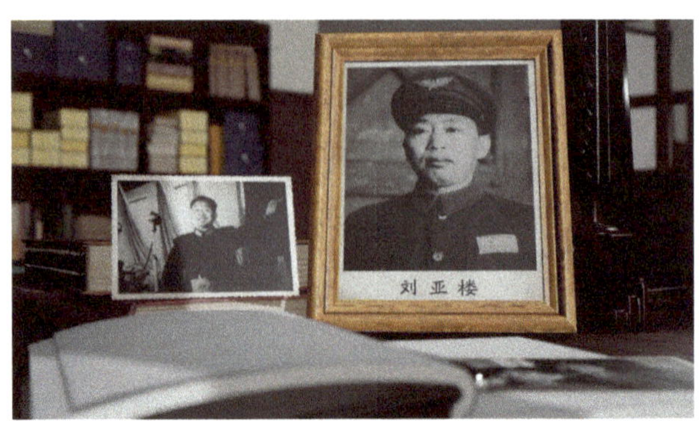

空军司令员
刘亚楼上将

1960 年，参加过长征的空军司令员刘亚楼上将希望原空政文工团能创作出一部反映中国革命斗争历史的大型歌舞剧。

接到命令的张士燮、朱正本等词曲作家迅速到革命老区搜集整理革命历史歌曲。

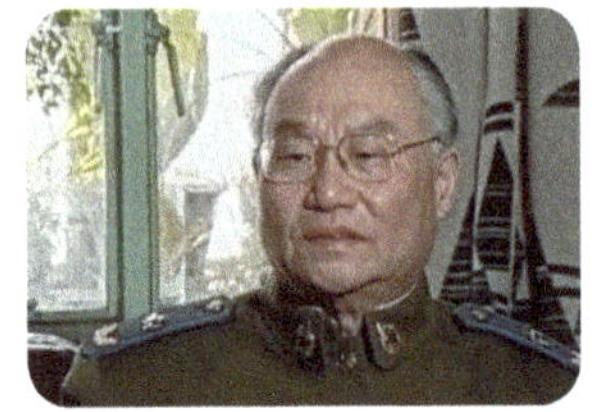

词作家张士燮《十送红军》编词

张士燮：有一个老赤卫队员给我讲当时红军只要一离开苏区，那老百姓就是泪流满面，一步一叹地送。就是见山唱山见水唱水，一边唱一边送。

朱正本：就是处处都在送红军，难离难舍的，老头送，老太太送，青年送，姑娘们送，哭着送着，哭着送着，很感人的。

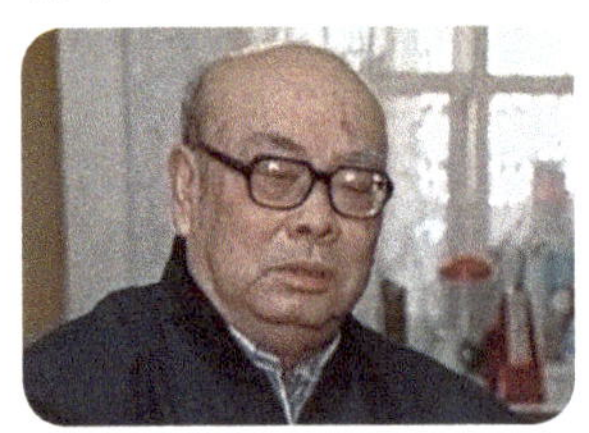

曲作家朱正本《十送红军》编曲

三个月后，一场名为《革命历史歌曲表演唱》的大型歌舞剧呈现在了众人面前。刘亚楼特别请来多位参加过长征的老战友，他们对编创的《十送红军》给予很高的评价。红军老战士激动地说："听到这首歌，就仿佛回到了1934年告别的日子……"

《十送红军》民歌小调

在那些风雨飘摇的日子，很多革命根据地、红军长征出发地，都有类似《十送红军》的民歌小调为红军送别。比如，重庆酉阳拉拉调《送郎当红军》：

送郎送到五里台

福建宁化民歌《七送阿郎当红军》：

一送阿郎当红军
革命道路要认清

湖南桑植民歌《十送红军》：

一送红军转回来
武陵山顶搭高台

在这些送别歌中，除了老百姓对红军的依依不舍，还蕴含着许多红军对老百姓的款款深情。比如，陕西镇巴民歌《十送红军》：

一送红军下南山
秋风细雨缠绵绵
山里野鹿哀嚎叫
树树梧桐叶落完

这是用陕北民歌《绣荷包》曲调演唱的《十送红军》，在 20 世纪 30 年代传唱于川陕革命根

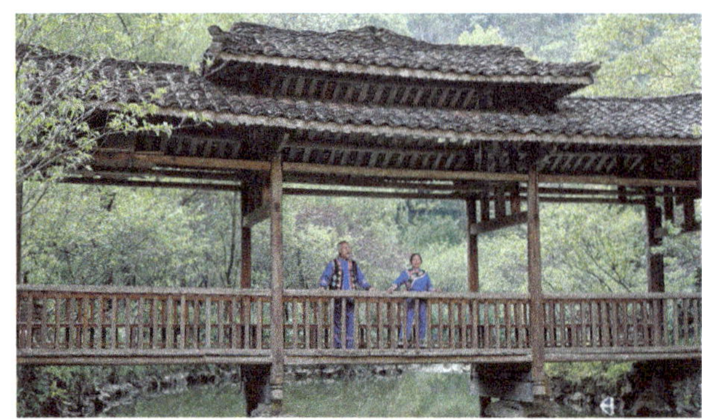

重庆酉阳拉拉调《送郎
当红军》

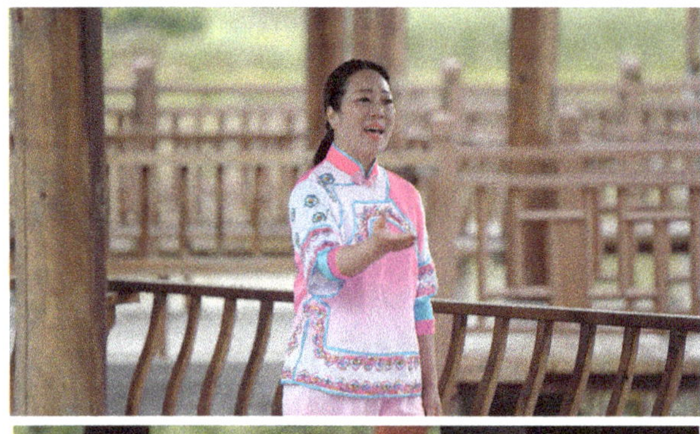

福建宁化民歌《七送阿
郎当红军》

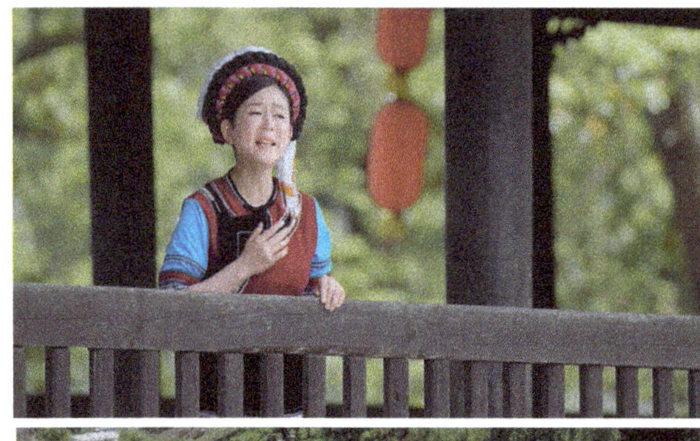

湖南桑植民歌《十送红军》

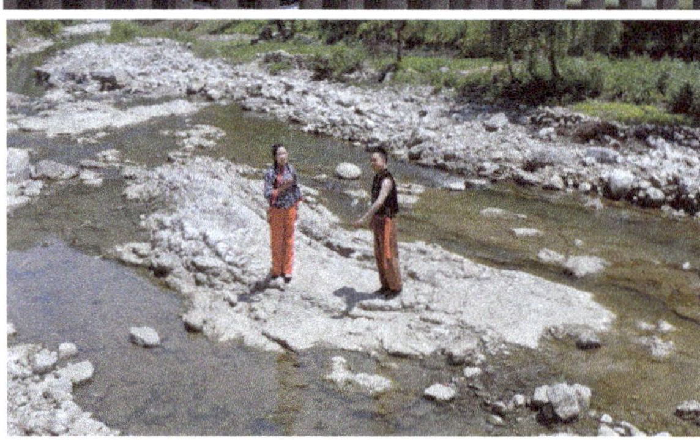

陕西镇巴民歌《十送红军》

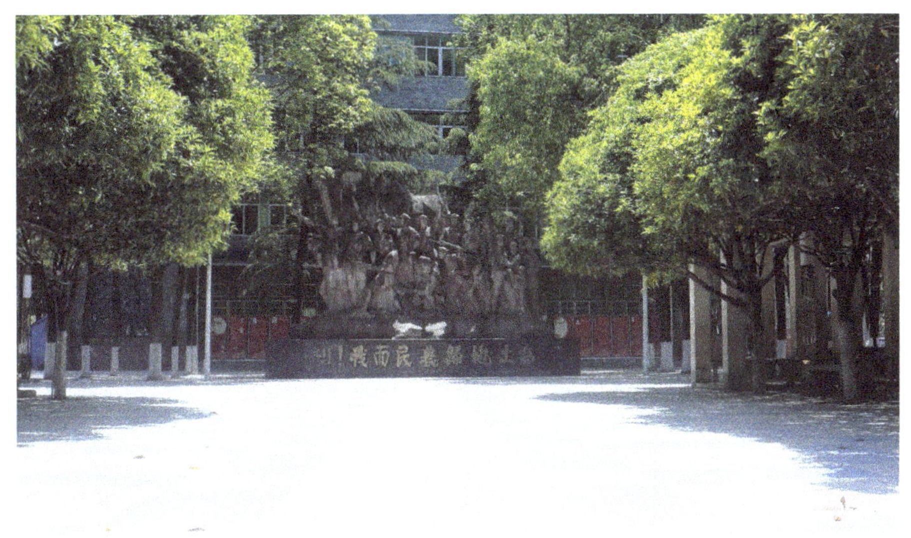

长征国家文化公园（陕西段）汉中市镇巴县博物馆

据地。在汉中市镇巴县博物馆，刻有《十送红军》词曲的石碑立在馆内最显眼的位置。石碑上镌刻的不仅仅是一首传唱了数十载的民歌，更多的是老区人民对红军不可磨灭的深厚情感。

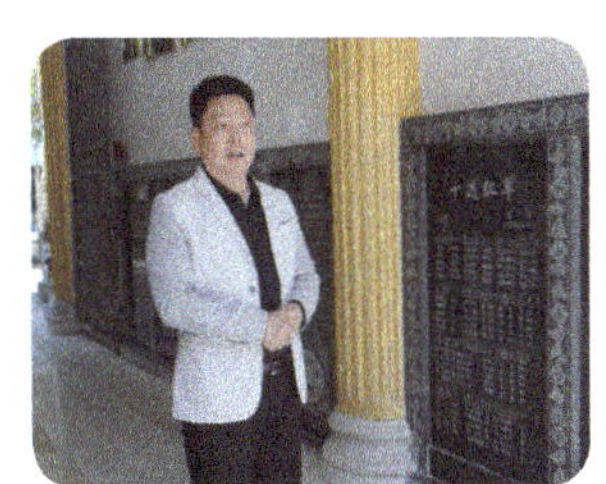

王帮斌 镇巴县文工团团长

　　王帮斌：就在 1935 年初，红四方面军要走的时候，我们镇巴的老百姓实在舍不得让他们走。可以说有的拉着手，不想让他们走。这个期间我们留下一个红色歌谣，就是《十送红军》。

　　今天，这些送红军的歌曲仍然唱响在长征国家文化公园中，它是中华民族革命文化的华彩乐章，也是对中华民族优秀文化的丰富和发展。

桑植民歌《马桑树儿搭灯台》

1935 年 11 月，红二、红六军团在任弼时、贺龙、萧克率领下，从桑植县刘家坪等地出发开始长征。当地百姓唱着桑植民歌《马桑树儿搭灯台》，为他们送行。

马桑树树儿搭灯台
写封的书信与姐带
三五两年我不得来
你个儿移花别处栽

贺学舜是贺龙元帅的堂侄，他的爷爷贺勋臣从贺龙两把菜刀闹革命的时候就一直跟随贺龙转战南北。

贺学舜：1935 年，我爷爷跟贺龙，就从这后面这棵大树（这里）出发去长征，沿河两岸老百姓看着贺龙和红军要走了，大家热泪盈眶。贺龙就说，乡亲们，别送了，我贺龙将来还是要回来的，革命一定能够成功。

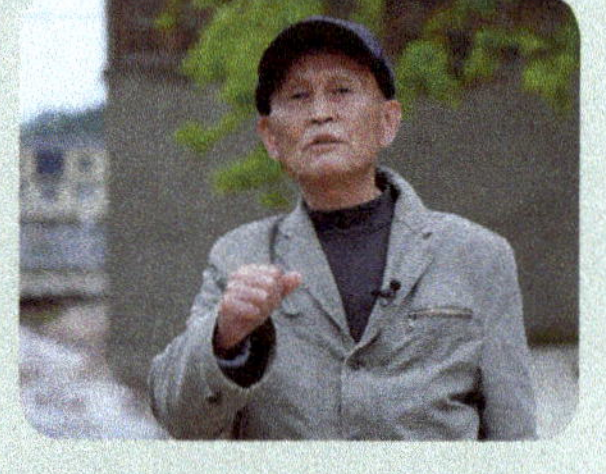

贺学舜 贺龙元帅堂侄
唱歌

中国的传统送别，大都离不开悲、伤、哀的情感基调。但长征的送别，境界为之一变，慰藉中充满着信心和力量，别绪里昂扬着为劳苦大众打天下、敢教日月换新天的豪迈与承诺。正因为有着深厚的人民基础，长征的送别文化才有了与古人完全不一样的精气神，弥漫着军民之间的鱼水深情。

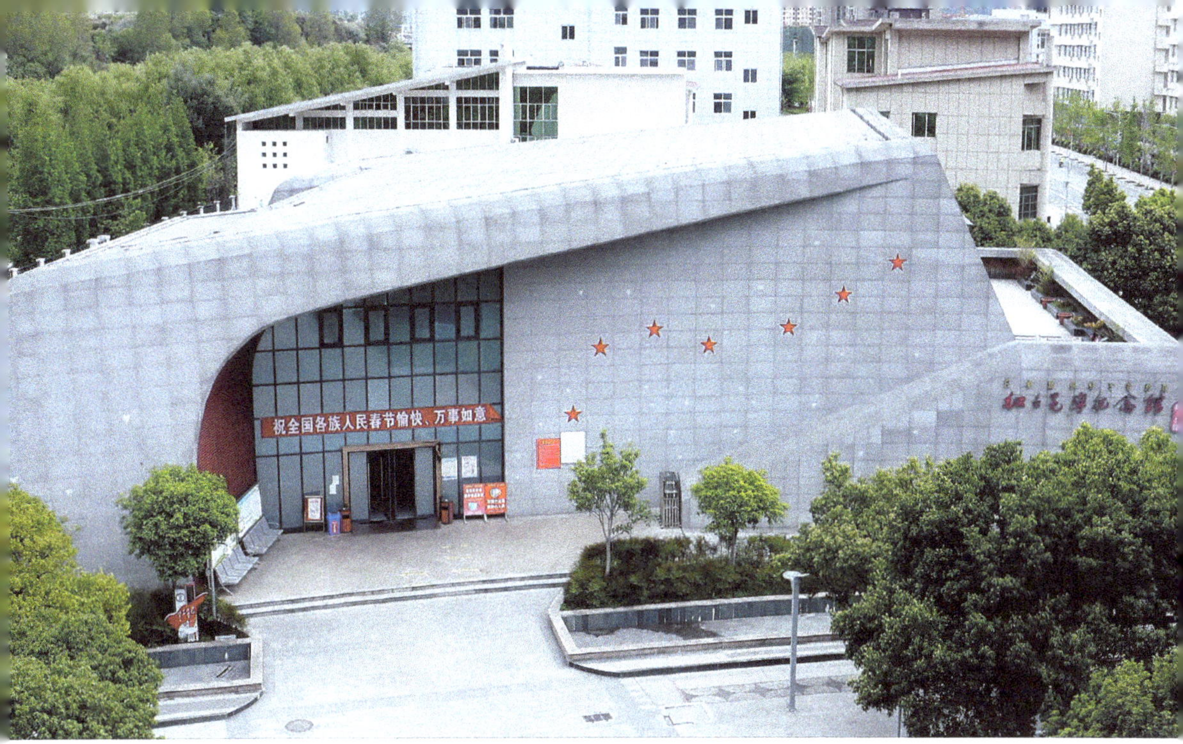

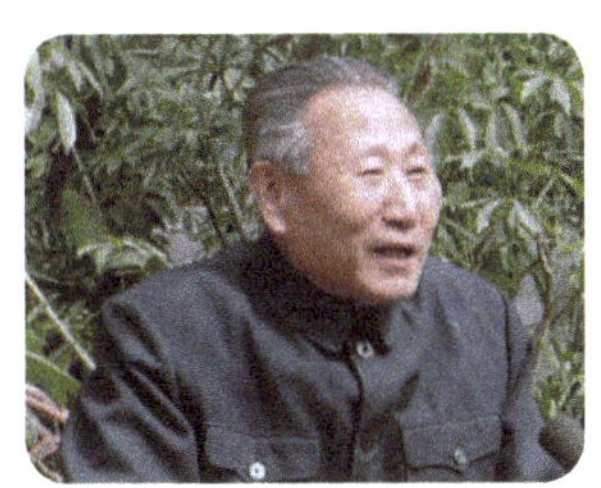

冕宁红军纪念馆

（二）凝聚人心的标语

在长征国家文化公园，独特的长征文化遗存——红色布告、标语口号、壁画石刻等赫然醒目。

> 走到哪，那个布告就贴到哪，苏维埃政权也就建到哪。
> ——刘月生 时年78岁 红二军团青年干事（1995年采访）

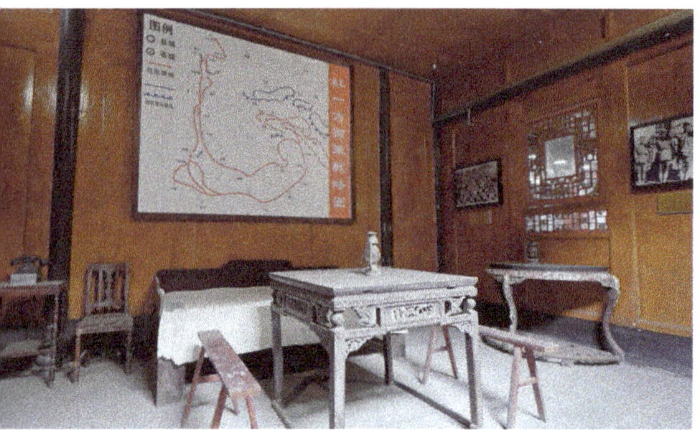

冕宁红军纪念馆

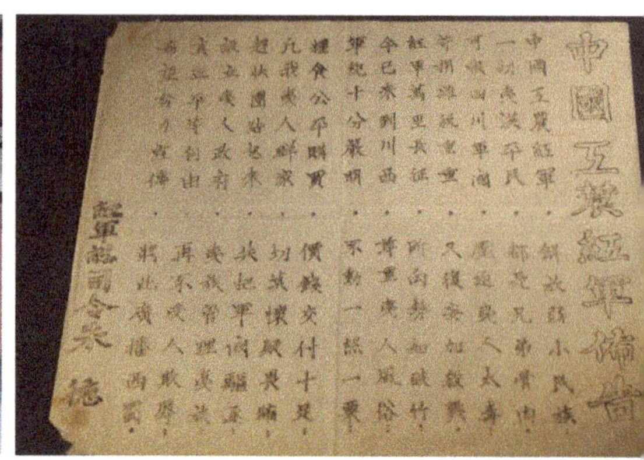

《中国工农红军布告》

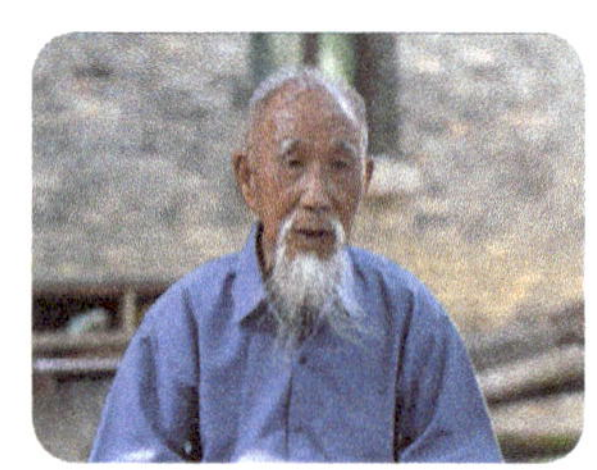

《中国工农红军布告》

1935 年，中央红军进入冕宁后，以朱德总司令的名义发布了《中国工农红军布告》。在这个布告中，第一次出现"红军万里长征"的词句，从此，"万里长征"一词从冕宁传遍凉山，传遍全国，成为两万五千里长征中"最响亮的标语"。

团结各族群众的标语

和红军布告相比，书写在墙壁上的标语颇显稚嫩粗糙，然而它却把红军的主张、人民军队的

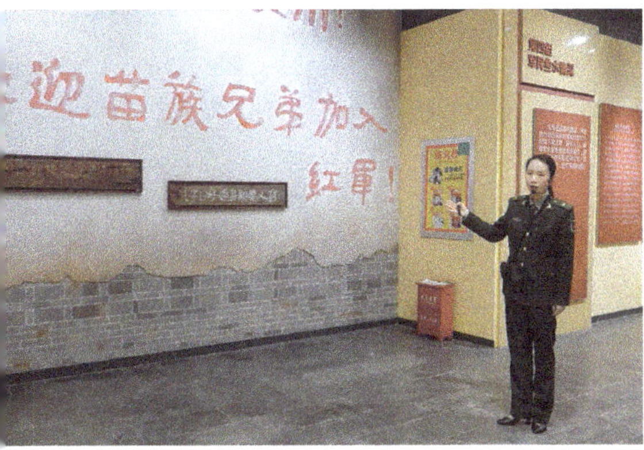
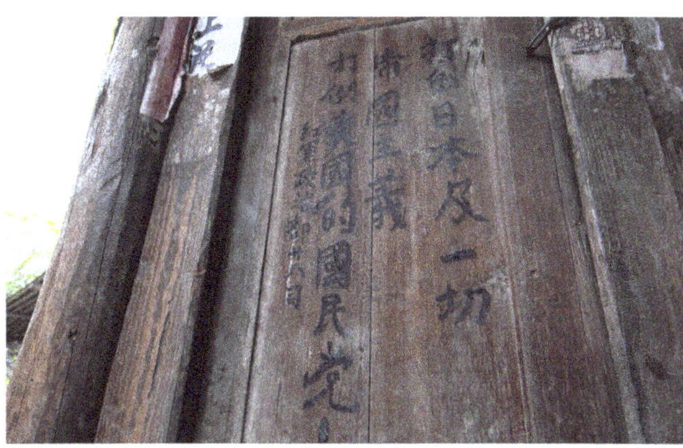
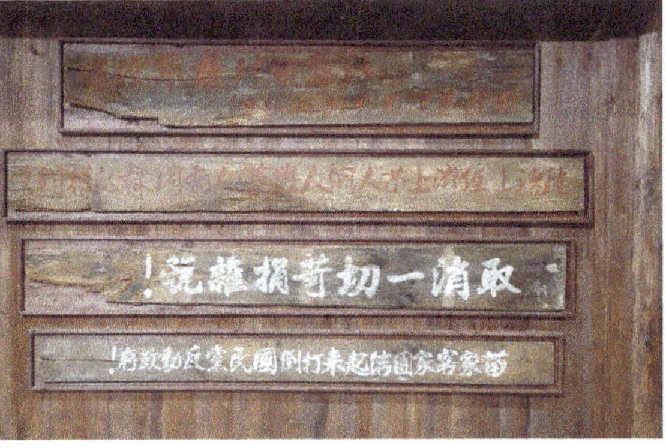
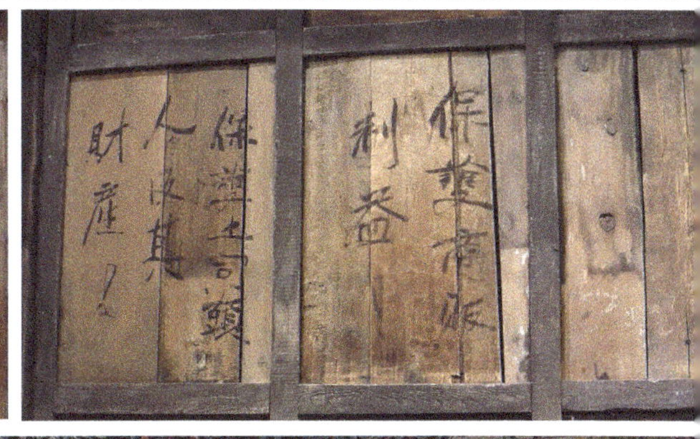

书写在墙壁上的
标语

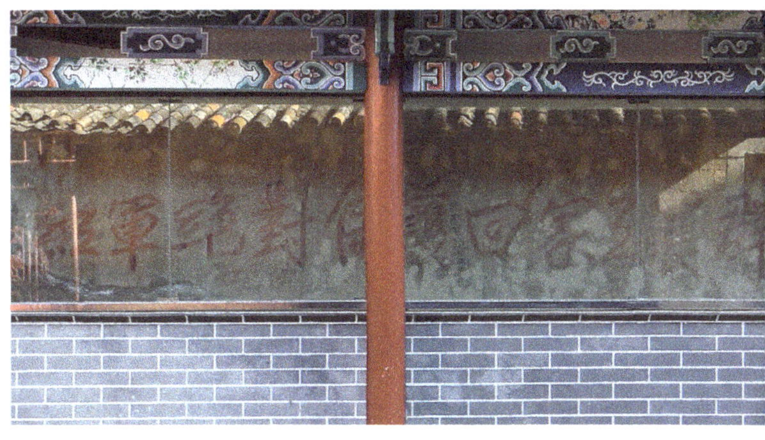

"红军绝对保护回
家工农群众利益。"

宗旨、中国共产党的初心和方针政策，铭刻在了
长征路上。

　　深入人心的标语口号，受到了各族群众的欢
迎和保护。

　　1935 年 4 月 28 日，中央红军进驻云南寻甸。由于不了解回族同胞的风俗，一位红军小战士有违反民族政策的情况，引起回族群众的不满。

　　朱德得知后，亲自到清真寺向阿訇道歉，并让宣传员用紫土在清真寺的墙上写下了标语："红军绝对保护回家工农群众利益。"

书写标语的红军书法家

　　这些当年红军沿途留下的标语和布告，见证了长征时期红军卓越的宣传政治工作。那些书写标语的红军战士，很多都成长为我党我军优秀的政治工作者。被称为"红军书法家"的舒同，在长征中书写了大量标语。中华人民共和国成立后，舒同还曾出任中国书法家协会首任主席。他苦练而成的舒体字，被收录在了互联网字库中。

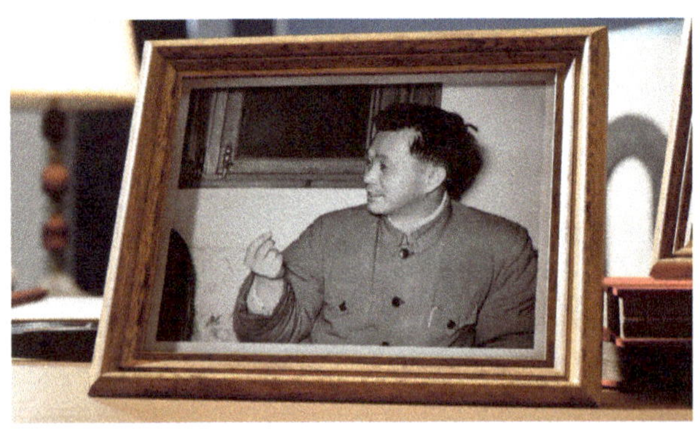

"红军书法家"舒同

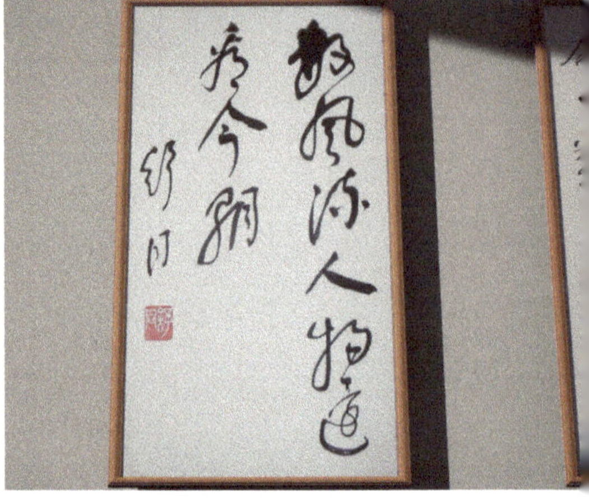

舒同手书

能唱的标语《当红军歌》

广东省南雄市有"中央苏区县""国家可持续发展实验区""黄烟之乡""银杏之乡""恐龙之乡"等一系列名头，彰显了南雄的与众不同。而最让南雄人骄傲的，还是其长征国家文化公园的身份。

1934 年的 10 月 26 日，红一方面军第一、第三军团，从江西进入广东，到达南雄。虽然在此处只有短短几天，却在这里留下了写在墙上能看、谱上曲子能唱的标语。

黄惠怡：这面《当红军歌》墙是一处珍贵的红色文物，上壁高 1.5 米，宽 1.4 米。这是南雄也是全国目前发现的唯一一首有曲谱、有歌词的完整红军歌。

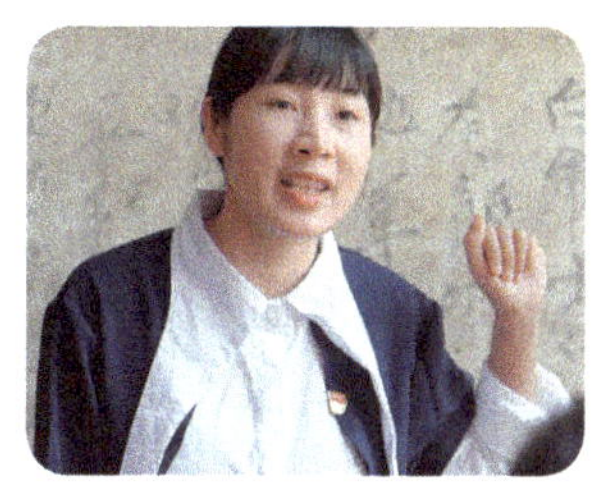

黄惠怡 油山镇大塘中心小学老师

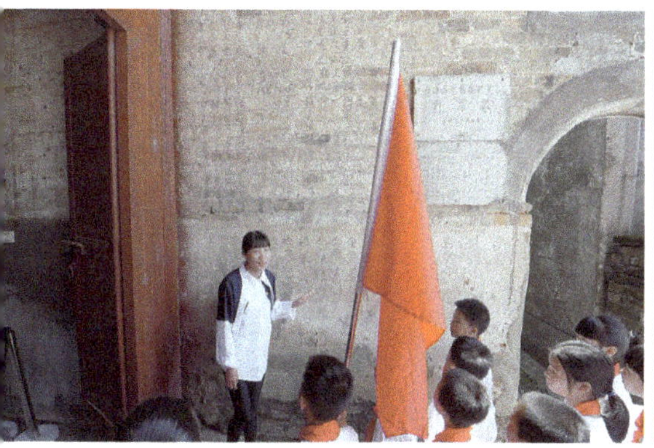

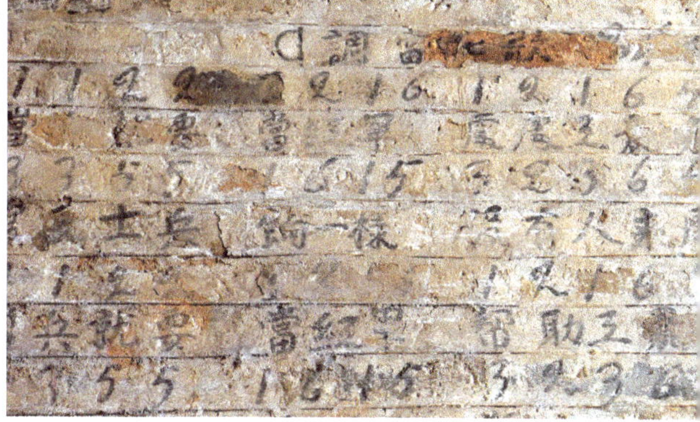

《当红军歌》墙

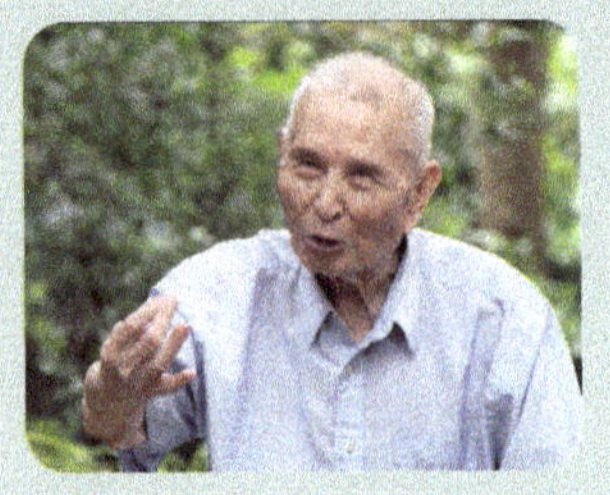

当兵就要当红军

帮助工农打敌人

买办豪绅和地主

杀他一个不留情

　　80多年过去了，《当红军歌》已经成为南雄很多学校学习长征精神、传承红色基因的必修课。

　　如今，红军的身影虽然早已离去，但留下的《当红军歌》却依然在当地人民群众中口口相传，传唱至今，随后唱响南雄大地。

红军小学同学演唱《当红军歌》

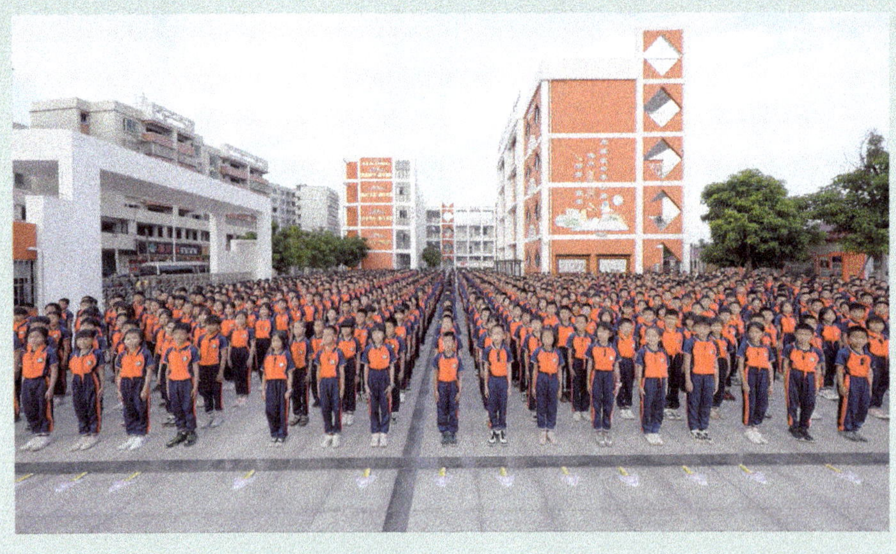

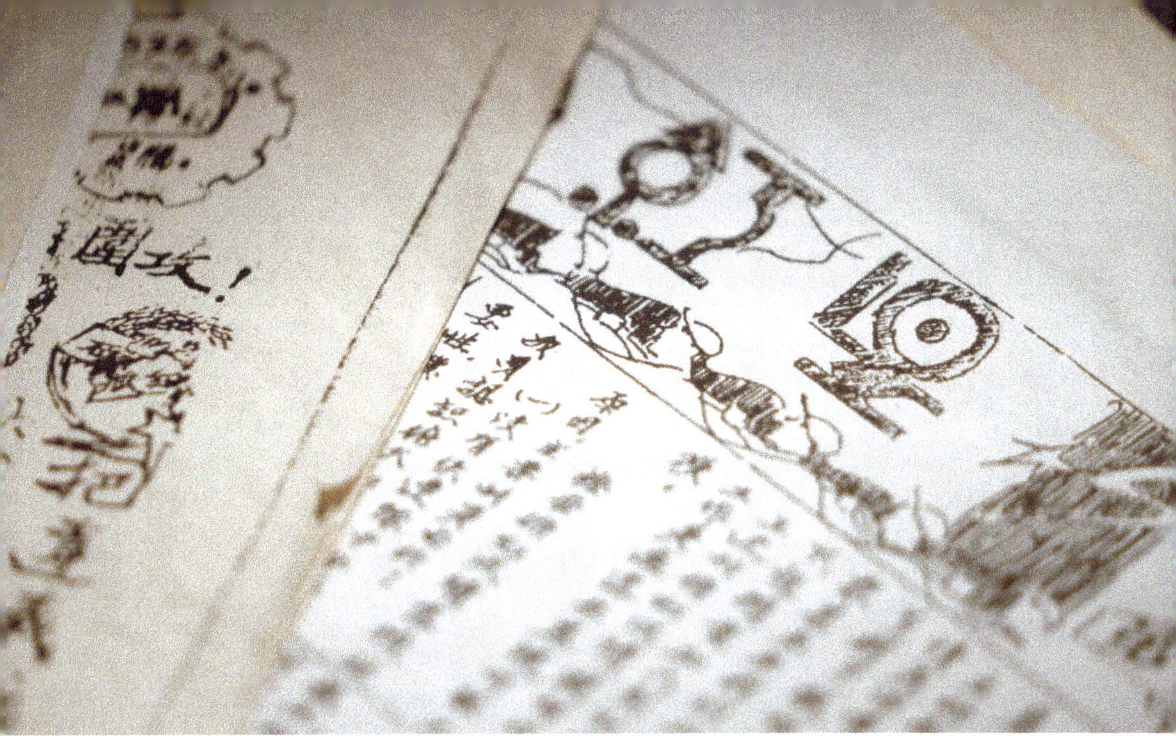

《红星》报文献

（三）闪耀的《红星》报

《红星》报是中央革命军事委员会的机关报，也是后来中国三大报之一的《解放军报》的前身。

1934年《红星》报随着中央红军一起，转移到了遵义。在遵义会议纪念馆不远处的一栋小楼，是红军驻扎此处时《红星》报的驻地，时任《红星》报主编的邓小平就住在这里。

1935年1月红军突破乌江后，邓小平在马灯下撰文《伟大的开始——一九三五年的第一个

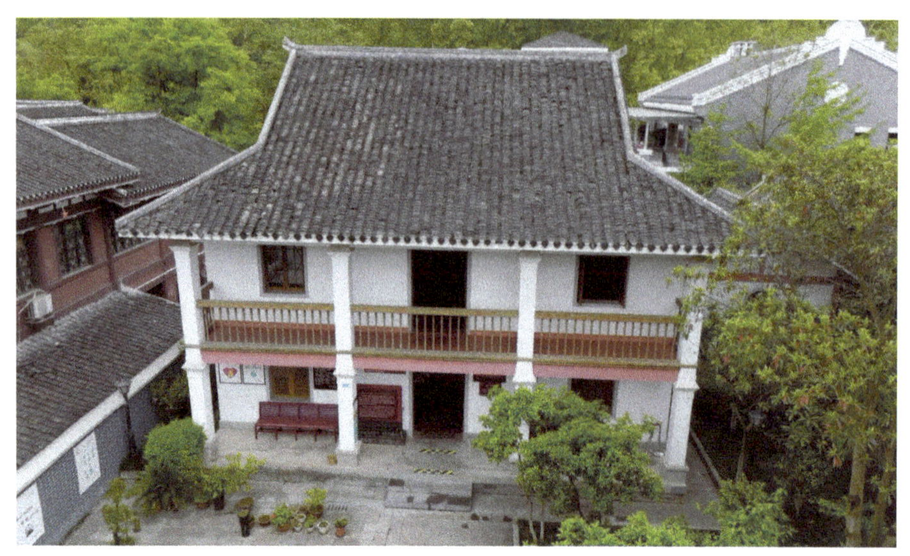

遵义会议纪念馆不远处的一栋小楼是当年《红星》报的驻地

战斗》，刊登在1935年第一期的《红星》报上。文章极大地振奋了红军的士气，坚定了战士们必胜的信心。

具有伟大历史意义的遵义会议后不久，《红星》报上就刊出了党中央与中革军委《告全体红色指战员书》，传达出遵义会议的重要精神。

从1934年10月至1935年8月，《红星》报共出版长征专号28期。它及时地传达了党中央、中革军委关于红军长征的战略部署与战斗指令，宣传了党的路线、方针和政策，传播了红军突破各种艰难险阻、粉碎敌军围追堵截的英勇事迹，成为记录长征历史、推动长征文化发展的重要载体。

长征中的许多重要关节点，四渡赤水、再战

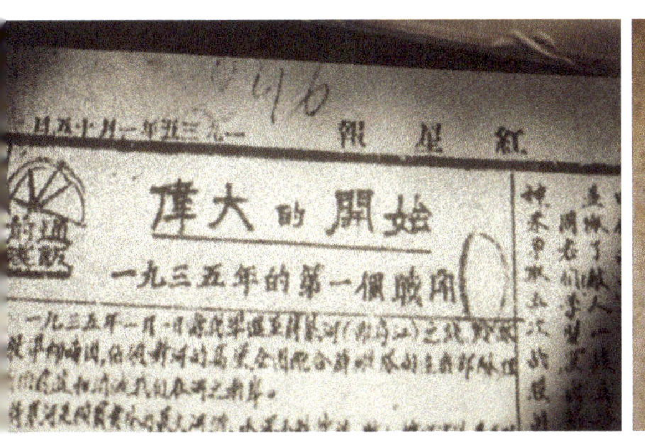
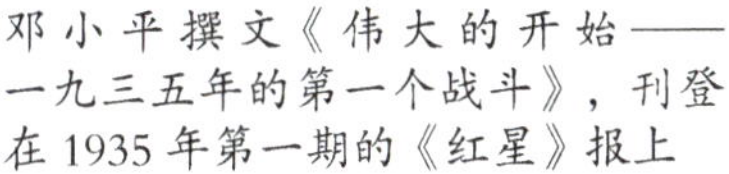

邓小平撰文《伟大的开始——一九三五年的第一个战斗》，刊登在 1935 年第一期的《红星》报上

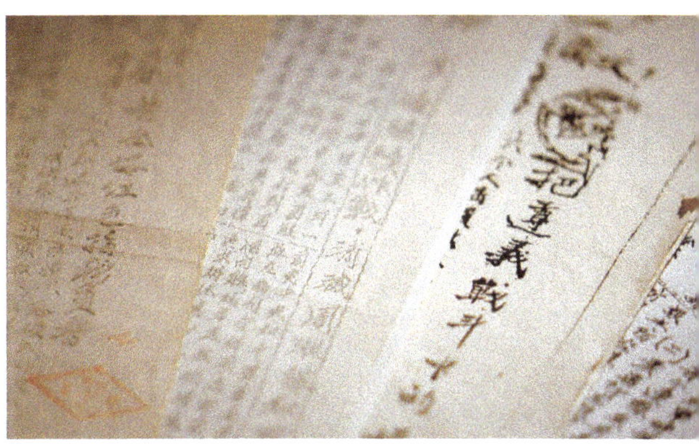

党中央与中革军委《告全体红色指战员书》

遵义、强渡大渡河、飞夺泸定桥、翻越夹金山，《红星》报都予以突出报道。红军的几次重要会师，《红星》报都有文字速写，哈达铺选定长征落脚点是那时的"第一资讯"……

《红星》报，是长征路上一颗闪耀着的红星，记录了长征路上的艰苦岁月，展示了红军将士的风采，为后人认识红军、认识长征起到不可或缺的作用。

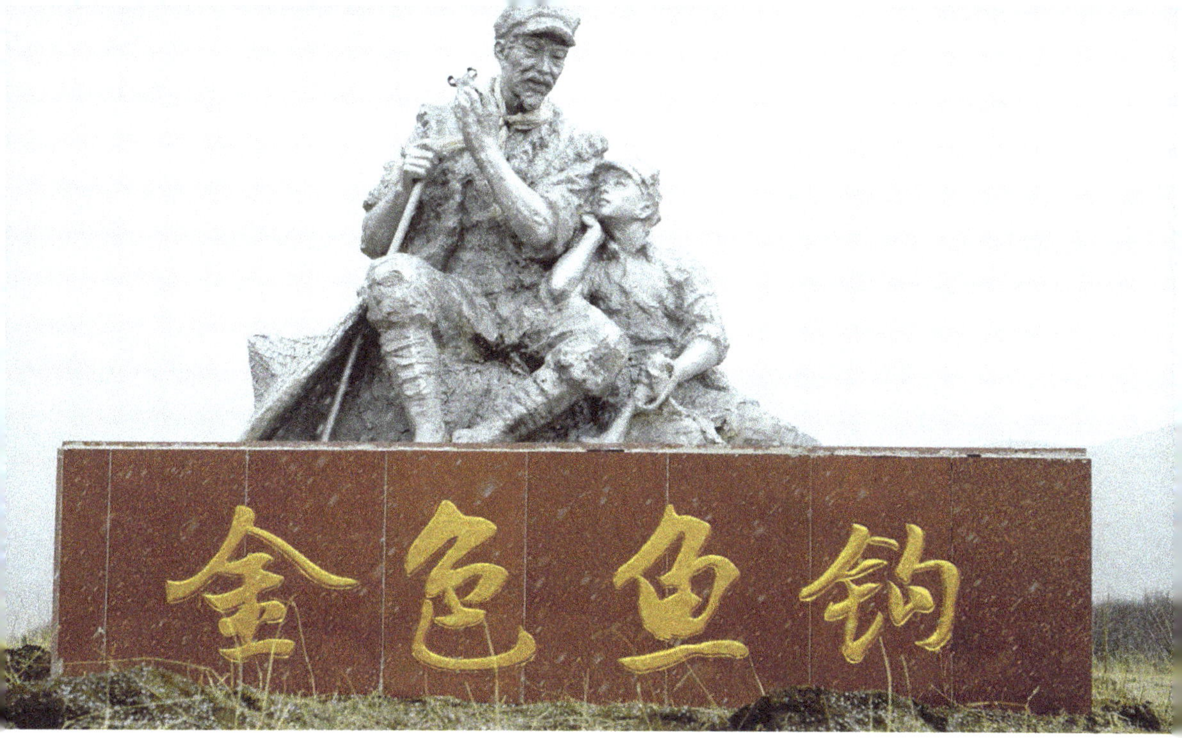

松潘草原的大雪中，老班长
和小红军的雕像显得格外
庄严肃穆

（四）感人至深的雕塑

老班长和小红军的雕塑

　　学生：我端起搪瓷碗，觉得这个碗有
千斤重，怎么也送不到嘴边。两个小同志
不知道为什么也端着碗不往嘴边送。

　　老师：今天我们走进课文《金色的鱼
钩》。这个故事发生在我们若尔盖草地上，
也是红军长征途中最艰难的地方。

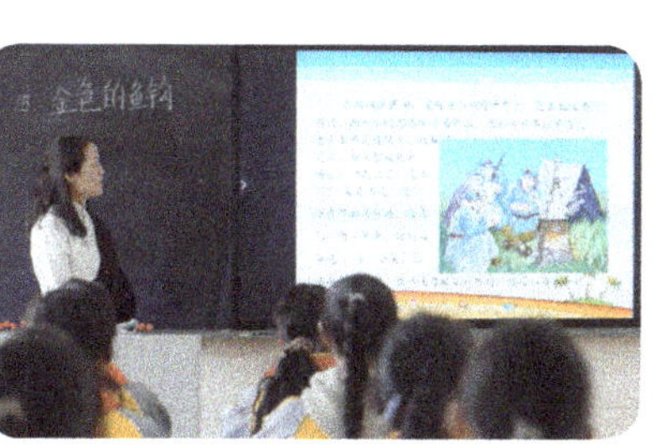

若尔盖县民族寄宿小
学 学生们朗读《金色
的鱼钩》老师讲课

　　这篇收录于小学语文课本里的文章，是很多人脑海里的第一次长征印象。文章真实地反映了当年红军过草地时的情景。

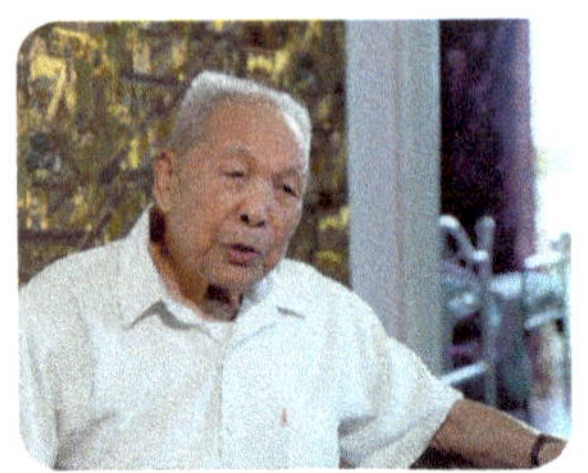

　　过河的时候呀就看到河里面、水面上一会儿就漂一个死人，一会儿就漂一个死人。

　　——罗光里 时年 98 岁 红四方面军卫生员（2016 年采访）

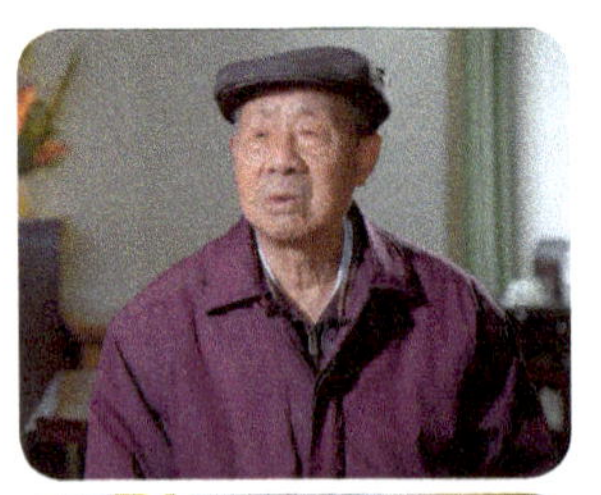

　　有的一堆一堆的，一堆一堆的，两三个的四五个的都有，埋都没办法埋，挖那个土都挖不动。

　　——索心忠 时年 95 岁 红四方面军通信员（2016 年采访）

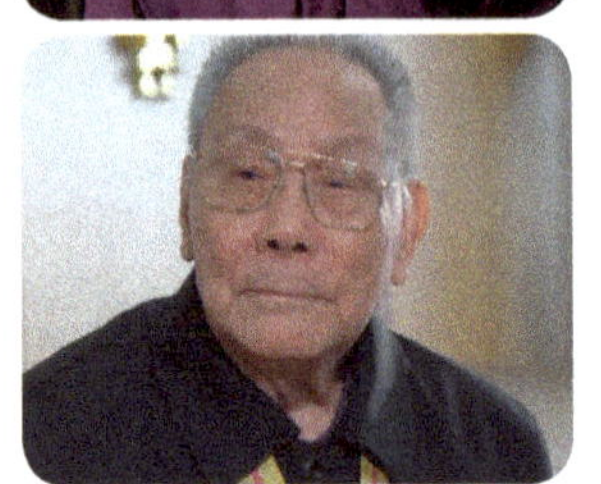

　　我们不知道有多少同志饿死冻死了。

　　——阳震 时年 96 岁 红四方面军排长（2016 年采访）

　　岁月流淌，英魂永驻，艺术家们用栩栩如生的雕像，忠实还原了当年的情景，形成了长征国家文化公园最具特色的雕像文化。

　　松潘草原的大雪中，老班长和小红军的雕像显得格外庄严肃穆。孩子们在老师的带领下，再次朗读了《金色的鱼钩》，这次现场教学，让他们对长征精神有了更深的体会。

胜利曙光雕塑

在离老班长雕像不远处的班佑河畔，矗立着一座赭红色的大理石纪念碑，是为纪念 800 多名红军烈士而建的。

正面碑文选自红军过草地时任红军十一团政治委员的开国上将王平回忆的真实故事："红三军在草地里走了整整七天，终于进到班佑。彭德怀军长对我说，班佑河那边还有几百人没有过来，命令我带一个营返回去接他们过河。走到河滩上，我用望远镜向河对岸观察。那河滩上坐着至少有七八百人。我先带通信员和侦察员涉水过

长征国家文化公园（四川段）胜利曙光雕塑

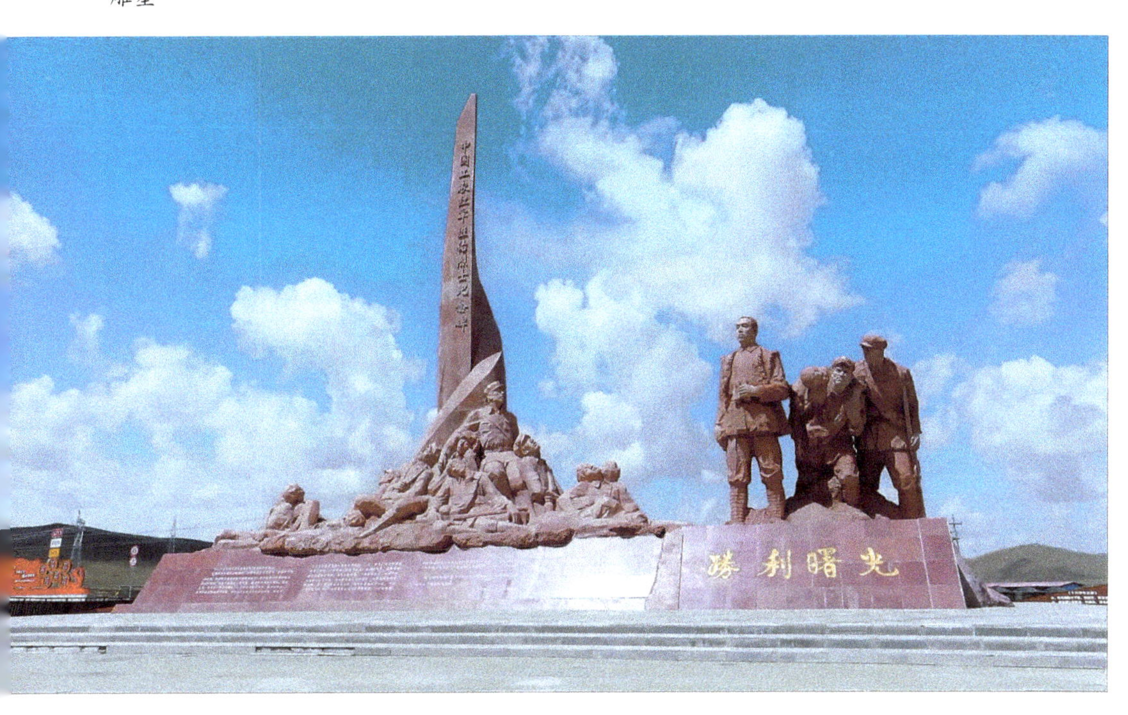

去看看情况。一看，唉呀！他们静静地背靠背坐着，一动不动。逐个查看，全都没有了气息。”

饥饿、寒冷使这些战士牺牲在了胜利即将到来的那一刻，看着这悲壮的场面，王平的泪水夺眶而出。

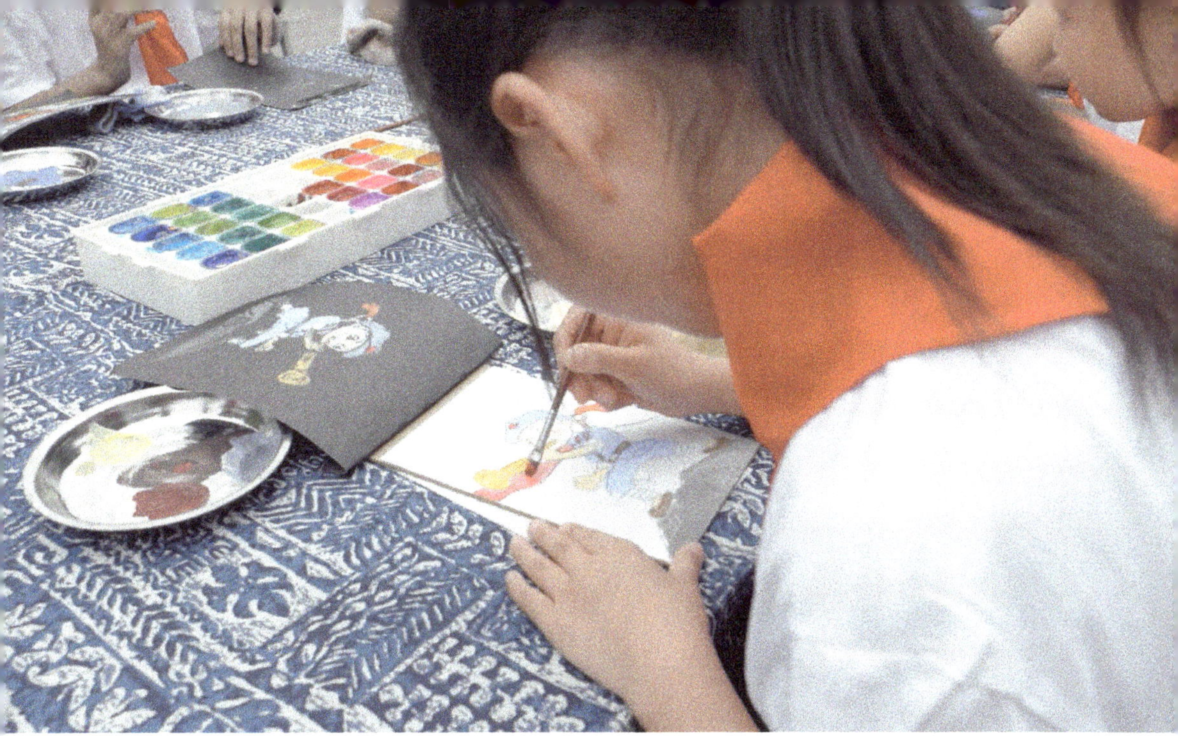

重庆綦江小学生画长征

（五）画出惊心动魄长征路

长征是一首凝固的诗，也是一幅动人心魄的画。

重庆綦江王良红军小学，一堂美术课的主题是画长征。版画里的红军，是孩子们对长征最直观的表达。同学们用手中的画笔仔细勾勒着自己心目中的红军形象。一笔一画中一个个生动的红军战士跃然纸上。

孩子们很难想象，红军长征的队伍中，会有比他们大不了几岁的红军战士，用手中的笔，画出了记录长征的漫画和速写。

《西行漫画》

　　时任红一方面军宣传干部的黄镇，在长征途中创作了一组《西行漫画》。这组漫画虽然只留下 24 幅，却是表现长征最真实的形象史料，也是那一时期反映长征最经典的美术作品。

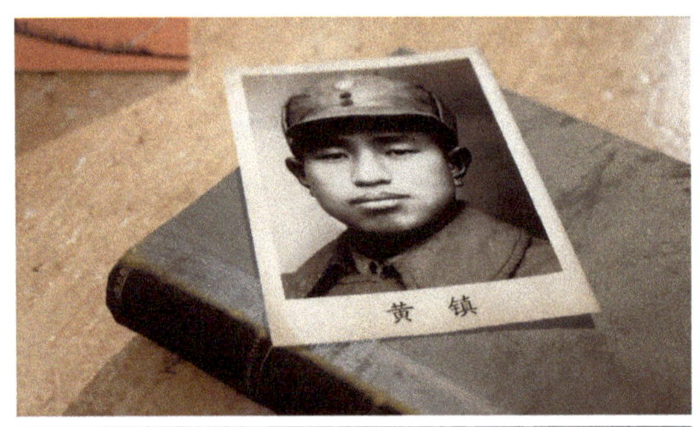

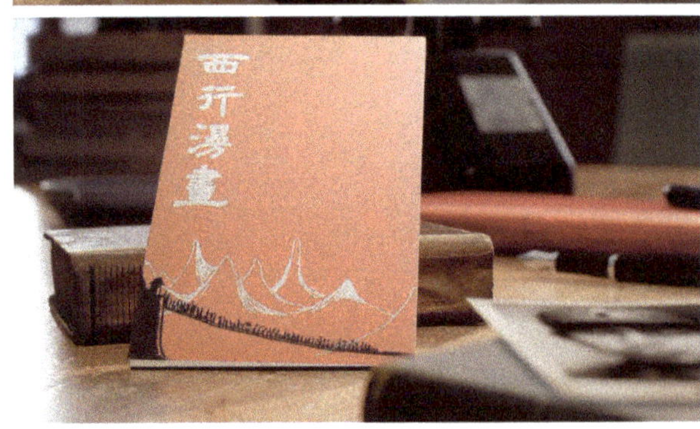

黄镇在长征途中创作的
《西行漫画》

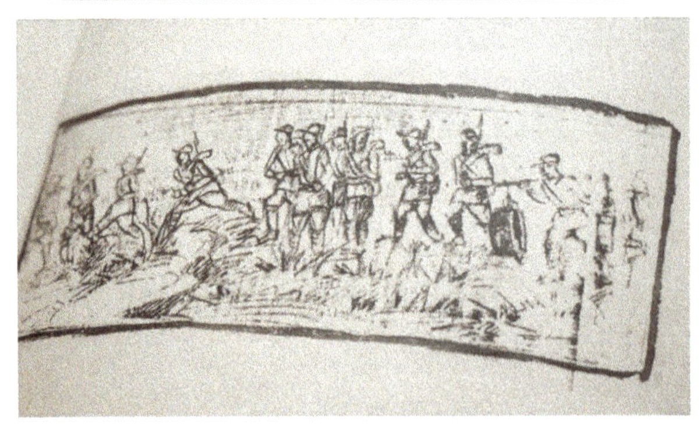

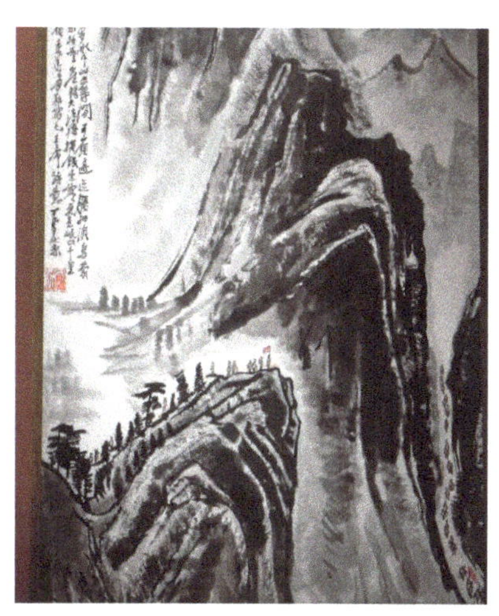

李可染《长征》

名家的长征画作

新中国成立后。随着长征文化的推广，艺术家们创作出了一大批反映长征生活的画作，并产生了广泛的影响。

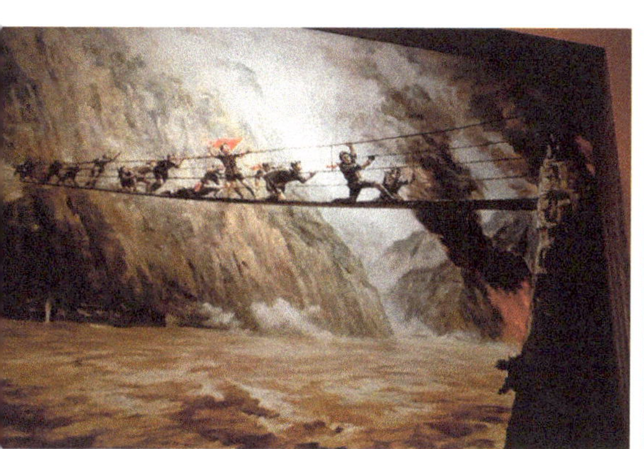

刘国枢《飞夺泸定桥》

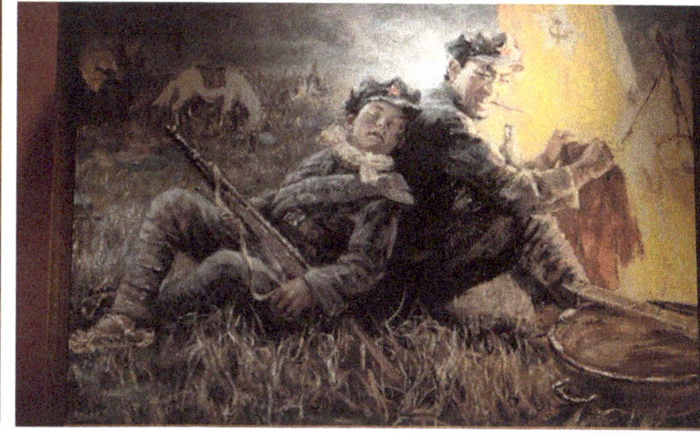

孙滋溪《草地夜宿》

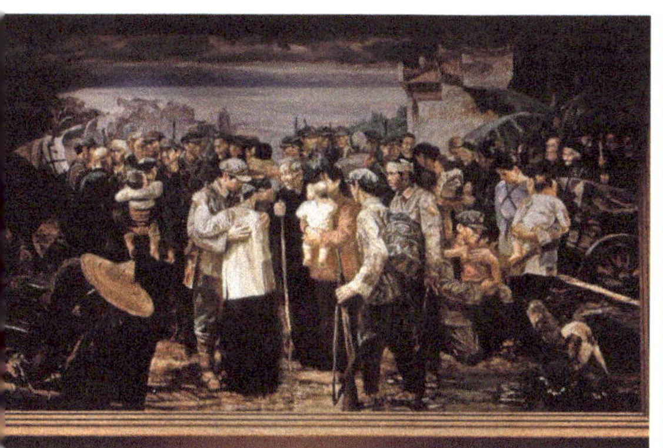

孙立新《我们一定会回来》

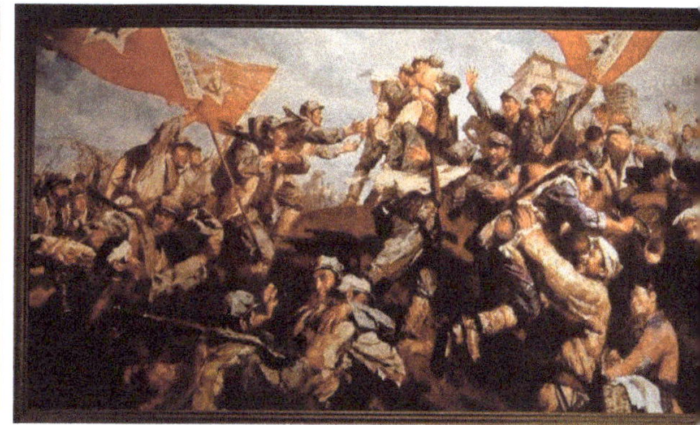

蔡亮《三大主力会师》

《地球的红飘带》连环画

20 世纪 80 年代，画家沈尧伊创作了一组名为《地球的红飘带》的连环画。

沈尧伊，一个专注于长征题材创作的画家，从 1975 年至今，他已经 5 次独自走访长征路线，创作了大型连环画《地球的红飘带》与大型油画《遵义会议》等经典作品。走进沈尧伊的画室，满眼全是以长征为背景创作的作品。从第一次走上长征路开始，长征题材始终占据他艺术生涯中的核心位置。

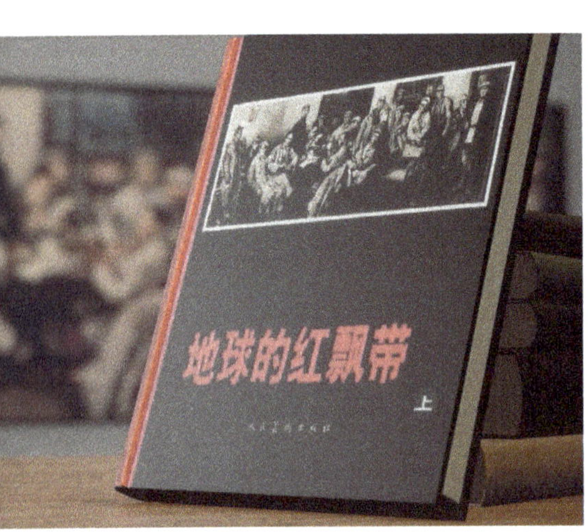

《地球的红飘带》连环画

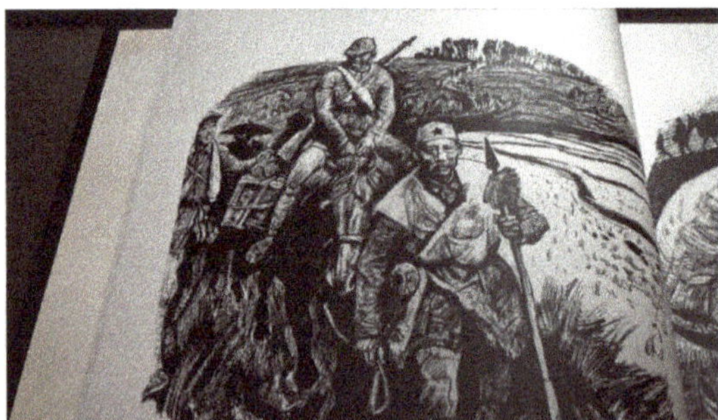

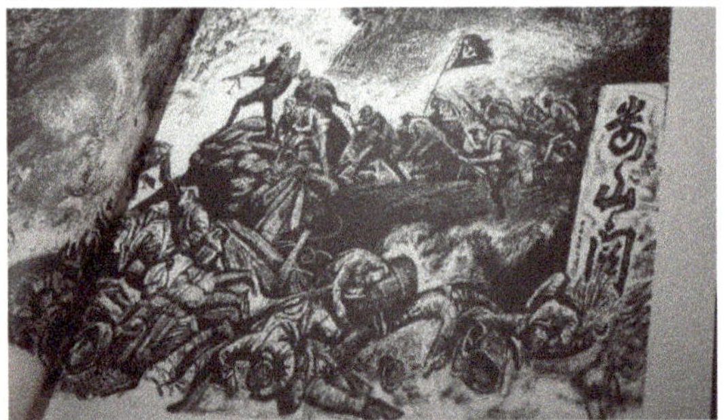

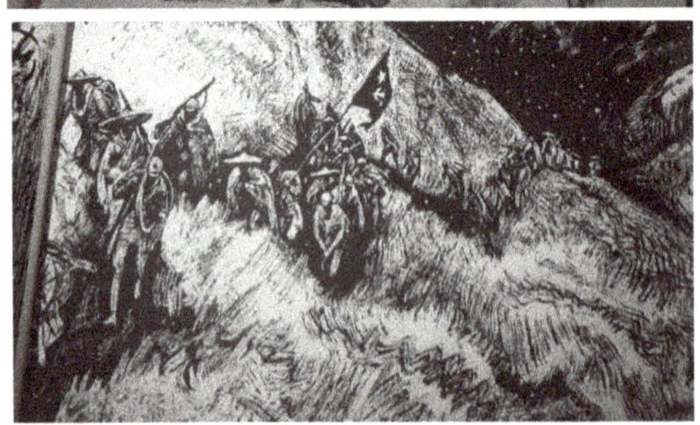

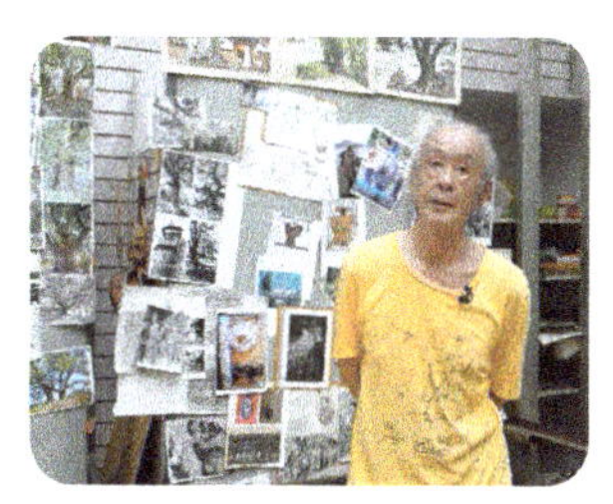

沈尧伊 画家

沈尧伊：这就是我们中国人的灵魂，长征应该说是我们整个民族振兴的一个序曲。这个时候是一批真正的有信仰、有队伍、有组织的这样的一支铁军。它是把火种留下来了，而且这个行为本身应该是世界史上最辉煌的一次远征。

《地球的红飘带》问世后，被称为"黑白艺术的高峰""现实主义美术创作的红飘带"。作品荣获了包括"第七届全国美术作品展览"金奖、"首届中国优秀美术图书奖"金奖等十个奖项。然而这些并不是沈尧伊感到最满意的，当听到当年的老红军、老将军看了作品后激动地说"当时就是这样的"，他觉得这句评语比什么奖项都重要。

反映红军从于都出发时的作品

沈尧伊：一代人有一代人的长征路，我这一代人就应该把这段路走完。

年近八旬的沈老还在继续着自己的长征。这是一幅反映红军从于都出发时的作品，沈老说，长征的重要过程他都画完了，唯独没有画过出发，他要把它补全，这样他的长征才完整。

沈尧伊：第一主体就是老百姓，（老百姓）情绪上比较茫然，他也不知道你红军去哪儿。红军走了老百姓还有着落吗。

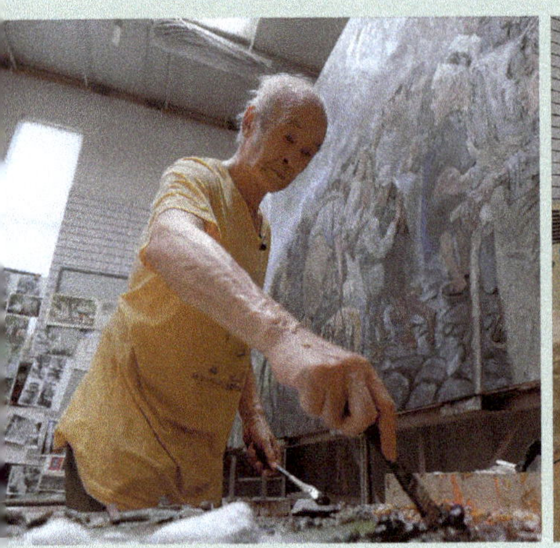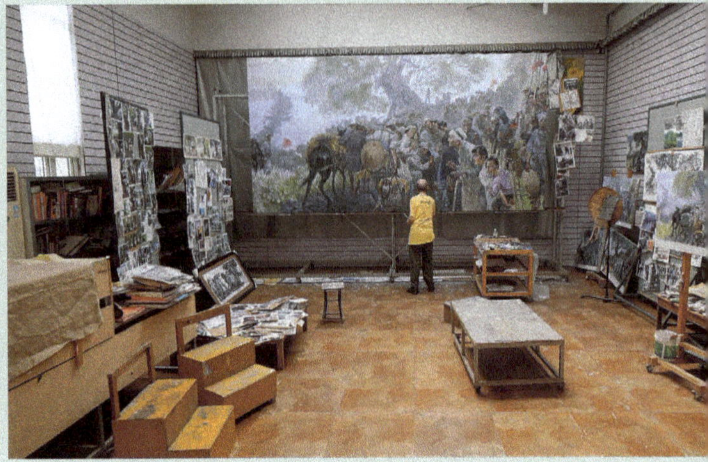

沈尧伊创作反映红军从于
都出发时的作品

　　在长征国家文化公园的建设中，因为缺少当
年的影像和照片资料，美术作品便成了很多展馆
反映长征故事的一个主要手段。艺术家用油画、
壁画等多种形式，生动地再现了长征过程中一个
又一个精彩的瞬间，为长征国家文化公园的文化
传承打下了坚实的基础。

　　今天的长征国家文化公园很多展示区，已经
成为美术工作者的创作生活基地。在他们的笔下，
必将出现更加优秀的长征画卷。

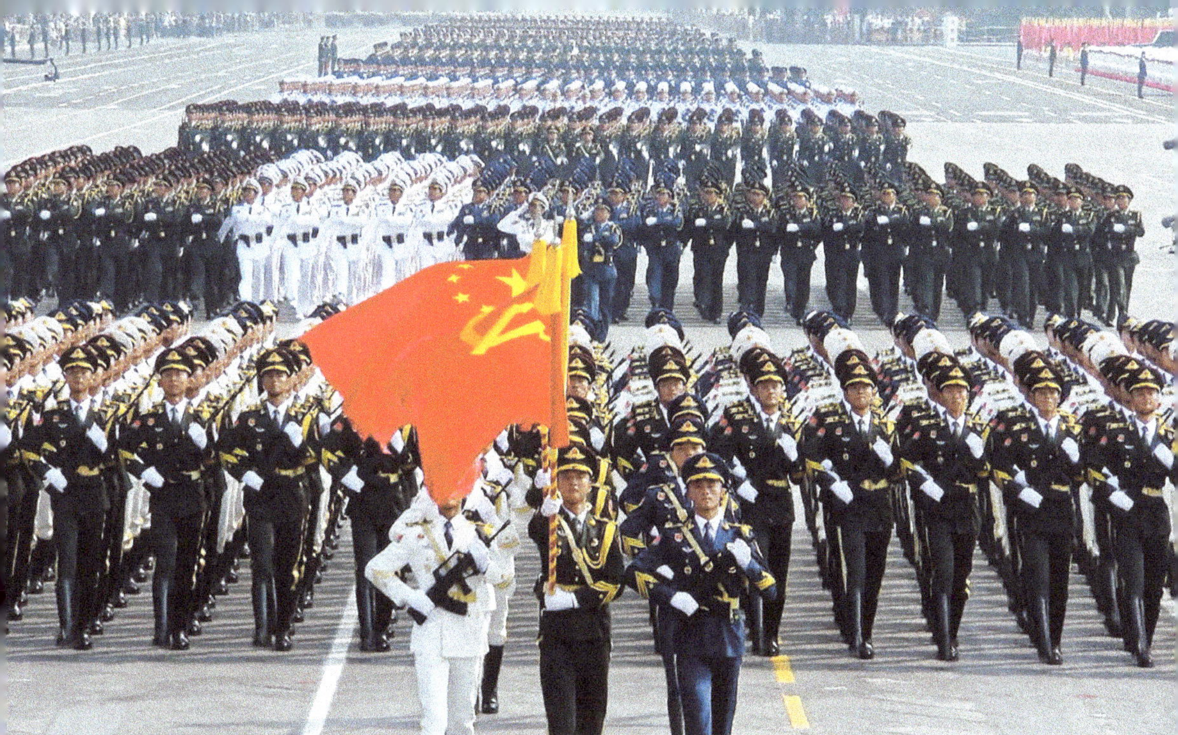

阅兵场上，海军、陆军、空军、火箭军、战略支援部队

（六）严明军纪唱彻心扉

歌曲《三大纪律八项注意》

革命军人个个要牢记，三大纪律八项注意：

第一一切行动听指挥，步调一致才能得胜利；

第二不拿群众一针线，群众对我拥护又喜欢；

第三一切缴获要归公，努力减轻人民的负担。

三大纪律我们要做到，八项注意切莫忘记了：

第一说话态度要和好，尊重群众不要耍骄傲；

第二买卖价钱要公平，公买公卖不许逞霸道；

第三借人东西用过了，当面归还切莫遗失掉；

第四若把东西损坏了，照价赔偿不差半分毫；

第五不许打人和骂人，军阀作风坚决克服掉；

第六爱护群众的庄稼，行军作战处处注意到；

第七不许调戏妇女们，流氓习气坚决要除掉；

第八不许虐待俘虏兵，不许打骂不许搜腰包。

遵守纪律人人要自觉，互相监督切莫违犯了。

革命纪律条条要记清，人民战士处处爱人民。

保卫祖国永远向前进，全国人民拥护又欢迎。

万水千山留墨间，歌声唱彻 80 年。

参加过长征的老战士告诉我们，"三大纪律，八项注意"是长征中"铁的纪律"。在异常艰苦困难的情况下，"铁的军规"使这支队伍越战越强，百炼成钢。

1928 年，毛泽东在湖南省桂东县沙田镇的第一军规广场颁布了"三大纪律六项注意"，后发展为"三大纪律八项注意"。然而，"三大纪律八项注意"作为歌曲得以传唱，则是在红二十五军和陕甘红军合编成为红十五军团之后。

中央军委原副主席刘华清回忆："当时扩红，来了不少新兵。进行教育时，程坦秘书长找我，说把三大纪律八项注意编为歌曲，让大家天天唱。我们就借用了鄂豫皖苏区流行的《土地革命完成了》的歌曲，一唱一哼，这首歌很快就传唱开来……"

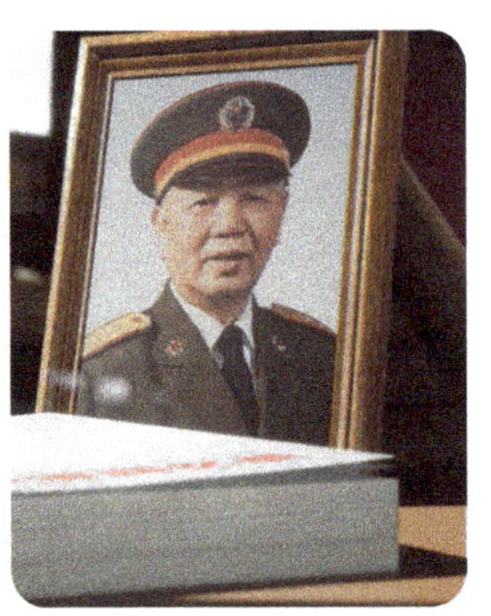

中央军委原副主席刘华清

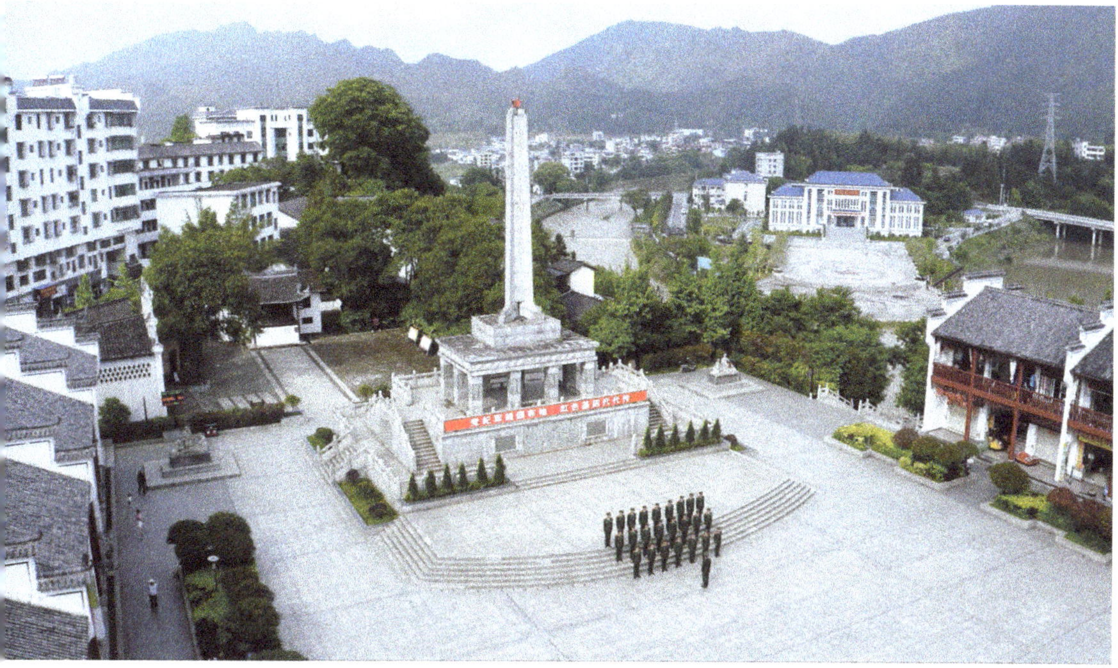

长征国家文化公园（湖南
段）桂东县沙田第一军规
广场

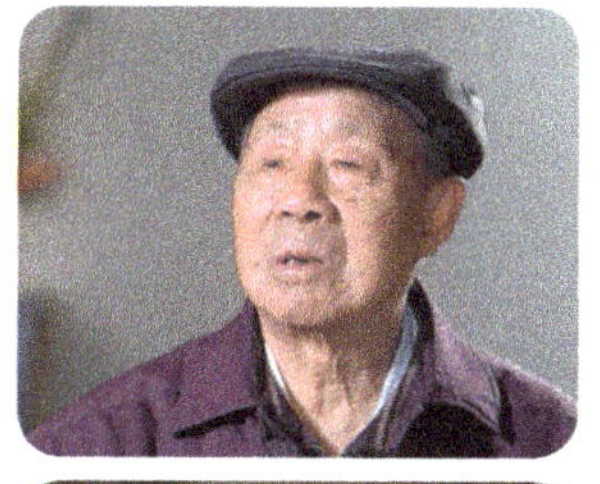

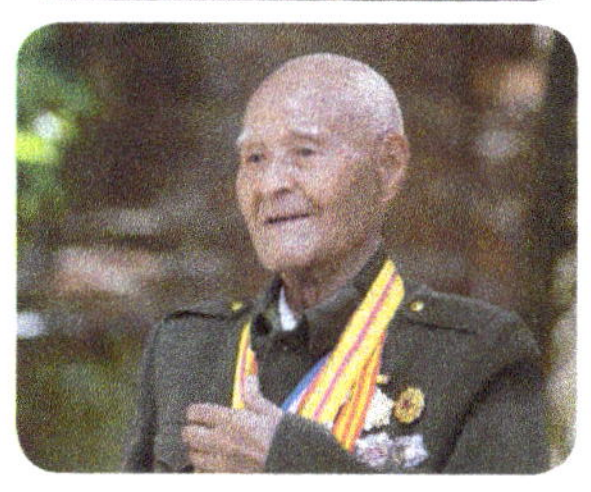

天天要唱的，要记着，那忘了还行啊，
忘了就忘了革命的根本了。
　　——索心忠 时年95岁 红四方面军通
信员（2016年采访）

革命军人个个要牢记
三大纪律八项注意
　　——张斌 时年98岁 红二方面军看护
班长（2016年采访）唱歌

　　《红军纪律歌》是一首传唱度极高的作品，滋养了几代军人的心灵，成为长征路上军旅文化的精神财富。这首歌淳朴自然地表现了军人的气质和军规，跃动的音符中，彰显着人民军队的本色。

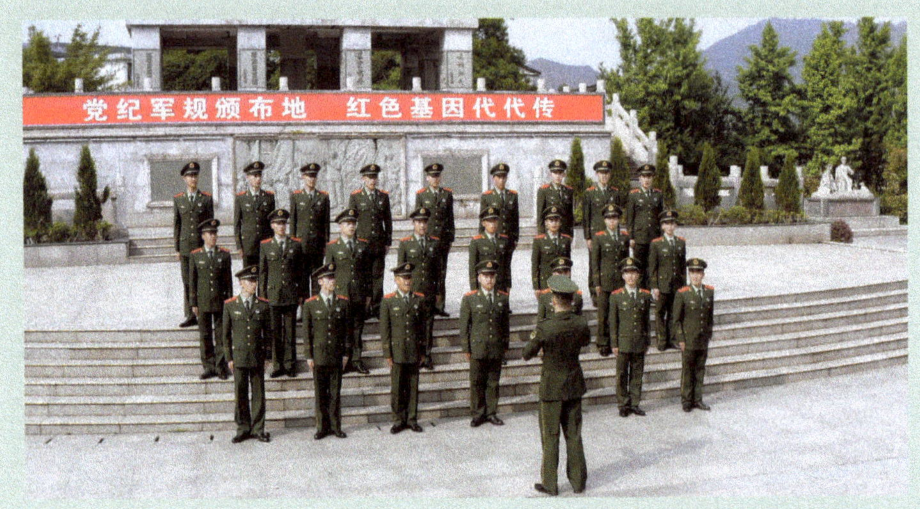

武警桂东中队唱《三大纪律八项注意》

革命军人个个要牢记

三大纪律八项注意

第一一切行动听指挥

步调一致才能得胜利

第二不拿群众一针线……

今天，这一首饱含着长征精神的歌曲，已经深深扎根在了全军战士们的心里。

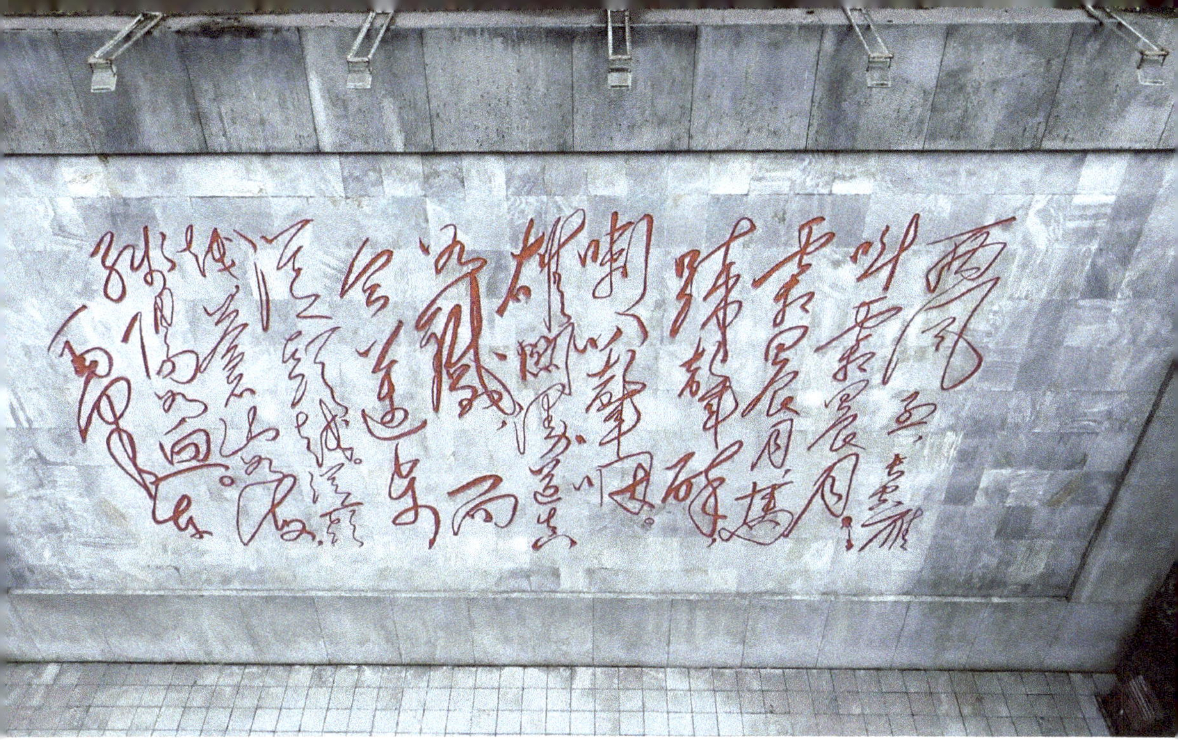

长征国家文化公园（湖南段），毛主席六首长征诗词碑林石刻

（七）纪实作品星火燎原

长征诗篇荡气回肠

　　长征的峥嵘岁月，考验着向死而生的队伍，激荡着革命家心中的诗情。毛泽东挥笔写就的长征诗词，被人们认为是红飘带上璀璨夺目的宝石。"倒海翻江卷巨澜"的高山，"雄关漫道真如铁"的艰险，"而今迈步从头越"的转折，"不到长城非好汉"的豪迈，"今日长缨在手，何时缚住苍龙"的宏伟抱负……涌上心头，出现在他的笔端，成为长征文化的经典标志，中华民族优秀文化中的瑰宝。

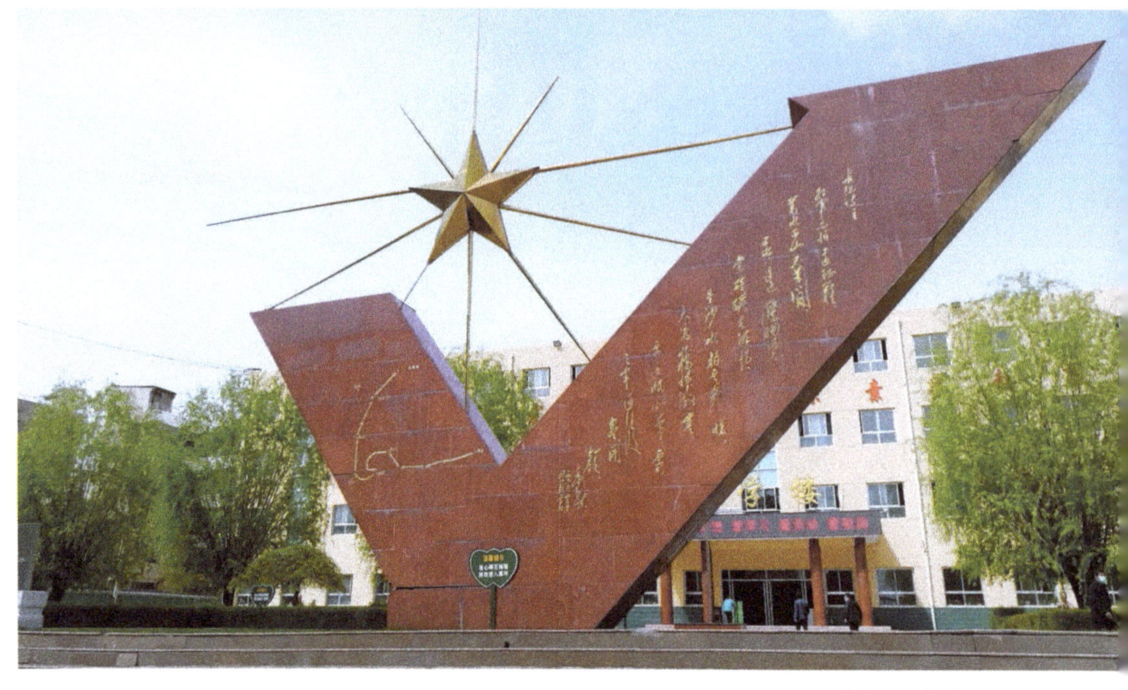

长征国家文化公园（湖南段），毛主席六首长征诗词碑林石刻

今天的长征国家文化公园中，我们见到最多的，当数毛泽东这首豪迈之作——《七律·长征》。

红军不怕远征难，万水千山只等闲。

五岭逶迤腾细浪，乌蒙磅礴走泥丸。

金沙水拍云崖暖，大渡桥横铁索寒。

更喜岷山千里雪，三军过后尽开颜。

这首诗感情之奔放，意境之雄浑，把红军的英雄气概、乐观自信展现得淋漓尽致，荡气回肠，被视为长征诗篇的经典之作。

而跟随毛主席长征的红军将士们，也用诗歌、散文、日记等形式记录长征，抒发情怀，这些有感而发，真实呈现的文字，成为长征文化画卷中极其珍贵的内容。

 长征之歌

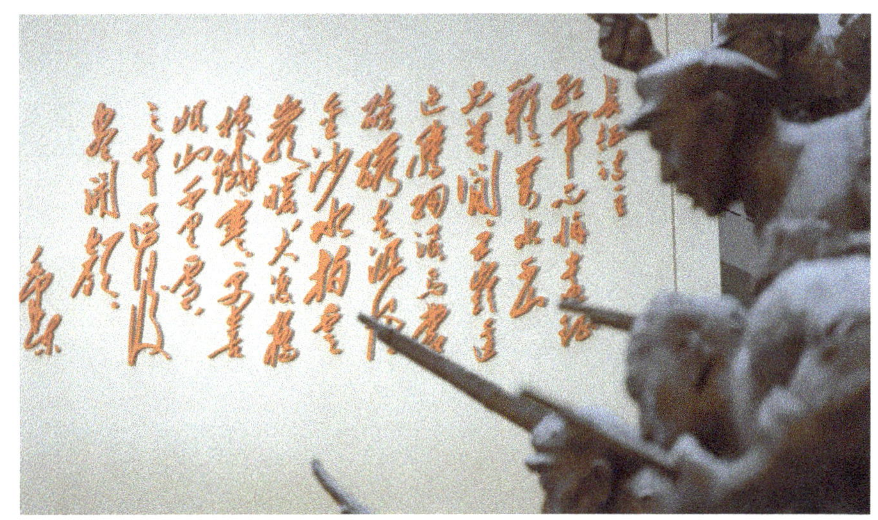

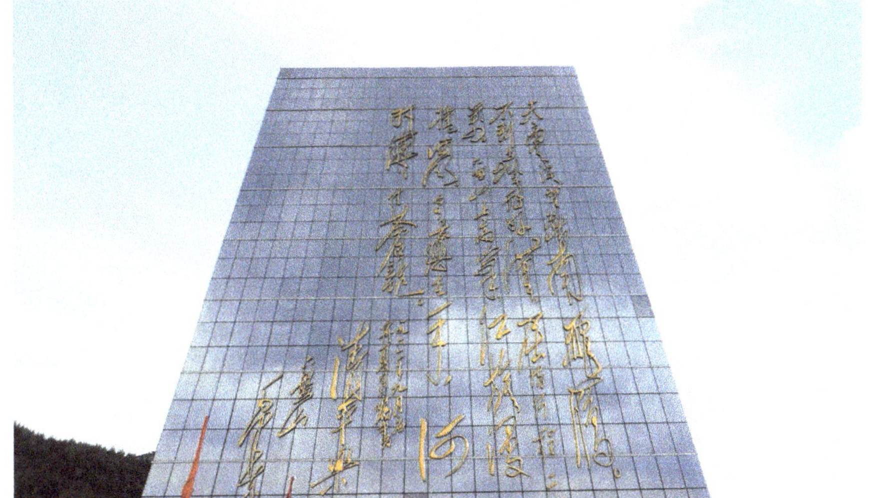

长征国家文化公园（湖南段），毛主席六首长征诗词碑林石刻

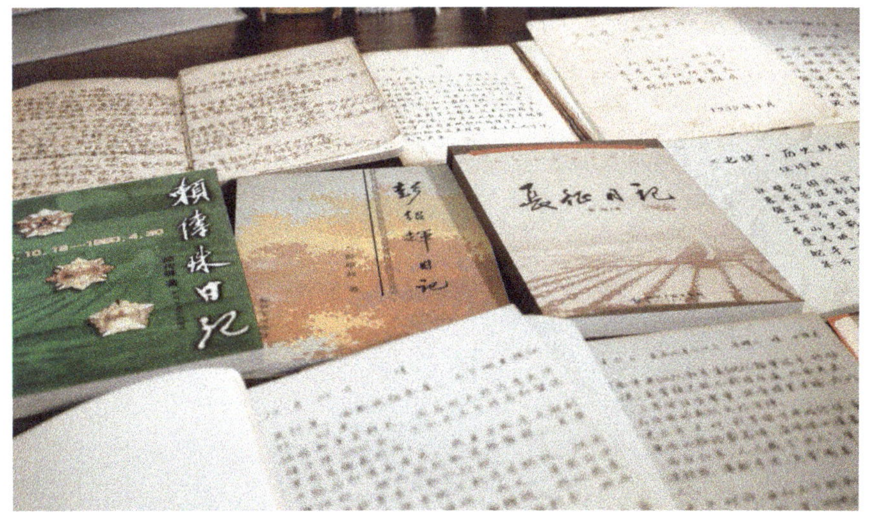

长征日记

雪地讲话阐释长征文化

今天，流淌在中国人民血液中，凝结在中华民族记忆里的长征文化，正以长征国家文化公园为载体展现着独特魅力。

象鼻子湾，陕西省甘泉县一个不起眼的小村庄，虽不起眼，却因毛泽东的一次讲话而声名远扬。

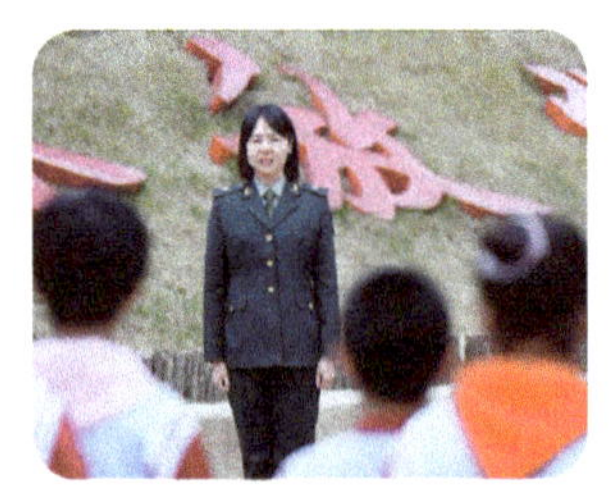

王晶 象鼻子湾会师旧址讲解员

讲解员为学生们讲述历史："在象鼻子湾，毛泽东同志发表了著名的雪地讲话。"

王晶：1935 年 11 月 5 日，洛河边的象鼻子湾村飘着漫天大雪，三百多名衣衫褴褛却精神抖擞的红军战士就站在你们现在的位置。在这里，毛泽东同志发表了著名的雪地讲话。

在漫天大雪中，毛泽东的声音高亢有力："从江西瑞金算起，我们走了一年多时间。我们每人开动两只脚，走了两万五千里，这是从来未有过

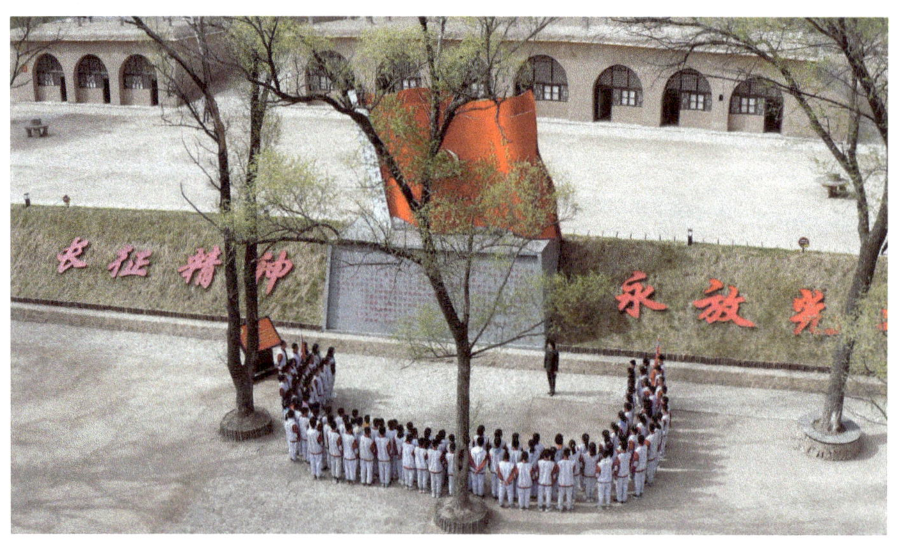

的真正的长征。"

他说："长征是历史记录上的第一次，长征是宣言书，长征是宣传队，长征是播种机……"

毛泽东的这段话，是对红军长征的经典概括，也是对长征精神、长征文化的一次深刻阐释。

长征征文铸就红色经典

中央红军到达陕北后，毛泽东明确地意识到，应该对长征精神进行一次认真总结、梳理和提炼，以坚定广大红军战士的理想和信念，让中国人民和世界了解长征，进而读懂中国共产党所从事的神圣事业。1936 年 8 月 5 日，毛泽东起草并以他与总政治部负责人杨尚昆的名义，给参加过长征的同志发了一封征稿信。

"需要出版《长征记》，所以特发起集体创作。"

"就自己在长征中所经历的战斗、民情风俗、奇闻轶事，写成许多片段。"

"文字只求清通达意，不求钻研深奥。"

红军将士响应号召，短短的两个月内，就完成了 200 多篇文章，篇篇弥足珍贵。由此编成的《红军长征记》，成为最全面最权威最真实地书写长征的第一本书。

这本书，为后来的长征题材的作品的创作出版，提供了一个值得信赖的文本。今天的中小学课本中，有关长征内容的课文共计 11 篇。

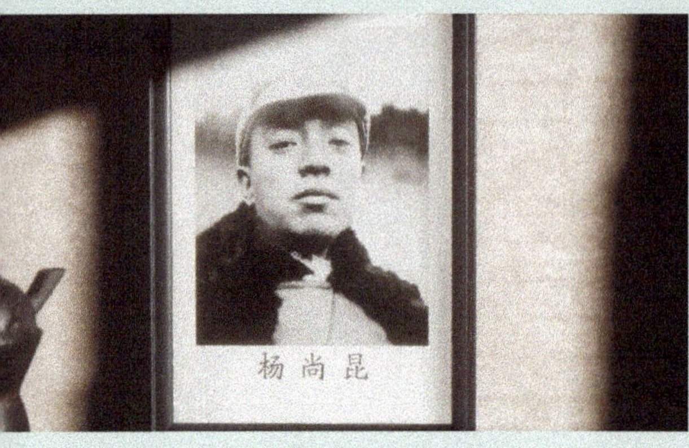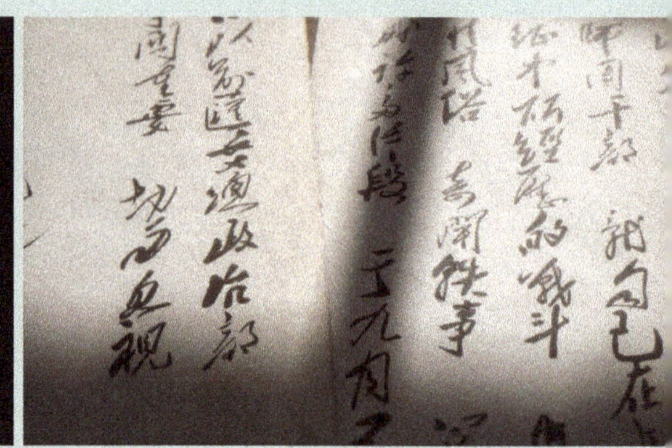

1936 年 8 月 5 日，毛泽东起草并以他与总政治部负责人杨尚昆的名义，给参加过长征的同志发了一封征稿信

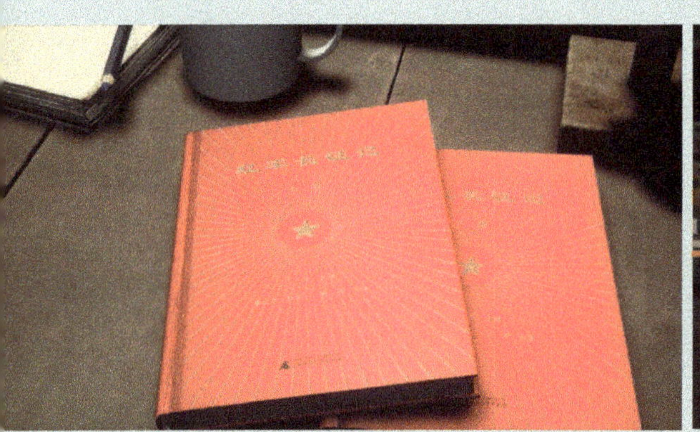

《红军长征记》2017 年
影印校订版

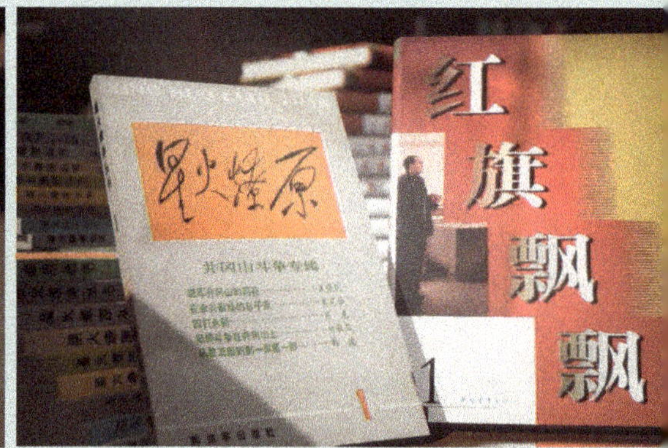

大型回忆录《星火燎原》
《红旗飘飘》

在纪念人民军队建军 30 周年的时候，解放军总政治部等单位向参加过长征的老同志老战士发起了征文活动。大型回忆录《星火燎原》《红旗飘飘》等丛书应运而生。朱德、刘伯承等开国元勋写出《回顾长征》等多篇巨作，毛泽东欣然命笔，题写《星火燎原》书名。这本书所蕴含的长征精神熠熠生辉，璀璨夺目，成为红色经典。

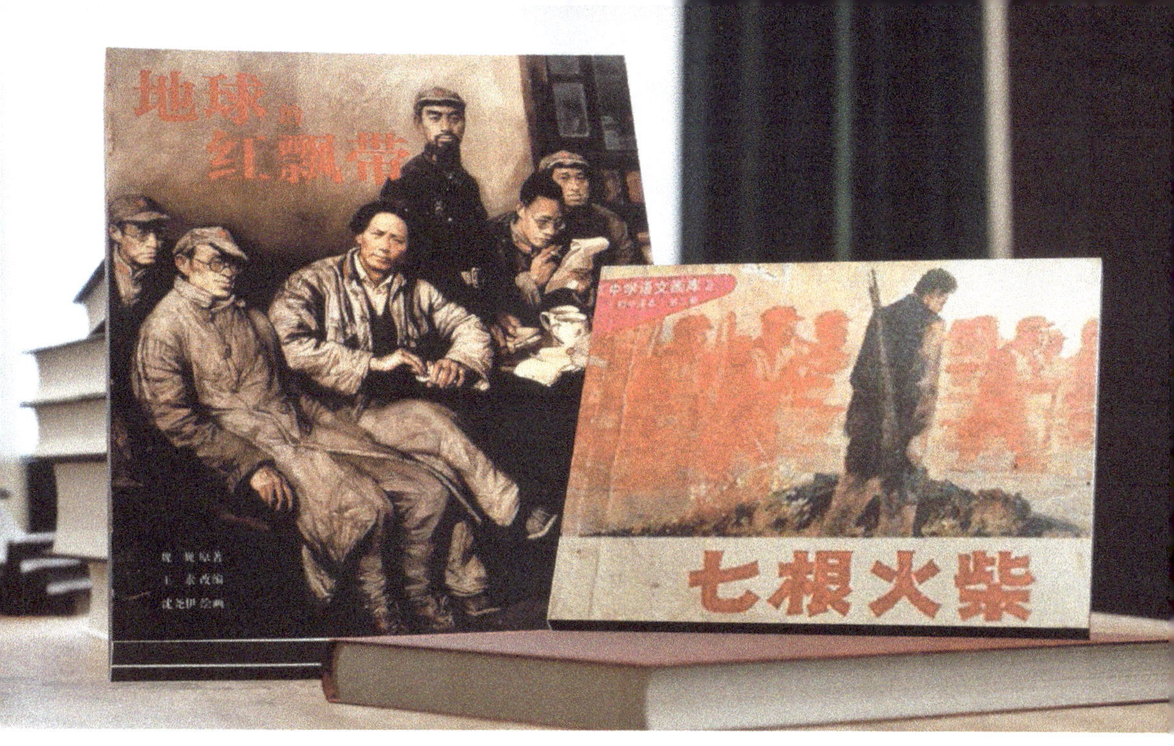

长征题材书籍：王愿坚
的《七根火柴》，魏巍
的《地球的红飘带》

（八）艺术创作百花齐放

以长征为题材的小说、诗歌、戏剧、电影等
作品层出不穷。创作者们用自己的视角品读长征，
认识长征，书写和再现长征。

从王愿坚的《七根火柴》到魏巍的《地球的
红飘带》，仅小说、纪实文学就超过了 2500 部。

1951 年建军节前夕，由长征中红军宣传干
部李伯钊编剧、北京人民艺术剧院演出的大型歌
剧《长征》在首都公演。它以气势磅礴、波澜壮
阔的历史画卷，把中国工农红军二万五千里长征
的壮举再现在舞台上。毛泽东的形象第一次出现
在艺术舞台上，扮演者是著名演员于是之。

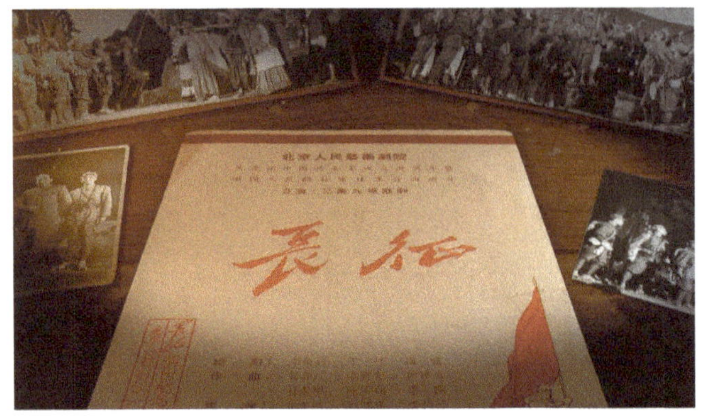

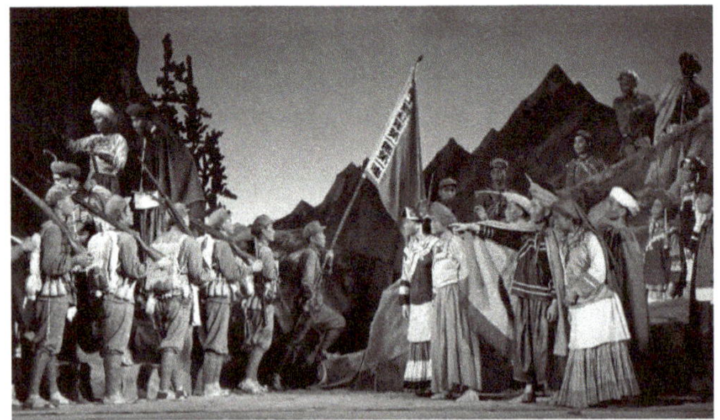

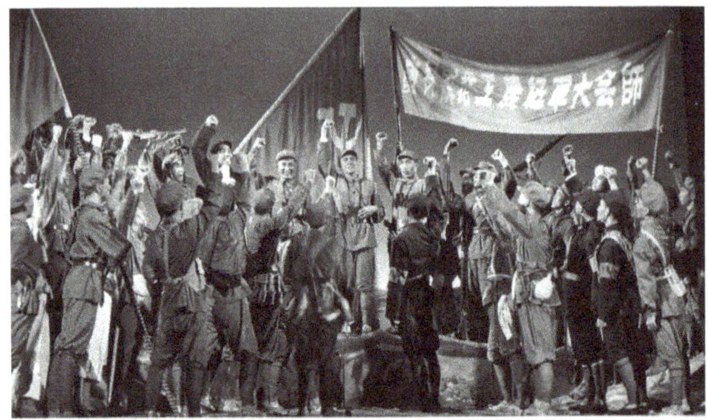

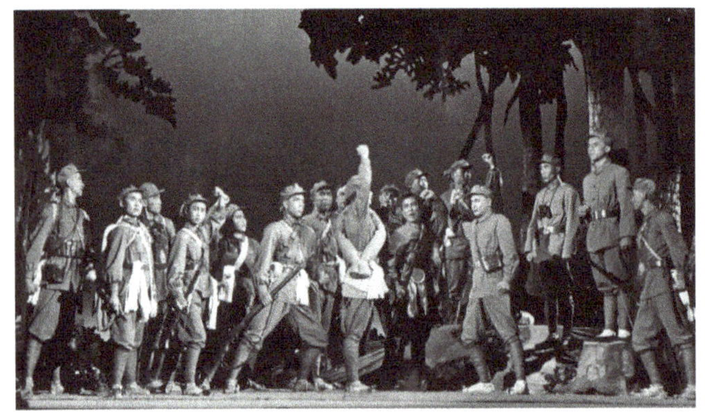

大型歌剧《长征》

 长征之歌

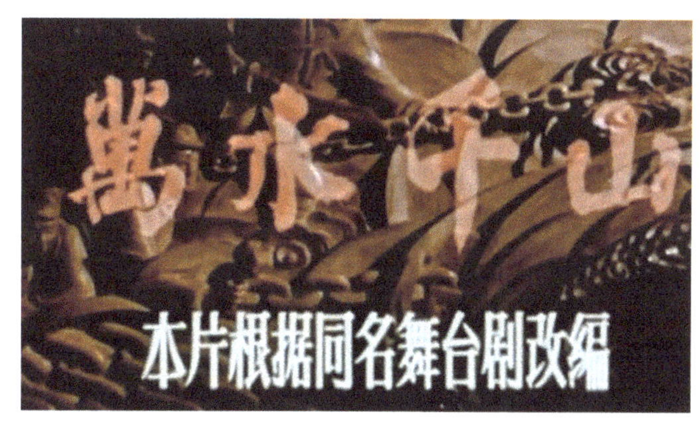
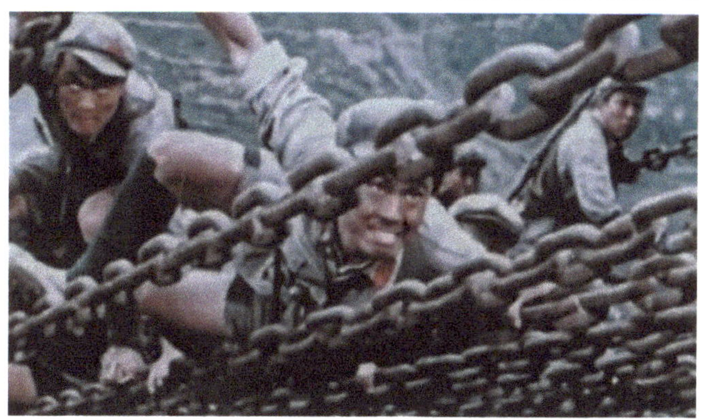

电影《万水千山》

　　1959 年，八一电影制片厂首拍长征题材电影《万水千山》，给无数中国人留下了难以忘怀的记忆。电影改编自红四方面军老战士陈其通编创的同名话剧《万水千山》。

1965 年"八一"建军节，《长征组歌》在北京上演。词作者是亲历过长征的萧华将军。《长征组歌》形象鲜明、感情真挚，伴随着几代人的成长，从《告别》《突破封锁线》到《遵义会议放光芒》《四渡赤水出奇兵》《飞越大渡河》《过

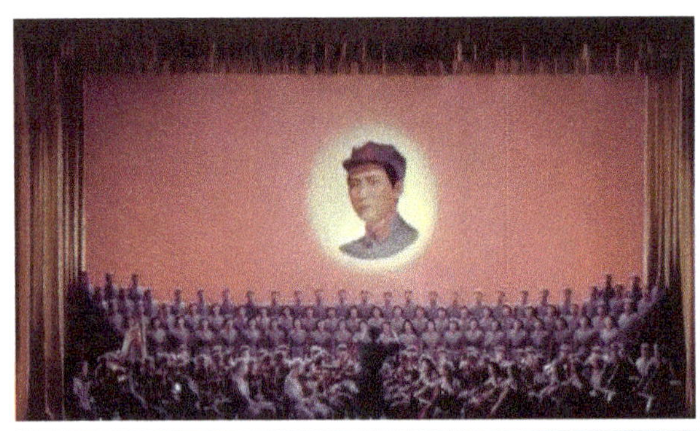

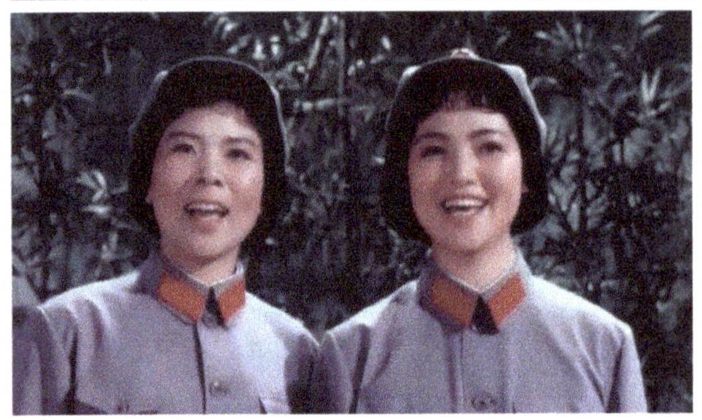

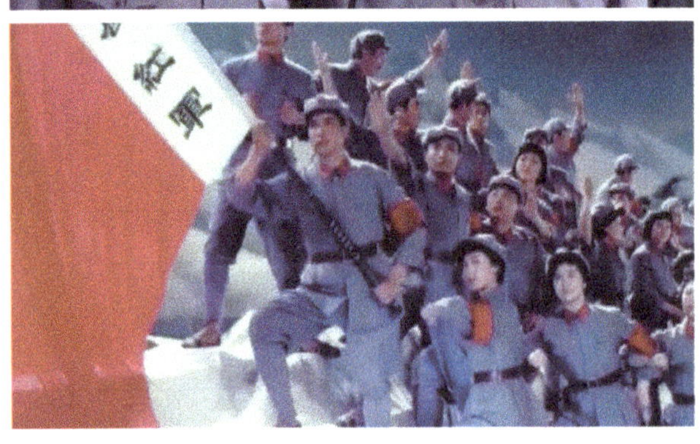

《长征组歌》首次演出

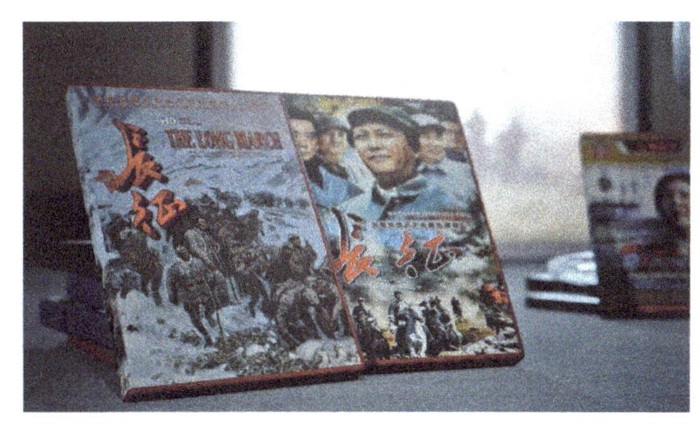

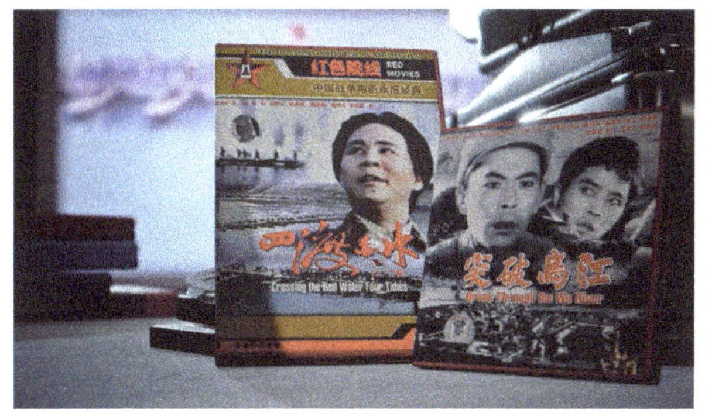

不同年代的长征题
材影视剧的海报

雪山草地》《到吴起镇》《大会师》等十首歌曲，组合在一起，产生了巨大的艺术力量，享誉海内外。

从电影、纪录片《长征》到电视剧《长征》，从《突破乌江》到《四渡赤水》，影视作品数达百部之多。这些文艺作品丰富了英雄史诗的画廊，对长征精神的诠释和弘扬，对长征文化的形成与发展起到了十分重要的作用。

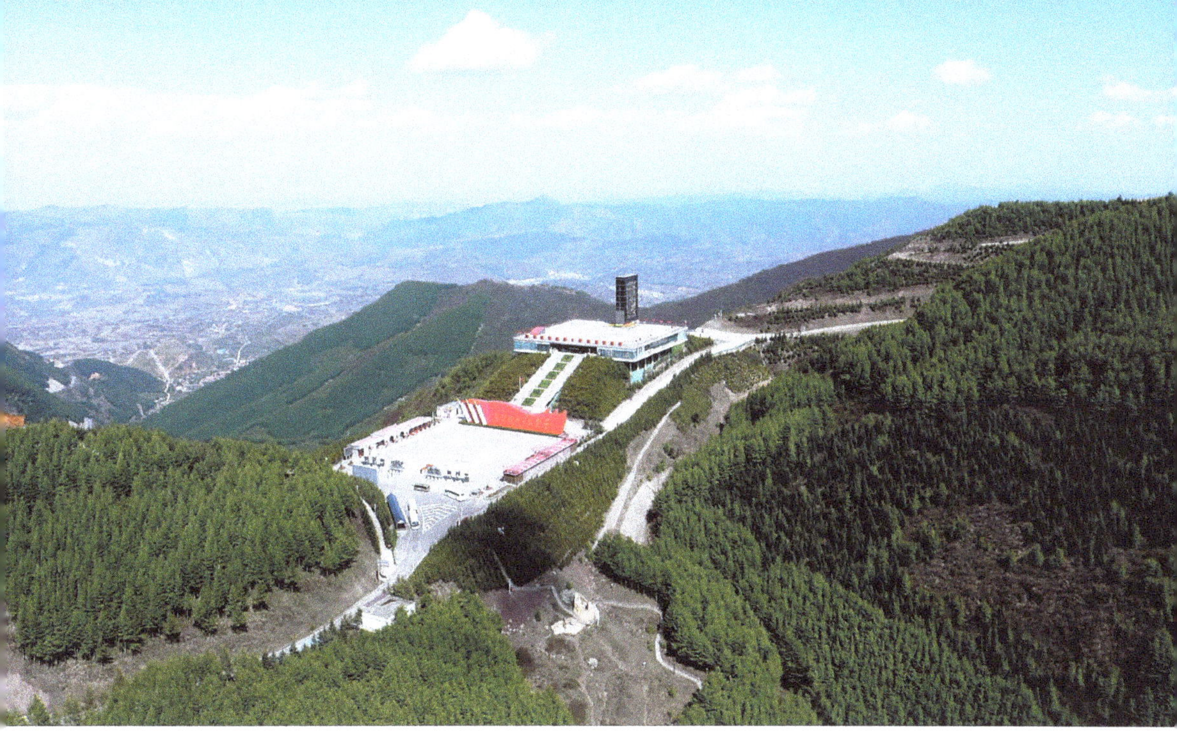

长征国家文化公园（宁夏段）六盘山纪念馆

（尾声）长征文化焕发光芒

　　吴宁越，布衣乐队主唱，一个地地道道的宁夏人。作为一名摇滚歌手，第一次在长征国家文化公园中，和"花儿"传承人一起，用摇滚加"花儿"的形式演唱毛主席的《清平乐·六盘山》，这对吴宁越来说是一次全新的创作体验。他希望这次创作能成为家乡长征国家文化公园里一个独特的文化符号。

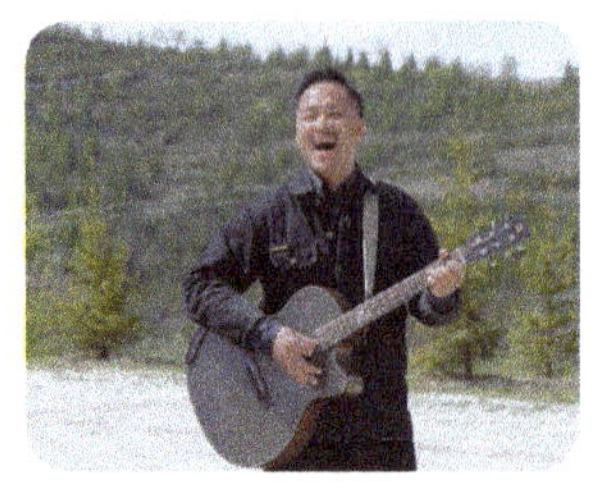

吴宁越 布衣乐队主唱

吴宁越：过去用民歌的方式唱，它有一种细腻的感觉，我们（改）用那种粗犷摇滚的方式。我是粗犷的，孟老师是细腻的，我们两个结合到一块，就能把这首词的这种大气磅礴的感觉往上推一点。所以这是一次特别好的体验。

清平乐·六盘山

天高云淡
望断南飞雁
不到长城非好汉
屈指行程二万
六盘山上高峰
红旗漫卷西风
今日长缨在手
何时缚住苍龙

吴宁越和"花儿"传承人孟繁梅一起，用摇滚加"花儿"的形式演唱毛主席的《清平乐·六盘山》

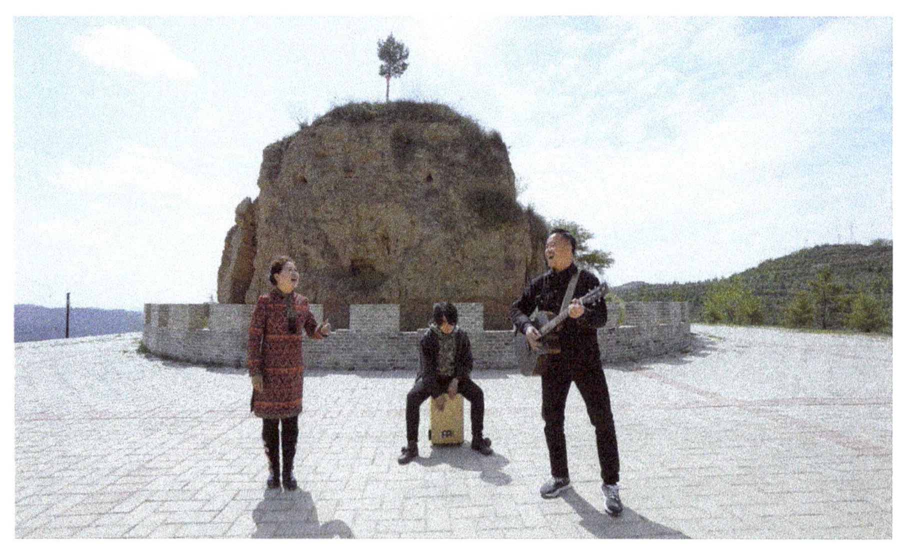

长征之歌

　　长征，凝聚了中华民族的力量，锻造和培育了伟大长征精神，创造了民族文化的丰碑。长征文化也以它独特的形式汇入了人类文化的长河。

　　八十余载时光荏苒，长征留下的印迹永远镌刻在了长征国家文化公园的红色的土地上。长征精神已然沁入我们的骨髓，长征文化已然成为中华民族的红色基因。它将永远激励着我们不断跨越前进道路上新的"娄山关""腊子口"，将中华优秀传统文化、革命文化与社会主义先进文化内在贯通、相互融合，为实现中华民族伟大复兴的中国梦提供强大的精神支撑。

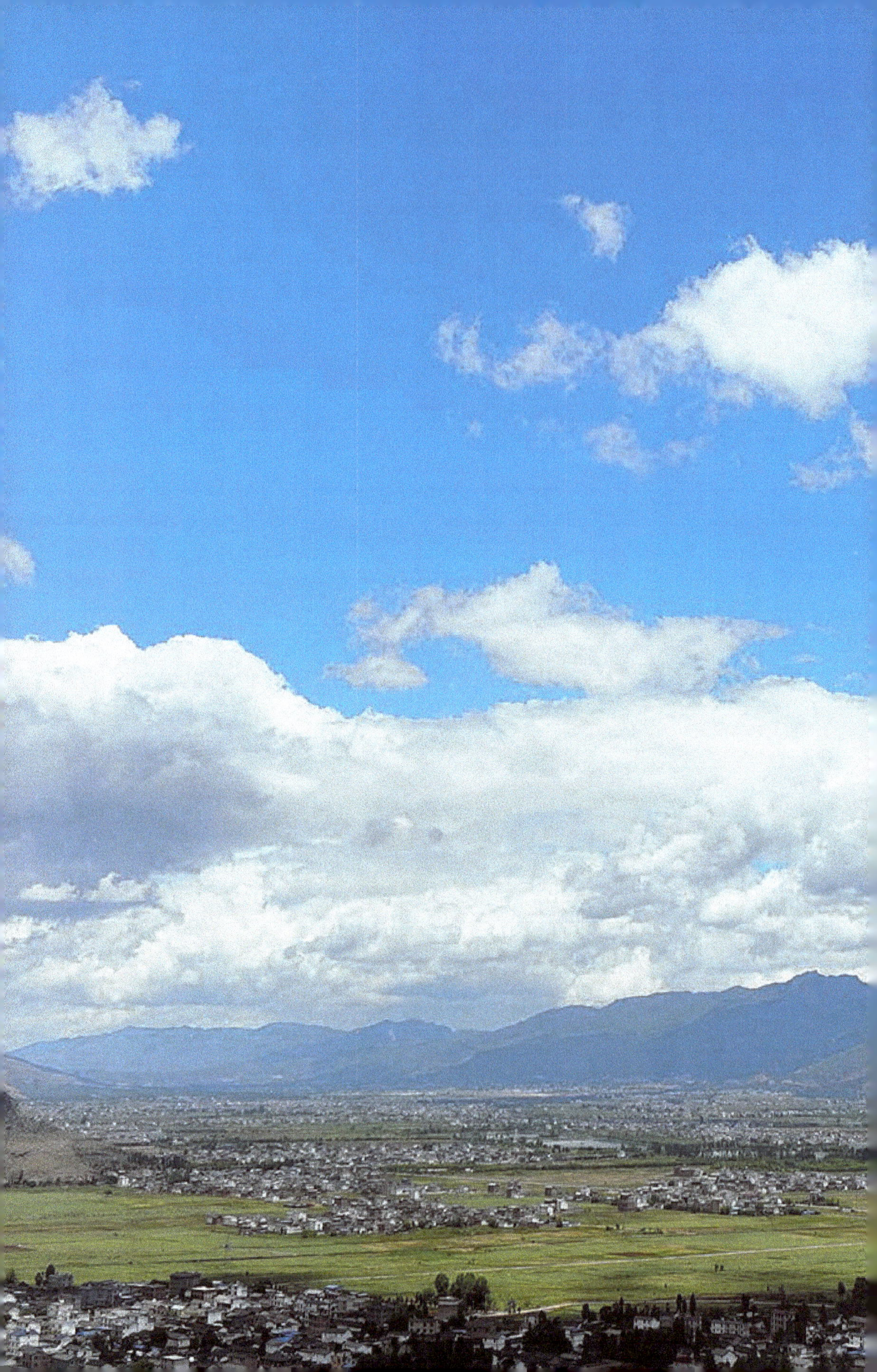

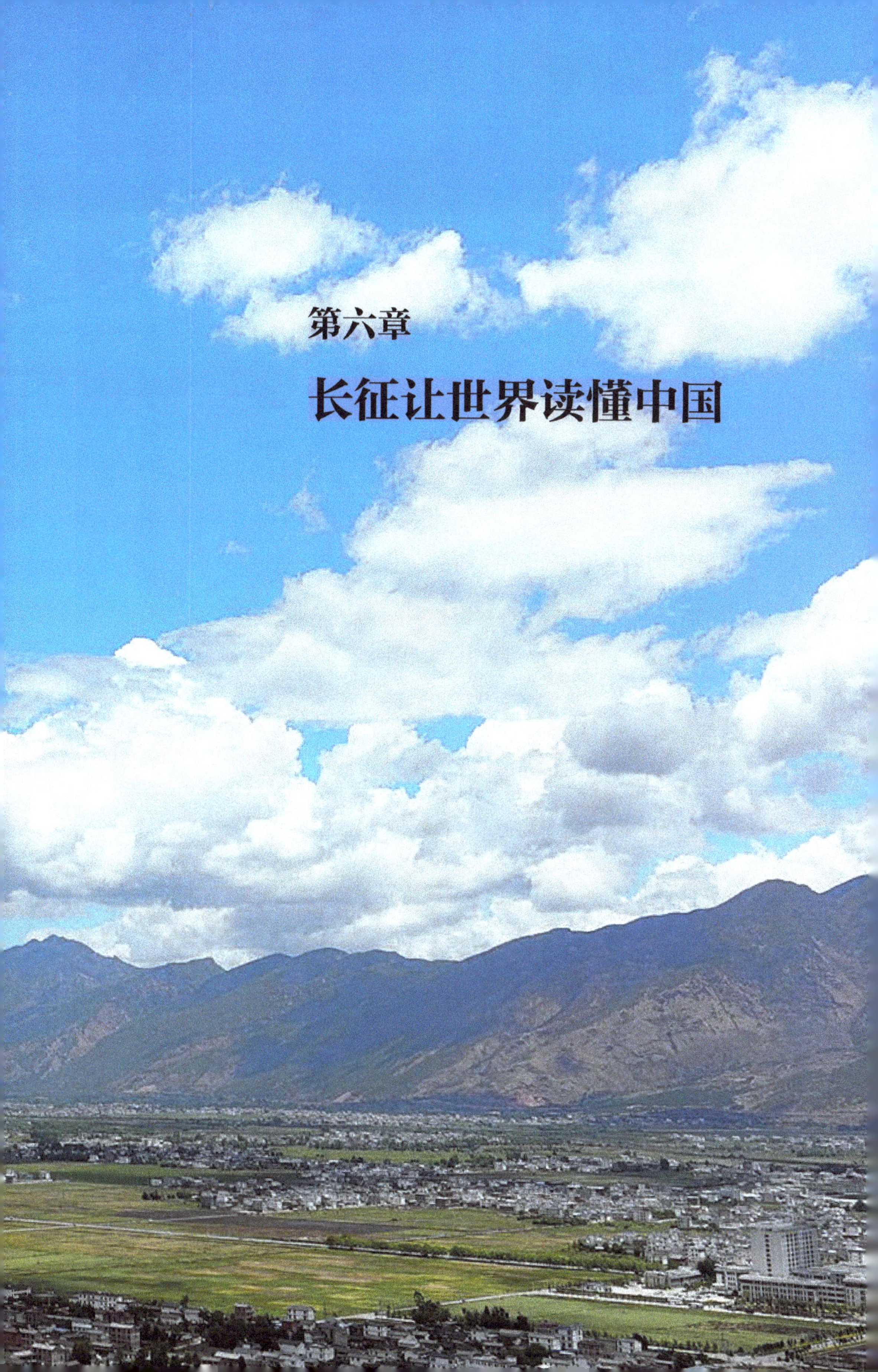

第六章
长征让世界读懂中国

2021 年 12 月 1 日，第六届"读懂中国"国际会议在广州举行。

本届会议以"从哪里来，到哪里去——世界百年变局与中国和中国共产党"为主题。

国家主席习近平在北京向 2021 年"读懂中国"国际会议（广州）开幕式发表视频致辞。

与会嘉宾发表了各自的见解。

魏克然：如果我们不能理解中国共产党从哪里来，它如何有着独特的起源，与中国历史的深厚联系，我们将很难完全理解中国的发展方向，中国的起源，中国要如何发展。

柯文思：很多人认为，中国的复兴对西方来说，是一种生存威胁。我认为不是，我认为中国以已有的方式，并继续以这样的方式加入国际社会，正如习近平所说的那样，对中国会更好。

约翰·米勒·怀特：我认为中国共产党是人类历史上最成功的政党，并且我认为世界其他国家都承认这一点。

面对世界百年未有之大变局，读懂中国和中国共产党的密钥之一，正是 80 多年前的那场艰苦卓绝的二万五千里长征。

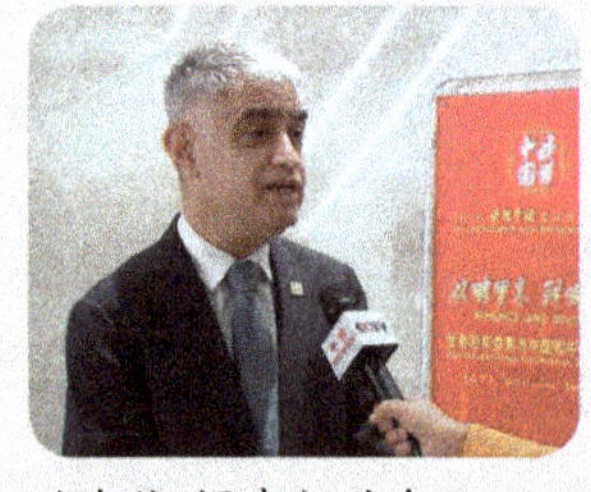

魏克然 探索频道东亚内容总编辑

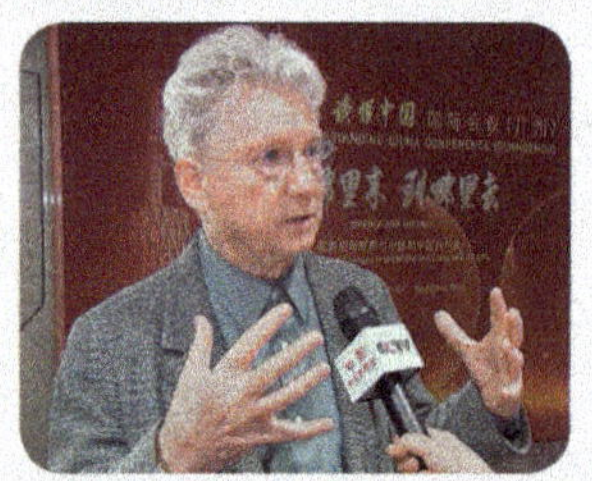

柯文思 英国纪录片导演

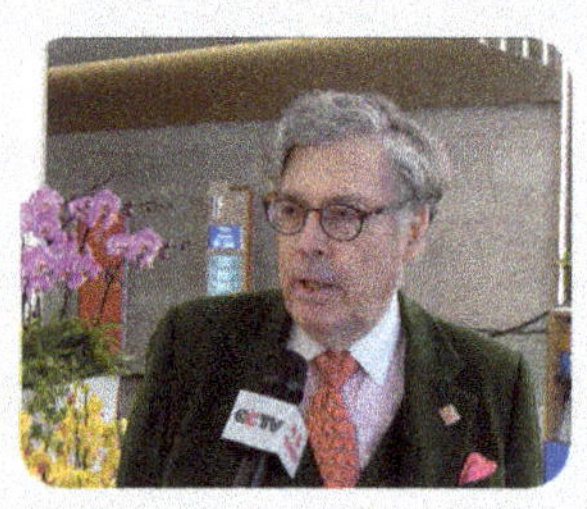

约翰·米勒·怀特 中美合作基金会执行主席

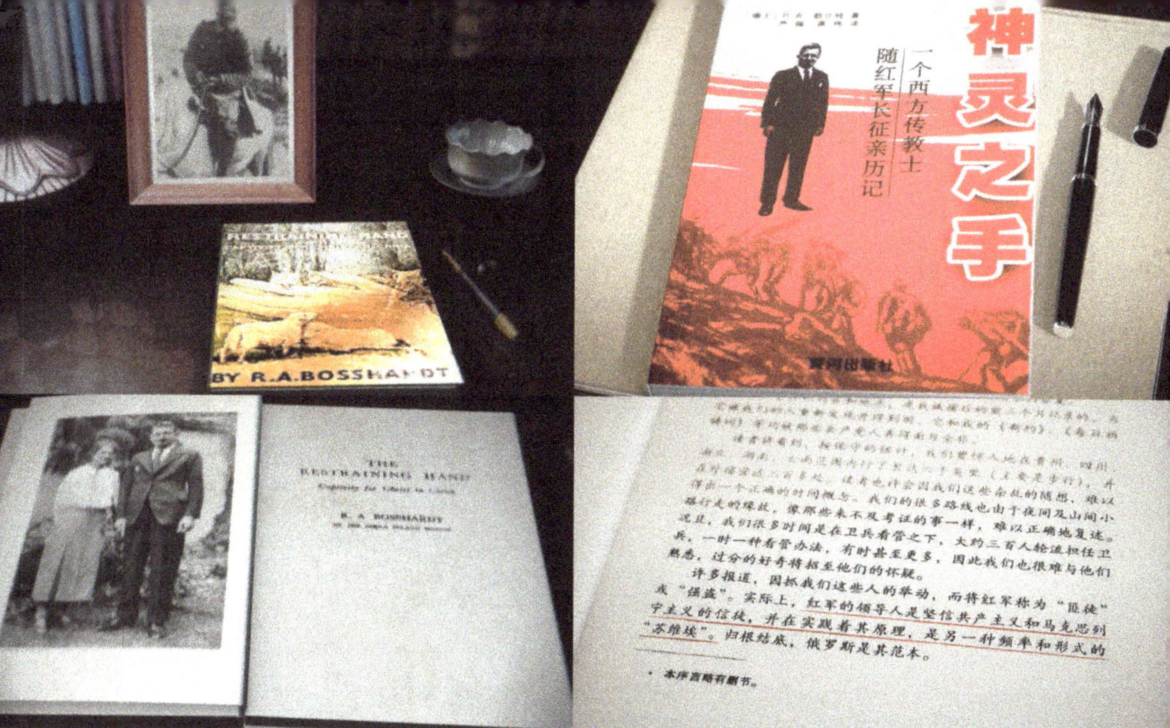

《神灵之手》一书封面
及书页中的有关文字

（一）《神灵之手》：英国传教士勃沙特和中国红军的传奇邂逅

邂逅与跨越半个世纪的感谢信

1936 年 11 月，一本名为《神灵之手》的书在英国伦敦出版。作者是英国传教士勃沙特，他在书中讲述了他和中国红军一次意外邂逅的故事。

1934 年 10 月 1 日，贵州黄平县城外的一座

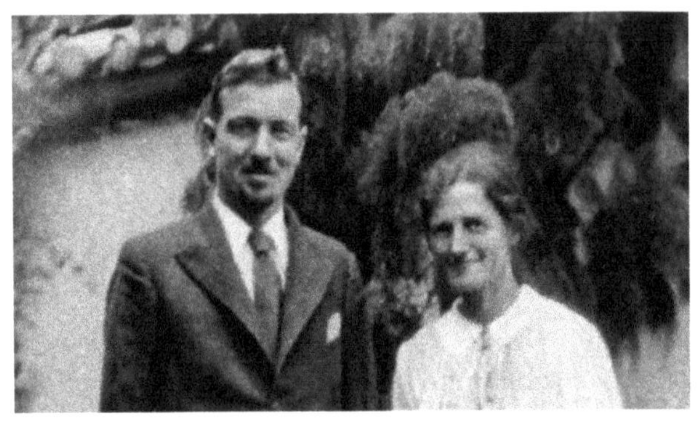

英国传教士勃沙特
和夫人

小山上，勃沙特和夫人被转战至此的红六军团战士扣留。自此，勃沙特随同红六军团的队伍一路辗转，成为红军长征中一名特殊的参加者。

50 年后的 1987 年 5 月，当年红六军团的军团长萧克老将军委托中国驻英大使冀朝铸，几经辗转找到年逾九旬的勃沙特，转交了一封他写的亲笔信。信中说："虽然我们已分别半个世纪，但 50 年前你帮助我翻译地图的事久难忘怀……"

红六军团的军团长萧克老将军委托中国驻英大使冀朝铸，几经辗转找到年逾九旬的勃沙特，转交了一封他写的亲笔信

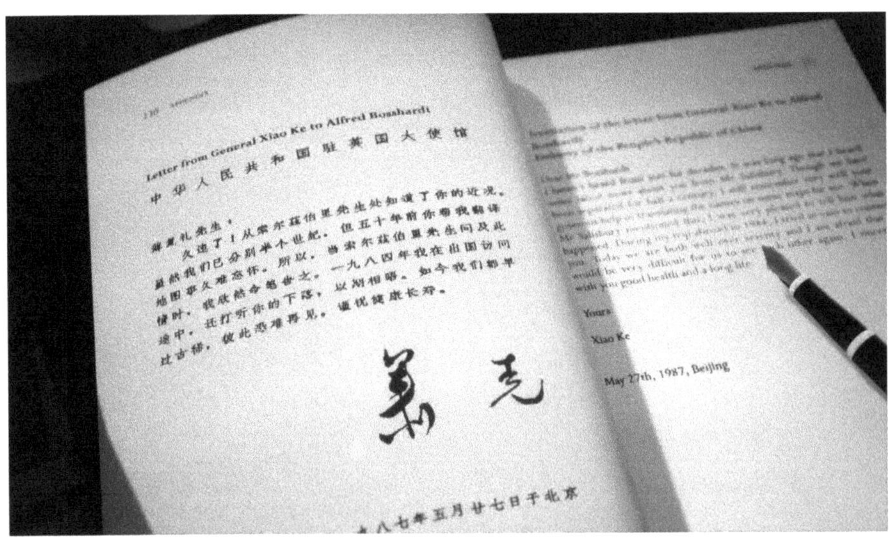

 长征之歌

翻译地图帮上大忙

　　1934 年 10 月，在一所教堂里，红六军团获得了一张约 1 平方米大小的法文版贵州省地图。喜出望外的军团长萧克急忙把勃沙特请到司令部，让他帮助红军把地图上的法文译成中文。这张经过勃沙特翻译的地图，对于在陌生环境下转战的红军，发挥了极其重要的作用。

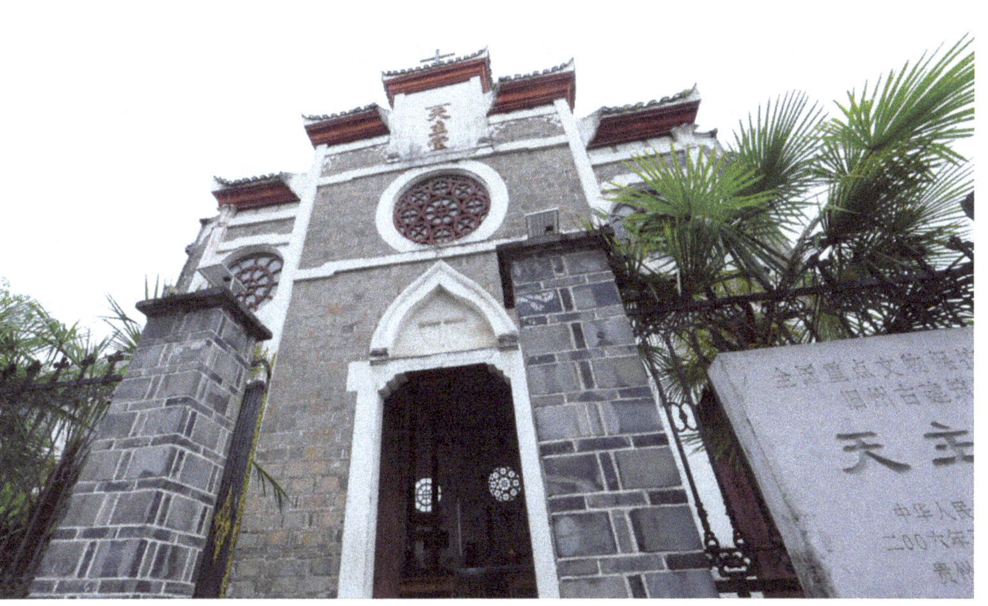

长征国家文化公园（贵州段）黄平县
旧州镇红六军团司令部旧址

村民口述史

重庆酉阳土家族苗族自治县位于重庆市东南部，从这里到南腰界 70 多公里的长征沿线，均属于长征国家文化公园重庆段上的重要展示区。

在酉阳县融媒体中心，我们看到了几年前的一段视频。视频中的老人叫李文植，讲述的就是当年他亲眼见到过的勃沙特跟随的红军部队。

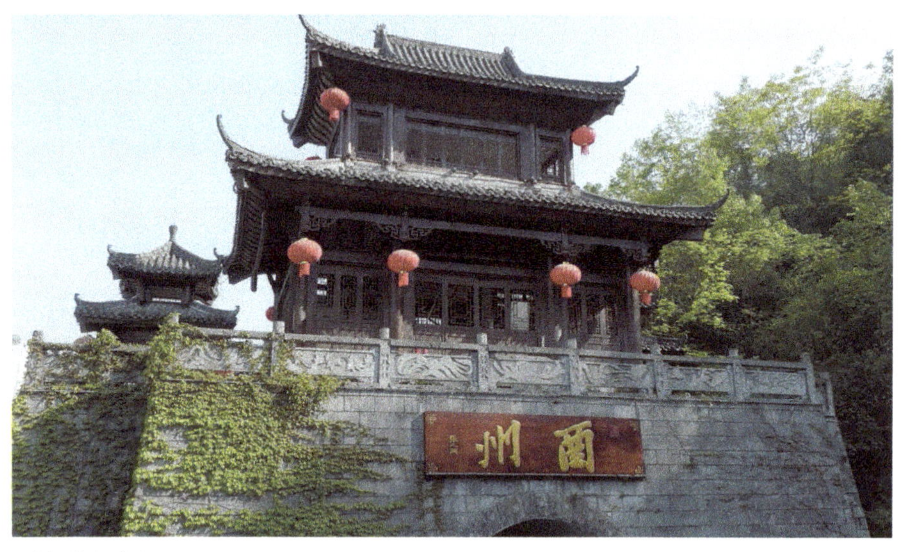

酉阳县老城门

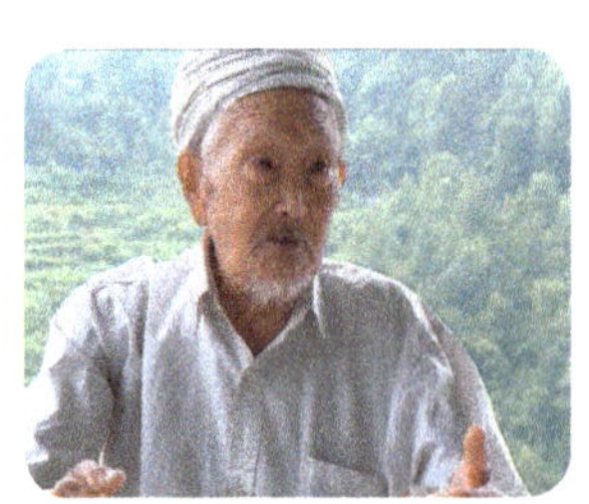

李文植　酉阳土家族苗族自治县李溪镇思泉村甘基坪村村民

李文植：红军人不少，就是从对面这条路上（过），我们都看得到。他们就是一路喊起走，打不尽，杀不尽，一刀砍来是个白印印。

在李溪镇思泉乡甘基坪，见到了已经 106 岁的李文植。由于年事已高，老人已经无法正常用语言进行交流。但当他看到当年接受采访的视频时，仍自豪地竖起大拇指。

分别时，老人执意站起身来送别。告别了李文植老人，往西南方向进发，抵达南腰界。老街依旧，老屋仍在，这里记录着一段难忘的历史。

见证会师

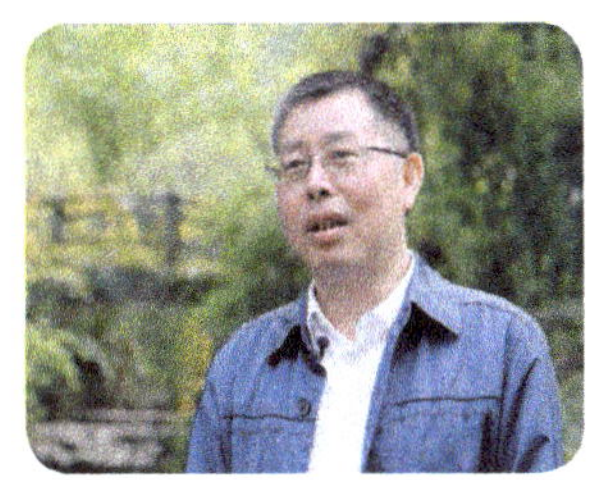

白明跃 重庆酉阳土家族苗族自治县党史研究室主任

白明跃：1934 年 6 月，贺龙率领的红三军来到南腰界，接下来建立了以南腰界为中心的黔东特区。1934 年的 10 月，任弼时、萧克、王震率领的红六军团来到了南腰界。这时候薄复礼（勃沙特）也随六军团来到了南腰界，并且住在南腰界临街的一个房子里。

1934 年 10 月 26 日，8000 多名红军将士在重庆酉阳县南腰界的猫洞大田举行了隆重的会师庆祝大会。勃沙特是这次两军会师和庆祝大会的目击者，对此他有着这样一段生动记述："这一天是红军会师的伟大日子，会场上万人攒动，红旗招展，我们与先到这里不久的贺龙红二军团（红三军）合并。贺龙军队衣着更为破烂，但军帽和红色标志却十分明显。红军的目的是合并起来组成一支更强大的力量。"

得到释放

勃沙特在红军队伍中生活了 18 个月，于 1936 年 4 月在贵州盘县被红军释放。

勃沙特和萧克回忆了当时的场景。

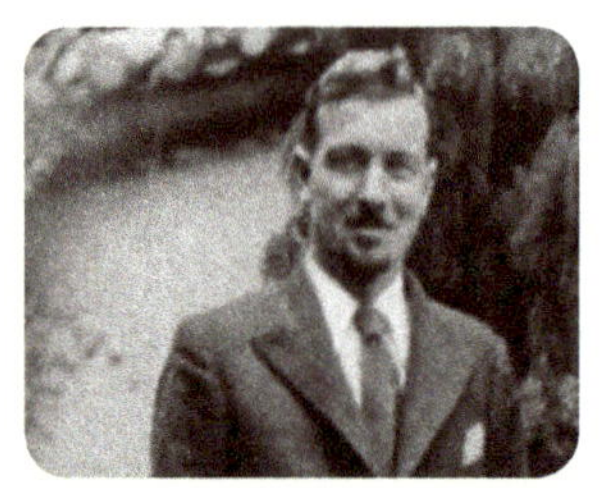

勃沙特 英国传教士

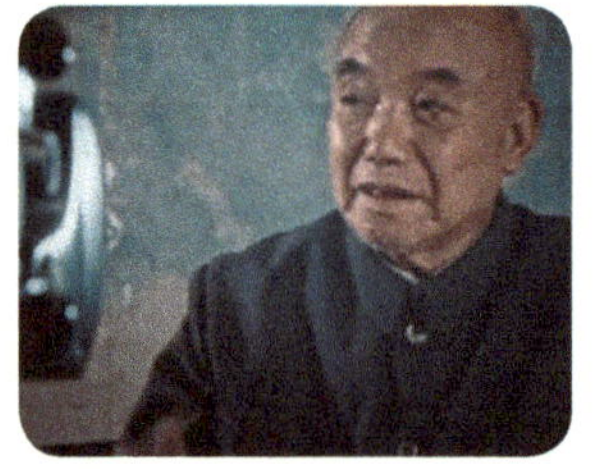

萧克 原红六军团军团长

勃沙特：他（萧克）看到我以后朝我走过来，说你身体如何？我说，事实上不太好，我得了重感冒，流鼻涕。他说，不要担心，我们明天就放你。

萧克：放他走时，请了他一次，离昆明两天路。我问过他，你到昆明去有没有办法？他说我找同行的人，他们会帮我的忙。

中国人民真正的朋友

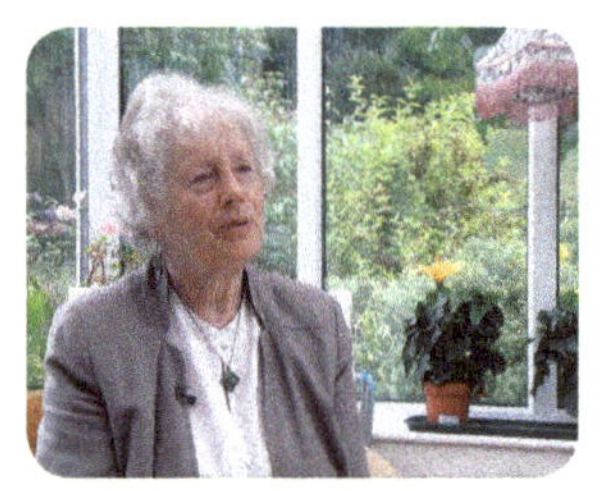

琼·沃森 勃沙特（薄复礼）传记作者

琼·沃森：他成为中国人民的朋友，我想，这比什么都让他高兴。他希望人们这样看他，因为他相信他是中国人民真正的朋友。

勃沙特在《神灵之手》一书中写道："红军的领导人都是坚信共产主义和马克思列宁主义的信徒，并在实践着其原理，是另一种频率和形式的'苏维埃'……他们的队伍是穷人的队伍，受到了劳苦人民的欢迎。"

正是因为勃沙特的这段传奇经历，使他成为第一位通过著述将红军长征传向西方的外国人。

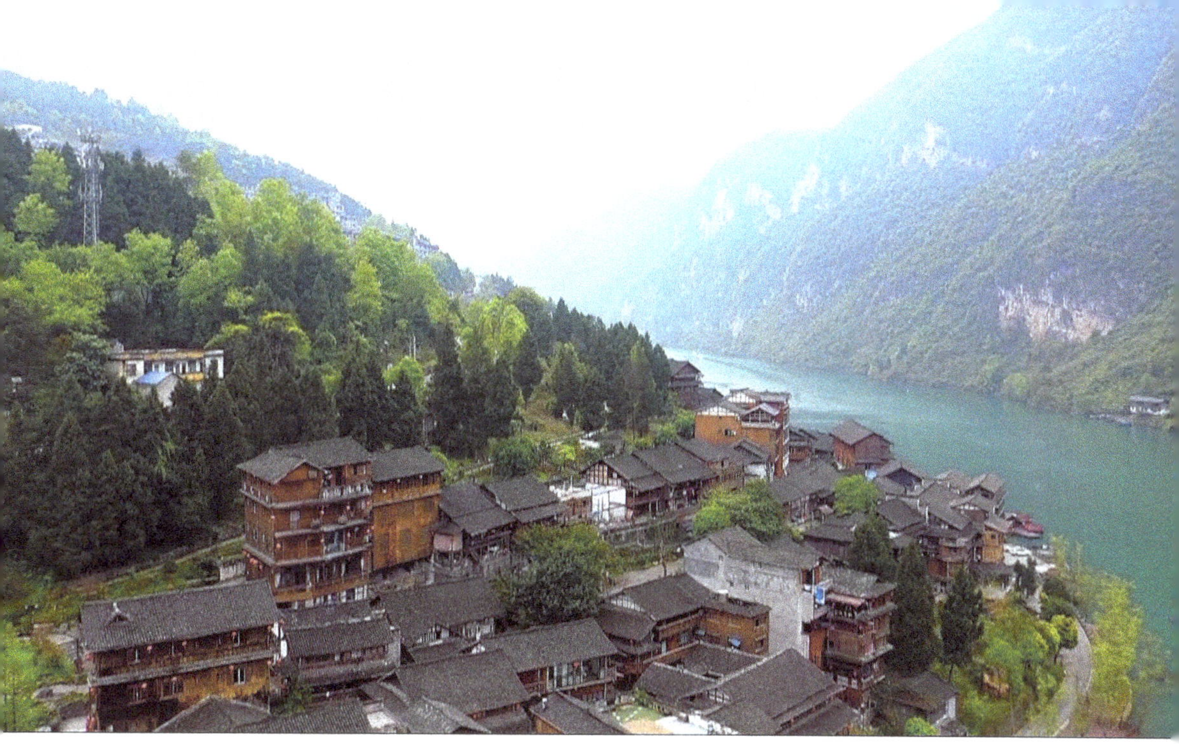

长征国家文化公园
（重庆段）

（二）《随军西行见闻录》：陈云向共产国际汇报长征情况

第一位将红军长征传向西方的中国人是谁呢？

当年在四川甘孜泸定县，中共中央主要领导人召开过一次重要会议，此时，中国共产党与共产国际失去电讯联系几个月了。会议做出一项重要决定，派陈云去上海恢复中共地下组织，并与共产国际联系。陈云在上海期间，写出了反映红军长征情况的《随军西行见闻录》，随后在法国和苏联面世。

陈云离开充满白色恐怖的上海时，宋庆龄委托在上海开私人诊所的美国医生乔治·海德姆，用私人汽车亲自将陈云送上了开往莫斯科的邮轮。

俄罗斯科学院远东研究所政治研究与预测中心主任安德烈·维纳格拉多夫，多年致力于中国历史问题的研究。在莫斯科，他向我们讲述了陈云向共产国际汇报时的情景。

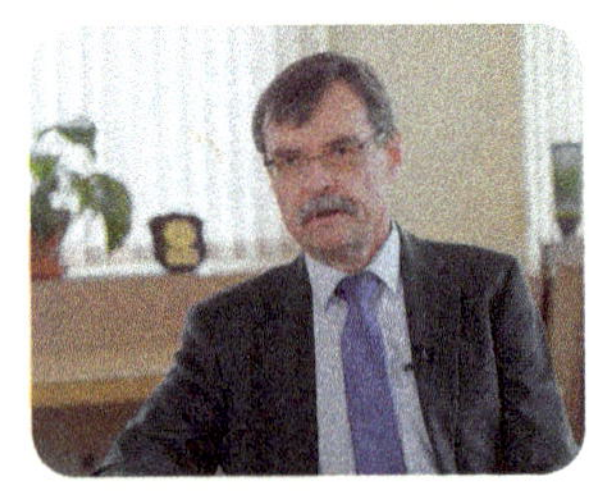

安德烈·维纳格拉多夫 俄罗斯科学院远东研究所政治研究与预测中心主任

安德烈·维纳格拉多夫：他是1935年10月来的，正好是共产国际第七次代表大会最后一天。陈云向共产国际领导汇报了中共最新的情况。大会成立了特别书记处，专门听取来自中国的最新消息。在这次会议上陈云通报了以下情况。

我手里拿的就是我们此次找到的资料，我想事先声明的是很多共产党员他们不仅有名字，还有笔名以及在党内的代号。

我们这份资料（中），陈云的话都是"世平"说的，就是说"世平"是陈云用过的一个笔名。这份共产国际代表大会特别书记处的保密资料，引用了"世平"的原话。

他说，我们举行了政治局扩大会议，在这次会议上我们总结了第五次反"围剿"的西征军事指挥上的经验教训。在1935年1月召开的遵义会议上这些错误都得到了纠正。会议也决定了中共此后的路线方针和政策。

因此，我们说陈云是首位向共产国际介绍、宣传红军长征的中国人。

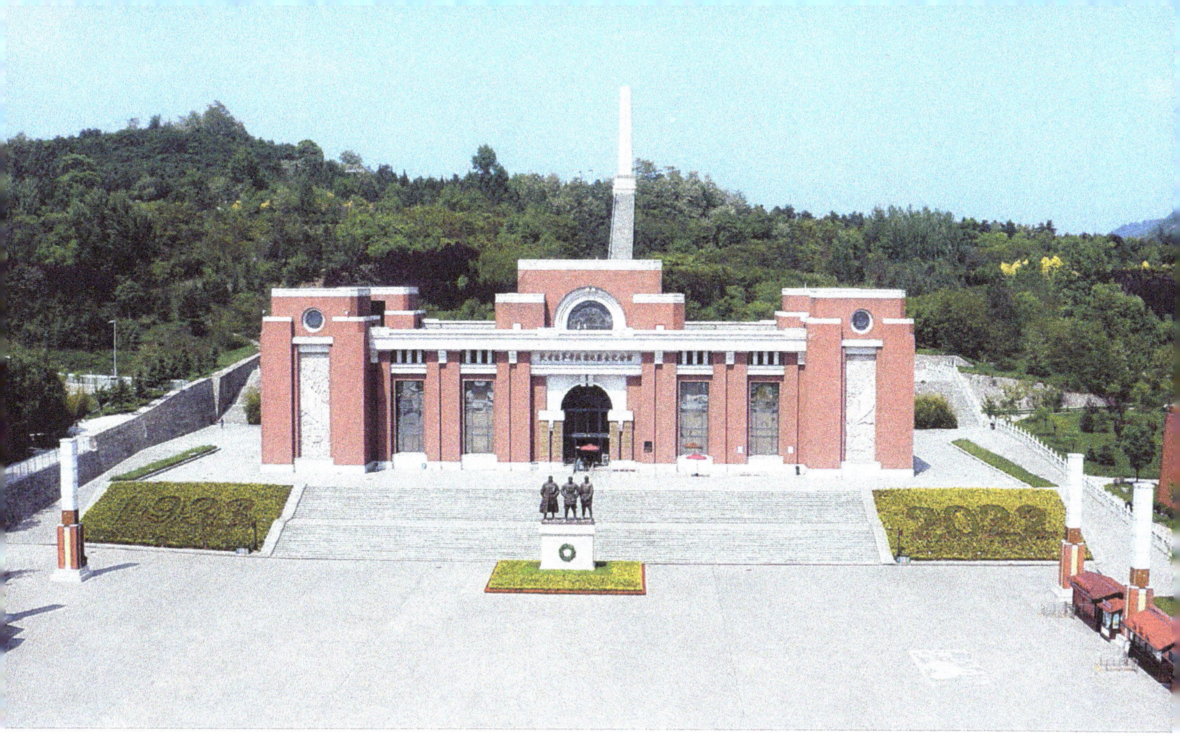

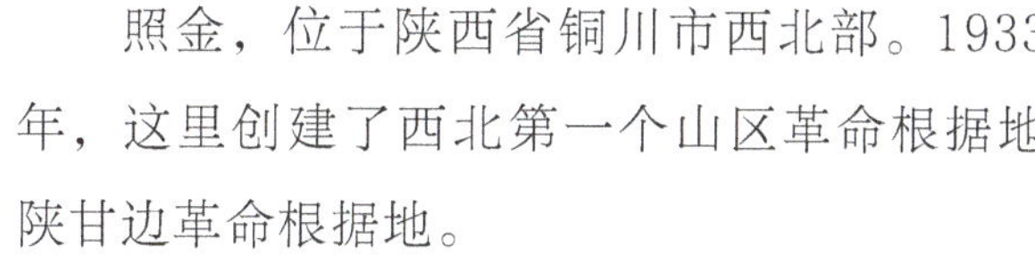

陕甘边革命根据地

（三）《红星照耀中国》：美国记者斯诺为中国打开了一扇窗

建立陕甘边革命根据地

照金，位于陕西省铜川市西北部。1933年，这里创建了西北第一个山区革命根据地陕甘边革命根据地。

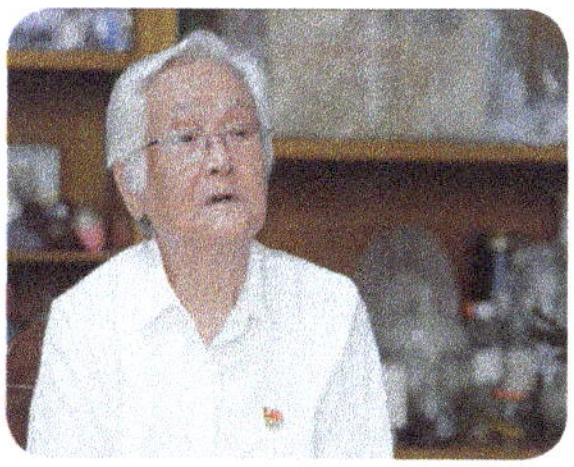

刘玉兰：照金革命根据地，他们主要的任务就是打土豪，分田地，动员群众参加红军。1934 年的 11 月 7 日，在华池县

刘玉兰 85 岁（2022 年）
刘志丹妹妹

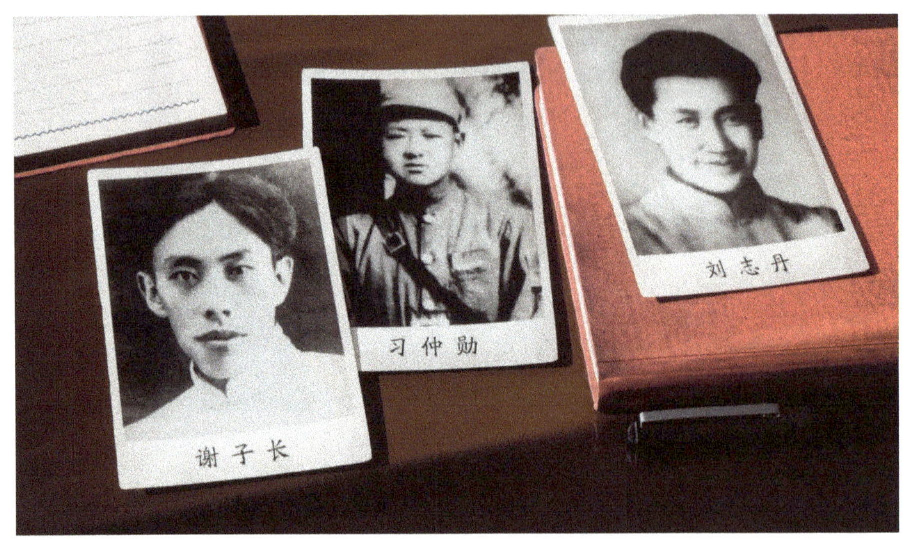

刘志丹、习仲勋

荔园堡成立了苏维埃政府，大家选举了刘志丹为革命军事委员会主席，选举习仲勋为苏维埃政府主席。因为习仲勋年龄小，他当时只有 21 岁，大家尤其是群众都高兴地叫他"娃娃主席"。建立了两个革命根据地，能做到这一点，他们始终就认为革命理想大于天，一切为了解放劳苦大众而奋斗，不怕牺牲。

毛泽东到陕北后曾说，陕甘边革命者，游移两地建立根据地是一个创举。

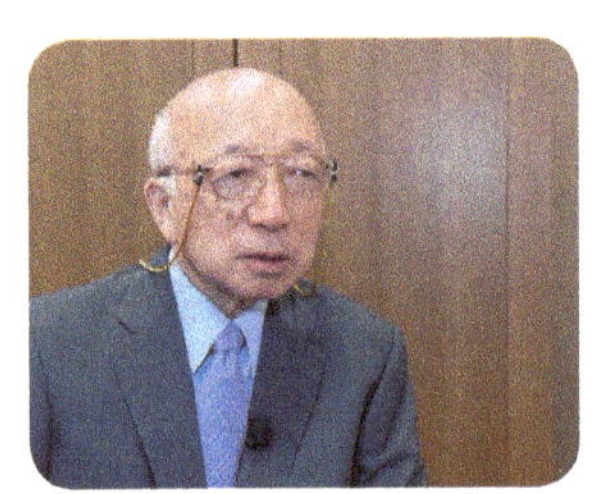

藤田高景 日本"继承和发展村山谈话会"理事长

藤田高景：建立革命根据地，这种不屈不挠的精神可以说是中国革命的精华。通过长征过程中的激烈战斗，中国共产党加强了党的团结，掌握了抗日战争前的政治和军事主导权，确立了毛泽东先生的领导地位，这是人类历史上的伟大奇迹。

今天的南梁已经成为长征国家文化公园甘肃段的重要组成部分，让这一方热土永葆青春。

红军会师

西安，是当年美国记者埃德加·斯诺和美籍医学博士乔治·海德姆进入陕西的第一站。

陕西古代音乐文化研究院的乐队，第二天要去永坪镇演出。从西安到永坪镇要经过延安，而这条路就是当年斯诺从西安进入陕北的必经之路。

经过七个多小时的长途奔波，下午，陕西古代音乐文化研究院院长李铠和他的团队到达了永坪镇。

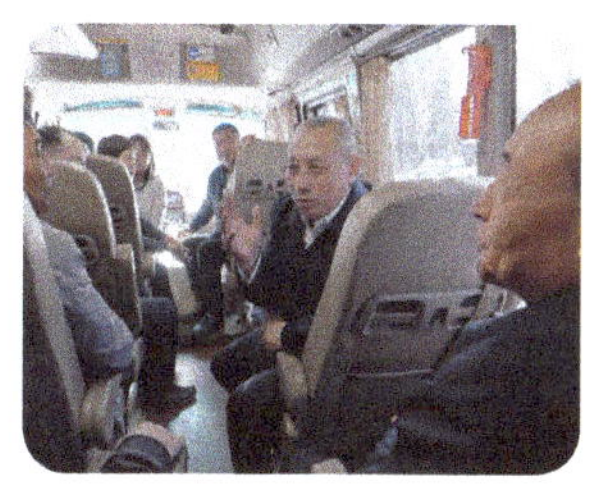

李铠 陕西古代音乐文化研究院院长

李铠：今天我们请来了陕甘苏区的创始人刘志丹将军的侄子，刘老，和我们一块来参观学习，并且为我们来讲述当年红军会师的故事。

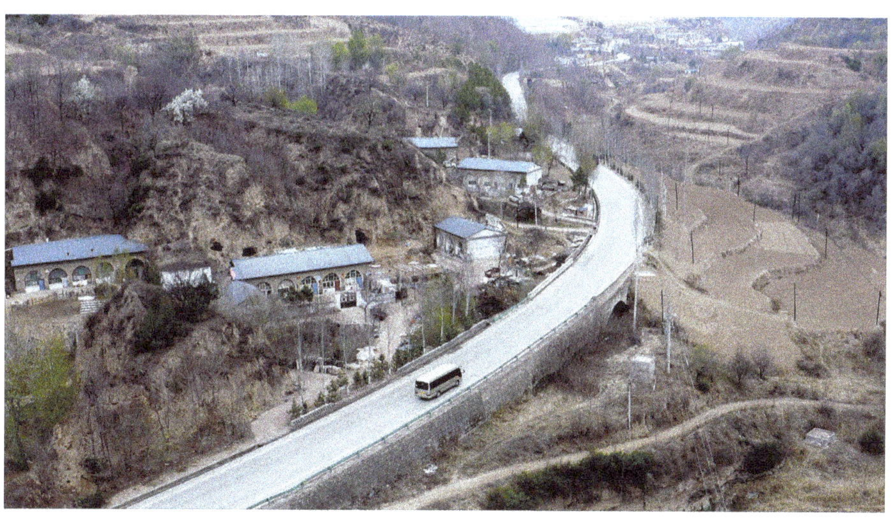

陕西西安至延安的公路

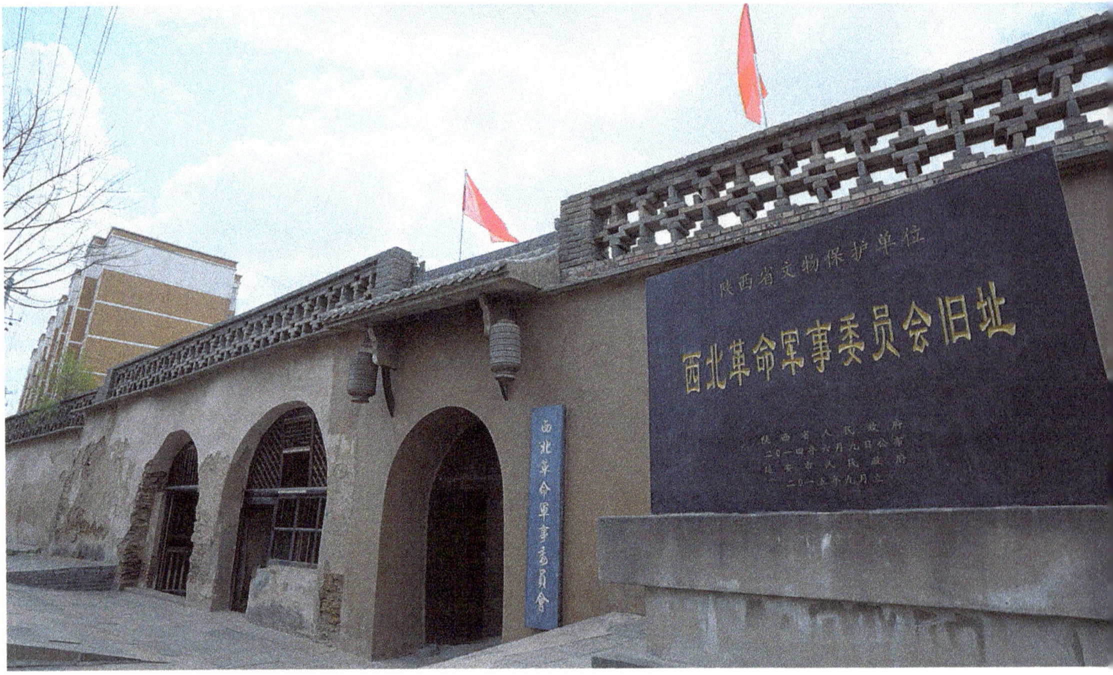

永坪镇位于延川县西北部。在红二十五军到来之前，这里曾是陕北苏维埃政府和中共陕甘晋省委驻地。

1935 年 9 月 15 日，红二十五军转战千里，最先结束长征，进抵永坪镇。

红军小学的操场，原来是一座庙宇的空地，这里是当年陕甘革命根据地领导人习仲勋、刘景范和当地群众共同迎来这支最先到达陕北的长征红军队伍的地方。

刘振辉：1935 年 9 月 15 日，红二十五军到了永坪镇。第二天，刘志丹率领二十六军、二十七军也到了永坪镇。到 9 月 18 日，举行了三军会师的联欢会，正式宣告红十五军团成立。

永坪镇曾是陕北苏维埃政府和中共陕甘晋省委驻地

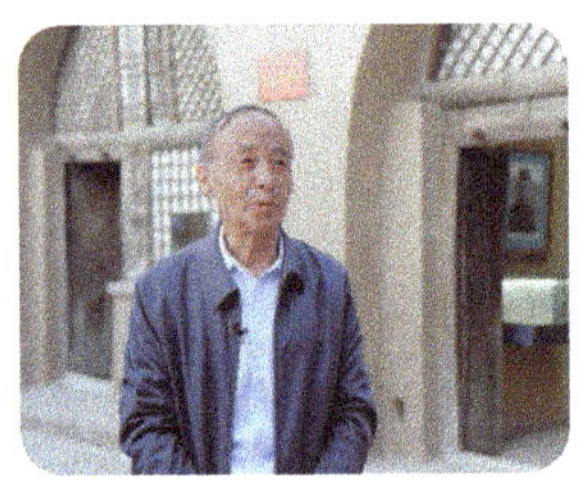

刘振辉 刘志丹侄子

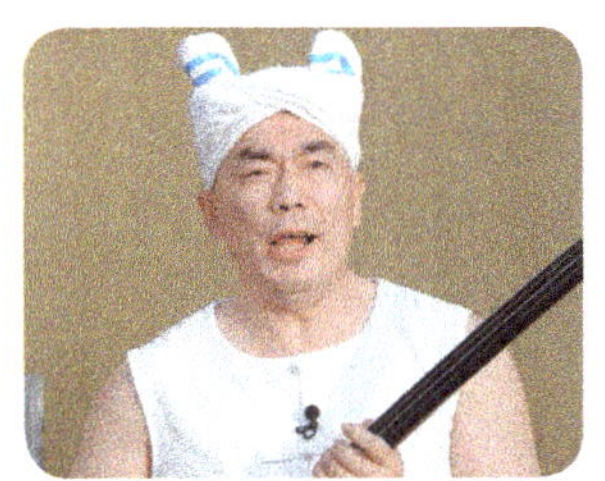

冯晓红 非物质文化遗产
传承人 陕北说书演唱

陕甘革命根据地的巩固和扩大，为迎接党中央和红军主力北上，进驻抗日救国前线奠定了坚实基础。

演出准时开始。这旋律，这歌声，大家早已熟悉，但它依旧会永远地传唱下去，在长征的沿线上，在长征国家文化公园的建设中，久久回荡。

1935 年 10 月，中央红军长征到达陕北吴起镇，与陕北红军会师。

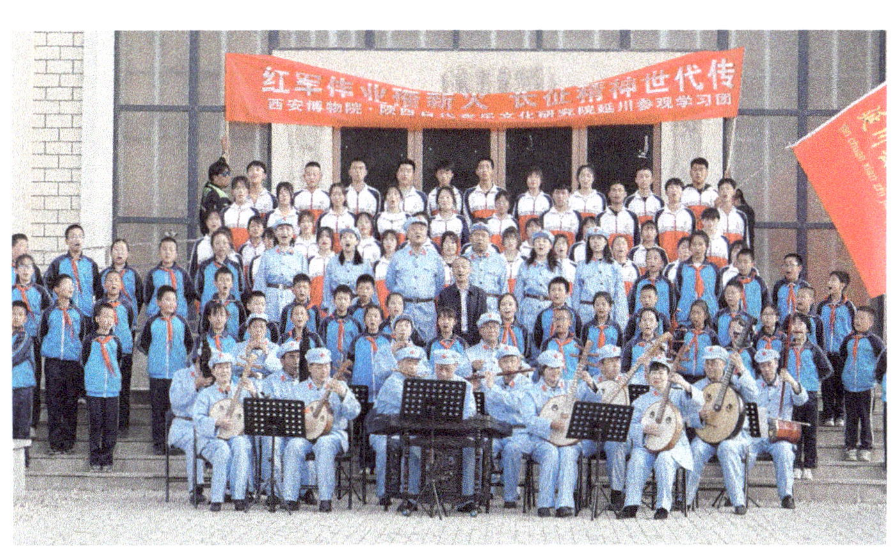

乐队在永坪镇演出

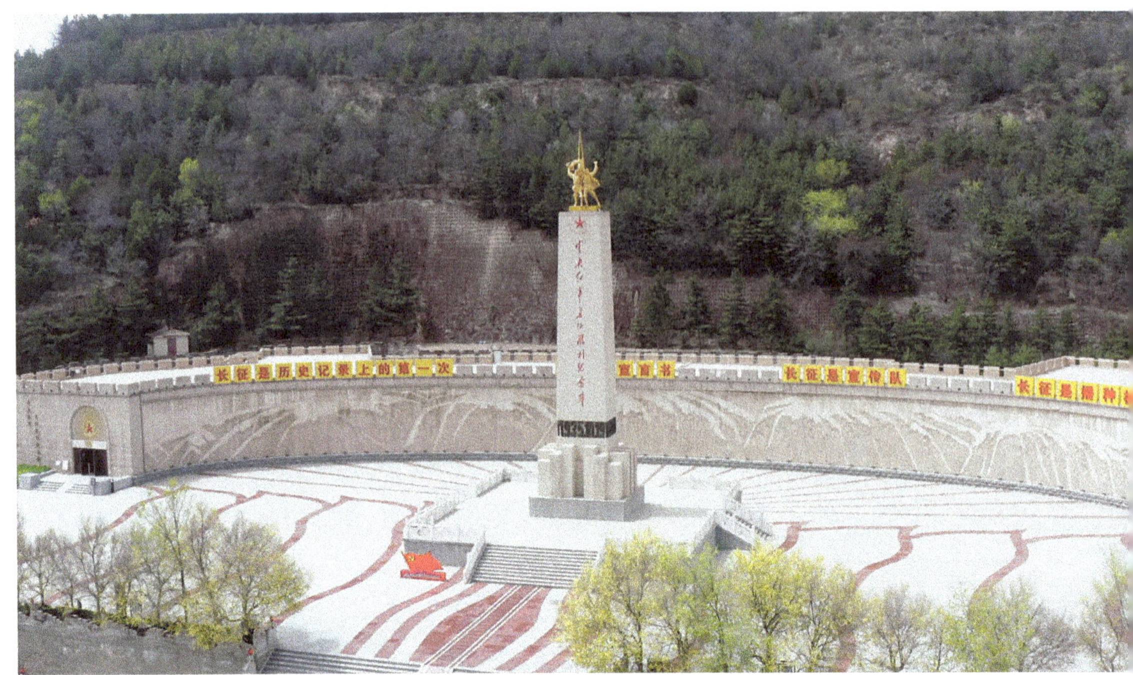

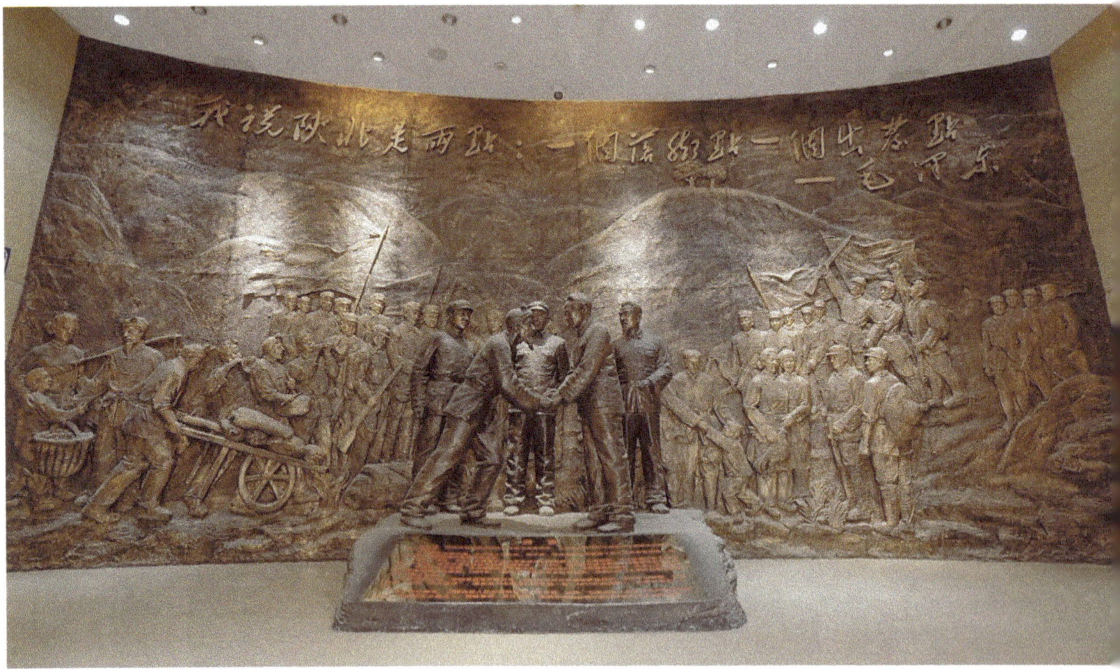

1935 年 10 月，中央红军
长征到达陕北吴起镇，与
陕北红军会师

斯诺进入陕甘苏区

1936 年的春天，美国记者埃德加·斯诺在宋庆龄的帮助下，策划进入陕甘苏区。

如果说，传教士勃沙特向西方世界传递了中国工农红军长征的信息，那么，把红军长征的消息传播到世界上，影响最大、最广泛的，莫过于美国记者埃德加·斯诺。

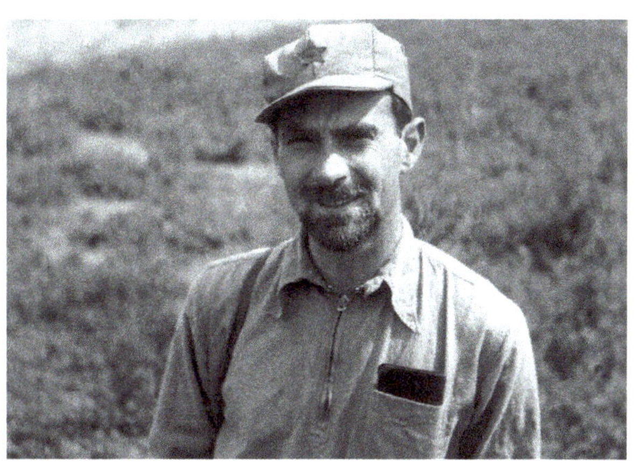

埃德加·斯诺

1936 年 6 月，斯诺偕同医生乔治·海德姆，搭乘东北军向延安运送补给的汽车秘密进入陕北，成为首位实地考察西北苏区及红军的外籍人士。

1936 年 7 月，在陕北保安这座简陋窑洞内，毛泽东与斯诺进行了畅谈。斯诺了解到，长征时，毛泽东把自己的外套脱下来给冻伤的小战士穿。当有人的鞋子磨坏了以后，毛泽东就会脱掉自己的鞋子，给战士穿上。

一次采访结束之后，斯诺提议给毛泽东拍

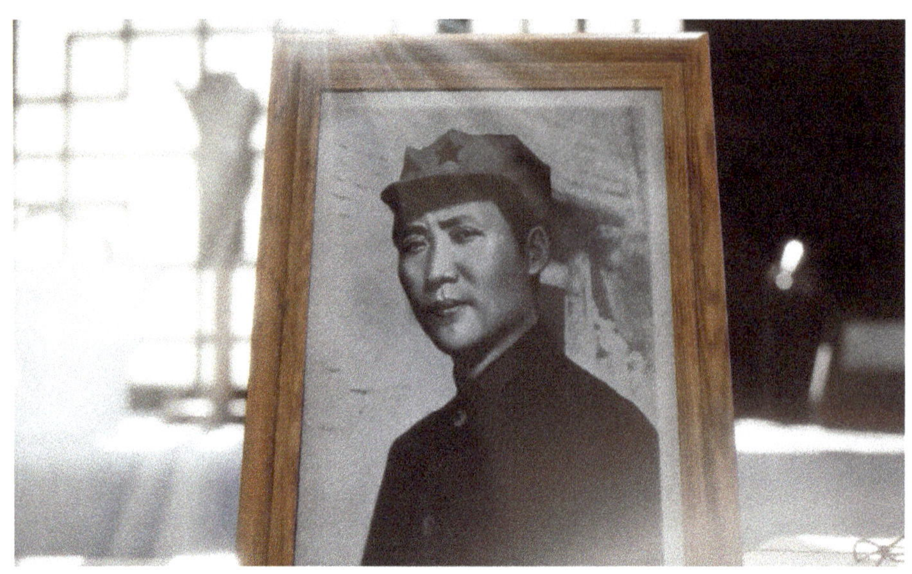

斯诺为毛泽东拍
摄的肖像照

一张照片，便顺手把红军发给自己的新军帽，戴在了毛泽东头上。于是，在窑洞前和煦的阳光下，毛泽东进入中共中央最高领导层后的首张肖像照，就这样诞生了。

毛泽东和中国红军的形象，第一次亮相世界。

《红星照耀中国》出版

1937 年 10 月，《红星照耀中国》这一名著，由伦敦格兰茨公司出版。1938 年 1 月，更名为《西行漫记》的中文版在上海出版发行。《红星照耀中国》出版后，在全世界产生了广泛影响，被公认为是了解中国红军长征的必读之作。

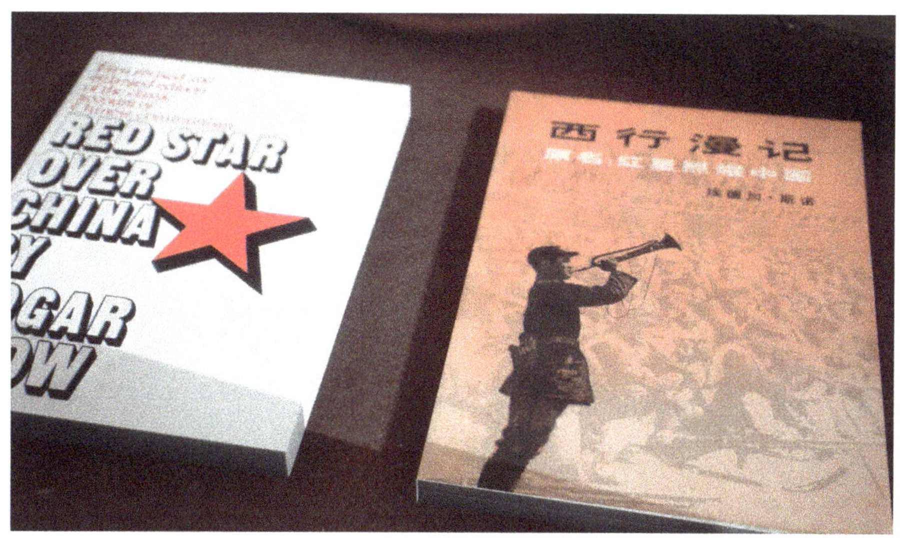

《红星照耀中国》图书
封面

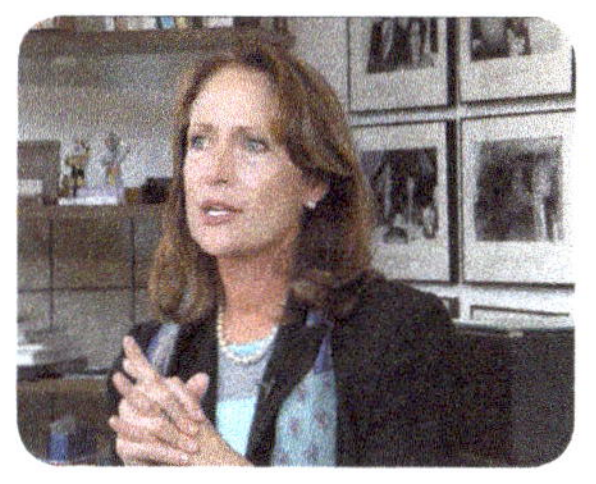

南希 埃德加·斯诺纪
念基金会董事会主席

南希：我认为这不仅对西方产生了巨大影响，也许对中国国内的一些人来说也是如此。这本书吹响了革命的号角，不仅仅对于西方，而且对于很多在中国没有足够消息来源的人来说也是一样。

照片"抗战之声"

在《西行漫记》一书的封面上，主体部分是一张红军号手的照片。多年以后，它已化作一尊雕像，伫立在宁夏同心县城的中心广场上。人们一直在询问这张照片是在哪里拍的？照片上的号手又是谁？

时间回到 1936 年的秋天，斯诺正在红军西征军总部驻地宁夏豫旺堡镇采访。

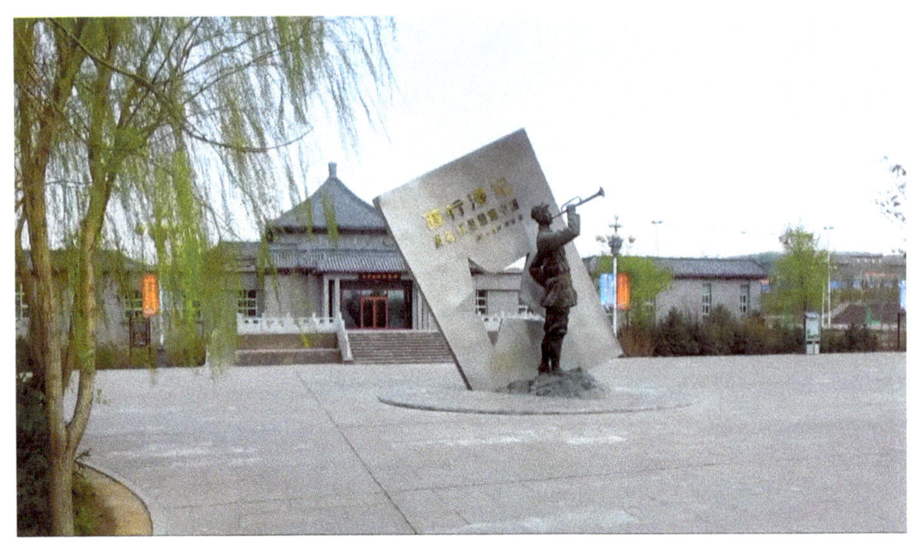

仁立在宁夏同心县城中心广场上的红军号手雕像

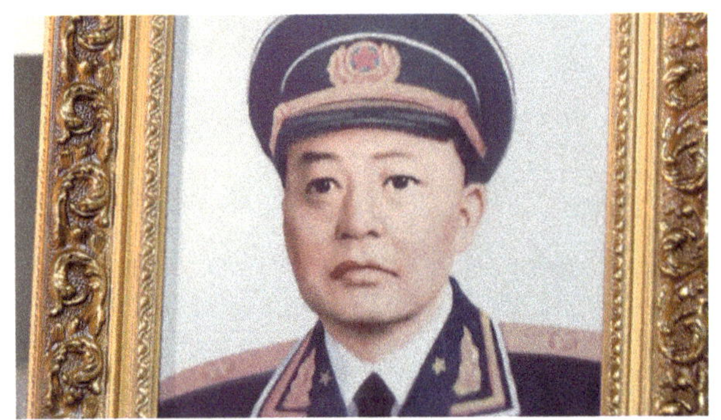

教导营总支书记谢立全

有一天，国民党的骑兵洗劫了红军的物资，受总部命令教导营的总支书记谢立全带领两个连队，把被抢的物资又夺了回来。为了表彰谢立全，红军总部奖励他一身新军装，恰巧，斯诺打此经过，于是就请谢立全当了一次"模特"，拍下了这张取名为"抗战之声"的照片。

1955 年，谢立全被授予少将军衔。

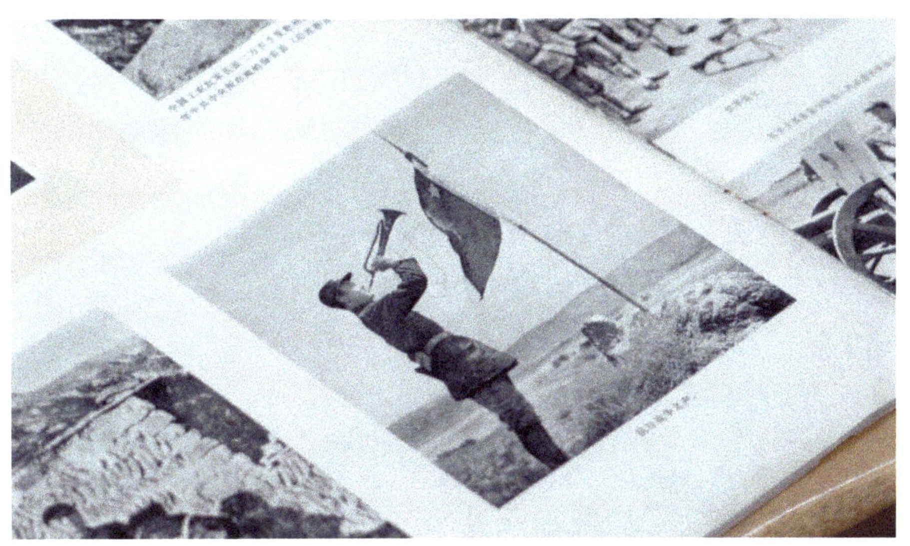

《人民画报》刊登的红
军号手照片

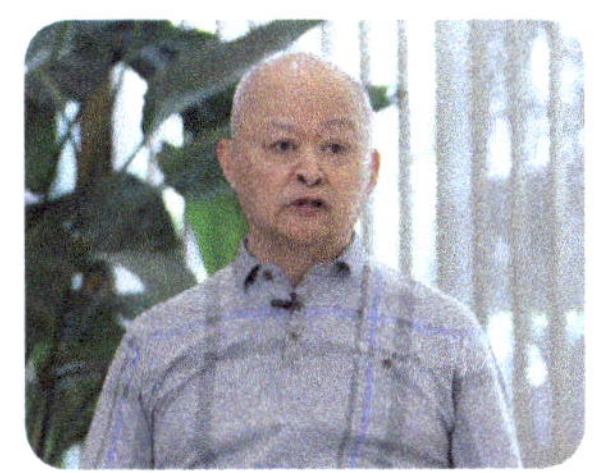

谢小朋 谢立全之子

谢小朋：1972 年 2 月，中国人民的老朋友斯诺先生去世。毛主席亲自发了唁电，（在）北京召开了追悼纪念大会。《人民日报》当月就登了这个会议的情况，而且刊登了几份斯诺 1936 年 6 月到 10 月访问陕北苏区所拍的照片，就是一个红军号手吹号的照片。当时我父亲呢，在北京京西宾馆开海军党委扩大会。然后他就去京西宾馆，买了当年 5 月份出版的《人民画报》，然后认定这张照片就是他自己。以后呢，他就给我母亲通信：我当时不是号兵，我是红一军团教导营的总支书记。斯诺看我健壮，身上的军装也比较合体，拉我去照相。这张照片呢，是历史的产物，一定要谦虚谨慎，不然是要跌跤子的。

今天，同心县城广场上的号手雕像，仍在向人们昭示着"抗战之声"的永恒记忆。

半世纪的深厚友谊

  通过《西行漫记》这本书，中国工农红军的领导人与斯诺结下了深厚的友谊。这种友谊持续了近半个世纪。20 世纪 70 年代初，毛泽东邀请斯诺登上了天安门城楼，向美国传递解冻的信息，却没有引起美国方面的注意。美国总统尼克松曾说："可惜我们没有读懂这个信号。"

  1972 年 2 月 15 日，斯诺去世。1975 年，斯诺夫人专程来到中国，把当年毛泽东和斯诺都戴过的红星八角帽，亲手交到邓颖超手中，并通过邓颖超转赠给当时的中国革命博物馆。如今，这顶军帽已被展陈在中国共产党历史展览馆醒目的位置上。

毛泽东和斯诺都戴过的红星八角帽，展陈在中国共产党历史展览馆

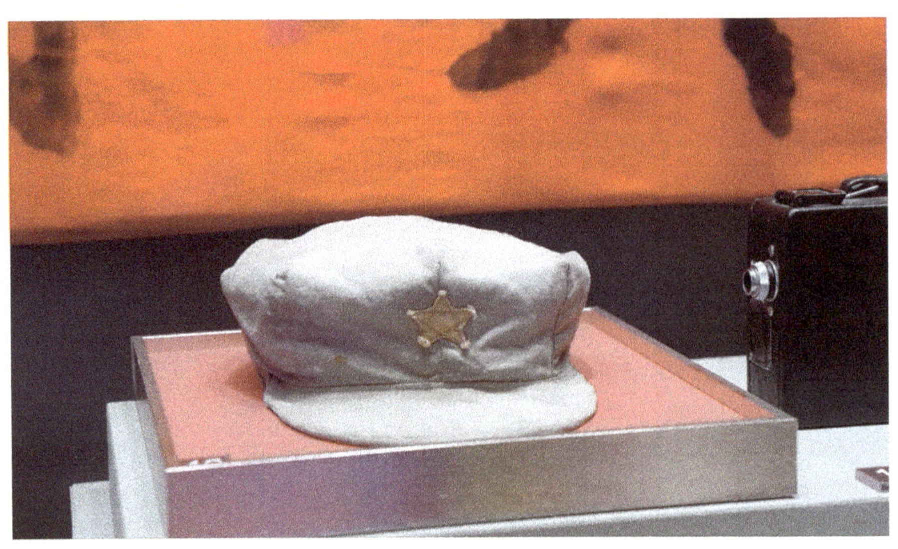

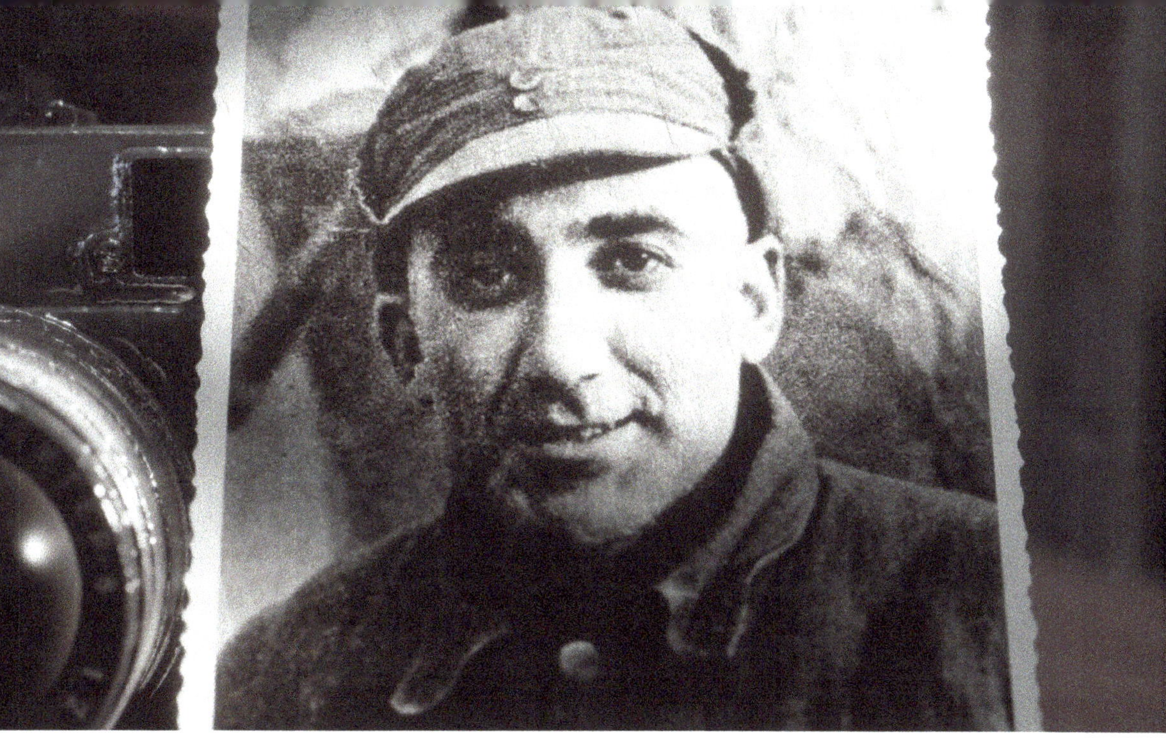

美籍医学博士乔治·海德姆

（四）这儿还需要我：美籍医学博士马海德选择留在中国

这个名字起得好

1936 年 6 月，和斯诺一同到达保安县的，还有美籍医学博士乔治·海德姆。他是宋庆龄推荐给红军总部的医生。他先后分别跟随红一、红二、红四方面军行动，亲眼见证了这支人民队伍的不凡之处，一步步认识了红军，读懂了这支队伍。他说，虽然生活条件艰苦，但军民团结一心、积极向上的精神状态在当时的中国其他地方是绝无仅有的，只有这些人才能改变中国。海德姆（马海德）之子周幼马讲述了当年父亲留在中国的选择。

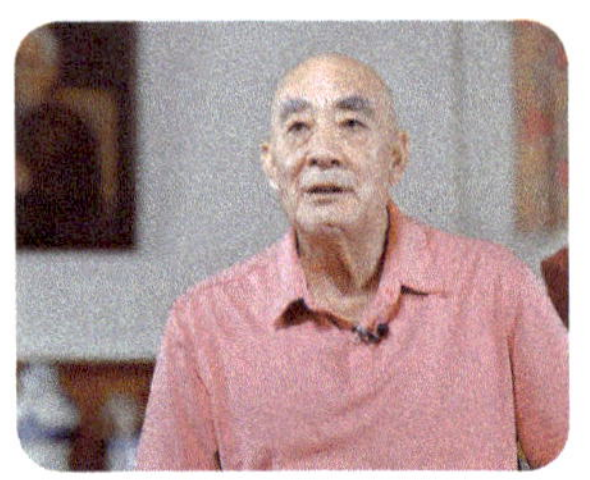

周幼马 乔治·海德姆（马海德）之子

目睹红军会师盛况

80多年前，就在甘肃会宁县文庙前面的广场上，召开了红一、红四方面军庆祝胜利会师的大会。当时，马海德医生目睹会师盛况，写下了这样的生动记述：这是多么激动人心的会师啊……人们伸开双臂，相互拥抱，纵情欢笑，流出了热泪。

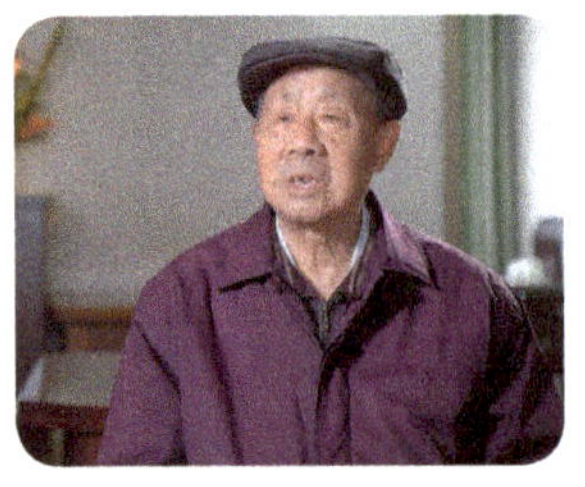

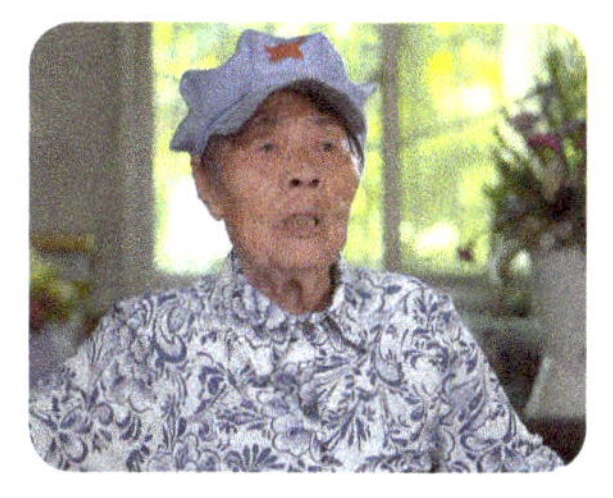

加入中国共产党和中国国籍

周幼马：长征的三个方面军教育了我父亲，让他成为更坚定的一个要求革命的（革命者）。就提出来，我要求加入中国共产党。毛泽东说呢，马海德入党，按我们红军长征入党的人来说，没有预备期，直接入党。所以，我父亲在 1937 年 3 月加入了中国共产党。这就是我父亲，经过长征，经过锻炼，经过考验，成为了一个中国共产党党员。

这位通过长征读懂中国，读懂中国共产党的博士，在中华人民共和国成立后的 1950 年，成为第一位加入中华人民共和国国籍的美国人。2009 年他被评为"感动中国人物"，2019 年被授予"最美奋斗者"荣誉称号。

长征主题演出走向世界

在长征国家文化公园的版图上，会宁无疑是一颗走向胜利的红星。今天，连接东西方经贸往来的重要纽带——"中欧班列"，无数次从这里

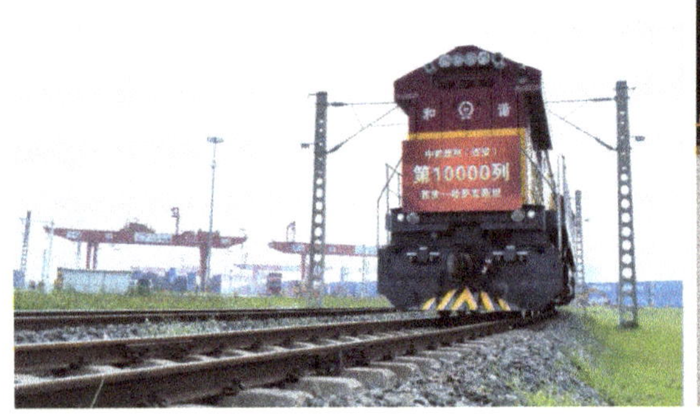

中欧班列从会宁驶过

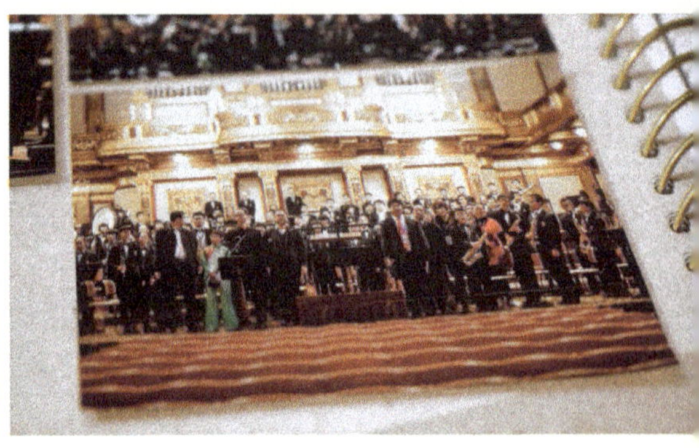

2013 年，会宁会师中学
的管乐队在维也纳金色
大厅奏响《长征组歌》

驶过。"一带一路"将促进中国与世界各国的相
互了解，合作发展，共同繁荣。

2013 年 1 月 28 日，会宁会师中学的管乐队，
将这首《长征组歌》主旋律奏响在维也纳金色大
厅，展现了长征路上新一代的青春风采。

长征不仅是中国的，也是世界的。这源自人
们对于英雄的认知。

2017 年 8 月 19 日，意大利当地时间晚上 9
点，中国中央歌剧院大型原创歌剧《红军不怕远
征难》在意大利弗利市的多梅尼克博物馆演奏厅
上演，这是该剧在欧洲的首演，现场座无虚席。

意大利观众：这也是一个很好的非常
正面的主题，因为关于英雄人物的内容变
得越来越少，所以对这些过去的英雄人物
形象主题也是非常重要的。

意大利观众：这是一个非常好的机会，
可以用这种独特的方式，来感受不一样的
文化，的确是非常吸引人的。

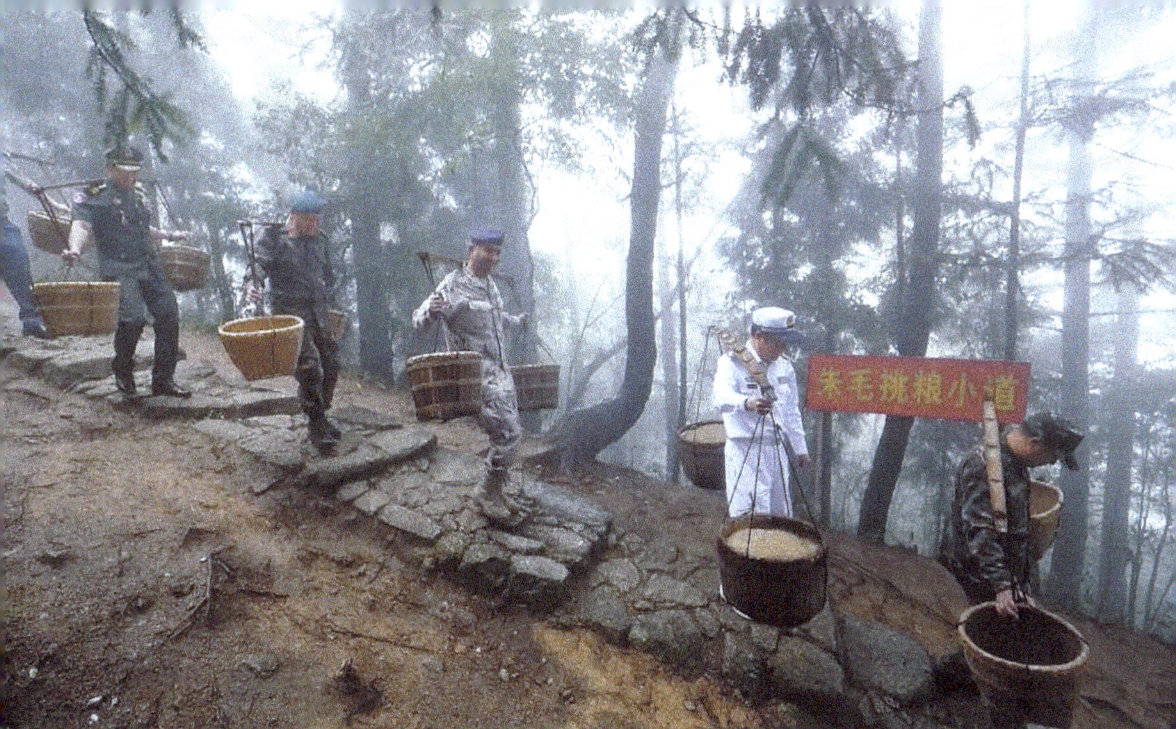

外军学员到长征
沿线等旧址进行
实地考察教学

（五）不远万里来中国重走长征路

时光荏苒，"长征"已经成为一种文化符号，越来越被世人所瞩目。

改革开放的春风吹拂着神州大地，地球上的红飘带越来越鲜艳。"长征"以其独特的魅力吸引着不同国家、不同种族、不同文化的人们，不远万里来中国走长征路，也就是我们今天正在建设着的长征国家文化公园。

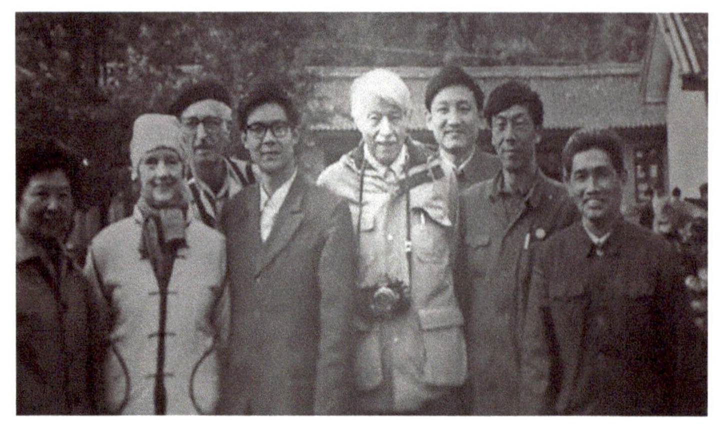

美国作家协会主席，著名记者，《纽约时报》前副总编辑索尔兹伯里

《纽约时报》前副总编辑索尔兹伯里完成《长征：前所未闻的故事》

美国作家协会主席，著名记者，《纽约时报》前副总编辑索尔兹伯里来了。早年他看过斯诺的《西行漫记》。长征对他有着相当的吸引力。他要写一本书，写出他眼中的中国工农红军的长征。

1984年3月1日，索尔兹伯里来到了中国，开始了他的"长征"。

中国人民革命军事博物馆原馆长秦兴汉回忆了当年和索尔兹伯里的交往。

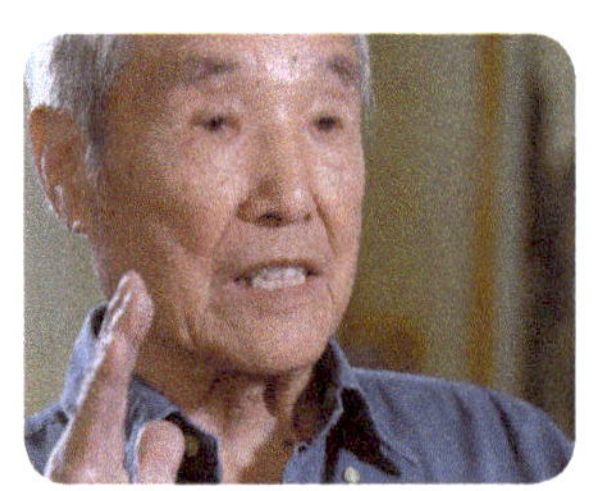

秦兴汉 中国人民革命军事博物馆原馆长

秦兴汉：1984年总政治部就指示让我陪同。这时候他已经是76岁的老人了，身上还戴着起搏器，开始走上了长征路。他说，红军长征啊，是令人振奋的，大无畏精神，它将成为人类坚定无畏的丰碑，永远流传于世。

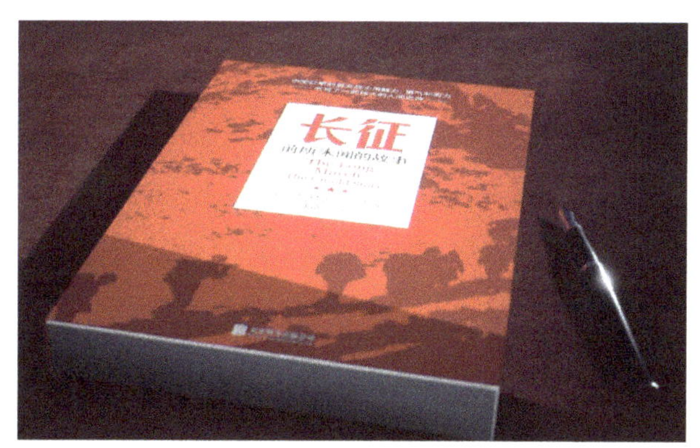

《长征：前所未闻的故事》封面

他们跋山涉水，全程历时 67 天，沿途采访了十来位长征的幸存者……最终完成了《长征：前所未闻的故事》。

索尔兹伯里之子斯蒂芬诉说了父亲长征的意义。

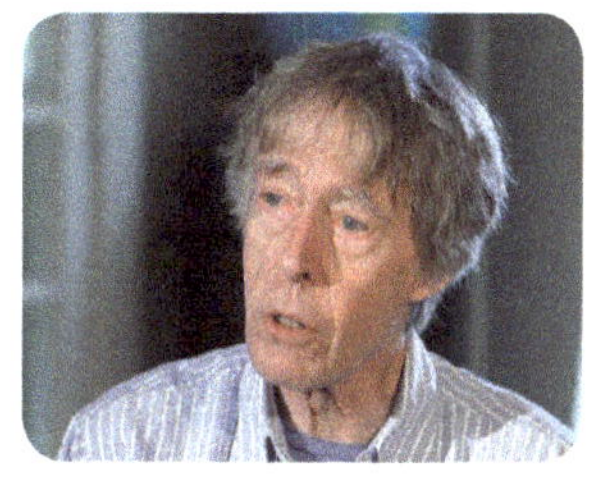

斯蒂芬　索尔兹伯里之子

斯蒂芬：我想他更加深刻地体会到长征的艰难，他也明白了为什么长征造就了今天的中国。

如果说，当年斯诺的《西行漫记》把红军长征的信息传播到了西方世界，对于西方人认识中国，认识红军，起到了重要作用，那么索尔兹伯里上世纪 80 年代的《长征：前所未闻的故事》，则为西方人读懂中国，特别是读懂中国共产党，提供了新的视角，有着新的时代意义。

他把长征和法国革命攻克巴士底狱、十月革命攻占冬宫做了类比，"中国 1934 年的长征不仅仅是象征。中国红军的男女战士用毅力、勇气和实力书写了一部伟大的人间史诗"。

以色列伞兵中校武大卫找寻领导力

新世纪以来，通过重走长征路读懂中国的外国人中，以色列伞兵中校武大卫颇有特点。

2005 年，年近 70 岁的武大卫赴华重走红军长征路，从江西到陕西，耗时 5 个月，行程 2.4 万余公里，沿途采访参加长征的老红军和民众。

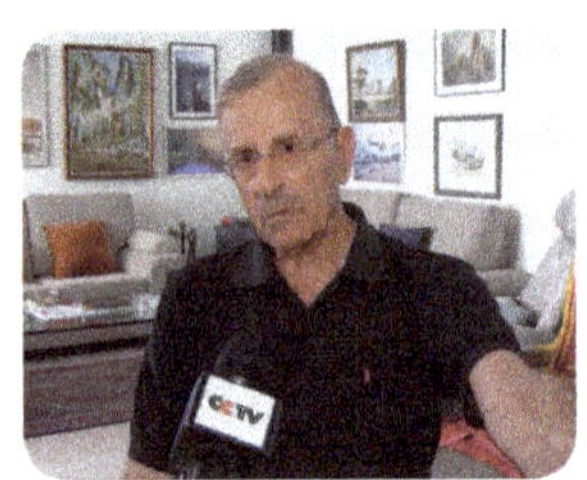

武大卫 以色列退役伞兵中校（2016 年采访）

武大卫：我想重走长征路。一个在每一个地方、每一座城市、每一个乡镇、每一个村子，我都会被反复问的问题：一个 70 岁的老外，为什么要重走长征路呢？而我的回答是，我要寻找中国魂。他们看着我说，中国魂是什么？我说，领导力。

2016 年 9 月 20 日，已经 81 岁高龄的武大卫在以色列特拉维夫市举行了一场"重走长征路"专题报告会。武大卫在报告中坦言，长征中红军那种追求信仰、志在救国、上下一心的"领导力"，保证了红军能够同甘共苦、不畏艰险夺取万里长征的最后胜利。

外军学员实地考察提升战斗力

中国人民解放军国防大学，有来自 20 多个国家的外军学员，他们曾经先后到长征沿线等旧址进行实地考察教学。重走长征路，使这些外军

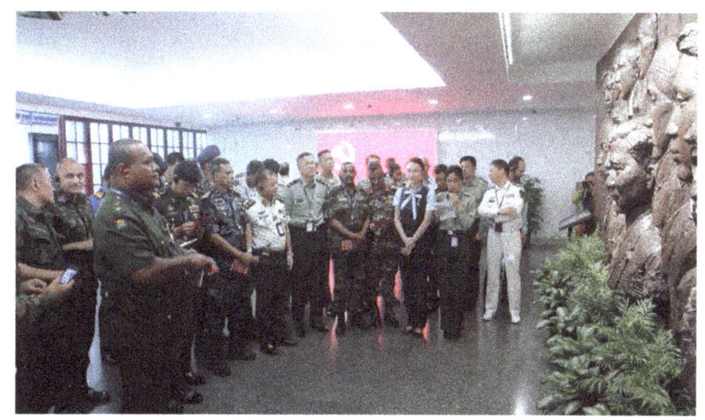

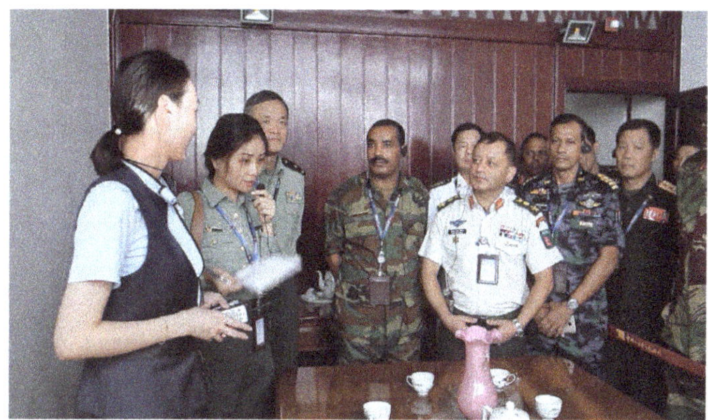

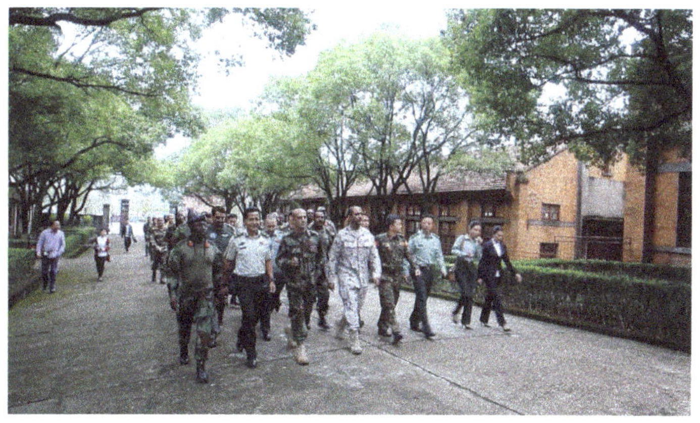

外军学员到长征
沿线等旧址进行
实地考察教学

学员亲身感受了中国工农红军经历过的艰难困苦和军人意志的培养，是一支军队战斗力的重要组成部分。

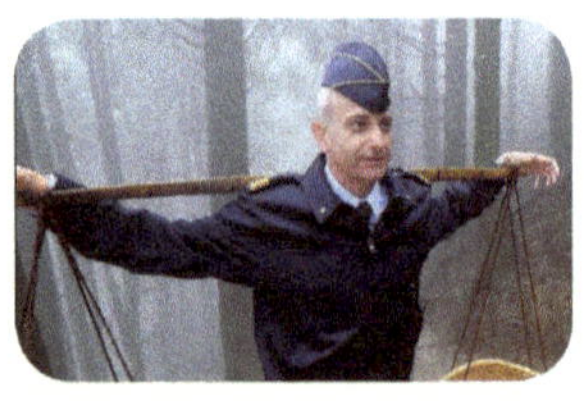

外军学员 意大利空军少校菲利波

菲利波：对人类来说，这种如此艰难、如此苛刻的环境，帮助中国红军真正了解如何与民众交流并获得民众最大的支持，这是赢得战争的真正秘诀并实现人类的梦想。

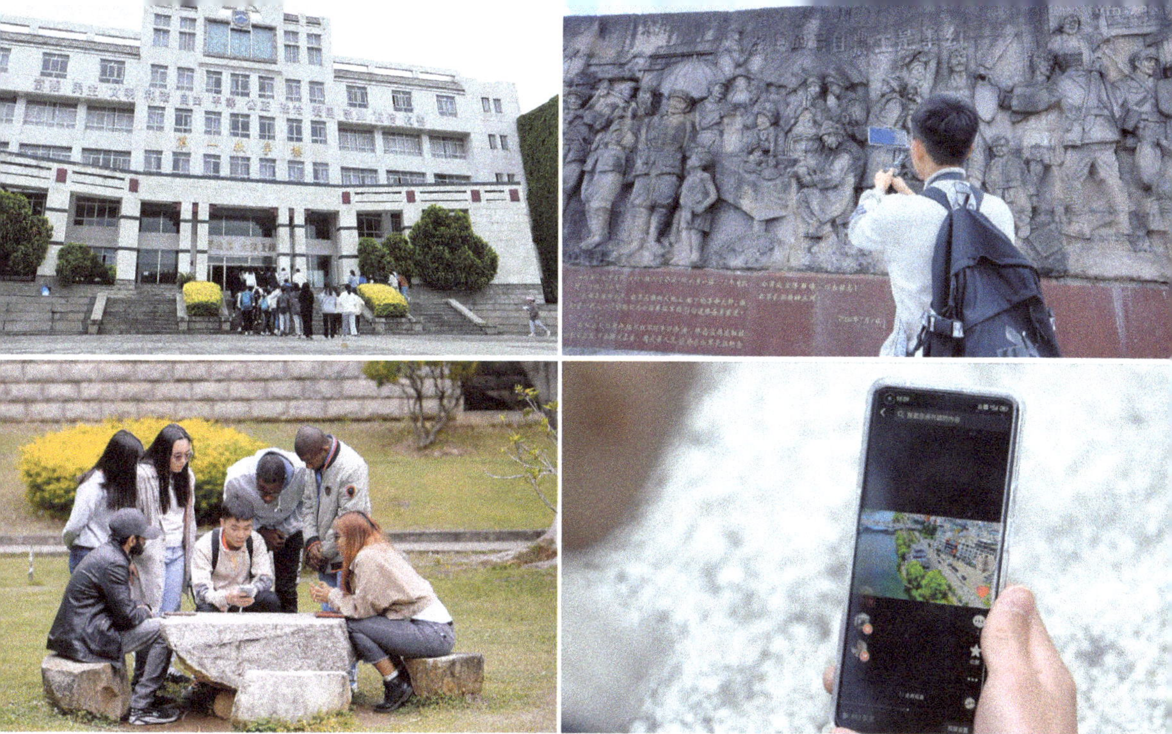

柯康利就读于大理大学，
他喜欢摄影，创建了自
己的短视频平台账号

（六）两代人的坚守解开了外国留学生的疑问

带着疑问出发

大理白族自治州的首府，是当年红军长征走过的地方。来自老挝的留学生柯康利就读于大理大学，他喜欢摄影，创建了自己的短视频平台账号。闲暇之时，他喜欢将这里的一切拍摄成短视频，把这里发生的变化介绍给自己的亲人和朋友们。

柯康利通过网络看到迪庆藏族自治州有位叫赵嘉林的老人，用自家的老宅自出经费，办了一座红军陈列馆，这不禁引起了他的好奇。于是，他决定去迪庆拜访这位老人。

这条大理通往迪庆的路，就是当年红军用脚板丈量过的路。今天，它是长征国家文化公园云南段的一部分。

迪庆藏族自治州地处青藏高原南缘，处于滇、川、藏三省区交界处。今天，一位带着疑问的外国青年来到了这里。

来到陈列馆

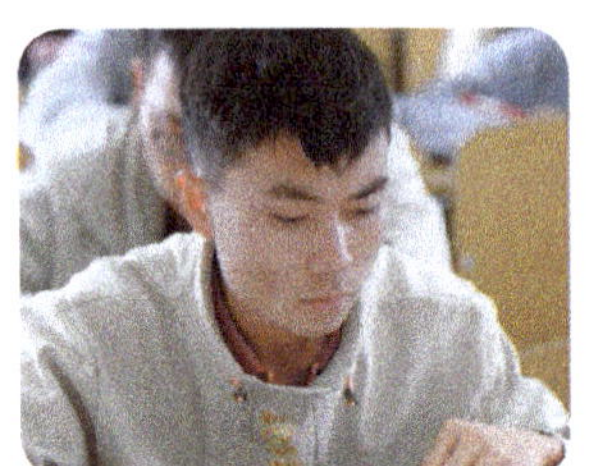

柯康利 老挝留学生

柯康利：您好，赵爷爷。我是留学生，来自老挝。之前我在网上查看您的博物馆，您现在能不能带我进去看一下。

柯康利终于见到了赵嘉林老人，走进了这个他想解开疑问的地方。

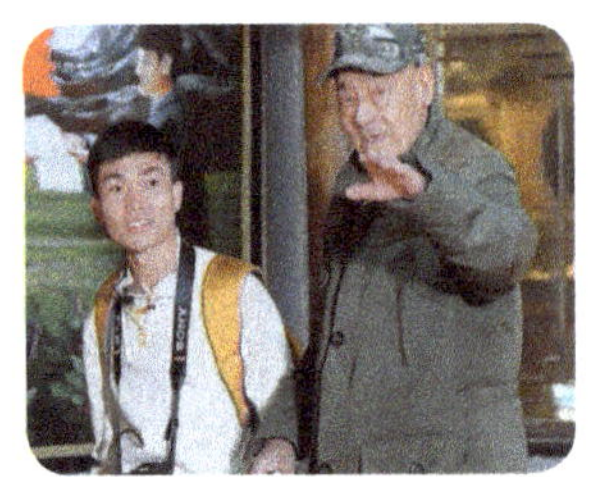

赵嘉林 迪庆藏族自治州香格里拉居民

赵嘉林：你看，这里就是我的博物馆了。这个博物馆里面陈列的，基本上都是比较宝贵的东西，历史资料。

柯康利：您的这家（家人）之前是怎么帮红军的？

赵嘉林：你看到这个吗？你看见了没有？

柯康利：看见了。

赵嘉林：这是什么东西知道吗？红军使用过的三防铁壳廊灯。

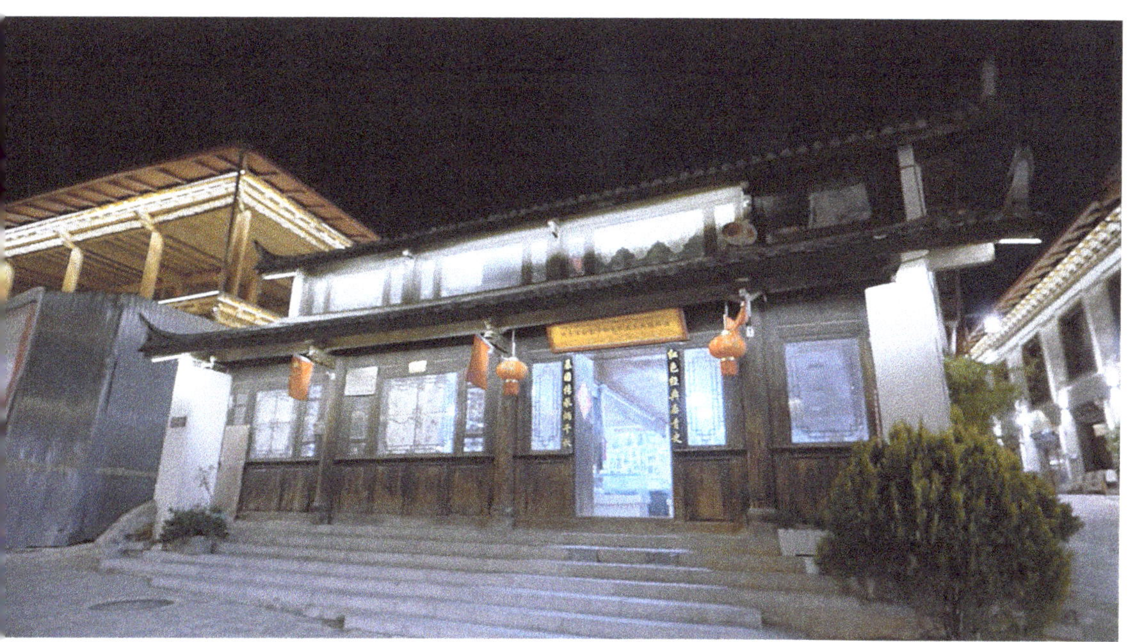

独克宗甸寨卡红色
民居文化陈列馆

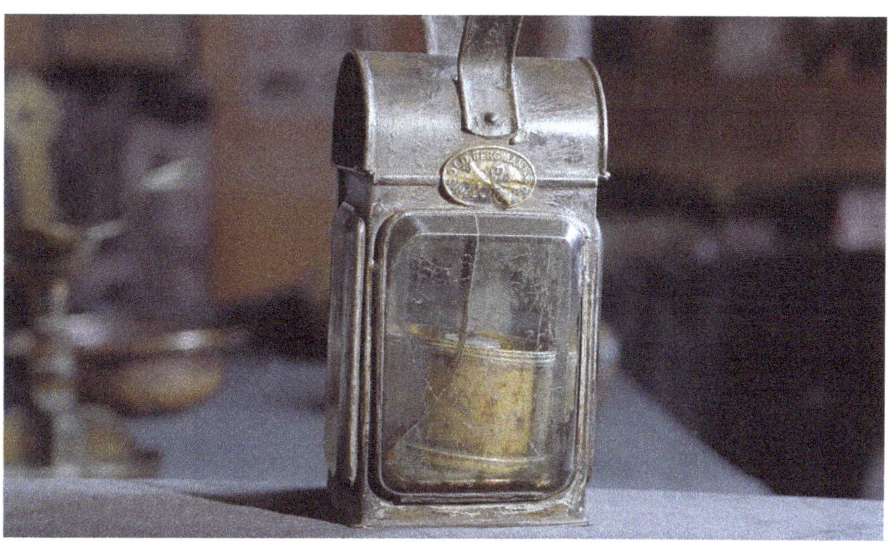

红军使用过的三防
铁壳廊灯

马灯的来历

1936 年 4 月，红二、红六军团长征经过迪庆，赵嘉林的父亲赵阿印就是在那时与红军结下了不解之缘。贺龙、萧克联名签发了一张委任令，委托他为红军筹办粮草、护理伤员。

赵嘉林：当时我父亲是商人，做生意的。红军领导告诉他，你不要怕，红军是穷人的队伍，对不对。你帮助我们购买粮食，我父亲就是同意，就给他们买粮食。因为一万七千多人嘛，他说粮食是关键，没有粮食怎么北上去？

当年，赵嘉林的父亲冒着生命危险，晚上提着这盏马灯，挨家挨户地为红军购买粮食，用行动表示着对红军的支持和爱戴。而当时住在他家的红军战士，夜里巡逻时也提着这盏马灯照路。

贺龙、萧克联名签发的一张委任令

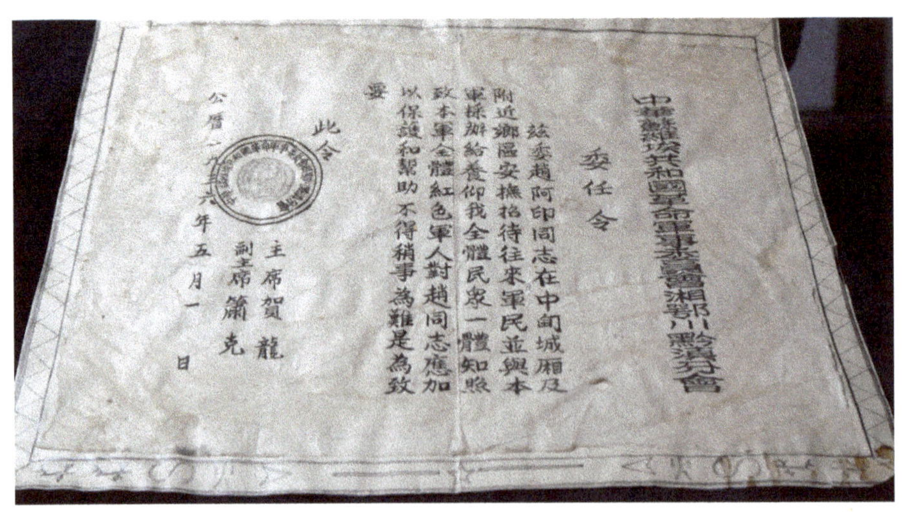

中華蘇維埃共和國革命軍事委員會湘鄂川黔分會

委任令

兹委趙阿印同志在中甸城廂及附近鄉區安撫招待往來軍民並與本軍採辦給養仰我全體民眾一體知照致本軍全體紅色軍人對趙同志應加以保護和幫助不得稍事為難是為致要

此令

公曆一九三六年五月一日

主席　賀龍
副主席　蕭克

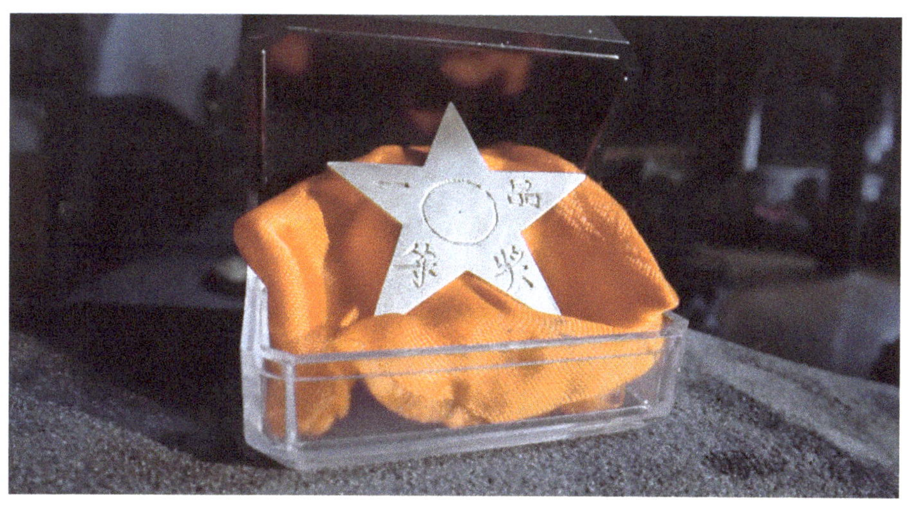

红军首长送给赵嘉
林父亲的银质奖章

一盏马灯，如同纽带连接起了鱼水般的军民情谊。红军临走前，一位在他家养伤的红军首长为了表示感谢，便将一枚银质奖章送给了赵嘉林的父亲。

建造陈列馆传承长征精神

1955 年，赵嘉林应征入伍，实现了成为一名军人的梦想。无论在什么位置上，他都时刻把传承长征精神记在心上。退休后，他整理好父亲保留下来的物品，用积攒下来的 50 万元，把祖传老宅改造成了这座独克宗甸寨卡红色民居文化陈列馆。他自己既是管理员，又是义务讲解员，把当年红军的光荣传统传递给每一位到访者。

当晚，迪庆下了一场雪，仿佛给这座古城蒙上了一层神秘的面纱，但在柯康利眼里，看到的却是 80 多年前发生在中国的那段历史。

第二天，恰巧一位德国女游客走了进来，一眼认出了这种德国产狮子牌马灯。她告诉赵嘉林，这种马灯即便在德国，现在也很难见到了。

雪后放晴，高原的阳光格外刺眼。一座陈列馆，一盏马灯，两代人的坚守，让柯康利心中的疑问全部解开……

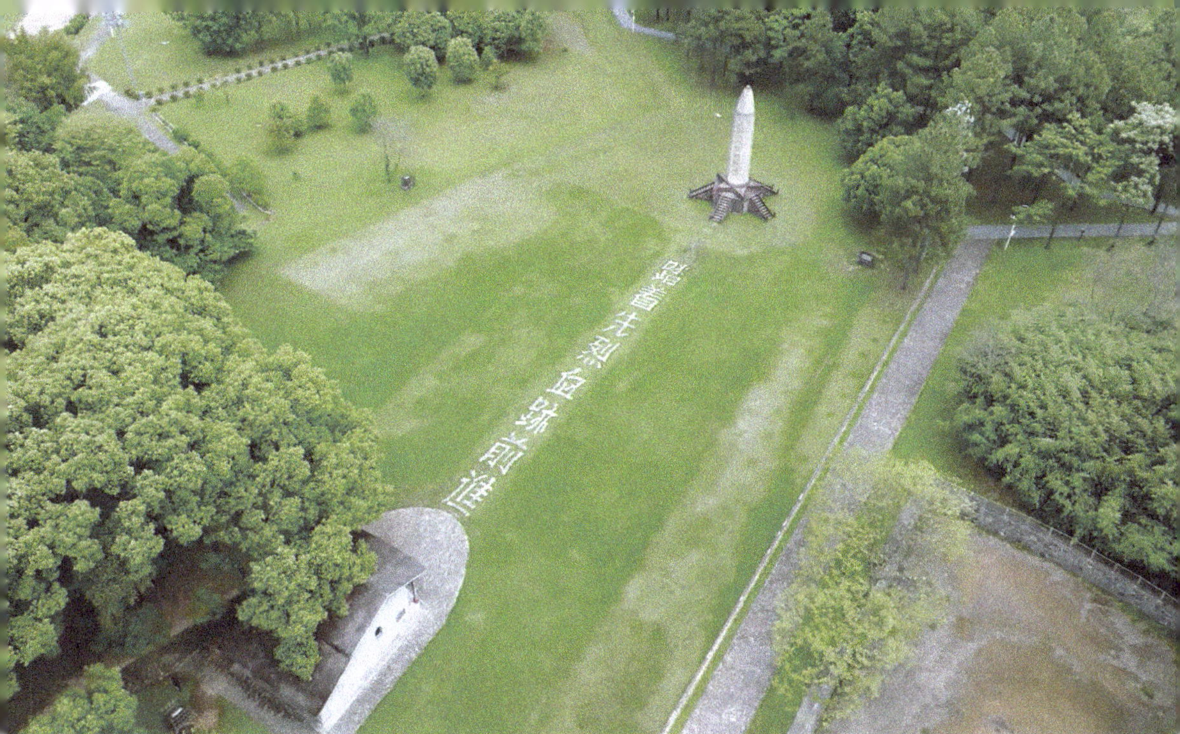

长征国家文化公园（江西
段）叶坪红军广场

（七）长征精神在新时代绽放魅力

长征历史壮举，其本身所具有的超越时空、超越意识形态的特质，可以吸引那些与我们的立场、观点完全不同的人，到这里来体验，来观察，来认识中国共产党，来读懂中国。

美国前国家安全顾问布热津斯基眼中长征的魅力

曾写过《大棋局——美国的首要地位及其地缘战略》《大失败——二十世纪共产主义的兴亡》等著作的著名战略理论家、地缘政治学家，美国前国家安全顾问布热津斯基，就是被长征精神吸引的典型代表。

1981 年 7 月，他带领全家五人，沿着当年红军长征路线，到贵州遵义、娄山关等地实地考察，站在泸定桥头，他不由得发出感叹。

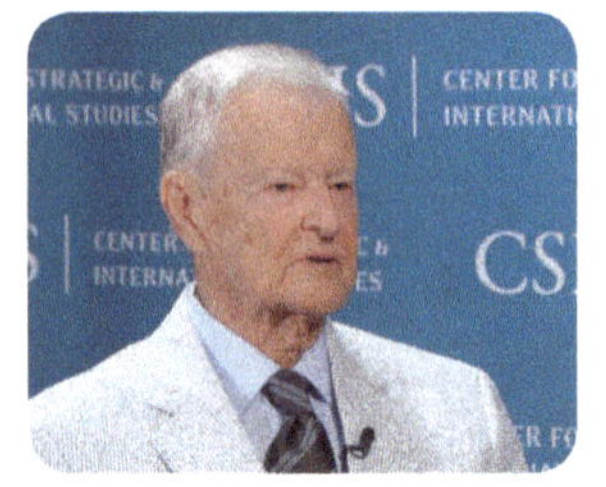

布热津斯基 美国
前国家安全顾问

布热津斯基：让我印象特别深刻的是那里的地理情况，非常高深的峡谷，下面水流湍急，而桥上只有铁锁，靠木板连接着两端，而且对面还有人向过桥的人射击，所以情势是非常危急的。

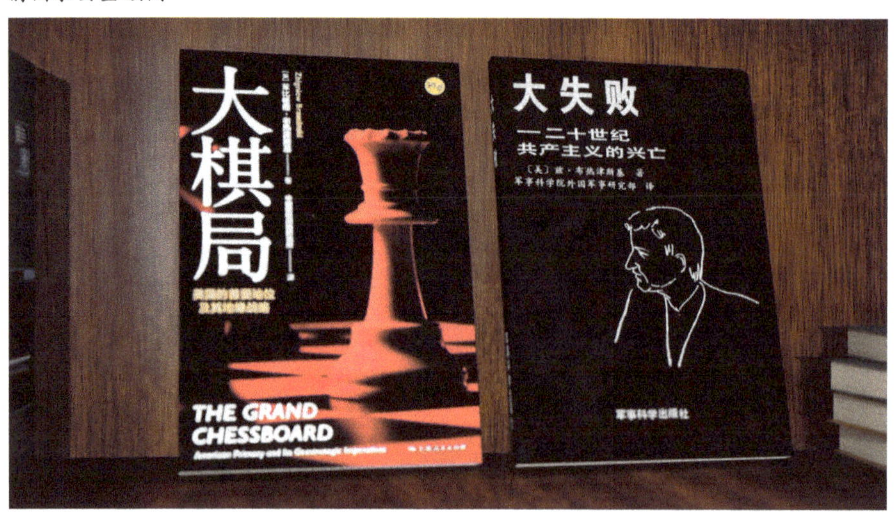

《大棋局——美国的首要地位及其地缘战略》
《大失败——二十世纪共产主义的兴亡》

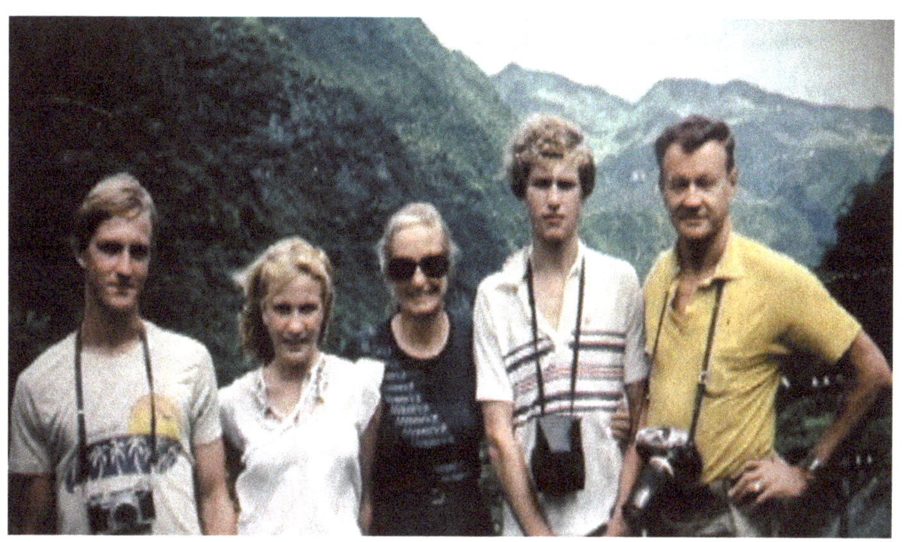

布热津斯基带领全家五人，
沿着当年红军长征路线，到
贵州遵义、娄山关等地实地
考察

1981 年 10 月，美国《生活》杂志刊发了布热津斯基的《沿着红军长征路朝圣记》的文章。他认为中国的红军长征为中国共产党树立了民族斗士的形象，使中国共产党可以有能力进行长久的武装战争。长征的象征性意义当时如此，现在也如此。它是人们决心改变并争取成功的伟大宣言……

长征，是属于人类的精神财富。

他对中国工农红军长征的评价，绝非外交辞令。这大大超出了他的许多同行的想象。

……

这也许就是长征的独特魅力。

长征是伟大的文化遗产

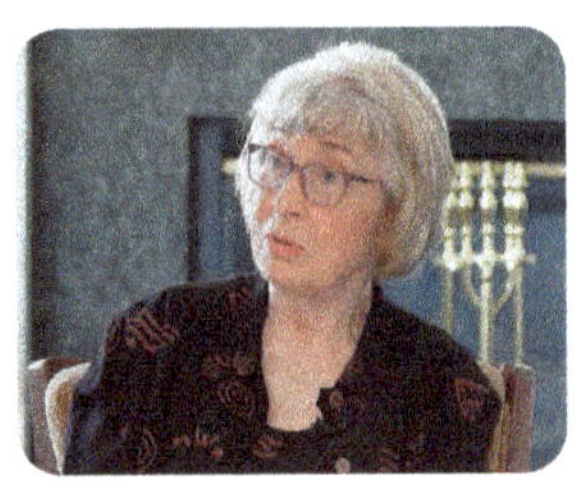

谢里尔·比绍夫
海伦·福斯特·斯诺侄女

谢里尔·比绍夫：红军很勇敢，他们经受了6000英里的行军，他们是多么忠于职守，忠于自己的承诺。他们誓死要完成长征，并非有人强迫他们，而是在他们内心深处知道，这对全中国都很重要。

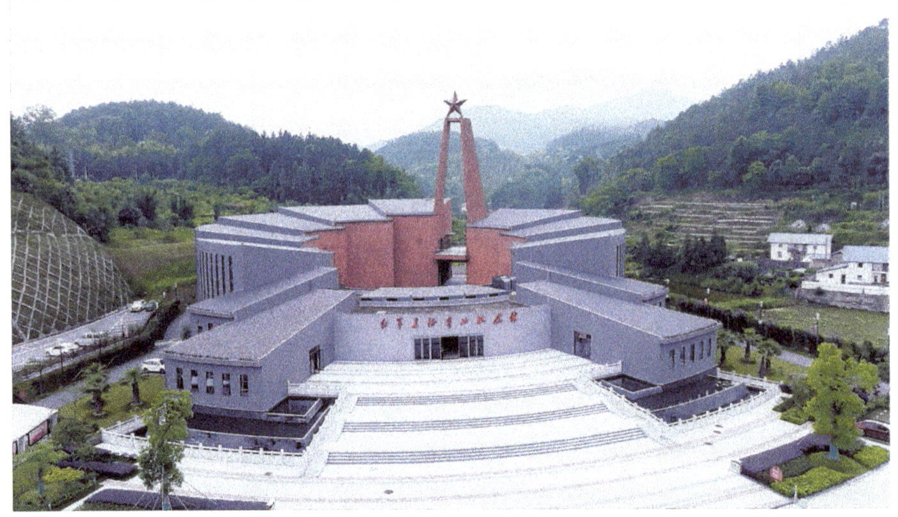

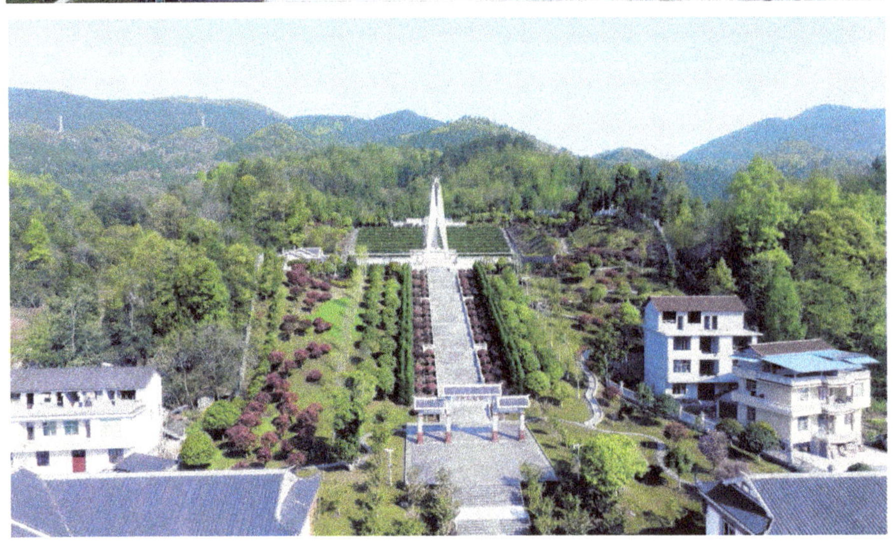

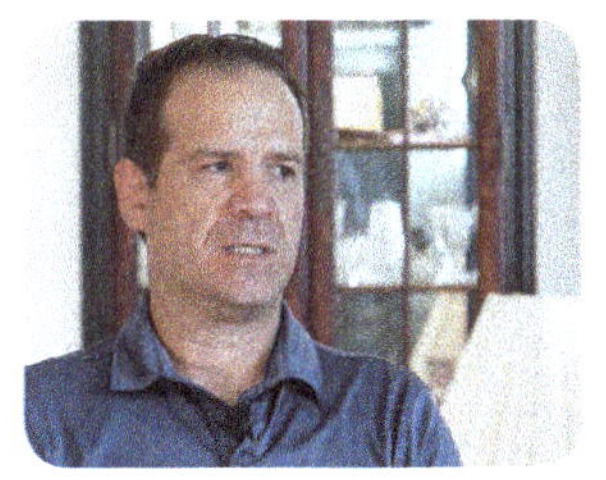

亚当·福斯特 美国海伦·福斯特·斯诺基金会主席

长征国家文化公园，具有鲜明的中国元素和红色文化元素，它属于中国，也属于世界，是中华民族的宝贵财富，更是全人类伟大的文化遗产。

各地长征国家文化公园

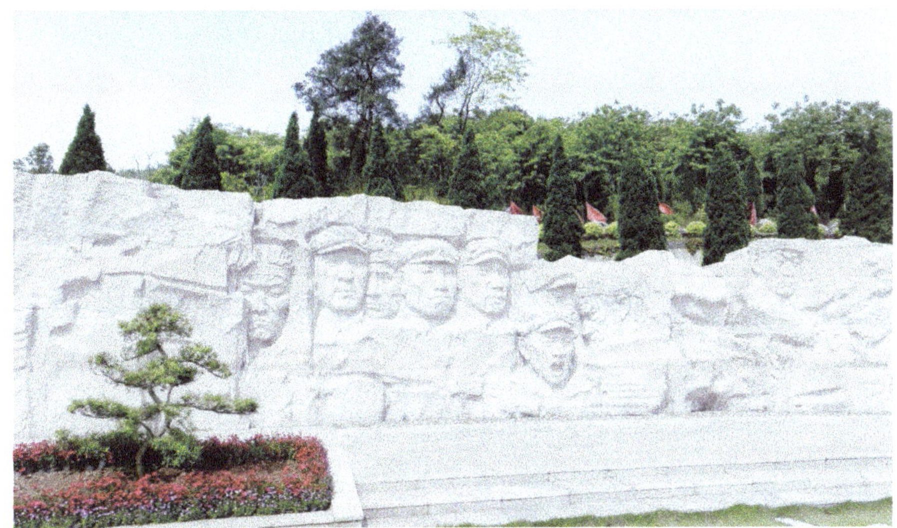

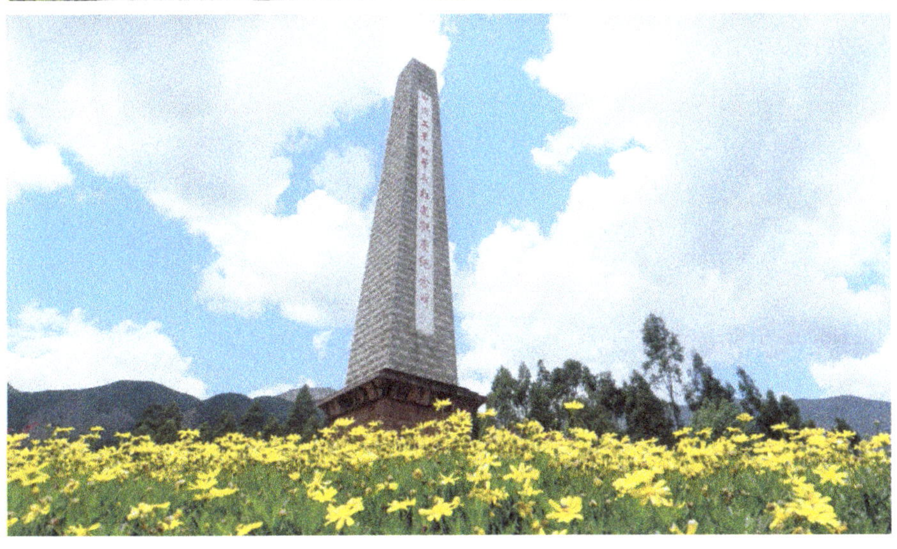

奋力走好新时代的长征路

在中国共产党第二十次全国代表大会上，习近平总书记指出：

发展面向现代化、面向世界、面向未来的，民族的科学的大众的社会主义文化，激发全民族文化创新创造活力，增强实现中华民族伟大复兴的精神力量。

红军将士们用浴血奋战和无畏牺牲铸就的长征精神，是中国人民无比珍贵的精神遗产，也是世界人民的宝贵精神财富。今天，让我们铭记弘扬伟大长征精神，推进文化自信自强，凝聚起复兴伟业的磅礴力量，奋力走好新时代的长征路。

《长征之歌》

主创人员名单

出品人	慎海雄	孙业礼			
总策划	阎晓明	薛继军	张海明		
总监制	阚兆江	刘　燕			
统　筹	吴立斌	孙丽媛			
总导演	闫　东				
总撰稿	江　英	刘　岳	董保存		
执行总导演	张宝平				
导演组	韩晓伦	秦郑华	田璟媛	高玉敏	刘　铭
	丁颖洁	杨诗仪	邓新力		
学术专家组	王均伟	韩子勇	祝东力	马卫防	王宏甲
	贾　永	单　威	刘荣刚	侯东合	张文杰
	郭志刚	任　慧	官　娜	杜凡丁	程惠哲
	张　海	王友平	贾磊磊	西　冰	单万里
	张建设				
前期撰稿组	龚武成	刘　波	田越英	黄维真	汪　新
总摄影	赵　阳	张艺宰	邵志汶	袁　帅	
摄　影	徐海全	杨　赛	张　毅	路一鸣	傅高良
	李　亮	晏经纬	左　岳	樊墨麟	孙　问
	安东杰	宋亚伟	王运刚	方　明	旦增尖措
航拍摄影	赵　彤	陈佳琦	王则栋	孙禹超	郭增浩
	赵　鹏				
摄影助理	段亚浩	叶富文	杨志印	赵　昌	徐子阳
	王东武	李昌鹤			
总站外拍协调	赵　劲	付新日			
总站外拍记者	毛保武	杨　成	李　翔	解思琪	徐靖炜

梁黎明	岑　通	李阳阳	王资巨	柳　波
何欣蕾	宋斌政	刘　宏	宋一平	纳比耶夫
许　弢	汪曙光			

资料总监	黄平刚

资料监制　石　村　张丹宁　安桂霞

资料统筹　高　峰　吴丽丽　张　爽　骆　京

资料编辑　郭建芬　于　迪　刘　娜　徐　彬　李志远
　　　　　　杜莎莎　原　京　张　杨　袁　凌　李晓娜

场　记　何　昕　王钦第　孔祥宇　杨　硕　孙伟男
　　　　　刘佳钊　李胜舜　张　微　梁宏旭　陈　静
　　　　　贺文辉

技术监制　徐　进　崔建伟

技术统筹　栗小斌　朱真铁

技术协调　刘　新　李怀新　王京津　赵紫薇　武斌斌

后期视频监制　陈　欣　郭　涛

视觉指导　江　涛

视觉导演　赵衍雷

项目统筹　谭张威业　　张潇雷

平面设计　张巡奥　陈　楠　焦子力　冯　研

三维动画　王　艺　张　赞　刘颖卓　姜　昊　薛　江
　　　　　　王雅男　刘　科　崔　洁　蔡天赋　刘清杰
　　　　　　朱天禹　王子建　宋兴旺　刘立军　孙　强

包装制作　何　潇　周　贞　王　茜　李晓桐　谭文晖
　　　　　　孔祥博　赫　飙　陈昱彤　陈以恒　敬新宇

后期总监　郭　静　孙　凯

后期统筹	李智玮	付　琰	丁友慧		
技术支持	王　伟	邢　丹	孙振宇		
后期制作	訾　钰	费　明	赵珵雅	秦思捷	尹吉凯
	张　哲	杨胜瑞	令文芳	李常揆	杨浩徽
	李　森	杜宏鹏	陈　辉	赵晓燕	陈　坤
	郑　建	肖　宇	张　威		
音频监制	陈　晨	唐　沁	苑学成		
音乐总监	毛薇薇				
解　说	方　亮				
作　曲	刘为光	丁　乔			
演　奏	亚洲爱乐乐团				
指　挥	黄立杰				

主题歌《长征之歌》

作　词	刘毅然				
作　曲	刘为光	丁　乔			
演　唱	张　超				
音频后期	苏　晴	王　玥	张　爽	张红红	欧阳宇晴
	迟旻皓				
新媒体导演	王水雯	田楚韵	徐涵力	康　宁	庄云凯
	杨　颖	程　杨	邹　璟	孙　战	韦钧富
	宋梦鸽	张佳明	赵桐桐	陈　圆	陈　瑶
	胥　冰	那斓馨	王馨陆		
新媒体制作	刘　奕	张　帆	牛　博	高书军	张　杰
	马思遥				

责任编辑	吴胜利	马胜康	张维桐	刘汉林	
制　片	马　岩	魏新宇	赵汉卿	石昊一	佟　超
	张东雷	贾　超	关　力	范文凯	纪成伟
制片主任	边立强	梁吉琼			
执行制片人	王建彤	聂丛丛	刘　铭	王水雯	韩晓伦
节目统筹	蒋生元	刘庆生	黄艳蓉	魏淑青	田　龙
	苑文刚	陈　蓉	赵京津	唐晓菁	黄丽君
	唐文歆	杨　娜	徐　曼	李　浙	刘　棣
	王小雯	徐朝清	张亚东	于海霞	李　忆
	张　琳	张　啸	鹿　新	刘　茹	胡云龙
	孙莲莲				
制片人	闫　东				

节目音像制品

由中国国际电视总公司出版发行

中央广播电视总台摄制

中央广播电视总台

2023 年 1 月

专家解读

《长征之歌》

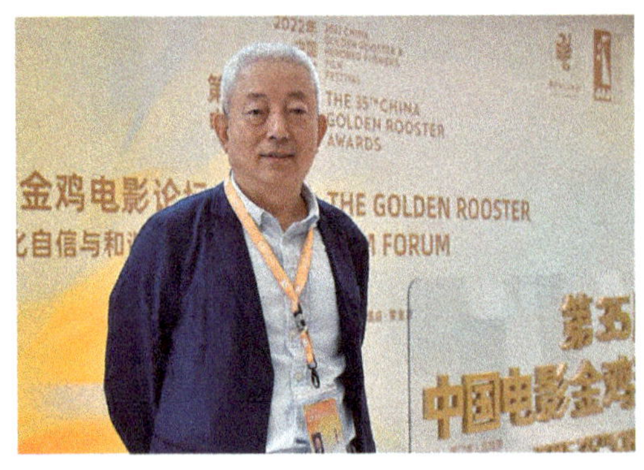

贾磊磊

中国艺术研究院原副院长、
研究员、博士生导师

永恒的长征
——《长征之歌》的历史阐释

六集大型电视专题片《长征之歌》采取了复调叙事的讲述方式：将三个叙述线索——对红军万里长征的历史事实、历史人物的讲述，对红军长征途中无数英烈的追忆、祭奠，以及长征国家文化公园的当代建设——平行推进，相互交汇，共同组成了该片的叙述篇章。这种交响诗式的叙述方式使我们深化了对于长征历史意义的认识，特别是增强了我们对于长征精神现代意义的理解。长征，无数次地将现实的不可能变换为可能，又无数次地将现实的可能扭转为不可能。为此，长征成为人类历史上的一种永恒的历史事件，它不属于某一个时代，而是属于永远——长征的伟业，长征的壮举，长征的精神，将与山河同在，与日月同辉！

一、铭 记

当我们在《长征之歌》中看到

从井下的淤泥中打捞出来的红军烈士遗骸的时候，此时此刻距烈士牺牲已经八十多年了！那些用棕绳捆绑在遗骸上的石头告诉我们：这里牺牲的红军战士是被敌人绑在石头上，连石头带人活活地推到井下淹死的。经过对生命特征的科学分析判断，井下的 20 多人当年都是年龄在 15 岁至 25 岁之间，身高在 1.37 米至 1.63 米之间，体重不超过 55 公斤的孩子。就是这些抱定着革命理想的红军战士，在湘江战役——中央红军长征中历时最长、规模最大、战斗最激烈、损失最惨重的战役——面对敌强我弱的绝境经历了绝死的拼杀之后，被敌人残忍地杀害了。他们是谁，他们的名字是什么，他们来自哪里，我们全然不知。他们可曾想到 80 年后的中国是怎样一个顶天立地的国家，80 年后的中华民族是怎样一个自立自强的民族？他们或许也未曾想到。但是，他们知道的是：即便自己倒下去了，后面的人也一定会跟上来。每个红军战士都坚信，红军一定会一个接一个地迎着敌人冲向前去！不论敌人的装备有多先进，不论敌人的兵力有多强大，他们确信红军不是一个人不怕牺牲，而是所有的将士都会前赴后继，直到最终的胜利！而这种信念是红军的敌人永远不会有，也永远不能理解的。

遥望红军二万五千里的漫漫征程，我们深切地感到，无论是对于红军烈士英雄伟业的纪念，还是对于红军将士历史功绩的铭记，特别是对那些长眠在九泉之下的红军英魂的命名，还远远没有完成——为了中国革命的理想，有太多太多的革命烈士英勇地牺牲了。在极其残酷而险恶的战争环境中，他们的牺牲随时随地都有可能发生。尤其是在像湘江战役这样伤亡惨重的战斗、战役中，许多红军战士在他们生命最闪光的那一刻，将姓名汇入了浩瀚星河。正所谓"风萧水寒，旌霜履血，或成或败，或囚或殁，人不知之，乃至陨后无名"[1]。对这些为中华民族的未来而牺牲的无名英雄，我们更应当去追忆，去铭记他们的

1　北京西山国家森林公园无名英雄纪念碑文。

英勇战绩，去镌刻他们的英雄壮举，他们应当成为我们千千万万的华夏儿女共同的集体记忆。中华民族的血脉只要在奔涌，红军长征的精神就应当在流传，在颂扬，在继承。《长征之歌》通过对于长征中一系列艰苦卓绝的革命战争的回望，通过对一系列英雄业绩的复述，着意进行的正是这样一种对长征的交响诗式的历史阐释。在以影像为主体的视觉文化时代，我们相信，它的传播必将有助于强化我们对于长征的集体记忆，进而强化我们的国家认同。

二、守　望

在长征中，有无数英烈牺牲在漫漫征途上，我们对红军英烈的追忆与祭奠是永远的。《长征之歌》中所讲述的许多人和事都是我们过去未曾知晓、未曾了解的。像在中央红军长征出发地的渡口，这里曾经发生了许许多多苏区母送子、妻送郎、兄弟争相上战场的送别情形。尤其令人难忘的是，14 岁的段桂秀当年嫁给了红军战士王金长，此后一别经年，王金长与许多红军将士一样再无音讯。直到 1953 年，当地政府授予段桂秀一张烈士证明，上面告诉她王金长"北上无音讯"。此次节目组与 104 岁的段桂秀来到位于于都的红军历史纪念园，看到王金长的名字金光闪闪地镌刻在纪念碑上。在 80 多年的生死守望之后，她再也控制不住自己内心的情感，她在自己的丈夫墓前瞬间泣不成声："我舍不得离开你，一直守护你啊！"电视在此完成的不仅是一个人对亲人的情感的寄予，而且也表达了事隔 80 年后华夏儿女对英烈的共同祭奠。

红军长征途中遭受到国民党军队的围追堵截。沿途老百姓对红军的支援，对红军的保护，包括对红军烈士遗体的掩埋都要冒着生命的危险。今天在广西全州红军烈士墓，有一位守墓人蒋石林，他的爷爷（蒋忠泰）当年冒死把红军的遗骸进行了就地掩埋。老人临终的时候，告诉蒋石林的父亲，以后每年的春节、清明、月半都要祭扫红军烈士墓地。在湘江战役脚山铺的战场原址，蒋忠泰一家五代人代代相继，守护着

 长征之歌

红军墓地，守望着烈士的英魂，至今已有 90 年。正是这些老百姓世代的守护，红军烈士的散葬墓点和殉难地点的确认才得以顺利进行。红军用生命来保护老百姓，老百姓同样也在用生命守护红军。

我们知道，无数北上抗日的红军战士都倒在了风雪交加、战火弥漫的长征路上。仅红一方面军，在二万五千里的征途上，平均每前行 300 米就有一名红军将士壮烈牺牲。红军的长征路是一条由鲜血染就的红色飘带，所有参与长征的将士都有一个闪耀着光辉的名字，那就是中国工农红军。他们个人的姓名可能无人知晓，但是他们的历史功绩却与世长存。

三、承 诺

红军之所以伟大，红军所创立的长征精神之所以不朽，就在于其核心价值是超越任何个人、任何团体、任何集团利益的，是以最广大的人民群众的根本利益为出发点的，以追求最广大人民大众的共同幸福为终极目标。中国共产党领导的红军把全国人民和中华民族的根本利益看得高于一切。习近平总书记指出："长征是一次理想信念的伟大远征，是一次检验真理的伟大远征，是一次唤醒民众的伟大远征，是一次开创新局的伟大远征。"在万里长征的征程上红军将士用他们的热血与生命践行了他们对于历史的庄严承诺。

任何民族都需要自己的英雄，真正的英雄有时具有一种深刻的悲壮意味。他们历经苦难，却未曾收获辉煌；他们舍生忘死，姓名却无人知晓。《长征之歌》让我们再次感悟到，用长征精神深切地守护住这片土地，是我们每位华夏儿女的天职。现在，红军长征虽然在历史的时间上离我们越来越远，而电视却使我们在心理距离上离长征越来越近。有时我们甚至觉得长征的步伐就在我们身边的道路上铿锵有力地走过。在红军长征经过的地方我们看到了长征沿线中华儿女传承长征精神，砥砺奋进、克服万难铸造出的一座座崭新的历史丰碑。长征精神不仅耸立在红军跨越的皑皑雪峰上，激荡在金沙江奔腾翻卷的急流里，闪现在泸定桥那十三根决定着中国未来命运的铁索间，它还屹立在我们今天的现实生活中。

长征国家文化公园贯通在我国东南至西北地区15省（区、市）的辽阔土地上：沿着长征路一路走过，红军留在大山、石壁、建筑物上的标语依然可辨，它与那些今天脱贫攻坚、乡村振兴的标语交相辉映，形成了长征国家文化公园与历史连接的一道道独特景观。当年在湘江战役生死鏖战的龙胜战场，如今成了如诗如画的龙胜梯田。作为记录"大美中国"的取景地与"全球重要农业文化遗产地"的龙胜，三万多各族群众在长征精神的鼓舞下在绿水青山间共同书写着新时代的壮美篇章。在脱贫攻坚战中，我国有1800多名优秀基层扶贫干部殉职在第一线，他们同样用生命和热血筑起了中华民族新长征征程上的巍峨丰碑。在我们国家的建设与改革历史中，长征的身影无处不在。中国的运载火箭被聂荣臻元帅亲自

定名为"长征"。我国创建最早、规模最大的综合性卫星发射中心酒泉卫星发射中心的首任司令员，是当年率领17位勇士强渡大渡河的红军营长孙继先。长征路上红军进行了600多次战役战斗，缴获了敌人大批武器装备。红军的军工事业在革命战争中不断淬火发展，百炼成钢。伴随着新中国的成立发展壮大，当年小作坊式的兵工厂，如今已经成为实力雄厚的中国兵工事业。长征精神正在新时代薪火相传，代代相继。2019年，中央批准在湘江战役脚山铺阻击战的原址上，兴建一座纪念园。这个纪念园的主题所表达的是"寸土千滴红军血，一步一尊烈士身，一草一木一英魂，一山一石一丰碑"。通过长征国家文化主题公园的建设，长征精神将继续引领着、激励着、鞭策着我们一步一步地走向未来。先辈们完成了他们的历史承诺，新时代的华夏儿女将继续用热血与生命兑现红军的历史承诺。

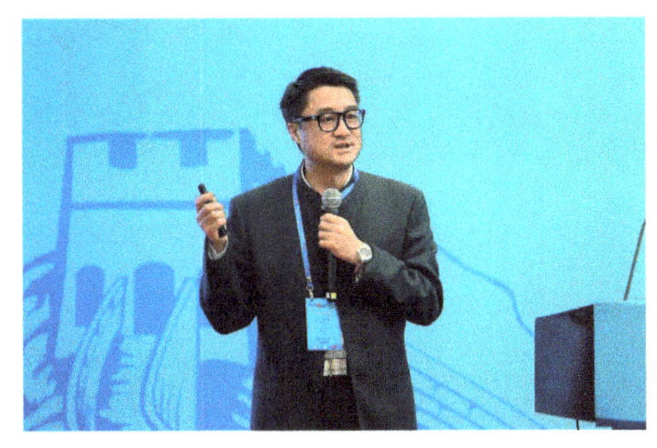

侯东合

国家文化公园专家咨询委员会
长征组委员、中央广播电视总
台军事节目中心副主任

《长征之歌》：
长征题材专题片创作的一次突破与创新

中央广播电视总台精心打造的六集大型电视专题片《长征之歌》，近日在央视综合频道和科教频道播出，受到广大观众和专家学者的好评。

与以往长征题材专题片相比，《长征之歌》以长征国家文化公园建设为依托进行拍摄，从新时代的高度讲述长征历史，讲好当下故事，反映新长征新风貌，是长征题材专题片创作的一次突破与创新。

1934 年 10 月至 1936 年 10 月，红军第一、第二、第四方面军和第二十五军进行了伟大的长征，纵横十余省，沿线存留了大量长征文物和文化资源。这些文化印记见证了长征历史，承载了长征精神，是弘扬革命传统和革命文化，加强社会主义精神文明建设，激发爱国热情，振奋民族精神的鲜活载体。

2019 年，习近平总书记主持召开中央深改委第九次会议，审议通过《长城、大运河、长征国家文化公园建设方案》，明确要求谋划建设长征等国家文化公园。按照建设方案要求，2021年，国家文化公园建设工作领导小组印发《长征国家文化公园建设保护规划》，决定分三个阶段完成长征国家文化公园的建设保护工作：一是到2021年，建设保护管理机制初步建立，规划部署的重点任务、重大工程、重要项目全面推进。二是到2023年，长征文物和文化资源保护统筹协调推进局面初步形成，管理模式初具雏形。三是到2035年，全面形成体现国家意志、反映国家水准、代表国家形象、享有国际美誉的长征国家文化公园保护展示传承体系，成为新时代文物和文化资源保护传承利用中国方案的典范。

目前，长征国家文化公园建设正在稳步推进，重点建设区已取得重要进展，标志性项目有序实施。第一阶段的任务已于2021年完成。到2023年年底，第二阶段的任务也将完成，长征沿线文物和文化资源保护传承利用协调推进局面将初步形成。

2023年新年伊始，专题片《长征之歌》用六集、300分钟的篇幅，紧紧围绕长征国家文化公园建设进程，全面反映长征文化公园建设成果，从新的角度宣传长征精神，这对于全面贯彻党的二十大精神，激励广大干部群众走好新时代长征路，将起到重要推动作用。

与以往长征题材专题片相比，《长征之歌》实现了以下三方面突破和创新：

第一，用文物说话，用文化说话，充分展现了长征国家文化公园所凝聚的长征之魂。

长征国家文化公园包含长征主题纪念馆、纪念设施和文物，覆盖了长征中的重大历史事件和重要遗址、纪念地。《长征之歌》从长征国家文化公园建设这一全新视角切入，将镜头对准长征沿线留存的丰富长征文物和文化资源，结合公园建设保护传承、研究发掘、环境配套、文旅融合等内容，深入挖掘长征路线上重要遗址、纪念地不可替代的历史价值、纪念价值和教育价值，全面反映了公园建设的进程。

全片用各类文物和文化资源讲述长征历史，让文物说话，让历史说话，让文化说话，展现这些文物、文化资源所承载的长征精神，充分阐释了长征国家文化公园所凝聚的长征之魂。

第二，让经历者说话，用事实说话，深情讴歌了新长征路上的家国之变。

《长征之歌》注重阐释长征文化的当代价值。全片围绕长征过程中红军的庄严承诺，在讲好长征历史故事的同时，大力聚焦新时代乡村振兴、生态文明建设、大国重器建设等主题，采访了众多经历者，讲述了 50 余个反映各级党组织、广大党员干部和各族人民"走好新时代长征路"的鲜活故事，展示了新长征路上长征沿途各地发生的重大发展变化。全片注重故事表达，使内容有人物，有细节，有温度，有感情，用当下视角切入，串联起重要故事段落，用一个个鲜活的形象，讴歌了时代变迁、家国之兴。

第三，用现场说话，用景观说话，全力呈现了长征国家文化公园独有的公园之美。

长征国家文化公园的属性是文化公园，公园归根结底是要让游客到现场参观游览的。长征途中，红军将士从东南到西北，从长江流域到黄河流域，跨越近百条江河，攀越 40 余座高山险峰，其中海拔 4000 米以上的雪山就有 20 余座，所经之地都是祖国壮美的山河。长征国家文化公园沿途经过世界文化和自然遗产 13 处，森林公园 400 多处，地质公园 100 多处。当年红军走过的万水千山，现在正被建设成生机勃勃的绿色生态廊道。当年红军长征在沿途留下的旧居、红色布告、标语、石刻等，都成为独特的文化景观。长征国家文化公园沿线的自然风光和文化景观，是其独有的公园之美。摄制组带着感情拍摄，带着发现美的眼睛拍摄，按当今观众的审美习惯，用最美的画面去呈现长征国家文化公园独有的大美自然风光、文化景观，使观众在受到长征精神熏陶的同时，也从最美的画面中感受到文化公园的魅力，看后产生前往"打卡"的强烈愿望。

值得指出的是，《长征之歌》能够实现上述突破和创新，与摄制组在创作过程中，发扬特别能战斗、特别能创新的精神密切相关。

一是特别能战斗。长征国家文化公园主体建设范围原则上包括红一方面军（中央红军）、红二方面军（红二、红六军团）、红四方面军和红二十五军长征途经的地区，涉及福建、江西、河南、湖北、湖南、广东、广西、重庆、四川、贵州、云南、陕西、甘肃、青海、宁夏15个省（区、市），共计72个市（州）381个县（市、区）。这样的一条线路，要将其精华拍出殊非易事。但节目摄制组特别能战斗，用长征精神拍长征，克服疫情带来的困难，派出外拍团队近60人分6个组到各地拍摄，外拍总素材超过400小时。摄制组跋涉所有15个省（区、市），深入111个市县，总行程45210公里，

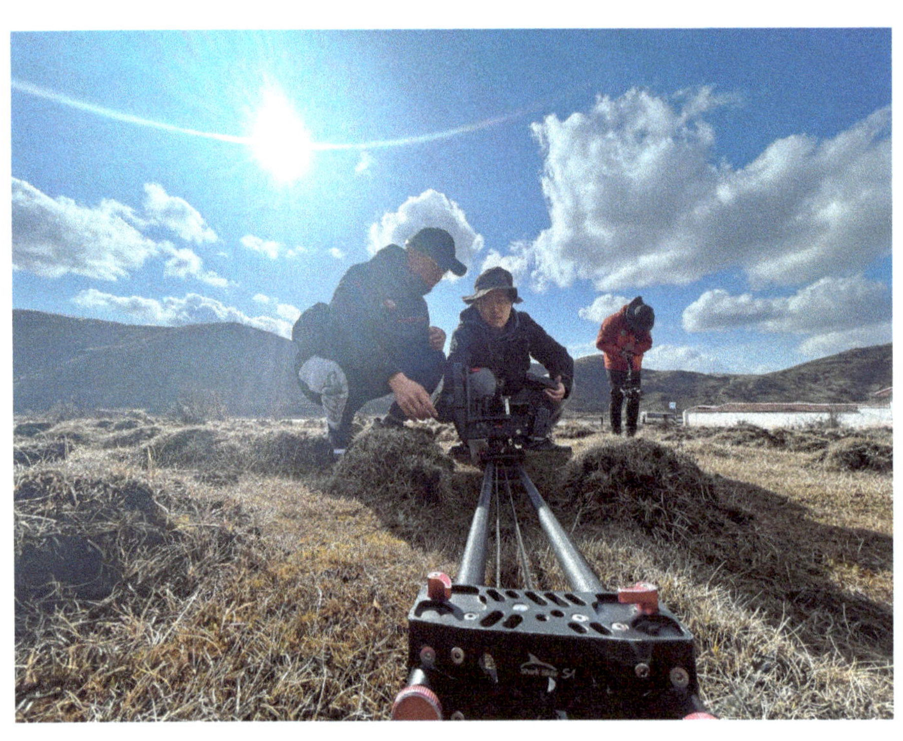

2022年4月2日，摄制组在四川若尔盖草地拍摄

共拍摄 84 个人物故事、历史故事，采访 217 人。片中使用了 33 位老红军的过往口述历史资料，本次又抢救式采访到 6 位参加过长征的百岁老人。这些采访确保了整片的质量。

二是特别能创新。《长征之歌》总导演闫东，总撰稿江英、刘岳、董保存等主创人员，是 2016 年创作大型纪录片《长征》的原班人马。为了使创作团队跳出以前的创作范式，他们特别能创新，在中央和地方有关单位协调配合下，与国家文化公园专家咨询委员会、中央党史和文献研究院、军事科学院、国防大学等单位专家合作开展创作，先后开过 15 次研讨会，最终确定了创作方向：立足长征国家文化公园全新角度，将历史与现实充分结合，在几代人的共情中表现长征与我们的故事。创新性思维成为本片成功的重要原因。

长征国家文化公园仍在持续建设。大型电视专题片《长征之歌》为全面反映长征国家文化公园建设、大力弘扬长征精神开了一个好头，希望以后涌现出更多讴歌长征精神的精品佳作。

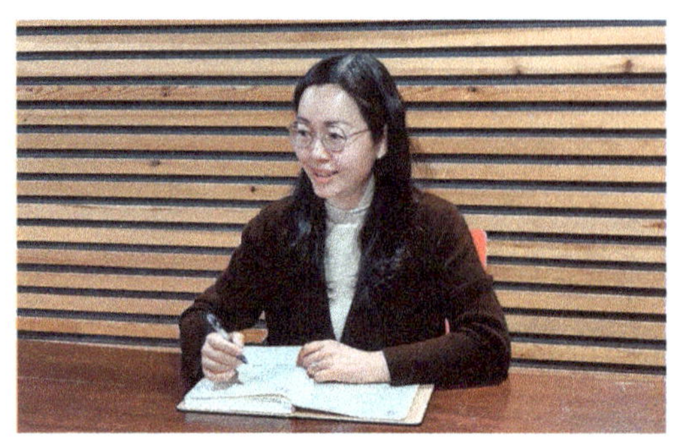

任慧

中国艺术研究院研究员、国家文化公园专家咨询委员会秘书处办公室副主任

新时代 新长征之歌

长征是"惊天动地的革命壮举，是中国共产党和红军谱写的壮丽史诗，是中华民族伟大复兴历史进程中的巍峨丰碑"（《习近平总书记在纪念红军长征胜利 80 周年大会上的讲话》2016 年 10 月 21 日）。7 年前，文献纪录片《长征》全景式再现了长征的历史，深入探究长征精神的传承与发展，全方位回顾长征精神对中国乃至世界近现代历史的影响，并从新时代的国家发展建设出发，展现长征精神对于实现中华民族伟大复兴和"中国梦"的重要意义。近日，闫东导演再度执掌镜头，推出电视专题片《长征之歌》，依托于长征国家文化公园建设，从新时代的高度讲解长征历史，讲述长征故事，弘扬长征精神，反映新长征的新成就，鼓舞人们在新时代走好新的长征路。

国家文化公园（National Culture Park）是我国首创和独创的文化理念，也是举全国之力建设的重大文化工程。党的十八大以来，以习近平同志为核心的党中央高度重视文化建设。2019年12月5日，中共中央办公厅和国务院办公厅印发《长城、大运河、长征国家文化公园建设方案》，成立国家文化公园建设工作领导小组。2020年10月29日，中国共产党十九届五中全会通过《中共中央关于制定国民经济和社会发展第十四个五年规划和二〇三五年远景目标的建议》，其中提出"建设长城、大运河、长征、黄河等国家文化公园"，随后设立专家咨询委员会（秘书处）。2021年年底，国家文化公园建设工作领导小组印发通知部署启动长江国家文化公园建设。连续三年的时间里，国家文化公园数量从三个增至五个，覆盖全国除海南省和港澳台之外的30个省（区、市），达到"两河三长"的壮观局面。

长征和黄河、长江、大运河这三条河流以及长城这一世界文化遗产相比，无疑是与众不同的。作为一次理想信念、检验真理、唤醒民众、开创新局的伟大远征，虽然历时只有两年，却充分展示了中国共产党人的精神和作风——铁一般的信仰、信念、纪律和担当，成为20世纪最能影响世界前途的重要事件之一。长征迸发出的激荡人心的强大力量，跨越时空，跨越民族，奏响了人类为追求真理和光明而不懈努力的伟大史诗。

长征国家文化公园的建设目标，就是要集中打造长征这一中华文化重要标志，通过整合长征途中具有突出意义、重要影响、重大主题的凸显红色基因的文物和文化资源，加强管控保护、主题展示、文旅融合、传统利用四类主体功能区建设，实施保护传承、研究发掘、环境配套、文旅融合、数字再现和教育培训工程，推进标志性项目建设，进而将长征国家文化公园建设成为呈现长征文化，弘扬长征精神，赓续红色血脉的精神家园。

为了更好呈现长征国家文化公园的建设成果，《长征之歌》摄制组追随中国工农红军一方面军（中央红军）、红二、红四方面军和红二十五军的脚步，走访长征沿线以及长征国家文化公园建设范围涵盖的 15 个省（区、市）——福建、江西、河南、湖北、湖南、广东、广西、重庆、四川、贵州、云南、陕西、甘肃、青海、宁夏。以长征中的重大历史事件和重要遗址、纪念地为基础修建的长征主题纪念馆、纪念设施和各类重点文物在专题片中娓娓道来。中国共产党带领中华民族创造的延安精神、"两弹一星"精神、载人航天精神等，无一不涌动着长征精神的红色基因，专题片将目光拓展至脱贫攻坚和乡村振兴，将视野提升至重要基础工程和大国重器，以及展现大美中国的生机勃勃的绿色生态廊道。如此众多而且扎扎实实有利于人民生活的美好画面，都源自于伟大的长征精神，进而也创造着人类文明新形态。

国家文化公园的建设工作，国家是属性，公园是形态，核心是"文化"。而"文化"的主体是人民，"公园"的主人是人民。因此国家文化公园这一文化工程充分反映了以人民为中心的理念，体现了为民族谋复兴、为人民谋幸福的宗旨。党的二十大报告中提出"建好用好国家文化公园"的明确要求，体现了党和国家对发展社会主义先进文化、弘扬革命文化、传承中华优秀传统文化的高度重视，满涨着高度的文化自信，以及建设中国式现代化文化强国的美好构想。《长征之歌》电视专题片立意高远，信念坚定，为我们精彩呈现了三年以来长征国家文化公园的建设成果，践行着习近平总书记的嘱托，未来大有可期！

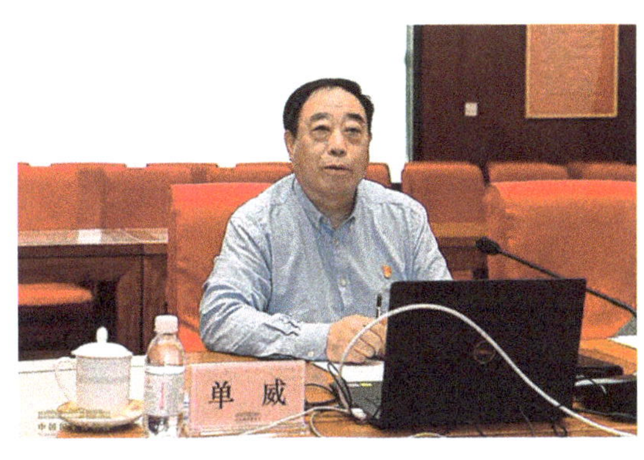

单威

国家文化公园专家咨询委员
会长征组委员、中国国家博
物馆原党委书记、副馆长

跨越时空续写长征故事
聚焦初心展现伟大精神

电视专题片《长征之歌》终于开播了。欣赏其画面的精彩，回顾其创作之艰辛，我认为，这是一部熔高水平的政治性、学术性、纪实性、艺术性于一炉的电视作品，其拥有运用历史逻辑的强大力量，感人至深的鲜活故事，鼓动接续奋斗的澎湃力量，体现历久弥新的伟大精神。

习近平总书记说，一代人有一代人的长征。八十多年前的长征，是我们党和人民军队为了拯救山河破碎的国家、拯救灾难深重的人民，也是拯救身处险境的自己而进行的一次浴血奋战。在领导中国人民赶走帝国主义侵略者、推翻国民党反动统治，建立人民政权之后，通过社会主义革命和建设，通过改革开放，我们党用生命和鲜血让人民站起来了，用智慧和努力让国家富起来了。党的十八大以来，在习近平新时代中国特色社会主义思想指引下，在以习近平同志为核心的党中

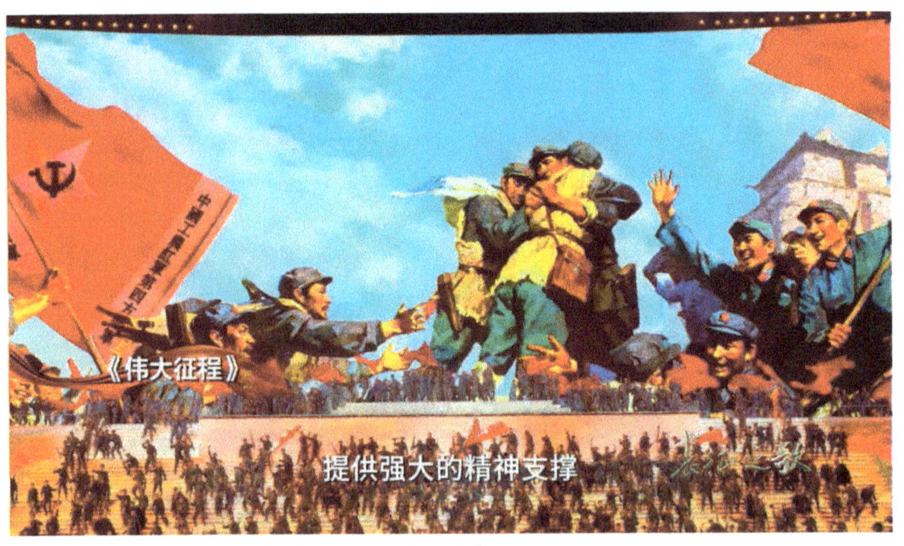

2021 年 6 月 28 日，大型情景史诗《伟大征程》
在国家体育场演出

央坚强领导下，全党在革命性锻造中深刻认识到，我们党是以马克思主义为指导，继承中华优秀传统文化，领导中华民族从灾难中解脱出来，又长期执政，领导中华民族实现伟大复兴的世界上最大的政党。

我们党在不同的历史时期，具体的工作任务与目标会随环境条件的变化而调整，适逢百年未有之大变局，必须进行具有新时代特点的伟大斗争。而在这场斗争中，我们必须宗旨不变、灵魂不变，把各项工作当作新的长征，以长征之心、长征之魂、长征的精气神，"走好我们这一代人的长征路"——新时代的长征路。正是因为有了如此清醒的认识，我们打赢了人类历史上规模最大的脱贫攻坚战，把生态保卫战、科技创新攻坚战逐步引向胜利，正在使国家和人民强起来，创造性地回答了历史之问和时代之问，交出了精彩的答卷。

习近平总书记和党中央对我们党长期的历史使命和力量来源的清醒认识，各级党组织、广大党员干部和人民群众的生动实践、奉献甚至牺牲，是包括电视工作者在内的思想宣传工作者们必须深入了解、准确把握和领会的历史事实和时代灵魂。《长征之歌》的创作过程，也是我们深入学习、反复思考的过程。战争的硝烟早已消散，但前进的步伐不能停止。我们不能仅靠回忆往昔的艰难代替思考今天的难题，不能仅靠展示过去的辉煌代替明天的斗争。十年来，中国共产党人以空前的历史担当，敢于面对复杂环境、深层次问题，敢啃最难啃的硬骨头，取得了一个又一个辉煌成就。

这使我们深刻认识到：不论何时，不论面对任何问题，我们党都是在"为中国人民谋幸福、为中华民族谋复兴"。我们所记录到的今天的生动鲜活的故事，汇聚起新时代伟大斗争的壮阔波澜，其战略空间之广大、战役规模之庞大、战斗情况之激烈、战士牺牲之壮烈，不亚于千难万险的长征，其结果都是人类文明新形态曙光的迸射，都是人类精神境界的升华！初心和使命，历久弥坚、历久弥新！在这场百年奋进的接力前行中，亿万中华儿女书写下恢宏史诗，证明了"过去的长征与新长征是同一个长征"的历史逻辑。而准确揭示好这一历史逻辑，充分展示好当代共产党人对使命责任的认真思考和优秀答卷，正是我们的历史责任和使命任务。

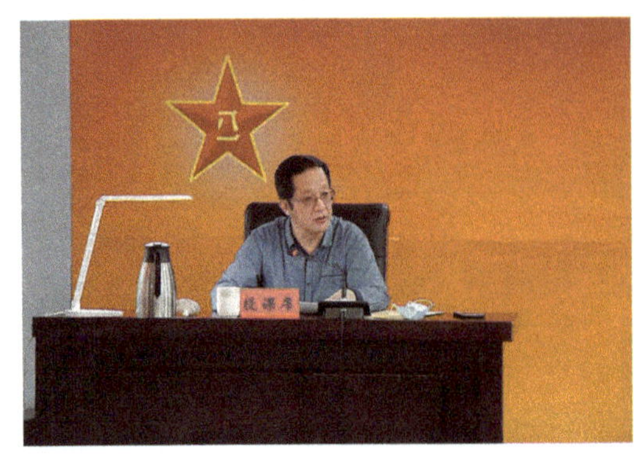

张海

国家文化公园专家咨询委员会长征组委员、中国人民革命军事博物馆原展陈研究部部长、研究馆员

歌在历史 颂在当代
——大型专题片《长征之歌》观后感

2023 年新年伊始，大型电视专题片《长征之歌》在总台综合频道晚上黄金时段播出。闫东总导演所率的团队，以高站位、新角度，大格局、宽纵深的思考、笔法与手段，创作出了一部予观众以视觉、精神双重享受的巨制佳作。

这部片子没有囿于长征历史研究的单纯表现，也没有囿于对新时代建设成就的单纯歌颂，而是以习主席在纪念长征胜利 80 周年讲话中对长征伟大历史意义的概括为指导思想，以长征国家公园建设为纽带，把 80 多年前飘扬在中国大地上那条红色的飘带和中国正在发生的新长征的伟大成就紧紧地联系在一起，以理想信念、真理初心等关键词为构架，展现了伟大的长征精神的历史意义与伟大的当代新长征的辉煌成就。观后给人以振奋，催人以思考，让人们在欣赏中自然地感受到了这部片子的独特历史魅力、艺术魅力、政治魅力。

一、内涵丰富——理想信念的伟大远征

电视片讲述了当年长征与当今的新长征中很多催人泪下的故事，但片子的可贵在于不仅仅是停留在对这些故事的感人之处的表述上，而是以点睛的语言评论升华了这些故事的内涵，丰富了片子的精神内蕴。观众们得到启发，要传承的不仅是历史故事，还有这些故事产生的"理想信念"。因为拥有这些理想信念，才有了班佑河边七百余名红军战士集体牺牲前不肯倒下的身躯；才有了 103 岁老人一生执守北上 80 多年再无音信的丈夫；才有了美籍医生马海德了解中国共产党、中国红军后将一生献予中国；才有了南仁东 20 多年坚守大山深处为中国"天眼"建设奉献余生。编导们将创新和理念相融合，极好地诠释了习主席"长征是一次理想信念的伟大远征"的理念，表现出这部片子对思想内蕴的追求。

二、歌颂初心——检验真理的伟大远征

这部片子主题极为集中，通篇贯穿着对长征历史定位的评价与思考，我们不难看出片子中力求表现的不仅是红军如何摆脱了国民党的围追堵截的史实，不仅是红军长征中数百次战斗中战果的展示，也不仅是红军历尽艰难困苦的回顾，而且是紧紧地围绕着表现中国共产党和红军不惜牺牲一切也要坚守的初心，表现红军长征是对伟大真理的探索与证明。所以才有了陈云对遵义会议传达手稿这一文物的追寻，才有了对"兴盛番族"锦幛故事更深的挖掘，才有了对长征遗迹的数字化保护意义的表现，才有了对南水北调工程与红军精神连接的阐释。片子告诉我们长征最伟大之处就是讲明了一个真理，就是有了一切为中华民族复兴和人民幸福为初心的中国共产党的正确领导，中国革命不论是当年的长征还是今天新的伟大长征都一定能够走向最终的胜利，这正如习主席所讲的"长征是一次检验真理的伟大远征"。

三、角度新颖 ——唤醒民众的伟大远征

在长征浩如烟海的研究、宣传、纪念成果及作品中，这部片子力求探索一条自己的路，确实很难，但创作者们的努力让我们看到了一个新颖的视角。片子把长征历史、新长征的故事与长征国家文化公园的建设紧紧连在一起，而且连接得很独到。所以我们看到了广西"酒海井"红军烈士遗骸的打捞，看到了全州红军湘江战役纪念园的"一草一木一忠魂，一山一石一丰碑"，看到了广东南雄少先队员们在全国唯一的"当红军歌"的文物前的吟唱，看到了老画家沈尧伊站在长征画板前的身影。片子不仅展示了长征国家文化公园已建成项目的影响，更阐释了人民群众对建设这一主题公园的热情与期待，这些无疑都是长征精神影响与传播的真实写照，正如习主席所说的"长征是一次唤醒民众的伟大远征"。

四、关照现实——开创新局的伟大远征

以往关于长征的影视作品，大多是就长征历史进行挖掘与阐释，而专题片《长征之歌》的笔墨则更多用于"开创新局"的展示，把长征的历史意义及其对当今的影响进行了大范畴、多纵深、全景式的反映。所以我们看到了今天长征路上脱贫致富的农民的笑脸，看到了绿水青山理念与红飘带相互辉映的美丽，看到了科技发展的大国重器在红军途经之地的腾飞，看到了与红军文化一脉传承的社会主义先进文化下栩栩如生的红军雕塑创作，看到了外国面孔对长征精神已成为世界精神瑰宝的真心认可。这些关照现实的创作理念给了这部片子更大的历史意义、现实意义、政治价值、艺术魅力，把长征精神影响下的一个全新中国的面貌展现给了世界，也充分证明了习主席所说的"长征是一个开创新局的伟大远征"。

片子已播完，但它给人的思考与振奋久久不会消弭。它会像长征精神一样激励着人们，在长征文化公园的建设中，在"红军万岁""长征万岁"的心底呼喊中，把历史烟云化作现实的辉煌。这就是这部片子的艺术力量吧。

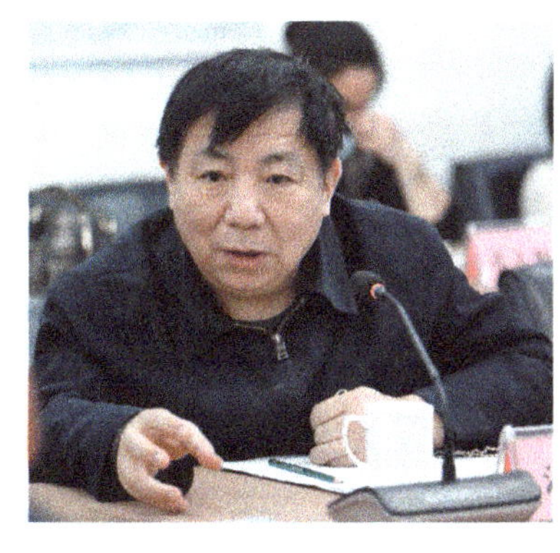

江英

军事科学院研究员、
《长征之歌》总撰稿

长征精神的创新性影像表达

　　大型电视专题片《长征之歌》在总台央视综合频道和科教频道播出后，在社会上引起巨大反响，被称为一部现象级作品。这部片子以建设长征国家文化公园为依托进行拍摄，讲述长征故事，弘扬长征精神，反映新长征的新成就，把"国之大者"与"民之关切"相结合，把宏大演绎与微观雕琢相贯通，以小切口反映大主题，以小故事折射大时代，让观众耳目一新，是对长征精神的创新性影像表达。本片有以下特点：

一、呈现长征精神的新载体

　　与以往反映长征的纪录片不同，本片以反映长征国家文化公园建设为重点。长征国家文化公园，是"十四五"时期国家重大文化工程。当年红军长征，途经 15 个省（区、市），沿线留存了数量庞大、类型丰富的长征文物和文化资源，具有不可替代的历史价值、纪念价值和教育价值。长征国家文化公园所属 167 处点位，包含长征主题纪念馆、纪念设施和文物，覆盖了长征中的重大历史事件和重要遗址、纪念地，承载伟大长征精神。本片结合长征文化公园建设保护传承、研究发掘、环境配套、文旅融合、数字再现、教育培训工程的要求，反映公园建设进程，展现长征精神，使本片大气厚重，充满时代感。片中讲述了当年送郎当红军的百岁老人段桂秀终身守望的故事；介绍了湘江战役战场酒海井的红军烈士遗骸打捞和安葬工程；介绍了大渡河泸定桥维修工人王其学，其掌握了落井铁桩里固定铁链的秘密；讲述了在长征国家文化公园（甘肃段）会宁红军长征胜利纪念馆中，一张红军党员登记表，见证了当时艰辛而充满希望的岁月，后来被鉴定为国家一级文物。让文物说话，让历史说话，让文化说话，成为本片别具一格的特点。

二、讲述长征故事的新角度

本片从当下视角切入，在讲述长征本体故事的同时，重点讲新长征的故事。片中以理论的逻辑力量，串联起 50 多个重要故事段落，有人物，有细节，有温度，有感情，在凸显几代人的共情中，表现出"长征与我们"这一主题特质。片中紧紧围绕当年红军的庄严承诺，讲述了当今长征沿线各族群众在党的领导下，脱贫攻坚和实现乡村振兴的时代变迁。在当年鄂豫皖根据地所在地——如今的湖北郧西的坎子山村，党支部书记魏登殿带领全村人接续长征，将一个吃水贵如油的穷山村建成了宜居之地。红军当年历尽艰险走过的万水千山，曾经是"生命禁区"和"死亡陷阱"，如今在习近平总书记"两山理论"的指导下，正被建成生机勃勃的绿色生态廊道。红二、红六军团当年长征途经的香格里拉地区的山林，如今已经成为滇金丝猴的重要栖息地。红军翻过的大雪山夹金山，建起了大熊猫国家公园。1935 年 10 月中央红军到达陕北吴起镇，完成了长征，如今在吴起镇的南沟村，植树造林累计 12 万亩，绿水青山变成了金山银山。……长征国家文化公园为建设美丽中国、幸福中国、强大中国，创造人类文明新形态做出贡献。

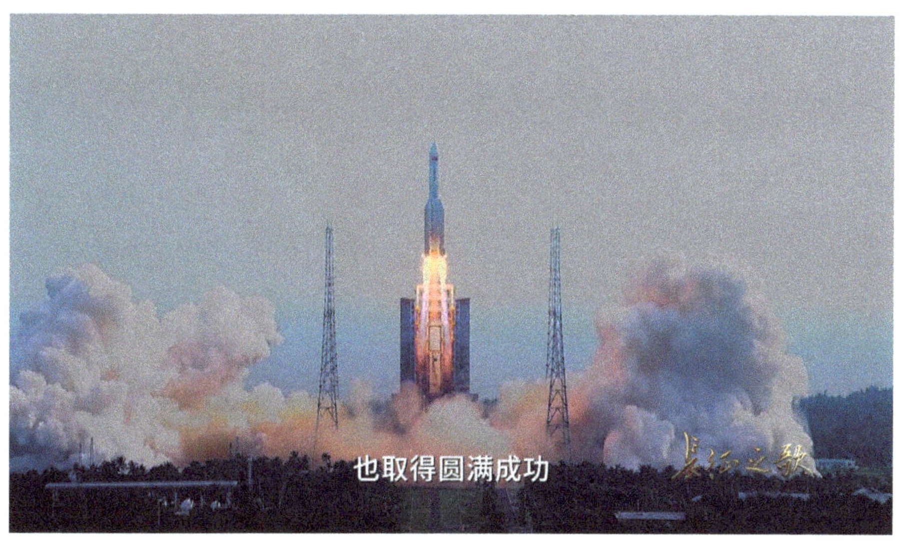

2022 年 10 月 31 日，梦天实验舱发射任务取得圆满成功

三、反映新长征的新成就

当年红军长征充满着创新精神。历史上的长征与新时代的长征紧紧相连。本片反映了今天在长征路沿线，分布着一项项重点工程和大国重器项目。在独树镇战斗遗址附近，有南水北调中线工程；在贵州，有"中国天眼"工程。"中国天眼"已正式向全球开放，与长征属于世界一样，"中国天眼"这一中国人的智慧和创造，同样属于世界。片中在讲述我国航天事业的时候，反映了最新成就：2022 年 7 月，搭载问天实验舱的长征五号 B 遥三运载火箭，在我国文昌航天发射场点火升空，与天和核心舱对接；10 月，梦天实验舱发射任务取得圆满成功，中国空间站形成三舱"T"字基本构型，浩瀚太空里，铸就了属于中国载人航天工程的历史丰碑。本片在讲述生态文明建设时，反映了最新的统计数据，20 世纪 80 年代野生大熊猫共有 1100 多只；到 2021 年，大熊猫野外种群已经达到 1864 只。在讲述长征文化建设的时候，通过调查了解到，现行的中小学课本，有关长征内容的课文共有 11 篇。长征文化，丰富着民族精神画廊。

四、推进长征史研究的新突破

2016 年中央电视台曾拍摄大型纪录片《长征》，这次的专题片《长征之歌》在学术研究和艺术表达上又有了新的重要创新和突破。

在介绍遵义会议纪念馆建设时，展示了保存在莫斯科共产国际档案中的陈云手稿，使遵义会议的具体内容得以揭示。片中遵义会议纪念馆的数字化保护工作，已经扫描完成了 80 件馆藏三维文物，1100 件二维平面文物，建立了 8600 页的文物数字档案，这是文献保护的具有历史性的工作，也创建着符合当今年轻人观展方式的数字展陈的有效措施。

在红军强渡大渡河等纪念馆，片中反映了使用全新的视听语言和叙事手法，让长征历史和长征文物在每个人的掌心、指尖活起来。创造性转化，创新性表达，使之带有很强的时尚感。

在以往长征史的学术研究中，"彝海结盟"是广为流传的民族团结的佳话。本片介绍了此前一个多月，红三军团经过贵州西南部的镇宁时与当地布衣族武装首领订立了盟约，史称"弄染结盟"。这是红军长征中与少数民族订立的第一个正式盟约。片中披露了摄制组在中央档案馆查找"弄染结盟"原始电文的细节。

位于青川甘三省交界地区的班玛县是红军长征唯一经过青海的地方。片中拍摄了班玛红军沟纪念馆收藏的红二方面军政治部主任张子意的日记，1936 年 7 月 10 日至 12 月 5 日记录的内容虽简洁，红军经过青海的史实却跃然纸上。

斯诺著作《西行漫记》封面上红军小号手图片，经考证，其人物原型是开国将军谢立全。1935 年，中央红军长征经过冕宁，以朱德总司令名义发布了《中国工农红军布告》，其中"红军万里长征"概念第一次出现，片中把这件布告呈现于广大观众面前，使人感到格外亲切。这些，对推进长征史的研究和宣传都起到了有力作用。

五、表达长征内涵的新方式

这部专题片的创作，贯彻"思

想＋艺术＋技术"相融合的理念，画面精美，制作精良，堪称精品。片中综合运用 4K 超高清、8K 超高清以及二维、三维动画等融合技术手段进行画面呈现，色彩饱满，琳琅满目，引人入胜，润物无声。片中注重使用当事人的讲述，有讲解员，有游客，有亲历见证者，有学者，有爱好者，有国内的也有国外的，体现着视角的多样性。片中的主题曲、主题歌、动画包装等，凸显出全新的风格。结合正片内容，创作了 88 条短视频：6 条精华速览，条条创意十足，新风扑面，既扩大了影响，又深化了主题。本片发挥全媒体作用，按照"播前充分预热＋播中推送预告＋发布节目亮点＋晚间亮点总结＋播后反响评论"的宣推策略，密集发声、持续发力，形成强大声势。

以长征的精神拍长征贯穿这部专题片创作的全过程。主创人员与国家文化公园专家组、中央党史和文献研究院、军事科学院、国防大学等单位的专家通力协作，共同攻关，完成创作。在各地防控的情况下，

摄制组派出 6 个外拍队，跋涉 15 个省（区、市），111 个市县，总行程 45210 公里，拍摄素材 400 小时。本片完成片自拍量比例接近 70%。片中使用了历次采访积累的 33 位老红军的口述录像资料，这次又对 6 位百岁老红军进行了抢救式采访。其中，川籍女红军赵桂英于 2022 年 11 月 18 日离世，享年 106 岁；川籍女红军王少连于 2023 年 1 月 9 日离世，享年 102 岁。

党的二十大指明了新时代新征程中国共产党的使命任务。从现在起，中国共产党的中心任务就是团结带领全国各族人民全面建成社会主义现代化强国、实现第二个百年奋斗目标，以中国式现代化全面推进中华民族伟大复兴。中央广播电视总台是党的意识形态重镇。大型专题片《长征之歌》的播出，对于全面贯彻党的二十大精神，赓续红色血脉，弘扬长征精神，激励广大群众走好新时代的长征路，以中国式现代化全面推进中华民族伟大复兴，起到重要推动作用。

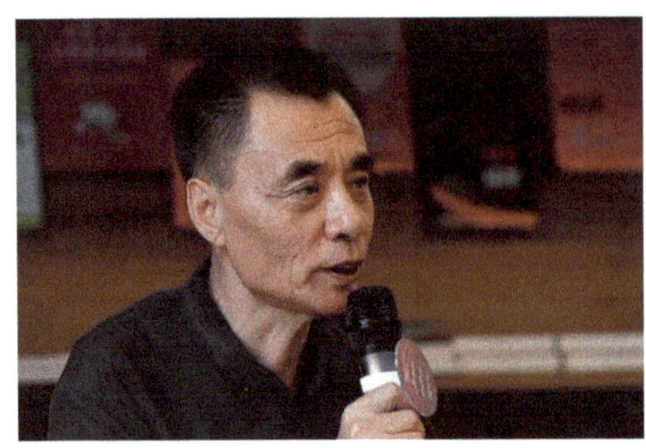

董保存

国家文化公园专家咨询委员会长征组委员、《长征之歌》总撰稿

传承与超越
——从《长征》到《长征之歌》

在党的二十大胜利召开之后，兔年春节即将到来之际，中央广播电视总台综合频道、科教频道相继播出了六集大型电视专题片《长征之歌》。节目反响十分热烈，获得广大观众和专家学者的一致好评。

《长征之歌》的主创人员，几乎是2016年中央电视台播出的电视文献纪录片《长征》创作团队的原班人马。观众不禁要问，《长征》和《长征之歌》是一种什么关系？

导演阐释——血脉相传

2016年10月，为纪念中国工农红军长征胜利80周年，电视文献纪录片《长征》在中央电视台播出。这部纪录片在海内外各界产生强烈反响，被认为是反映长征历史、弘扬长征精神的优秀作品，获得了全国优秀纪录文献片奖等多个奖项。

面对如潮的好评，总导演闫东却有一种意犹未尽之感。他曾说，为了拍《长征》，摄制组跑了5万多公里，先后采访了50多位健在的

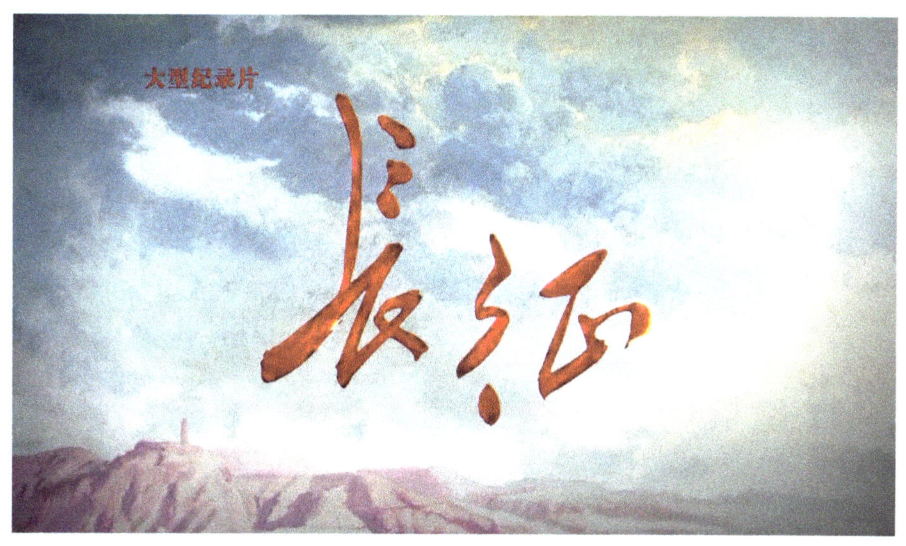

2016 年中央电视台播出电视文献纪录片《长征》

老红军，他们的口述实录，和许多非常珍贵的素材，没能够全部用在这部片子里。相信一定会有机会把这些奉献给广大的观众……

机遇，总是垂青那些有准备的人。

2021 年，根据《长征国家文化公园建设保护规划》，有关部门安排中国中央广播电视总台拍摄一部反映长征国家文化公园建设成就的专题片。这次，总导演的重任又落在了闫东的肩上。2021 年 8 月 27 日，在影视之家召开的创作会上，闫东导演说，书写长征的作品层出不穷，用影视来表现长征精神的作品也数量可观，我们这部《长征之歌》，怎样写，怎样拍？怎样才能独辟蹊径？我们既不能重复自己，也不能重复别人。关于这部片子的创作，我想到了一个形象通俗的说法，就是"乱炖"。

此言一出，可谓语惊四座。

对长征这样一个严肃的题材，能怎样"乱炖"呢？

他阐释说，"乱炖"的说法不一定特别确切。东北的"乱炖"是把经过精心挑选的食材、调料，按照恰当的比例和顺序放到柴锅里开

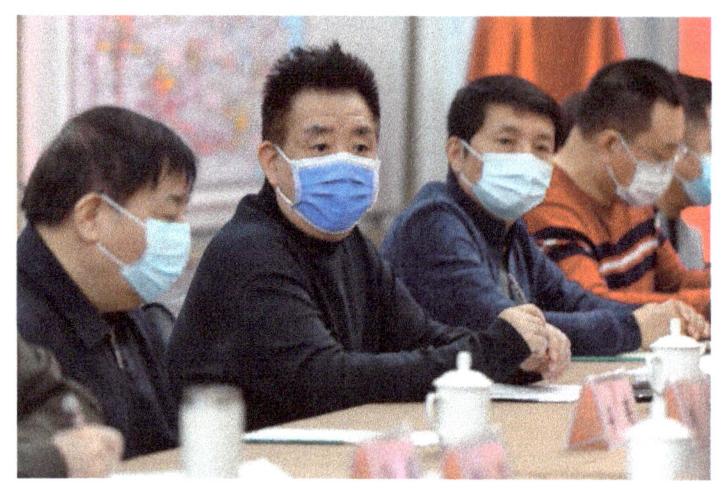

《长征之歌》总导演、制片人闫东（左二）在专题片创作会上发言

炖，掌握好火候。这道菜也叫"大丰收"。《长征之歌》这个片子就是要大开大合，要把历史和现实交织在一起，在长征国家文化公园这个载体中，有机地结合起来，把历史上的长征和今天新时代的新长征融会贯通……

同时，他还说，2016 年拍《长征》时，我们采访的 50 多位老红军战士，那是一笔不可多得的"财富"啊。他们当中好多人可能都不在了，但这些红军战士身上的长征精神，和我们要拍的《长征之歌》是一脉相承的……

总导演的阐释，得到了编创人员的认同。所谓"乱炖"，在文学创作中就是一种大散文的笔法，既有泼墨写意，也有工笔刻画；既有信手拈来，又有刻意挖掘；既能天马行空，又能遵规守纪……

其实，人们都知道，这样做，具有强烈的挑战意味。长征已经是一个巨大的文化符号。在中国人民的心中，每个人都对长征有自己的理解，自己的观察，自己的体悟。用电视片这种大众传播形式来串联起长征与新时代的长征，难度可谓相当大。

在疫情中，《长征之歌》的编创人员，迎难而上，进行了艰难的尝试和攻关，用长征精神，拍摄长征之歌。正如同片子的主题歌唱的那样，"穿越风雨时光，走在长征路上……"

从《长征》到《长征之歌》，同一题材的纪实作品，同一个创作团队，一脉传承，突破自我，实现超越。《长征之歌》因此形成了独有的创作特色。

亲历者口述——不朽的咏叹

《长征之歌》在总台一套播出期间，片中三十几位老红军口述当年长征的经历，无论是无语的哽咽，还是无伴奏"清唱"……多次冲上热搜。许多青年观众慨叹，这都是千古绝唱啊！

是的，这些长征亲历者，绝大多数已经离开了我们，仅存的几位，或坐在轮椅上，或躺在医院的病床上……但他们的口述，他们的歌声，在长征国家文化公园里回响。老红军的口述给了这部专题片厚重的历史感，打动人心的真实感，把观众带回到艰苦卓绝的长征路上。他们的"精气神"，鼓舞着长征路上的新一代。

而这些片段，都是 2016 年拍摄的，也是编创团队心心念念的素材，出现在 2023 年中央电视台的屏幕上，的确成为了《长征之歌》的点睛之笔。

试想，如果没有 2016 年拍摄的《长征》时的素材，哪来《长征之歌》这不朽的咏叹？从这个意义上说，《长征之歌》的创作，从五年前就开始了，这不正是我们所说的"厚积薄发"吗？

真实的细节——构成华彩乐段

一部成功的专题片，一定要强调细节的真实，它决定着一部作品的成败。

《长征之歌》每一集都有真实的细节呈现。

在第二集《跨越时空的承诺》，习近平总书记来到缺水的山村，走进一家农户，一定要尝一尝当地老乡喝的水……他拿起水瓢的细节，生动地体现出我们党一心为民，说到做到，兑现当年红军对老百姓的承诺。

在第四集《奇迹在万里征程闪耀》，"天眼之父"南仁东的学生

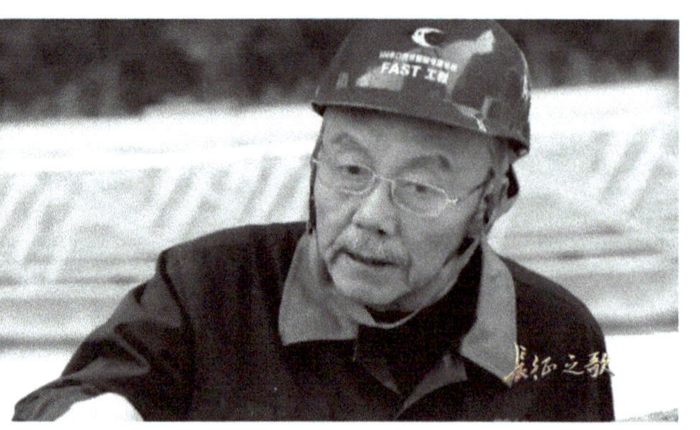

"中国天眼"之父南仁东

眼含热泪在电脑屏幕上敲下的一行字："老爷子，我们能够再聊聊吗？"南仁东略带沙哑的声音传来："感官安宁，万籁无声，美丽的宇宙太空，以它的神秘和绚丽，召唤我们踏过平庸，进入到无垠的广袤……"，无不让观众热泪盈眶。

像这样的细节，在《长征之歌》每一集中，都能看到，它们构成了《长征之歌》的华彩乐段。

开掘与发现——魅力所在

《长征之歌》怎样才能有别于过去拍摄的《长征》？如何在今天的长征国家文化公园展现伟大的长征精神？都需要编导们进行深入的开掘与发现。

新的开掘，新的发现，是《长征之歌》的魅力所在。

比如，人们都知道万里长征，但"万里长征"的说法是什么时候出现的，在什么地方出现的，知道的人并不多，或者说根本就不知道。在第五集《红飘带上的诗与远方》中，长征是宣传队，走一路宣传一路，在冕宁的墙上就留下了朱德总司令署名的布告，上面第一次出现了"万里长征"的说法。这对于并不熟悉长征历史的观众来说，已然是新的发现。

再比如，近几十年来，红军的长征路线，吸引了不同肤色，不同种族，不同文化背景的人，前来重走长征路。他们当中既有历史研究者，也有普通游客；既有政府官员，也有文艺界人士……为什么中国的长征具有这样的魅力？

经过深入研究，我们发现长征"是一部伟大的人间史诗"，其本身具有超越时空、超越意识形态的特质，因此我们说，长征是属于全人类的精神财富，长征文化是可以走向世界的。长征是让世界了解中国，读懂中国共产党的途径之一。因此就构成了第六集《长征让世界读懂中国》。

长短相辅——琴瑟和鸣

大型纪录片播出前，传统的做法是，搞一个宣传片，发一发消息，搞一些"预热"活动。这些当然有必要。现如今，如果还仅用这样的方式，那就落伍了。

《长征之歌》播出进行了创新和尝试。充分利用互联网，多媒体、融媒体，全方位、多角度地互动。央视新闻、央视频、央视网、央视科教、微博、抖音、快手、百家号等平台全面开花，传播力和影响力大大提升，收到了超预期的效果。

《长征之歌》播出前后，一共发出88条短视频，全网包括央视频、微博、抖音、快手等总点击量13.4亿，微博相关话题总阅读量突破了10.1亿，《长征之歌》主话题阅读量达到2.8亿。

其中，从第五集中选出的短视频"700多名红军战士背靠背坐着牺牲了"取材于已经出版多年的王平上将的回忆录。这次短视频上线，点击量近一个亿。这样的短视频，还可以举出很多。《女红军自述：拽着马尾过河 》《这些烈士遗骸沉没井下80多年》等都有不俗的表现。

短视频和《长征之歌》大片配合播出，可谓是相辅相成。配合得当，互相促进，丰富多彩地弘扬长征精神，宣传长征国家文化公园。也为将来此类电视专题片、纪录片的推广，蹚出了一条新路。

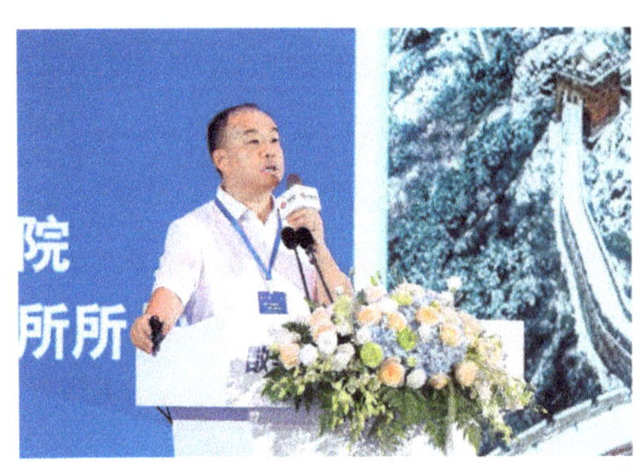

杜凡丁

北京清华同衡规划院遗产保护与城乡发展中心五所所长

《长征之歌》
——对长征国家文化公园建设理念的创新诠释

建设国家文化公园，是我国新时代文化建设方面的重大创举，是习近平总书记"讲好中国故事"理念的重要体现。不同于通常的文物开放展示或旅游景区建设，国家文化公园所指的公园是更为广义的、开放的、体系性的文化空间，不仅规模宏大，其建设理念和方法也有很多创新。就长征国家文化公园来说，其核心思路即是以讲好长征故事、弘扬长征精神为核心，以重要长征文物和文化资源为主干，整合其他相关资源，依托长征线路串珠成线，形成贯通沿线15个省（区、市）的大型文化和自然遗产廊道，全景全貌呈现长征红色文化的独特创造、价值理念和鲜明特色。在彰显革命文化强大感召力的同时，树立中华文化重要标识，并为巩固脱贫攻坚成果、促进乡村全面振兴和革命老区振兴发展提供助力。大型专题片《长征之歌》以创造性的思路和手法讲述历史和今天的长征故事，并将长征国家文化公园的建设理念、规划布局、特色亮点等巧妙地融入其中，引起了热烈的社会反响，对公园建设进行了一次极为成功的诠释与推广。

《长征之歌》突破了通常以历史进程为主轴的线性叙事，从"以物证史"入题，充分体现了公园建设以文物和文化资源为核心的基本思路。

文物承载灿烂文明，传承历史文化，维系民族精神。习近平总书记曾指出，我们要"让收藏在博物馆里的文物、陈列在广阔大地上的遗产、书写在古籍里的文字都活起来，丰富全社会历史文化滋养"。强调以物证史、以物讲史，坚持"保护优先、强化传承"，是国家文化公园建设保护的基本思路，长征国家文化公园的空间布局和工作部署，正是以长征文物和文化资源的保护传承为核心。

专题片第一集，就以长征文物和文化资源为引来展开故事讲述，通过于都红军渡、湘江战役旧址、遵义会议会址、泸定桥、夹金山红军路、会宁会师塔和将台堡等具有代表性的长征史迹勾勒了长征历史概况，通过对全国长征文物、纪念馆、纪念设施和烈士墓等各类资源的系统梳理，呈现了长征国家文化公园的整体规模及建设格局，巧妙地突破了以往长征纪录片以历史事件为线索的叙述模式，并普及了国家文化公园的基本概念和建设思路。

针对各处长征文物，《长征之歌》都选择了独特的视角，既深刻阐释了文物承载的伟大长征精神，也体现了革命文物在红色教育中所发挥的重要作用，更展现了新时代革命文物保护工作的正确理念、科学方法以及各级文物保护者付出的艰辛。例如在湘江战役旧址的段落中，介绍了酒海井烈士遗骸的打捞工作，使得红军烈士的悲壮故事得到了现代考古和科学鉴定工作强有力的实证和支撑；讲述遵义会议时，强调了陈云的手稿这一珍贵文物对于史实认定的重要性，并介绍了可移动文物数字化保护的高科技手段和作用；讲述飞夺泸定桥时，展示了粗大铁链的维修工艺和百年延续的修护制度，展现了非物质文化遗产的传承和基层文物工作者的无私奉献等。这些讲述使观众学习长征历史的同时，领会了长征国家文化公园建设以文物保护利用和文化传承弘扬为核心的思路，并接触到了先进的文物保护理念与技术。

《长征之歌》通过新颖的结构设计、巧妙的内容组织，突出展现了公园建设在布局谋划上的特色亮点。

长征永远在路上，长征胜利之后的 80 多年里，中国共产党不忘初心，始终不懈努力践行对人民的承诺，沿线各地翻天覆地的惊人变化、震古烁今的建设硕果，正是一代又一代人在新长征路上留下的坚实脚印。长征国家文化公园建设的重要理念之一，就是要把能反映长征精神代代相传的各类资源特别是新时代的建设发展成就整合到公园之中，

在丰富展示内容的同时，实现辐射带动效应。《长征之歌》以主题为引领，以长征故事为线索，通过长征文物保护展示、脱贫攻坚乡村振兴、生态环境保护涵育、大国重器国家工程、红色文化创新传承、在国际讲好中国故事等不同侧面，系统展现了长征沿线改革开放特别是新时代以来的辉煌成就和几代人的艰苦奋斗、奉献牺牲，全面诠释了长征精神传承的理想与信念、勇气与坚持、胆识与智慧，充分呈现了公园建设在资源整合方面的宏伟构想。

例如在第四集《奇迹在万里征程闪耀》中的乌东德水电站，正位于当年"巧渡金沙"的发生地皎平渡。昔日 37 位船工不顾安危日夜摆渡助红军渡江，今日为支持国家战略工程建设，3 万多云南禄劝县群众举家搬迁，二者背后都体现了顾全大局、无畏牺牲、依靠群众的长征精神内涵。导演抓住了这一典型故事和场景，生动诠释了长征精神的延续传承。

长征是一步一个脚印走出来的，为强化长征文化线路的整体性，突出万里长征的辨识度，推动以"走读党史"为核心的参观游览新模式从而带动沿线地区经济社会发展，长征国家文化公园建设提出了"万里红路、千村串联"的特色布局构想，专题片对此也做了生动呈现。

在第二集《跨越时空的承诺》中，重点围绕长征沿线脱贫攻坚、老区振兴组织叙事，并结合故事的讲述对长征历史步道、红军长征村的建设进行了全面的介绍："乌蒙山回旋战"沿线卓有成效的石漠化治理，"彝海结盟"故事发生地大凉山里的通村公路，红二、红六军团翻越的中甸雪山脚下如今红火的民宿经营，长征胜利会师的西海固地区为脱贫攻坚结下的"山海情"等，无不体现了共产党对人民许下的庄严承诺，并展现了长征路上的壮美风光、民族风情，使观众更深入具体地了解了国家文化公园的建设部署和特色。

长征国家文化公园在空间布局上规划了"一轴四线十四篇章"的构架，并以此为基础确定了 52 个重点展示园、35 条集中展示带，以期实现对伟大长征历程的全景式展示，形成内容覆盖完整且各有聚焦主题的长征画卷。在《长征之歌》中，这一思路也表达得非常到位。一方面专题片各集均沿长征路线和历史进程整体推进，但各部分的讲述角度和内容又有不同侧重，做到了"各美其美，美美与共"；另一方面，镜头并非仅聚焦大家熟悉的长征历史重大事件和重要文物，而是结合公园布局，对一些过去知名度不高，但特色突出、代表性强的闪光点也进行了关注。例如广东南雄保留的全国仅存的《当红军歌》词曲标语墙和红色歌曲在中小学广泛传唱，广西龙胜保留的生动体现党早期民族政策的"红军岩"和如今龙脊梯田红色旅游与乡村旅游完美结合，重庆綦江石壕红军烈士墓的造型对江津白沙长江大桥建筑设计产生启发等，使长征画卷得到更加完整立体的呈现。

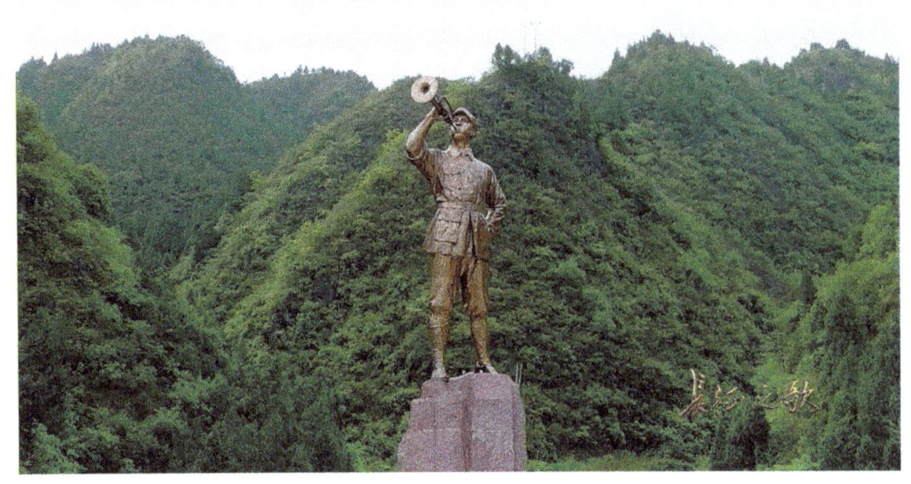

长征国家文化公园（贵州段）
余庆县突破乌江雕塑

《长征之歌》深入贯彻落实了习近平总书记"讲好中国故事"的重要论述精神，充分诠释了长征国家文化公园"创新传播、贴近时代"的建设理念。

《长征之歌》深入贯彻落实了习近平总书记关于"讲好中国故事"的重要论述精神，充分诠释了长征国家文化公园"文化引领、彰显特色、创新传播、贴近时代"的建设保护理念。国家文物局《革命文物资源服务党史学习教育大数据报告》显示，2019—2021年青少年的党史学习热情日益高涨，35岁以下的年轻群体在革命文物参观和红色旅游人群中占比已经超过50%，18岁以下中小学生的参观人数增长率达到了40%。以年轻人喜闻乐见的方式讲述长征故事，不仅是对现实需求的回应，更是长征国家文化公园"传承弘扬长征精神"的核心目标之一。

专题片突破单纯的宏观历史叙事，关注鲜活生动的人物和故事，老红军、红军后代、文物保管员、基层扶贫干部、一线科研人员、先锋艺术家等，人人都是故事的讲述者，他们分享源于自身的历史记忆、体验和感悟，展现出的是长征在沿线地区和人民生活中烙下的深刻印记。"翻越夹金山"是公众最熟知的长征历史事件，导演采用全新的角度，通过长征亲历者后人和重走长征路的登山队员们"重回历史现场"的方式，给人以极强的代入感和体验感。他们所体会到的寒冷、缺氧和力竭使得文献书籍中的"翻越夹金山"不再遥远，令长征故事在 80 多年后的今天激荡出时代共鸣。

"划线量身高"是很多中国人的共同体验，但福建长汀红九军团长征出发地中复村的红军桥木柱上的身高标线却蕴含着截然不同的含义和情感。长征时期社会背景与红军的理想信念通过真实的历史细节直观地传递给观众，这种"内容为王，引发共情"的传播方式入脑入心且易于引发二次传播，取得了极好的效果——用这一段镜头剪辑的短视频"生命等高线"登上了当天的微博热搜。

毛主席《清平乐·六盘山》中的词句大家已耳熟能详，而摇滚组合"布衣乐队"与西北民间艺术"花儿"传承人联袂演出，唱响"今日长缨在手，何时缚住苍龙"，创造了全新的艺术体验，传统文化、革命文化和当代文化碰撞出令人惊艳的火花。

《长征之歌》运用这种极具创新性的编排方式，展现出历史上和当下真实、立体、全面的中国。

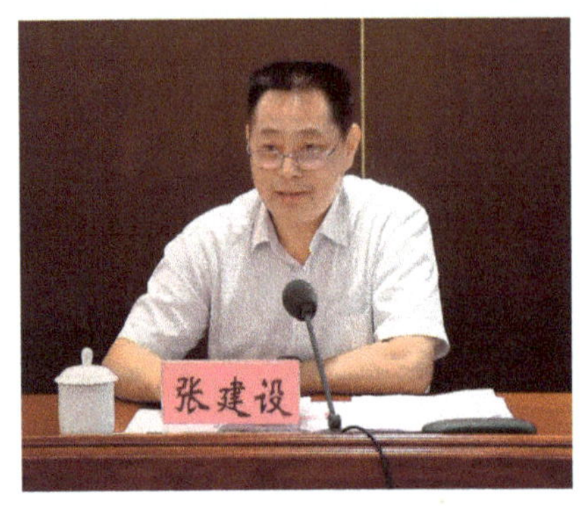

张建设

中国老区建设促进会秘书长

红色基因遍地花开
——看《长征之歌》有感

中央广播电视总台制作的六集大型电视专题片《长征之歌》，以反映长征国家文化公园建设为切入点，采用蒙太奇手法，穿越近 90 年的时间空间，从新时代的高度讲解长征历史，讲好长征故事，讲述当下故事；让波澜壮阔的历史画卷与精细工笔的凡人小品紧密结合，有机相融，形成整体，既有高度又有温度，既有深度又有广度。删繁就简三秋树，领异标新二月花，观后让人耳目一新，感触良多，感悟深远。

长征是一首雄壮、豪迈、大气磅礴的革命交响曲，是人类历史的奇迹，它不仅是一次杰出的军事成就，更是一次具有深远影响的革命壮举。它是理想信念的"航标灯"，它是检验真理的"试金石"，它是唤醒民众的"冲锋号"，它是开创新局的"指南针"，它更是中华民族薪火相传，不畏艰难，勇往直前，争取胜利的红色基因。经过近 90 年的孕育，早已植根中华大地，融入民族血脉，时至今日，这种红色基因更是叶茂枝繁，花开遍地。

文化传承孕育精神之花

文化是一个民族发展的魂魄，是一个国家强大的精神。长征的文化核心内涵是坚定不移的理想信念，是不屈不挠的抗争精神，是勇往直前的革命意志，是乐观向上的风骨品质，是其取得胜利的重要保证。《长征之歌》在文化的呈现上，突出文物范畴，聚焦长征国家文化公园建设，深挖博集，精雕细琢，大纵深、多角度、广范围进行呈现。大到对遵义会议纪念馆数字化保护工程、泸定桥铁链制作技艺传承等的展示，小到对红军门板、红军传单、红军标语、红军党员登记表、红军报名时丈量身高的标线等具体文物的深描，形成了层次丰富的长征文物和文化资源的叙事矩阵，讲述长征故事，弘扬长征精神，培植长征文化。这不仅仅是影视艺术形式再现，更是对长征文化的传承和光大。

博大的长征文化孕育的是不怕牺牲、前赴后继，勇往直前、坚韧不拔，众志成城、团结互助、百折

不挠、攻坚克难等强大的长征精神。靠着这种精神，破娄关，夺泸定，渡金沙，越五岭，爬雪山，过草地，冲破层层封锁直达陕北；靠着这种精神，决胜平型关，血战台儿庄，夜袭阳明堡，百团大决战，浴血风雨取得抗日战争伟大胜利；靠着这种精神，三大战役决战决胜，百万雄师渡长江，以摧古拉朽之势打倒蒋家王朝，解放全中国；靠着这种精神，进行社会主义建设和改造，使一穷二白的中国逐渐走向繁荣富强；靠着这种精神，进行改革开放，使中国由站起来、富起来到强起来，逐渐走向世界民族之强林。在未来的日子里，我们依然要靠着这种精神，实现中华民族的伟大复兴……

长征永远在路上，长征之歌永远在唱响，长征精神之花也必将伴随着我们的伟大事业而迎风绽放。

鱼水情深绽放团结之花

长征是一次唤醒民众的伟大远征。《长征之歌》以白描的手法，宏大的篇幅，讲述了军民鱼水情深的精彩故事。不管是刘伯承元帅与

彝族头领小叶丹的歃血结盟，还是红军战士即使自己顶寒风、冒雨雪、忍饥饿也绝不侵犯群众利益，始终贯彻铁一般的纪律，他们都以自己的实际行动给了世代被压迫的人民向往和希望，让那些最底层的人民知道了什么是剥削，什么是压迫，唤醒了他们改变命运的勇气和力量。一切为了群众，一切依靠群众。坚持人民利益至上，坚持为了改变世间的不公和压迫而革命而征战，所以最终历史和人民选择了红军，选择了党。红军是穷人的队伍，红军是工农的武装。最后一口粮当军粮，最后一块布做军装，最后一个儿送

战场，呈现出军爱民、民拥军，军民鱼水一家亲的感人场景。这种血浓于水的军民情谊，是红军长征最有力的保障，也是长征胜利的重要法宝。战争年代如此，和平时期这种军民鱼水情更是展现出巨大力量，特别是在西部开发、军队改革、脱贫攻坚中都发挥了巨大作用。长征孕育出的团结之花在各个历史时期都闪烁着耀眼的光彩。

开创新局催生富裕之花

长征纵横 15 个省（区、市），攻占七百多座县城，进行三百余次战斗，突破敌人重重包围，巧过金

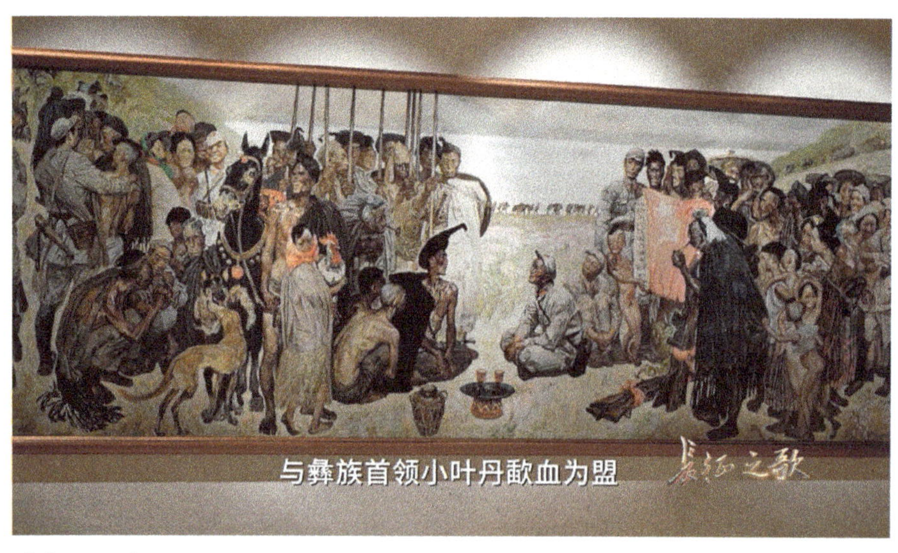

《彝海结盟》，油画，沈尧伊创作于 2010 年

沙江，强渡大渡河，飞夺泸定桥，爬雪山，过草地，穿越荒无人烟的地区，……创造了人类历史上的伟大奇迹。

《长征之歌》穿越时空，一边展现红军创造性的各种迂回、包抄、阻击、突袭等战斗场景及战争奇迹，使那种艰苦卓绝、浴血奋战的场面历历在目，一边展示南水北调中线工程、中国天眼、赤水河红军大桥、乌东德水电站、西昌卫星发射中心、塔拉滩光伏电站，这些科技史上的奇迹，使两者交相辉映，各显千秋，但两者又都体现着一个共同的特点——创新精神。

长征的途经地绝大部分都是老少边穷地区，都属于脱贫攻坚的重点难点。近些年来，党中央以创新精神，大打脱贫攻坚之战，取得举世瞩目的成绩。我在老区建设促进会工作，到过许多红军长征经过之处，从中央到地方，从政府机关到厂矿企业，从各种慈善机构到老区人民自己，各方在扶贫开发上投入的人力、物力、财力、科技力都是无与伦比、前所未有的。不论是老区人民的生活水平、自身造血能力，还是生态环境、精神面貌等都发生了翻天覆地的变化。曾经依靠如金沙江跨越峡谷的溜索、阿土列尔村几乎 90 度的天梯与外界相连的人们，曾经住在阿布洛哈村悬崖山顶的人们，都摆脱了生存困境。这些村庄走向稳步发展，如今交通便捷，人民生活水平得到提高。泸定桥、夹金山的变化更是今非昔比，这就是长征精神对后世的社会发展与人民生活的馈赠，这就是长征精神催生的富裕之花逢时盛开。

山河万里遍开文明之花

长征是一种文化，更是一种文明，它是华夏五千年文明史中最为灿烂的一束奇葩。旗帜指引方向，精神穿越时空。纵然时代在发展，形势在变化，但长征精神在历史长河中，仍焕发出更加夺目的时代光辉。长征留下的精神火种已成为中华民族取之不尽、用之不竭的力量源泉。山河万里，到处盛开着长征精神的文明之花，激励着人们勇毅前行。

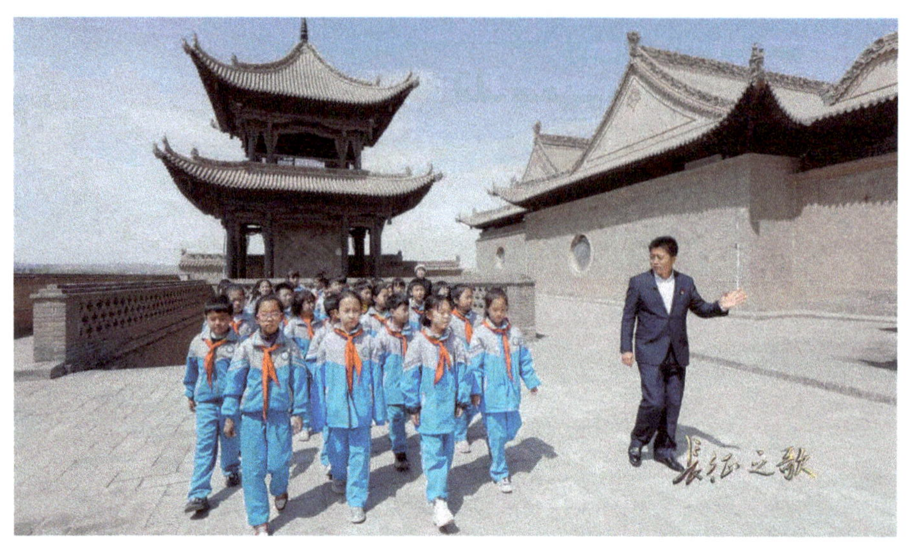

讲解员带领学生参观长征国家文化公园
（湖北段）郧西县革命烈士纪念馆

《长征之歌》通过呈现普通人对长征的各种形式的纪念和学习，表现了长征精神融入当代生活。大量青年人通过新媒体观看长征历史展览，普通人相约重走长征之路，小学生在长征国家文化公园安静聆听，中外游客和摄影家在长征路上拍摄，中小学生在课堂上学习红军故事……长征精神已浸润到当代人的日常生活，展现了其在当代的感召力、文化力、文明力。

一代人有一代人的长征，一代人要走好一代人的长征路。长征精神代代传，长征之魂代代有。不忘初心，方得始终。八十九年前从于都出发，滚滚洪流冲破万千险阻，星星之火点燃民族希望。八十九年来，不忘来路，栉风沐雨众志成城，挺起了中华民族坚强的脊梁。八十九年后，新时代的中国共产党人必将牢记职责使命，引领中国特色社会主义伟大事业不断走向新的更大的胜利。

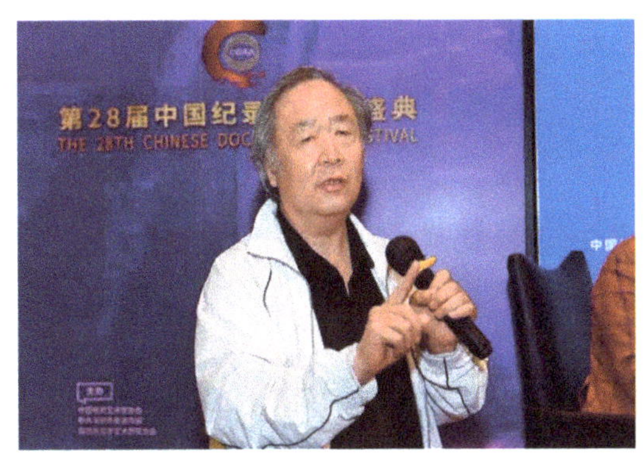

单万里

中国电影艺术研究中心
研究员

《长征之歌》：历史事件的当代表达

长征，常说常新，常新常说。近日，央视综合频道黄金时段播出的六集大型专题片《长征之歌》，讲述了一个熟悉又陌生的长征。熟悉是因为长征出现在几代人的教科书中，陌生是因为长征国家文化公园是近年来出现的新鲜事。《长征之歌》就是在长征国家文化公园陆续建设完成的大背景下，重新讲述八十多年前的往事，更关注长征沿线当今时代人民群众的生活状况。

我们时刻生活在历史中，一切历史都是当代史。《长征之歌》主创团队曾经在 2016 年制作完成了八集大型纪录片《长征》，那是为纪念长征胜利 80 周年而制作的，突出纪念性，相比之下，《长征之歌》更关注长征沿线的现实，更具有亲民的情怀。

第一集《让长征文物活起来》概述长征国家公园。

第二集《跨越时空的承诺》讲述当年长征队伍向经过地区百姓的承诺。

第二集开始于一个看似简单的问题："红军是什么？"从这支军队诞生的那天起，这个问题就不断地被世人反复追问。在长征国家文化公园湖北段郧西县革命烈士纪念馆内，一份题为《什么是红军》的红军传单写道："红军是工人农人的军队，红军是苏维埃政府指挥的军队，红军是共产党领导的军队。"长征沿线红军当年留在大山、石壁、建筑物上的标语依然可辨，与今天"脱贫攻坚""乡村振兴"的标语交相辉映，形成长征国家文化公园一道独特景观，这也是贯穿本片的一条重要线索。

接着，镜头转向 2020 年 9 月 16 日下午，正在湖南考察调研的习近平总书记，来到郴州市汝城县文明瑶族乡沙洲瑶族村参观"半条被子的温暖"专题陈列馆，指出："半条被子"的故事，充分体现了中国共产党人的人民情怀和为民本质。当年红军缺吃少穿、生死攸关的时候，还想着老百姓的冷暖，真是一枝一叶总关情。然后是这样一段解说："跨越时空，共产党员的庄严承诺一以贯之，这就是为人民过上更加美好的生活而矢志奋斗。"本集大部分篇幅都在讲述脱贫致富的故事。

回顾历史，是为了认识现实，讲述"走好新时代长征路"的故事，更是为了建设美好的未来，这是《长征之歌》的总体叙事特征。

第三集《一条绿色生态廊道》重点讲述了长征沿线地区为创造人类新形态文明所做的贡献。第四集《奇迹在万里征程闪耀》聚焦新长征路上取得的高科技奇迹。第五集《红飘带上的诗与远方》展示以长征为主题的丰富多彩的文化作品。第六集《长征让世界读懂中国》展现了长征产生的国际影响。

本片的影像资料丰富、翔实、珍贵。除了本次专门拍摄的素材，还使用了以前拍摄和精心挑选的资料，包括 2016 年拍摄的《长征》素材，以及 20 世纪 90 年代以来该团队多次拍摄大型革命历史专题片的珍贵采访资料，更有广泛搜集的更早的各种来源的历史影像资料。与此同时，本片在"让历史资料活起来"

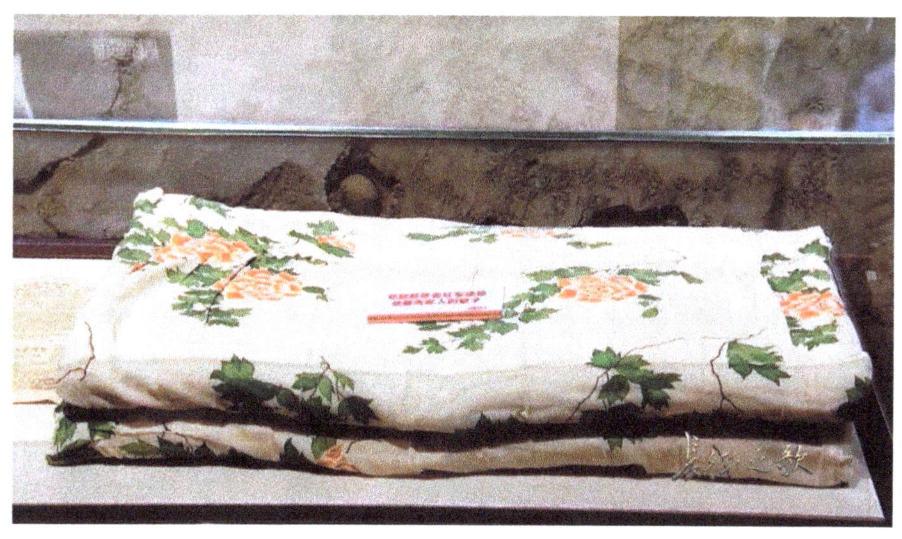

在沙洲村"半条被子的温暖"专题陈列馆里，珍藏着
邓颖超等老红军送给徐解秀家人的被子

方面也做出了很多探索，充分利用长征沿线文化公园和博物馆以新媒体方式展陈的形象化文献资料。

《长征之歌》是长征精神的颂歌，集思想性、艺术性、观赏性于一体，而且知识性相当丰富。专题片对长征沿线地区的自然地理（如第三集赤水河的形成）、人文历史、风土人情等方方面面的知识进行了简明扼要的形象化介绍，丰富了观众的知识，也更加受到年轻观众喜爱，这得益于本片创作团队和学术专家组的参与。长征不仅是中国的，也是世界的，蕴含着丰厚的精神内涵，有待于进一步挖掘。

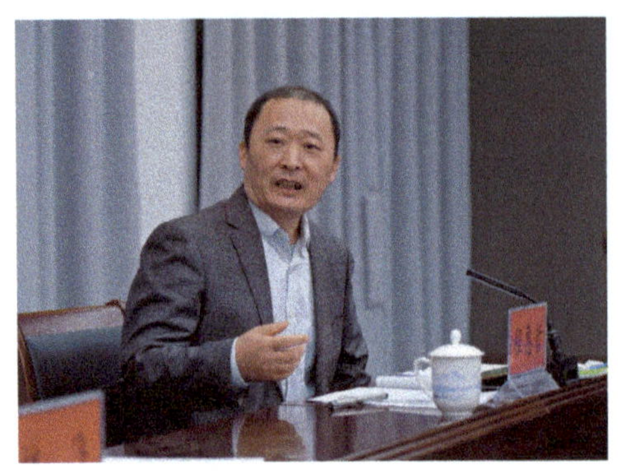

程惠哲

中国艺术研究院文化发展战略研究中心副主任，国家文化公园专家咨询委员会秘书处办公室副主任

《长征之歌》：
长征魂、时代风、影像志

历经两年的反复打磨、精心制作，凝聚了众多专业人士智慧才华的《长征之歌》正式播出。这是一部值得一看的、有追求的电视专题片，它再现了长征之魂，弘扬了长征精神；呈现了长征国家文化公园之貌，展示了时代发展风采；用精美影像、生动画面艺术地传古志今，以资来者。

这是一部锐意创新之作

关于长征，已经有很多文艺作品，包括电影作品、电视作品，从不同角度、不同立意进行艺术表现。但是，国家文化公园是新概念，长征国家文化公园建设是新事物，服务长征国家文化公园建设而专门拍摄的电视专题片《长征之歌》，也是新命题。长征国家文化公园建设，是电视专题片《长征之歌》拍摄的由头。可以说，没有长征国家文化公园，就没有《长征之歌》；而没有长征，也不可能有长征国家文化公园。

因此，《长征之歌》中，要有长征国家文化公园，也要有长征，还要有新时代新长征；关键是用多少篇幅呈现，以何种方式呈现。长征，不只是革命战争年代的残酷战斗、铁血信念，它还是新时代的永续征程，长征永远在路上；长征，不只是红军创造的军事奇迹、生命奇迹，它还是人类共有的精神财富、精神丰碑。围绕长征国家文化公园建设拍摄电视专题片，必须认真对待、妥善处理长征与长征国家文化公园的关系，历史上的长征与新时代新长征的关系，必须在已有的各类长征题材影视作品的基础上拍出新意，拍出新识。要处理好这些关系，达到这些目的，除了把握好篇章的分寸、史实的分寸，还要把握好见识的分寸、出新的分寸，必须大胆开拓，锐意创新。《长征之歌》较好地实现了以创意思维、创新意识拍出开拓创新之作的意愿，就是通过长征国家文化公园建设，通过新时代新长征的伟大建设成就，艺术地活化了长征精神，真诚地爆燃了长征之魂，形象地表现了长征精神代代传、长征之魂代代有的光辉传统。对长征魂可能会有不同的理解，但其基本内容、突出特点应当

是"四铁四坚持"，铁的意志、铁的信念、铁的纪律、铁的团结，坚持探索、坚持求是、坚持真理、坚持正道。靠着这样的长征魂，才能不断调整完善党和红军的领导体制，直到推选出英明的、可拥戴的、众望所归的领导核心，形成有凝聚力、战斗力、号召力的领导集体；才能不断调整改变进军路线，坚持前进方向，直到突破围堵、走出困境，打出新天地开辟新境界；才能打不垮打不烂打不散打不死，视死如归，向死而生，出奇制胜，绝处逢生；才能取得长征的胜利、革命的胜利，取得新时代新长征的新胜利。

概括地说，《长征之歌》的出新出彩之处，就是紧扣长征魂，围绕长征魂，在公园中讲长征，在公园中看成就，即在长征国家文化公园中讲述长征历史，让当今的人们认识长征的艰险，革命的伟大，红色政权的来之不易；通过长征国家文化公园建设看新时代新长征新成就，一代人有一代人的长征，新时代的新长征和新成就，就在脱贫攻坚、乡村振兴、生态文明之中，就在中国梦、复兴梦之中，就在中国

式现代化之中。

这是一部礼赞时代之作

长征国家文化公园建设，是国家文化公园这一国家重大文化工程的重要部分。《长征之歌》专题片，是配合长征国家文化公园建设的时代之作，它理当充满时代风采，放射时代之光。它应当是对长征的礼敬，也应当是对新时代的礼赞。没有对长征的礼敬，就失去了创作的根本；没有对新时代的礼赞，就失去了创作的方向，立意的高度。《长征之歌》较好地把握住了创作的关键，较好地实现了对新时代礼赞讴歌的目标。在《长征之歌》中，透过长征国家文化公园，形象反映了进入新时代以来，新时代新长征取得的丰硕成果、伟大成就，这里有革命文物的重现光彩、再受重视，有长征中的革命文物、革命文物中的长征；这里有诗言志、歌咏情，有歌声悠长、情深谊长，有长征中的文艺、文艺中的长征。除了紧扣长征、长征国家文化公园的文物、文艺，还有由此生发辐射开来的新时代新伟业，其中，有摆脱贫困的

减贫奇迹，还有长征沿线地区共同富裕、乡村振兴的丰硕战果；有科技创新、大国重器，还有生态环保、绿水青山就是金山银山的坚定信念。总之，在《长征之歌》中，新时代的建设奇迹与长征路上的战争奇迹，交相辉映，相得益彰。

这是一部精益求精之作

作为《长征之歌》的参与者、见证者，我有底气、有信心、有责任说这是一部精益求精之作。它的精益求精、呕心沥血，体现在主创团队的担当、剧本的创意修改、素材拍摄挑选的不厌其烦、样片制作的精心打磨上。

《长征之歌》的主创团队秉承着"一定要出精品"的强大信念。导演、编剧、摄像以及后期的合成、制作团队等，都是身经百战、作品等身的一线骨干、杰出英才。

《长征之歌》的剧本创意和修改完善，是让人改到脾气暴躁、情绪失常的，这就是它为了精益求精而出现的副作用。《长征之歌》的脚本、剧本，纸质稿加上电子稿，我看到的有十几稿之多，每稿有

五六万字。这十几稿不是撰稿人关起门信马由缰拼凑出来的，而是根据创作会上各路"神仙"的敲打不断改进出来的。这样的创作会，我前前后后参加了十几次。在这种写作的快节奏、修改的高强度下，撰稿人不情绪失控就显得不正常了。当然了，这种状态下出来的稿本不精益求精，也说不过去。

《长征之歌》的画面很精美，很有视觉冲击力，它的影像素材，大多是剧组自己拍摄、积累的第一手材料。2022 年春夏之交，在新冠肺炎疫情一次次汹涌而起的严峻环境中，多路拍摄队伍冒着风险走上了拍摄之路。每路队伍，都如一座冰山，露在台面上的，也就是导演、撰稿、摄像这十几个、几十个人，但配合其工作的，往往是几十人、几百人。每一个画面，很少有即兴的，基本是充分研究、策划、对接、沟通好的，在什么地方拍、在什么时间拍、怎么拍、在什么地方用、怎么用、达到什么样的效果，都是有讲究的。为了做好拍摄工作，剧组与长征国家文化公园涉及的 15 个省（区、市）的相关部门和地方，

分别举行了外拍前期沟通会。这样的外拍前期沟通会，我参加了 15 场，参与方相互启发、相互支持，都有收获。正是做好了细致的、专业的准备工作，外拍虽不能说是按图索骥，也努力做到有的放矢。因此，才能在外拍团队的团结下，克服疫情带来的不便、不利，如期完成外拍任务，收集、积累了大量高水准的影像素材，为后期制作、合成奠定了坚实基础。

《长征之歌》从样片到成片，更是经过了一轮轮、一番番的修改，创作团队内部改，各路专家"会诊"改，相关领导"审片"改。一集一集地改，两集两集地改，三集三集地改，六集连看地改，改的形式也是多样的、灵活的。片子合成之初，成熟一集就拿出来一集进行修改、完善；各集相继出来后，就合起来集中观看、修改。不同形式、不同时长、不同规格的看片会、审片会，我也参加了不少次。一轮轮看片、一遍遍修改完善的结果，是画面越来越精美了，解说越来越精粹了，结构越来越精巧了，收到了用生动影像为长征塑像铸魂、为长征国家

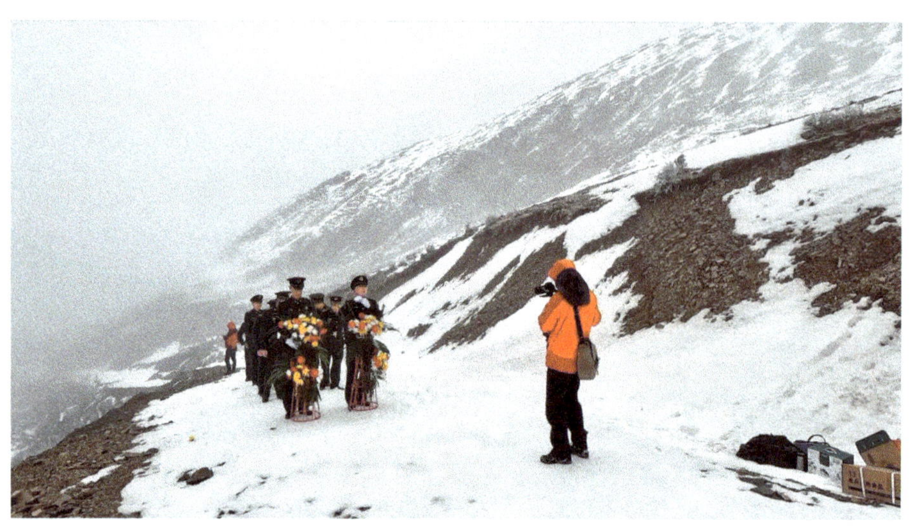

2022 年 3 月 30 日，摄制组在四川红原雅克夏
红军烈士墓（海拔 4800 米）拍摄

文化公园传神写照、为新时代新长征树碑立传的良好效果。

在《长征之歌》创作过程中，要做到精益求精，及时拿出让总导演认可的工作成果，就要求每个参与者都夜以继日地工作，废寝忘食地投入，呕心沥血地拼命，才跟得上工作的节奏和进度。在这种状态下，《长征之歌》才能以影像的方式，高质量地、传神地记录、再现、呈现长征的光荣和伟大，长征国家文化公园的格局和亮点，新时代新长征的惊世奇迹、辉煌成就。

最后要说的是，《长征之歌》作为电视专题片，它的时长是有限的，容量也是有限的，它难以再现长征的原貌，也难以呈现长征国家文化公园的全貌。它犹如一扇窗口，可以让我们以新的角度重新认知长征，可以让我们看到长征国家文化公园的高点和亮点；它犹如一柱光束，可以指引我们走向长征，走进长征国家文化公园，走上新时代的长征路。《长征之歌》或许能让多样人生的大众，得到启迪，受到激发，毅然沿着先烈的足迹，重走一趟长征路；断然走进长征国家文化公园，或躬身为它的建设添砖加瓦，或在奇山异水、名山大川间来一场信仰之旅、信念之行；灿然踏上新时代的长征路，在新征程上建功立业，加入创造人间新奇迹的时代洪流。

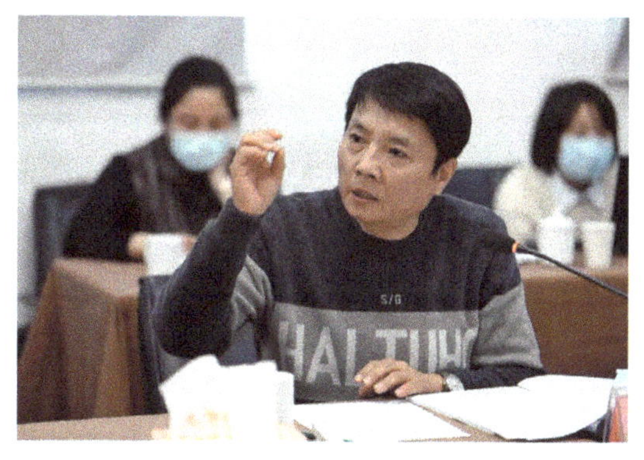

刘岳

原中央电视台军事节目中心专题部主任，高级编辑，《长征之歌》总撰稿

山水流芳
——六集电视专题片《长征之歌》评析

长征作为一种文化，已深深浸入到当今社会肌体的方方面面，它是一个进行时态，一条不断生长的故事链。今天，近百个长征国家文化公园星星点点依次分布在当年红军走过的线路上，承载着一项重要使命：血脉与传承——这是凝聚国家和民族走向明天的精神力量，也是超越民族、国别界限，构筑人类命运共同体的谱系音符。

六集电视专题片《长征之歌》，没有对长征做过多的本体表达，也不是长征国家文化公园的内容宣介，而是在精神与文化层面，用生动的电视语言，高屋见瓴地为建设中的长征国家文化公园呈现了三种不同维度的价值定位。作品立足当下，以开阔的眼界，国际化视角，为电视观众展示了耳目一新的艺术品格与气质风范。

一、它们是空间也是时间，是地理概念也是心理概念

每个故事都有历史地点，这些

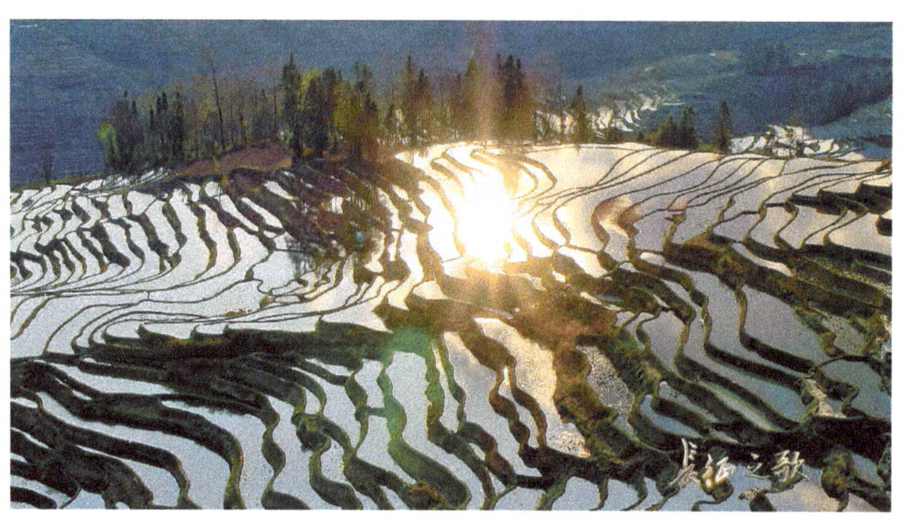

广西桂林龙脊梯田

地理空间覆盖着时间的帷幔。即使它们过去了很久，当我们身临其境时，历史的一幕仍会在眼前复活出一种清晰的关联性。《长征之歌》讲述红军长征走过的地方的故事，这些故事在长征国家文化公园的风景中随处可见——历史小径、水道沿线、脚下的岩石、头顶的天空。在《长征之歌》中，它们已经不再是公园里的自然景观，而是长征的史迹名录、长征的自然地标、长征休闲步道和长征遗产区，以及在近百个长征国家文化公园边界以外相关的历史、文化、自然和教育资源，让人们领略和聆听长征谱写人类命运交响的一段空谷足音。即使其中有的故事已经广为人知，这些地方也可以讲述多层次的历史。

我们都知道湘江血战中央红军由 8 万多人锐减至 3 万余人，损失惨重。但很少有人知道多年来当地百姓的一个传说——有一座连接着地下暗河溶洞的酒海井，里面浸泡着很多湘江战役红军战士的尸骨。《长征之歌》以此为牵引，带领观众走进了历史深处：2017 年，经过考古队员和水下探险队员近一个月的打捞，在井下的淤泥中果然发现了红军烈士的遗骸。专家团队通过体质人类学综合分析，这些骨骼均为男性，年龄在 15 岁至 25 岁之间，身高在 1.37 米至 1.63 米之间，体重不超过 55 公斤。而且从一块用棕绳绑在遗骸上的大石头分析出，这里牺牲的红军战士不是被枪杀的，而是被敌人绑在大石头上，连人带石活活地推到井下的，触目惊心让我们看到了"寸土千滴红军血，一步一尊烈士身"。

这是一个由长征国家文化公园保存，并由沿线人民不断书写增添的长征文化清单，这里的每个人都把自己的生命和生活融进了长征故事。那么，我们可以做些什么来参与到这个故事中呢？《长征之歌》此时带你上路！这里有令人惊叹的跋涉，有虚拟在线的数字游览，有温馨感人的见闻，有教育工作者和环保团队的讲述，有暮景桑榆老红军的蓦然回首——片中使用了 33 位老红军的口述历史资料，《长征之歌》又抢救式采访到 6 位参加过长征的百岁老人，这些老人现在大都已相继离世，但他们饱含激情讲述的长征经历，真实、朴实、真诚，赋予长征国家文化公园文物以鲜活的生命。这是一个开放的景观，在这里我们回望长征、表现长征都是在已知的结果中回溯过程，心态无论怎样都还是放松的，但从《长征之歌》里那些百岁老红军留下的珍贵的口述实录中，我们感受到的长征，却是一次步步惊心的艰难跋涉，一场在未可预知的悬念中展开的生存抑或毁灭的浴血厮杀。忧虑与信念，眼前与愿景，意志与定力都实实在在融入到每一道风景、每一里前行、每一天的坚持之中。长征路上，"一草一木一英魂，一山一石一丰碑"。

随着岁月流逝，今天的我们会越来越多地把红军当年的热血视作眼前一路绽放的鲜花，把长征路途的磨难视为步入辉煌的浪漫，这样的感动不啻为一种艺术感动，一种审美消费活动。但《长征之歌》让你意识到，你正在来到一个特别的地方，那些为纪念特定地点的事件或历史人物而一路耸立的纪念碑和一座座纪念馆，如同一个个艺术家和诗人，讴歌着历史的悲壮，诠释了很多今天我们特别需要珍视的东西。在享受公园为我们提供的激情与思想的度假村时，我们也找到了心灵的公园。

在《长征之歌》中，长征国家文化公园中的文献、文物、地标、遗迹、景点、纪念碑、纪念馆中讲述的历史，有些会让你心怀感伤，但更多的是激励，是启迪，是获取勇气与信念的一个个故事样本，当你解读所有这些"闻所未闻的故事"时，会惊讶于许多新的认知，并在你的奋斗经历中找到共鸣点。过去你曾经在书本里或博物馆、档案馆中学过的知识在这里变得生动起来，你不再是旁观者，因为你在不知不觉中已经成为这个故事的一部分。

二、它们是文化也是文本，是载体也是发现

长征把一个巨大的故事资源留在了万里征途上，并在时间的风蚀中，化作一段段创世般的神话传奇融入绿水青山。徜徉在长征文化的海洋中，《长征之歌》带着你走上的还是一次发现之旅。

当年的惊涛骇浪让眼前的风平浪静越发显得美好。历史遗迹所讲述的故事在经受时间的考验，但《长征之歌》让我们相信，岁月永远不会掩盖住红军的底色。

今天的龙胜，是摄影爱好者记录"大美中国"的取景地。进入中外摄影家镜头的，除了如诗如画的龙胜梯田，还有长征国家文化公园中，红军战士刻在瑶寨龙舌岩上"红军绝对保护猺民"的标语，它真实地进入了《长征之歌》的镜头：昔日反犬旁的"猺"变成了单人旁的"傜"的故事，生动讲述了一段"红军把我们当人看，共产党是自己的组织"的历史佳话。红军离开后，当地瑶族同胞冒着生命危险，把这些标语保存了下来，解放后又将龙舌岩改名"光明岩""红军岩"。也正是这些标语，让这个一度与世隔绝的村寨逐渐被世人知晓。今天，这个红色的寨子成了游人的必去之地，昔日的红军长征路，变成了旅游致富路。

当年红军写就的这些故事，如同一卷厚厚的文本铺展在万水千山之间，它的开掘正在由他们的子孙、今天当地的百姓、公园管理员、历

史学家、党史军史专家、考古学家、教师、学生和志愿者共同完成。

在乌江边上，《长征之歌》拍摄了一段 3 公里的特殊小路，当年红军就是从这里一路疾进，奔向乌江的。几十年后，"中国天眼"团队在这里进行重走长征路活动，让每个人心中都体验到从事的事业所具有的长征意义。"中国天眼"是向宇宙深处进发的国字号工程，整整 23 年，"天眼之父"南仁东风雨兼程，用生命的倒计时跋涉在通向"中国天眼"的长征路上。2017 年 10 月 10 日，在南仁东去世 25 天后，"中国天眼"第一次捕获发现了脉冲星，来自 1.6 万光年外和 4100 光年外的脉冲信号，仿佛是南仁东发来的来自远方的问候……

这样有温度的故事，在《长征之歌》中有 50 多个段落，正是这些故事让记忆与风景共存。

发现无处不在，《长征之歌》不仅记录这些独特的地点并了解它们的特殊文化和物理意义，还用一种揭秘的方式解读镜头里的发现。无论你是想打卡标志性的长征景观，体验长征故事，还是寻求独特的视角来感受不一样的惊喜，《长征之歌》都能给你不同以往的分享。

不同的故事和遗迹提供着不同的风景，长征的文化资源就像一片广袤的沃土。当你跋涉穿越各地长征国家文化公园和历史遗迹时，要找到自己的聚焦点可能会费些劲儿，因为历史是复杂的，体现它的地方也是如此。为此《长征之歌》在表现结构上开辟了一条道路，六集内容展现出了六条不同的路径，并标出明确的路标，每条路径都遵循一个主题：长征与历史文物、长征与历史承诺、长征与"两山"理论、长征与中国制造、长征与文艺宣传、长征与世界相交，每个主题都代表了长征所展示人类精神的一个重要方面，每个方面都是历史对接当代的一部分，并突出显示与该主题相关的鲜活人物、地点和故事，这些故事涵盖了过去和现代。沿着这条每个地方都有旨归的路径，你可以更明晰地找到这一路的风景与我们关注点的联系，分享这些地方的意义，更准确地理解长征留给我们的独一无二的景观。

虽然全国各地的长征国家文化公园与参观它们的人一样独特和多样，但所有故事都在"长征精神"处交汇。在《长征之歌》中，不管你沿着哪条路旅行，都在长征精神的伴随下创造着新的回忆。每一集、每一个故事都盛着你的感动，成为值得重温或与家人和朋友分享的持久记忆。这种感动定格了一次新的发现，你会对自己的发现感到振奋，因为历史就这样在不断的发现中，来到了你的身边，不知不觉你与这些走过的长征国家文化公园建立了难以割舍的联系。因为我们每个人都在长征故事中看到自己——无论我们如何描绘自己，认识社会，我们都能从当年找到很多共通点，尽管有时我们会被眼前的困境和不确定性蒙蔽了双眼，充满不安和沮丧，以至于忽略了这条将我们联系在一起的纽带。当我们了解红军长征时，在充满不确定性的奋斗征程中最终找到了一条确定性的胜利路径，我们会发现《长征之歌》展示给我们的信心和勇气是多么及时和宝贵。

三、它们是过去也是未来，是公园也是你我

长征的历史是我们昨天、现在和将来的一部分，既包括让我们感到自豪的过去，也包括那些让我们决心做得更好、更加努力地实现中国梦想的更完美的现在和将来，这正是《长征之歌》区别于以往同类题材创作的重要点位与立意——讲述长征奇迹在大地上延续的故事：

赤水河红军大桥全长 2009 米，屹立于壁立直行、挺拔千仞的喀斯特溶岩地貌峡谷之上，由 81 块重 200 余吨的钢桁梁拼装而成，2019 年 9 月 24 日，它作为世界上山区同类型钢桁梁悬索桥梁中第一高塔、第二大跨的峡谷大桥建成通车。

乌东德水电站有着世界上最薄的 300 米级双曲拱坝，也是世界上第一座全坝应用低热水泥的特高拱坝，是一座名副其实的"无缝大坝"。长征国家文化公园的规划者们把巧渡金沙江展示园与乌东德水电站紧密相连。两段传奇，诉说着金沙江畔光荣的昨天，也诉说着金沙江畔

美好的今天和更加美好的明天。

西昌位于红军当年经过的大凉山彝族地区，这个千百年来只有火把的地方，一夜之间迈向了现代化，被誉为"北斗的母港""嫦娥的故里"。这里执行了我国所有的北斗发射任务，卫星全部进入预定轨道。以长征命名的火箭创造了一个又一个航天"首次"，为祖国航天事业的腾飞架起了"通天梯"。

穿黄工程，是整个南水北调中线最具标志性的工程。复杂程度在于，需要在黄河河道之下开凿两条全长为 4250 米的隧道。水下修建水利工程，世界上尚没有先例。就像长征一样，没有先例就创造先例。今天，从长征国家文化公园的独树镇战斗遗址远眺，一渠清水正奔流北上，流向京津腹地……

在《长征之歌》中，每个故事都帮助我们认识到，伟大的长征史实际上是由不同的历史发展进程共同塑造的。一程又一程，今天中国的进步和发展，就是从长征中走出来的。

时间、人物和地点这三个故事元素将所有长征主题联系在了一起。在《长征之歌》中，时间不仅仅是定位历史事件的一个点，还是一条沿着时间轴线不断向前推进的意义生成轨迹，以及让我们可以更好地理解将过去变成现在的成因，并在诸多不确定性的变化中，找到那个永恒不变的东西，从而让我们对未来充满自信。位于兴国县城以东 45 公里的官田中央兵工厂旧址就是这样一个点和线的结合，这是红军第一个有正式番号的兵工厂，是人民兵工事业的发源地。官田兵工厂在 1931 年成立时，只有 4 座打铁炉和 300 多把锉刀、老虎钳。红军总司令朱德曾感慨地说："所有家当，还没有王二麻子剪刀铺的齐全。"长征中，500 多名参加长征的官田兵工厂职工，最后只有少数人到达陕北。

保存在中国人民革命军事博物馆的 75 毫米口径的山炮，是唯一一门随红军走完长征路的山炮。它由贺龙、任弼时领导的红二、红六军团从敌人手中缴获。长征路上，一面维修，一面作战，官兵们还把山炮拆成零部件，一路背着爬雪山、过草地，历尽千辛万苦，带到了陕北。这门山炮的背后，体现着人民兵工的艰辛发展历程。今天，当年小作坊式的官田兵工厂，一步步发展壮大，已经成为实力雄厚的中国兵工企业。兵工厂旧址作为长征国家文化公园江西段重点展示园，生动讲述了长征精神薪火相传的历史。

长征国家文化公园为我们打造身临其境的课堂，让我们了解历史和自然，所有年龄层次和不同身份的人，都可以在这里找到需求资源。但这只是一个方面，《长征之歌》也并没有停留在这样一个表现的层面。所有在这里和来这里的人，在《长征之歌》中都是长征国家文化公园内容的组成部分，与"我们为

什么""我们做什么"的问题与答案，以及"长征国家文化公园里正在发生什么"，包括子孙后代一系列为建设长征国家文化公园所做的努力等，共同成为公园的一个有机整体。

长征国家文化公园是《长征之歌》展开故事的有形背景，也是讲述故事的起点，这些地方让灵魂扎根并不断生长。但在《长征之歌》的表达视野里，当年红军长征辐射的地方都是公园——中华民族走向明天的重要原点与出发地。

在这个波诡云谲的时代，当代人的长征特别需要从历史中找到定力。今天我们对长征的阐释就是对内心的解读，说历史实际上就是在说当下，因此说，长征是父辈的故事，也是我们每个人的自传。

《长征之歌》

总导演专访

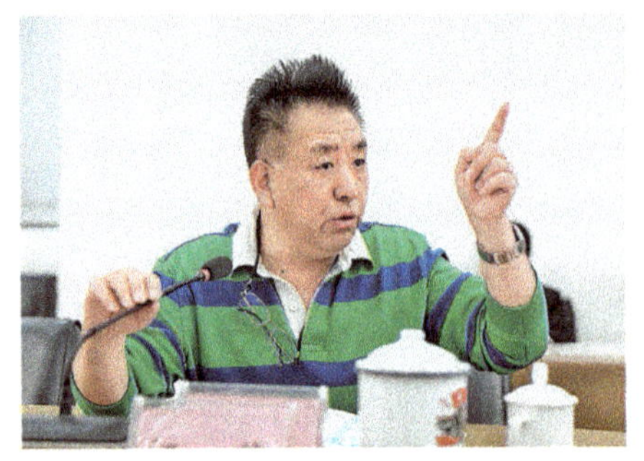

总导演闫东在创作会上鼓舞大家，要
用长征精神去创作

再讲长征故事，走好新长征路
——访六集大型电视专题片《长征之歌》总导演闫东

孙莲莲　中国电视报记者

闫东常说，作为一名纪录片导演，他是幸福的。"做纪录片这么多年，最让我激动、我最期待将其变成作品的两个军事题材，一个是长征，一个是中国人民志愿军赴朝参战。幸运的是，在我的职业生涯当中，都实现了。长征还做了两次，血性在创作中得到充分释放。"2016年，为纪念中国工农红军长征胜利80周年，由闫东担任总导演的八集大型纪录片《长征》在央视播出，反响热烈。时隔6年多，2023年1月11日，同样由闫东团队精心打造的六集大型电视专题片《长征之歌》登陆总台央视综合频道。他为什么会将目光再度聚焦长征，推出这部全新之作？

一个新颖的视角，重新阅读长征

在闫东看来，长征是一本厚重的大书，读懂长征就是读懂中国。"看似是 80 多年前发生的一件事，但它深度锻造了中国人的精神品格，时至今日，一直影响着我们社会生活的方方面面。任何人想要研究新中国的发展，研究中国共产党人的筋骨，都不能忽视这段历史。"

2019 年，中央深改委第九次会议上审议通过《长城、大运河、长征国家文化公园建设方案》。作为"十四五"时期国家深入推进的重大文化工程，长征国家文化公园的建设大幕徐徐拉开。闫东内心的创作激情被重新点燃。"长征永远在路上，这是一个说不完的话题。长征国家文化公园给了我们一个新颖、独特的视角，重新阅读长征。"

2021 年 8 月，《长征之歌》摄制组正式组建，创作核心班底正是 2016 年《长征》的原班人马。在闫东看来，这是一次难度极高的自我挑战。"一不小心就会回到 2016 年的版本里。一定要创新，坚决创新！"

国家文化公园专家咨询委员会的专家团队和来自中央党史和文献研究院、军事科学院、国防大学等单位的数十位专家组成专家团，和剧组反复讨论，在开过 15 次研讨会，经过 14 版脚本修改之后，立足长征国家文化公园全新角度，将历史与现实充分结合，在几代人的共情中表现"长征与我们"的故事，成为创作方向。

再走长征路，用长征精神去创作

剧组会议室的墙上，2016 年用过的红军长征路线图依然挂在那里，那是闫东"排兵布阵"的"作战地图"。继 2016 年重走长征路之后，2022 年再走长征路，他坚持以纪实风格，去"拍摄更新的、真实的故事"。在他看来，用脚底板踏踏实实走出来的，是一种实实在在的收获，"这样拍出来的镜头，一定是鲜活的、滚烫的，带有激情和温度的"。

近 60 人的外拍摄制组，兵分六路，历时两个多月，行程 4.5 万多公里，足迹遍及长征沿线 15 个省（区、市）的 110 多个市县，外拍总素材超过 400 小时。"这次走过的地点和拍摄的总量，都超过 2016 年。"

老红军的口述历史依然是片中着力呈现的内容。2016 年拍摄《长征》时，他们采访了约 50 位老红军，如今大多已经谢世。这些珍贵素材，在《长征之歌》里再次得到运用。此次片中使用了 33 位老红军的口述历史资料，又抢救式采访到 6 位参加过长征的百岁老人。"他们的表述，即使只言片语，也是最有力量的，因为他们就是活的历史。"闫东说，万曼琳老人，在他们 6 年后再次登门拜访时，已经 98 岁不能说话了，但摄制组记录下她的生活影像，同样弥足珍贵，"我依然看到，长征的精神还站立在那里"。

拍摄期间遇到的困难超出想象，闫东鼓舞大家，要"用长征精神去创作"。在出发前，2022 年 2 月 9 日至 21 日，剧组花了近半个月时间，与长征沿线 15 个省（区、市）相关部门进行了一对一视频调研，不仅有助于实现精准拍摄，还搜集上来不少生动的好故事。他们还大幅度创新工作流程，优化应急预案——这也是从红军那里学来的，长征不仅有爬雪山过草地，还有四渡赤水出奇兵，不仅需要勇敢，更需要智慧。

"长征，不是我们为了做片子而研究它，而是它已经内化为我们一切工作的基本精神。"让闫东骄傲的是，该片原创素材占比近七成，"大家受到的精神洗礼，也决定了这部片子的气质"。

守正创新，挖掘新时代长征故事

闫东说，这次创作，是对长征的一次再回顾，再梳理，再认识，是一个在行进中不断思考、逐渐完善的过程。一路走，一路拍，摄制组切身感受到长征沿线百姓生活的变化、精神的变化，见证了新时代中国的发展巨变。"这更说明了这部片子的现实价值和未来意义。活生生的长征精神，就在长征沿线 15 个省（区、市）正火热上演的时代故事里。"

相比 2016 年的《长征》，在《长征之歌》里，二万五千里长征的历史不再是主角，而是完全融进了当

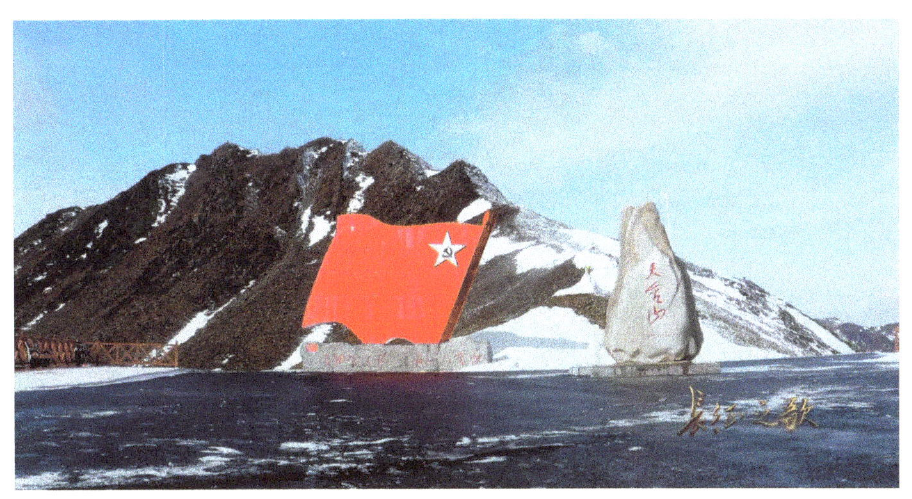

长征国家文化公园（四川段）夹金山

下故事的讲述。六集专题片，通过文物保护和利用、脱贫攻坚、绿色生态、航天科工、文化艺术、国际传播等不同的角度，让长征精神与时代同频共振。

于闫东而言，这部片子的很多内容是情感的自然流淌。比如第四集的片名《奇迹在万里征程闪耀》，就是他亲自拟定的。"我是航天人的后代，父母都在航天三院工作。"航天队伍里有很多老红军，儿时闫东经常看到这些伯伯，穿着洗得透白的军装，精气神十足。"我也常常好奇问他们很多问题——听说你们吃过皮带，是真的吗？"

从小听着长征故事长大，看着父辈投身航天事业，在闫东看来，航天精神与长征精神是一脉相承的。无数知识分子，像当年的红军战士一样，无惧艰险坎坷，跋涉在为国铸剑的征途上。"长征"系列运载火箭和"北斗""天宫""天眼"等"大国重器"，见证了中国科技力量的崛起。正如片中所说，"一个能够创造长征这样奇迹的伟大民族，什么人间奇迹都能创造"！

建构"影像的长征国家文化公园"

《长征之歌》巧妙地将重要事件、重要人物和长征国家文化公园的重要点位有机融合，呈现一个个立体丰满的故事，以纪录片人独到的解读，建构了一个"影像的长征国家文化公园"。

说起"公园"，每个人童年里都有关于公园的美好记忆，它不只是开心玩耍的地方，更是我们学习成长、参与生活实践最早的场域之一。"公园的功能，一方面是放松，一方面是教育，启发智识、陶冶性情，它是塑造灵魂的襁褓。长征国家文化公园，是凝聚中国力量的精神家园。这里有一个情感最丰富的故事，它讲述的是人的理想和信仰。相信每个人都能从这个'影像的长征国家文化公园'里，找到自己的情感释放点。"

《长征之歌》将过去、当下、未来有机结合，让我们看到长征的影响和意义之深远，看到每一代人有每一代人的长征路，我们新时代的同路人，新征程上的好伙伴，都是如何努力走好自己的长征路的。

而在闫东看来，为时代立传、为历史存真，助力建构国家的影像档案，就是他的长征路。从《1937南京记忆》《东方主战场》《长征》到《我们走在大路上》《英雄儿女》《敢教日月换新天》《领航》《长征之歌》……一部部精品之作，就是一个个踏踏实实的脚印。"我也希望通过这些作品，与更多同路人、年轻的小伙伴进行交流。"